浙江省普通本科高校"十四五"重点立项建设教材

浙江省普通高校"十三五"新形态教材

高等院校数字化融媒体特色教材

职业教育教材

可供临床医学、麻醉医学、口腔医学、全科医学、预防医学、医学影像学、康复医学、眼视光医学、中医学、精神医学、妇产科学、儿科学、法医学等专业使用

医学伦理学案例与实训教程(第二版)

主　编　陈　飚

副主编　郑金林

编　委(以姓氏笔画为序)

王小尚(温州医科大学)　　　陈　飚(温州医科大学)

叶少芳(温州医科大学)　　　郑金林(莆田学院)

刘婵娟(温州医科大学)　　　黄尊华(右江民族医学院)

杨根东(温州医科大学)　　　彭迎春(首都医科大学)

吴媛媛(温州医科大学)　　　董俊梅(长治医学院)

陈　炜(温州医科大学)　　　曾春燕(温州医科大学)

U0221452

ZHEJIANG UNIVERSITY PRESS

浙江大学出版社

·杭州·

图书在版编目（CIP）数据

医学伦理学案例与实训教程／陈飚主编. -- 2 版
. -- 杭州：浙江大学出版社，2024.8(2025.1 重印)
ISBN 978-7-308-24783-2

Ⅰ.①医… Ⅱ.①陈… Ⅲ.①医学伦理学－教材
Ⅳ.①R-052

中国国家版本馆 CIP 数据核字(2024)第 067887 号

医学伦理学案例与实训教程(第二版)

陈　飚　主编

策划编辑	阮海潮(1020497465@qq.com)	
责任编辑	阮海潮	
责任校对	王元新	
封面设计	续设计	
出版发行	浙江大学出版社	
	（杭州市天目山路 148 号　邮政编码 310007）	
	（网址：http://www.zjupress.com）	
排　　版	杭州星云光电图文制作有限公司	
印　　刷	杭州宏雅印刷有限公司	
开　　本	787mm×1092mm　1/16	
印　　张	23.75	
字　　数	563 千	
版 印 次	2024 年 8 月第 2 版　2025 年 1 月第 2 次印刷	
书　　号	ISBN 978-7-308-24783-2	
定　　价	69.00 元	

浙江大学出版社市场运营中心联系方式：0571-88925591；http://zjdxcbs.tmall.com

前　言

　　全面推进"医学伦理学"课程体系与课程内容的改革创新,是为了使学习者牢记"健康所系、性命相托"的医学生誓言,刻苦学习,脚踏实地,担当作为,学会分辨善恶美丑、是非曲直,增强职业道德责任感,树立患者权利意识,从而培养出高层次、高水平、应用型的勇于奉献、懂得大爱的卓越医学人才。《医学伦理学案例与实训教程》基于"通过教材形态创新助力教育教学模式创新"的开发思路,采用浙江大学出版社开发的拥有自主知识产权的"立方书"平台进行编写,旨在实现"一本教材"带走"一个课堂"。

　　"立方书"课程应用平台基于"线上线下、移动互联和用户创造价值(UGC)"三位一体的融媒体教材出版新形态,即通过移动互联网技术,以嵌入二维码的纸质教材为载体,配套手机端应用、PC端平台,将教材、课堂、教学资源三者融合,营造教材即课堂、即教学服务、即教学环境的氛围,实现线上线下结合的O2O模式,实现随时随地学习、交流互动的移动互联,实现用户创造价值的UGC模式。本教材梳理了"医学伦理学"课程预习复习理论要点、适合在线开展形成性评价的执业医师资格考试实战试题、有利于提升学生临床思维和实践能力的知识拓展与实践方案,嵌入了大量微视频、微音频和微文本二维码。其中的微视频主要是温州医科大学"医学伦理学"课程组教师的授课微视频、获奖微视频、公开课微视频,以及温州医科大学"医学伦理学"课程组保存的已获上传共享平台同意的历年学生情境演绎优秀视频作品;微音频主要是《医学伦理学》教材相关章节的国外文献、外文案例及思考题的外文朗读音频作品;微文本主要是医学伦理学经典案例分析、国内外文献拓展资源等。对于经典案例分析,学生既可扫二维码学习,也可参阅本书最后案例伦理分析模块学习。阅读者可扫描二维码,通过手机端直接观看视频、收听音频、阅读文本,深入开展思考与讨论,这有利于学生进行课前预习和课后复习,便于教师开展翻转课堂等新型教学模式创新。编者可随时更新存储在云端的知识点,使广大读者获得纸质书以外的增值服务及体验。

　　本教材按照最新版2023年执业医师资格考试大纲要求进行编写,体裁新颖,论说精当,内容丰富,饱含人文气息与当代精神,涵盖当代医学伦理学的基本内容,具体包括绪论、伦理学与医学伦理学、医学伦理的原则与规范、医疗人际关系伦理、临床诊疗伦理、安宁疗护与死亡伦理、公共卫生伦理与健康伦理、医学科研伦理、医学新技术研究与应用伦理、医务人员医学伦理素质的养成、卫生经济与医院管理伦理,共 11 章。本书由浅入深、知识全面、结构合理、系统完整,体现教材"三基"(基本知识、基本理论、基本技能)、"五性"(思想性、科学性、先进性、启发性、适用性)、"三特定"(特定对象、特定要求、特定时限)的基本要求,可作为临床医护人员、医院管理工作者等自学、培训、进修教材,亦可作为其他有兴趣读者的医学伦理学读本。

本教材由温州医科大学、长治医学院、右江民族医学院、首都医科大学、莆田学院五校的"医学伦理学"课程任课教师合作编写,温州医科大学陈飚任主编,负责提交编写思路、确定编委、批阅全书和修改定稿,统筹审核各章节形成性评价的经典样题与实训试题,组织外文音频录制等。编委会多次讨论修改编写思路,最终确定本教材编写大纲和写作分工,具体分工如下:

绪论(陈飚)

第一章　伦理学与医学伦理学(陈飚)

第二章　医学伦理的原则与规范(董俊梅、陈炜、吴媛媛)

第三章　医疗人际关系伦理(陈飚、吴媛媛)

第四章　临床诊疗伦理(彭迎春、陈飚、王小尚)

第五章　安宁疗护与死亡伦理(陈飚、曾春燕、吴媛媛)

第六章　公共卫生伦理与健康伦理(黄莩华、陈飚)

第七章　医学科研伦理(陈飚、杨根东)

第八章　医学新技术研究与应用伦理(陈飚、叶少芳)

第九章　医务人员医学伦理素质的养成(郑金林)

第十章　卫生经济与医院管理伦理(黄莩华、陈飚)

温州医科大学"医学伦理学"课程组教师陈飚、陈炜、曾春燕、吴媛媛、叶少芳、刘婵娟、杨根东等负责本教材约 620 分钟、11 章的微课视频录制。感谢杭州简学科技有限公司、北京世纪超星信息技术发展有限责任公司和温州医科大学金繁荣老师提供的技术支持。温州医科大学第二临床医学院 2008 级至 2019 级临床医学专业和麻醉医学专业部分学生、临床医学专业专升本部分学生、温州医科大学仁济学院 2012级至 2015 级全科医学专业部分学生提供了"医学伦理学"课程情景剧优秀视频作品。温州医科大学国际教育学院 2019 级临床医学专业部分留学生团队提供了他们自拍自导自演的"医学伦理学"相关话题情景剧视频作品。具体分工如下:

章名	负责教师	微课视频个数
绪论	陈飚	2
第一章　伦理学与医学伦理学	陈飚	3
第二章　医学伦理的原则与规范	陈炜	5
	吴媛媛	1
第三章　医疗人际关系伦理	陈飚	2
	吴媛媛	5

笔记

续表

章名	负责教师	微课视频个数
第四章　临床诊疗伦理	陈飚	10
	吕一军	3
第五章　安宁疗护与死亡伦理	曾春燕	5
第六章　公共卫生伦理与健康伦理	陈飚	9
第七章　医学科研伦理	陈飚	3
	刘婵娟	2
	陈炜	3
第八章　医学新技术研究与应用伦理	叶少芳	4
第九章　医务人员医学伦理素质的养成	杨根东	2
第十章　卫生经济与医院管理伦理	陈飚	4

　　温州医科大学医学人文与管理学院陈飚、检验医学院(生命科学学院)李翱翱、阿尔伯塔学院王小尚老师组织了外文音频的录制工作,外国语学院黄曼茜、夏海鸥两位老师提供了专业指导。具体录制音频的同学为温州医科大学外国语学院 2014 级英语专业曾恬(负责绪论和第一、四、五、六章)、2015 级英语专业徐天媛(负责第八、九、十章),温州医科大学国际教育学院 2015 级临床医学专业南非(South Africa)留学生 Brandon(负责第二章)、津巴布韦(Zimbabwe)留学生 Saloe(负责第七章)。温州医科大学广播台提供了录制场地、设备,并给予后期音频处理等技术支持。特别感谢温州医科大学外国语学院黄曼茜老师对全书外文部分的认真审核。也特别感谢温州医科大学吕一军教授、温州医科大学附属第一医院潘景业教授对全书内容的认真审核。

　　本教材将思政教育融入专业课堂,在学习目标上细化出知识目标、能力目标、情感目标和课程思政目标,努力实现专业课程有机融入思政教育,是浙江省思想政治理论课陈飚名师工作室系列成果之一。本教材坚持为党育人、为国育才,全面贯彻党的二十大精神,使学习者争做新时代的弄潮儿,切实铸牢中华民族共同体意识,在中国式现代化的生动实践中,成就青春自我,绽放璀璨绚烂之花。

　　作为一线医学伦理学教师,我们在本书编撰过程中充分参考了自身积累的各类教学案例与视频资源,并参阅了很多国内外专家学者的著作、文献和权威教科书,广泛吸收、借鉴了众多作者的珍贵资料和研究成果,在此表达我们最诚挚的谢意,由于范围广泛,未能一一标注,敬请谅解,尚存不足之处,恳请专家、学者、师生批评指正。

陈　飚

目　录

绪　论

学习目标

◇　知识目标:了解学习和研究医学伦理学的背景和意义,熟悉执业医师资格考试"医学伦理学"考试大纲,掌握人文医学的基本要素。

◇　能力目标:熟悉线上学习操作要领,具备理论联系实际和独立思考的能力。

◇　情感目标:谨记医学生誓言,端正学习态度,具备职业认同与职业价值感。

◇　课程思政目标:培养"敬佑生命、救死扶伤、甘于奉献、大爱无疆"医者精神。

导入案例

【案例 0-1】　全力抢救后的感动

深夜,一位援疆医生接诊了一名遭遇车祸的患者。患者肝破裂,生命垂危,虽经医生全力抢救,但终因失血过多而死亡。当医生告诉家属这个坏消息后,家属没有责怪医生,反而向医生道谢。在办完丧事后,家属又来到医院结清所有费用。此举令这位医生十分感动。从此,每当遇到危重病患者,他都没有后顾之忧,即便有风险也总是会全力抢救。

【案例 0-2】　心怀侠义,把心脏大手术做成超微创

某医院心脏重症监护室(CCU)王主任被同事亲切地称为"夹层王"。2014年,他顺利完成从医生涯的第一例主动脉夹层手术,依靠扎实的手术技术,经过近9小时的手术,帮助就诊时面色发绀、近乎休克的60多岁患者闯过了生死关。这次大手术之所以能顺利完成,得益于他的一个"小习惯",即每次遇到复杂手术或者新手术,他都会详细记录患者的情况、手术方式、手术体会、关键步骤、术后可能遇到的问题等。在不断学习和钻研手术的过程中,他也在不断改良优化手术术式,致力于心脏外科的微创治疗,力求患者创伤小、恢复快。

问题:(1)医生敢冒风险医治与患者受益之间是一种什么样的关系?

(2)如何理解"外科医生在手术中的主动作为和担当是最大的医学伦理"?

回答:

主要知识点

第一节　学习和研究医学伦理学的背景、意义和方法

一、学习和研究医学伦理学的背景——人文医学的迷失与呼唤

医学究竟是什么？医学是否像其他"纯科学"一样，是为了最终发现疾病发生、发展的规律，从而战胜疾病？医疗事业是否像现代市场经济中的其他产业一样，可以把营利作为其目的？其中，对医学性质的认识是一个最基本的问题，医学遭遇的道德困惑的根源也在于此。生物医学的发展、医学高新技术的研究与应用使医务人员拥有广阔的舞台和巨大的影响力，但这同时也是一把双刃剑。医学如何在给患者和社会带来更多福利的同时减少伤害是一个重要的伦理问题，如果这个问题不能很好地解决，则会影响医学的进步与发展。医学以人的生命为核心延伸建立了各种社会关系，具有其他自然科学领域无法比拟的辐射力与影响力，其致力于借助任何有效的方法达到预防和治疗疾病的目的，并隐含着承担保障人们幸福的义务，具有"多层次、多分科、多领域和多理论"的特点。

正因为医学的对象不是孤立的生物个体，而是具有社会属性的人，所以医学必然是一种爱人之学和人道之学，既具有自然科学性质，又具有医学人文伦理本质。医院也必须是博爱、慈悲、济困、救助的化身，必须在医务人员的举手投足中既实现治病救人又体现施仁爱于人的医学人文关怀和医学伦理情怀。医务人员要"医病"，必先"正己德"，否则无以成良医，无以治好病。"没有医学伦理学，医生就会变成没有人性的技术员、知识的传播者、修理器官的匠人或者无知的暴君。"从某种角度讲，目前国内医学的爱人之道像是一颗被遮蔽住光芒的明珠。有关调研统计分析表明，目前医师人文素养的缺失已大于专业知识的缺失，表现为服务态度冷漠、不尊重患者隐私、与患者缺乏必要的沟通……传统医学的人文精神也在逐渐消失，出现"重病轻人""重身轻心""视人为机"等现象。

医学人文（medical humanities）是从人文社会科学的理论与方法出发，对医疗卫生领域的问题、现象、价值和本质进行审视、理解和诠释的学问。目前国内医学院校已就医学人文核心课程体系达成共识，开展了医学人文相关专业研究生培养；教育部设置了医学人文素养与全科医学教学指导委员会，中国医师协会设立了人文医学专委会；"医学人文综合"成为国家执业医师资格考试的内容。

二维码 0-1　微课视频：
　　　　人文医学的重塑呼唤（上）（授课教师：陈勰）

二维码 0-1

作为"人学"的人文医学，其基本要素如下。

1. 以人道原则为指导，重视医学中人的价值，将患者看作生理、心理和社会三方面统一的完整的人

医学涉及人之生命的生存、生命的质量和人类的幸福。对医学而言，人文修养不是万能的，但是，没有它，是万万不能的，只有真正了解了生命，才能敬畏、尊重和关爱生命。

患者不是各种有生命器官的组合体或无生命的机器,患者是活人,非死人;患者是生病的人,非某疾病;患者是完整的人,非某器官;患者是社会关系中的患者,非某个体。医务工作者对患者的人道对待应从在校期间对待人体标本开始。遗体捐赠者被尊称为"无语良师"或是"大体老师"。

【案例 0-3】　医学生与"大体老师"

××医学院在解剖学课程开课前要求学生和"大体老师"的家属建立互动:在"大体老师"启用前的暑假,安排学生家访,了解"大体老师"的生平,将他们的相关信息以图片、文字等方式呈现,印成海报展示在大体解剖教室外的走廊里,使进入解剖室的所有学生和来访者都能看到捐献者的遗像和赠言,提前认识本学期解剖课将使用的每一位"大体老师"。开学后,当学生走进解剖室时,他们应当已熟悉所有"大体老师",像看到邻家长辈一样叫得出"大体老师"的名字。解剖大厅宽敞明亮,每个解剖台前墙上挂着相应的"大体老师"生前照片。

解剖课开始时,学校邀请家属与学生一起参与"大体老师"启用典礼,向"大体老师"默哀。他们不用福尔马林浸泡"大体老师",而用洁白的布包裹。解剖时,同学们会有各种设想,比如解剖台前的"大体老师"可能是一位善良、勇敢的捐献者,他或患了疾病或安详地慢慢老去,去世后通过这种大爱的方式继续为社会做着贡献,特别值得尊敬!他可能是一位孤寡老人,也可能是流浪者,但不管他们生前是什么身份,经历了怎样的悲欢离合,此刻他们都躺在了冰冷的解剖台上,供大家触摸他们的骨骼,寻找他们的血管,剥离他们的神经。此时,学生们必须在内心保存一点尊重、一丝敬意、一份感恩。

课程结束后,同学们将"大体老师"的身体细心缝合复原,穿好衣服,请家属一起将"大体老师"入殓。每个学生要向"大体老师"写思想汇报,汇报中要写对人性和人生的感悟,然后穿校服集体送"大体老师"火化(送灵),等待遗体火化时举行"大体老师"感恩追思会。整个过程庄严肃穆,感人至深,充满人文情怀,没有凄凉,没有哀怨,有的只是感恩、尊重和爱……

这些捐献者的躯体安静地躺着,他们虽然不说话,但能让学习系统解剖学的学生掌握人体基本知识,他们的无私奉献精神深深感动着一批又一批的医学院校学子,让学生们深刻领悟救死扶伤的内涵。

【案例 0-4】　温州医科大学感恩追思会暨"局部解剖学"开课仪式

在温州医科大学感恩追思会暨"局部解剖学"开课仪式上,1000 多名医学生身着白大褂,面对着遗体捐献者纪念桩深深鞠躬并庄严宣誓。

据了解,"局部解剖学"课程是每个医学生在学医道路上最重要的一课。人体标本在该课程教学中必不可少,并被学生们亲切地称为"大体老师""无言良师"。而人

笔记

体标本的来源主要依赖于遗体捐献。在仪式现场,医学生们聆听遗体捐献者生平事迹介绍、向遗体捐献者纪念桩献花,并通过合唱与朗诵等艺术形式传达对遗体捐献者的感恩之情。此外,遗体捐献者家属代表、师生代表、学校领导等纷纷上台发言,勉励全体医学生传承遗体捐献者的崇高奉献精神,谨记医务人员的使命,为人类健康事业不懈努力。

近年来,温州医科大学不断加强和完善遗体志愿捐献接受工作,大力宣传遗体捐献事业。作为温州市红十字会遗体捐献志愿服务基地,学校不仅将遗体捐献接待及宣传作为工作重点,还通过开放人体科学馆、组建学生志愿者服务团队开展一系列公益志愿服务,在加强医学生生命文化教育的同时,向广大市民普及医学科普教育,宣传遗体捐献的意义及用途,引起了广泛的社会反响。

二维码 0-2　温州医科大学基础医学院局部解剖学开课仪式视频

【案例 0-5】　天津医科大学李唯思同学母校迎接你回家 二维码 0-2

2017 年 11 月 17 日上午,天津医科大学师生在解剖楼下迎接公共卫生学院 1978 级校友李唯思同学以遗体捐献者的身份回归母校。71 岁的李唯思因罹患脑神经元疾病——进行性核上性麻痹,吞咽等生理功能逐渐丧失,在与病魔抗争 7 年后不幸去世。而回归母校献身于医学事业是他生前夙愿,实现他曾经所言:"人到油尽灯灭时剩下的就是皮囊,与其将这皮囊交于烈火灼烧回归尘土,不如贡献给医学研究,现代医学就是建立在解剖学研究的基础之上的。"

在回归母校的生命之旅中,李唯思校友的亲属、公共卫生学院以及正在上解剖课的部分师生、1978 级校友代表、天津市红十字会及学校部分机关部处负责同志共同在解剖楼内送别以及迎接——送别天医校友,迎接"大体老师"。在"李唯思校友母校迎接你回家"的条幅下,在覆盖逝者的党旗下,在素白的花束中,在亲属朋辈的追忆里,李唯思校友就读天津医科大学时的青春身影、热爱医学躬耕事业的不悔选择依然历历如昨。天津医科大学后学们也以肃穆默哀、诗朗诵《生命的礼物》迎接学长先辈。未来的某一天,他们也将在自己师长以生命为礼物的馈赠中,感受到医学的神圣与生命的爱意。

在治疗疾病、救死扶伤的医学之路上,奉献者总会前赴后继。这其中有首任校长朱宪彝的临终"四献",有姚进老师的两留遗书,有王振杰医生的临终课堂,有生命意义展厅每一封举重若轻的遗嘱,有数百个被镌刻在奉献纪念碑上的名字,如今又增添了天津医科大学的校友。

2.重视临床医疗的技艺性和艺术性,而不是简单地、过量地采用科学技术

行医,是一种以科学为基础的艺术。行医不是修理机器或者疏通水管,技术固然很重要,但是行医过程中不仅需要技术,还需要艺术。行医者,需要掌握足够的驾驭知识与经验的能力、训练运用知识的能力和驾驭任何复杂局面的智慧。"对于临床医生而言,最难的部分不是技术,而是伦理。"

笔记

【案例 0-6】 《周一清晨》病例分析

在《周一清晨》情景剧中,擅长画画的女患者患上了手不停震颤的怪病,男医生以精准的医学技术完成了这台难度极高的脑外科手术,几乎完美地将患者从每天不停的震颤中拉回到正常生活。但是,女患者在术后有性欲过度的副作用,生活非常不便和难堪,于是向医生求助,希望医生能治疗这个怪病。然而医生却说:"……做爱对夫妻二人都好,回家吧!"医生的忽视激怒了患者,患者一怒之下将医生告上法庭。

问题:该医生的做法存在什么问题?

回答:

二维码 0-3　伦理分析

二维码 0-3

3.以人文医学的目的为原则,而不将人作为医学发现或满足科学好奇心的对象

中国人民解放军总医院赵美娟教授在接受《健康报》记者采访时说:"人文,既抽象,又具体。人文,首要的和最终的,应该是活生生的生活。生活包括人的个体生活和社会生活。"医务人员需要对每个鲜活的生命有不同于其他群体的更深理解,如何理解、认识生命,关系到一个人的生命态度、人格品位、生命情怀走向。比如对患者应一视同仁,不能因患者的科研试验研究参与者身份而给予更多关注与关爱。

【案例 0-7】　奥斯勒与《生活之道》

奥斯勒是 20 世纪医学领域的大师,开创了现代医学新观念与新里程,是现代医学教育的始祖、临床医学的泰斗,他尤其强调医学的人文与教养。他在《生活之道》中指出,医生必须对抗三大敌人:一是会使人沦为庸医的无知;二是冷漠及其所造成的不必要的死亡;三是堕落与人格上的缺陷。医生要做到"尽管世事多变,爱、希望、恐惧、信心与悲悯始终不变";要保持"全新追求事实的欲望＋坚持到底的决心＋开放诚实的心灵"。

《生活之道》是一本值得医学生、医生研读并深思的人文图书,更值得我们去身体力行。作者奥斯勒从如何生活、如何从医、如何提升自己等多方面向我们讲解人生。从内心平静到及时退休,从多读人文图书到与他人相处,从医学沙文主义到旧人文与新科学,作者涉及广泛,博学多识。从书中描述的文字看,作者引用了大量典故,足以显示其人文功底、医学人文素养之深厚。作者很清楚地认识自己、了解自己,明白何时进何时退,又时时不忘感恩,常常欣赏、称赞他人,怀着谦卑、虚心、好

笔记

学、开放的心态。此外,他十分关心医学教育的改革,从考核到学生学习模式的转变、教育方式的改变,他都期望能做得完美。

4.借助人文医学理解、解释疾病、患者、病痛以及死亡等

患者患病以后的体验与任何人都无法分享。医生对疾病是一种充满理性的、研究性质的、外在的、置之度外的体验。医生依照某种医学目的(诊断、治愈和预后)来界定"当下的问题";患者则从正常生活受到了破坏的视角来看待自己的疾病状态,对疾病是一种切入身心的、受难性质的、内在的、身陷其中的体验。患者界定着"当下的问题",出于不同的目的,他们希望寻求疾病确诊的解释,寻求疾病治愈的途径,寻求疾病发展的预测。当医生自己成为患者时,他便会立刻意识到自己所亲身体验的疾病与科学对疾病的解释之间存在"根本性分歧"。"直到那时我才弄清楚医生和患者所想的并非同一件事。站在病床边和躺在病床上的看法是完全不同的。"所以,医生换位思考对于人文医学的意义非常重大。只有当医生成为患者,才会理解患者的焦虑和不安,才会发现自己以前以为的大惊小怪、少见多怪大多是情理之中的,才会意识到镇痛、医生的安慰对缓解患者的身心痛苦有多么的重要。

【案例 0-8】　蒙田的痛苦

法国文艺复兴后期最重要的人文主义作家蒙田 45 岁时患上了结石症,59 岁病逝,带病生活了 14 年。他曾这样描述疾病所带来的痛苦:"如果肉体在呻吟时能减轻痛苦,就让他呻吟;如果身子高兴颤动,就让他自由颤动;如果高声怪叫会让痛苦像烟雾似的散去,或者可以转移我们的苦恼,就让他喊个够。"

5.注重医患关系,注重医患情感交流

医患是同一个战壕里的战友,他们共同的敌人是疾病,医生需要用时间、眼神、手势、语言,用一切可以使用的途径和渠道,加强与患者的情感交流,以便最终改善医患关系。医生应尽量让患者明白他的疾病和手术原理,做检查和换药等操作时尽量轻柔,对可能出现的不适提前告知,对患者的问题不要表现出不屑、不耐烦,做到这些不会耗费太多的时间和精力。

二维码 0-4　微课视频:
　　人文医学的重塑呼唤(下)(授课教师:陈飈)

二维码 0-4

【案例 0-9】　林巧稚教授批改病历的故事——"产妇额头有豆大的汗珠"

林巧稚是我国妇产科学领域的旗帜性人物,她医术高超,德高望重,把自己的一生奉献给了医学事业。林巧稚曾以要求医学生们观察产妇分娩过程、书写病历记录来考核评定他们的临床能力。因为听说她对年轻医生的要求非常严格,大家丝毫不敢松懈,都仔细观察患者,再认真思索后写下自己认为满意的病历。然而结果却出乎大家的意料——仅有一份病历被评为"优",其他均为"不及格"。学生们左思右

想,不得其解,硬着头皮向林教授请教。林巧稚严肃地说:"你们的记录没有错误,但却不完整,漏掉了非常重要的东西。""漏掉了重要的东西? 那到底是什么呢?"学生们又仔细查看自己写的病历,觉得记录已经挺全面了,实在想不出漏掉了什么,又不敢多问,于是偷偷地去看那份优秀病历,结果发现,各项记录都没有区别,只是优秀病历多了这么一句话:"产妇的额头有豆大的汗珠……"

几十年后,这些学生也成了医学界的精英和翘楚,但他们仍然记得那个阳光灿烂的午后,老师让自己憋出一身大汗的教诲。"产妇的额头有豆大的汗珠……"这正是一位从医五十载、桃李满天下的医学科学家对患者、对临床医疗的深刻感悟:医学不仅是科学,更是人学,医生必须有一颗仁爱慈悲的心。

没有人比现任北京协和医院妇产科主任郎景和教授更清楚林巧稚对患者的关爱了,他在《妇女的保护神——纪念林巧稚大夫》一文中深情地写道:"人们信赖她,尊敬她,不仅因为她有丰富的经验、高超的技术,还因为她对患者无限的爱和关切……她一启齿,一举手,一投足,都体现出对患者深切的爱。"

通过批改病历,林巧稚想要传达给我们的是,医学绝不仅仅是科学技术的应用和组合,而必须拥有人文关怀的背景和元素,才能获得鲜活的生命力。换言之,对患者全面的关切,应当重新回到核心的地位。病历记录的是病情变化和医疗行为,不仅能体现医生的医术高低,更能折射出医生的精神境界是否完满。[摘自段文利、吴东、李乃适:读协和病历故事 悟九秩岁月仁心[N].中国医学论坛报,2011-10-19]

医生治疗的对象是活生生的人,而不是没有感觉的器械。我们做完手术不能只看客观上的程序或者表面的结果有没有出现问题,更要去考虑患者的感受。某院有个患者曾多次反馈自身的痛苦,但却没有得到任何支持,几乎每个他求助过的医生都说"手术没有问题,他的痛苦不应该存在",但是他的痛苦并没有因此消失,仍旧存在着,甚至还有窒息的感受。尽管手术本身可能没有问题,但患者在手术中鼻黏膜受到了损伤。鼻黏膜能分泌黏液,有湿润净化空气的作用,所以正常人呼吸时比较舒服,而鼻黏膜一旦缺少了黏液的保护,吸入的空气就会很干燥,有异物颗粒,因此这位患者呼吸起来非常难受。如果患者一直说自己不舒服,那么肯定是哪里出了问题,可能是其他的部位,而不应肯定地说手术没有问题……鼻黏膜的作用哪个医生没有学过,哪个主治医师会不知道? 只是他们在患者难受的时候没有仔细地去思考问题究竟出在哪里。这也体现了医生人文关怀方面的缺失。医院管理者与医护人员应该上下一心,在硬件与软件上强化人文理念熏陶,于细致入微处见关爱。

【案例 0-10】 "再忍一忍,过了这一关做了妈妈就好了!"

"10年前的一天,我在医院待产。那时产房中躺着几位同我一样即将分娩的产妇。恐惧加上宫缩的阵痛,以及其他产妇的呻吟,使我的情绪低到极点。此刻我多么需要一句安慰的话语,哪怕一个同情的目光。可是产房的几位护士、医生都熟视

笔记

无睹,手插在衣兜里自顾聊天,还时不时申斥喊叫声大一点的产妇。正当我痛不欲生时,房门打开了,轻轻走来一位年长的护士。她径直向我走来,轻轻抚摸我隆起的肚子,同情地说:'再忍一忍,过了这一关做了妈妈就好了。'这句话让我感动万分,顿时有了力量和信心。现在即使在大街上迎面碰到那位老护士,恐怕我也认不出来了,但她那句体贴的话,却能让我铭记一辈子。"[摘自《健康报》,2002-06-03]

【案例 0-11】 中日友好医院国际部见闻录

中日友好医院国际部的远程医疗和人文理念值得称赞。门诊楼里的空气含着恰如其分的香,管理带着细致入微的爱。护士们的面庞有着安定温和的暖,服装有着远离白光的彩。她们在细微处见关爱,比如每位预约患者可享受到智能提醒,候诊时可放心到方圆 500 米的江南园林里遛弯而不用担心错过预约,比如各处屏蔽患者姓名,保护患者隐私,保持环境安静美丽,健康教育随处可见,比如医护镇定从容,30 米内微笑示意……

人文修养非一日之功,宁静之心也非一天养成。眼界的开阔与心胸的宽广以及不断进取突破之心,吾等应努力再三。

二、学习和研究医学伦理学的意义和方法

1.学习和研究医学伦理学的意义

医学伦理学是伦理学和哲学中最活跃、最具生机和指导意义的内容,是人文学科与自然科学联系最紧密、影响最深刻和最直接的交叉学科。它蕴含着一种对科学真理和社会正义不断追求的医学人文精神和医学职业精神,鼓励人们克服困难并迸发创造的力量,对具体问题进行分析和判断,学会辨别是非善恶,最后获得行动选择的方案,唤醒医学德性本质,实现医学德性实践。它帮助医务人员解决价值观、人生观问题,树立患者权利意识,增强职业道德责任感,促使医学生成为有信仰、有理想、勇于奉献、懂得大爱的人。医学伦理学对医学领域的善与恶做出学理辨析、研究与澄清,对学生进行道德教化和基本伦理能力培养,促使他们在特定道德境遇中做出符合善的行为。学习和研究医学伦理学的具体意义包括:

(1)有利于医务人员的自我完善及培养德才兼备的医学人才;

(2)有利于医务人员实现技术与伦理的统一,实现医疗质量的提高;

(3)有利于医务人员解决医学道德难题,促进医学科学的发展;

(4)有利于医药卫生单位及社会的精神文明建设。

2016 年 8 月,全国卫生健康大会提出,把人民健康放在优先发展的战略地位,这是我国卫生与健康理论基础和指导思想的一次大转变、大飞跃,并且首次将新时期医学职业精神表述为敬佑生命、救死扶伤、甘于奉献、大爱无疆。其中,敬佑生命是医者的本能,救死扶伤是医者的本分,甘于奉献是医者的本色,大爱无疆是医者的本真。

2.学习和研究医学伦理学的方法

（1）坚持思辨和实证的方法相结合，常采用逻辑推理、整体判断、案例分析、定性定量社会调查以及实证性与评价性相结合的研究策略。

（2）坚持归纳与演绎的方法相结合，进行科学分析、综合，揭示医德现象本质和医德关系发展的规律。

（3）坚持开放互动体验与正反典型案例分析相结合，促使学生将仁爱、关怀等人文理念、道德知识内化为自己的情感体验、生命体验，培养出良好的心理素质和道德信念，拓展生命视野。

（4）坚持理论联系实际、知与行相统一，面向实际，积极参加医疗实践和调查研究，从中获得真实的医德材料，联系本地区、部门单位及在个人医疗实践过程中所出现的伦理道德问题，做到知与行相统一，以促进医德进步和医学的发展。

第二节　执业医师资格考试"医学伦理学"大纲解读

二维码 0-5　国家执业医师资格考试大纲医学综合部分

新版临床类别"医学伦理学"考试大纲继续维持原来的学科设置，多数考核内容保持不变，但也根据本学科的发展特点，对部分考核内容进行了增　二维码 0-5
删、修改，进一步体现了医学人文和预防医学的重要性，大家要尤其注意新增加与修改后的考核点，这些是复习的重中之重，务必高度重视。具体变动如下。

1.新增的考核点

（1）2023 年版新增：①安宁疗护的含义和特点；安宁疗护的伦理意义；安宁疗护的伦理要求；安乐死的历史和现状；死亡标准的现状；确立脑死亡标准的伦理目的。②健康伦理的原则。③学术不端的主要情形；涉及人的生命科学与医学研究的意义和伦理困境。④基因研究与人类遗传资源管理伦理。⑤医学道德教育的含义。

（2）2019 年版新增：①"道德的性质、特征、作用"成为"伦理学的研究对象"考点内容（2013 年版大纲删除之内容）。②医学伦理的指导原则：防病治病，救死扶伤；实行社会主义人道主义；全心全意为人民身心健康服务。③临床治疗的伦理决策：临床治疗的伦理难题；临床治疗的伦理决策。④健康伦理的含义、健康权利、健康责任。⑤医学伦理学委员会的含义和职能。⑥人类生殖技术伦理部分单列了人的生殖性克隆技术的伦理争论。⑦基因诊疗伦理原则。⑧医学道德教育的特点、过程、方法。

2.修改的考核点

（1）2023 年版修改：①"医学伦理学的历史发展"修改为"医学伦理思想的历史发展"。②"临终关怀与死亡伦理"修改为"安宁疗护与死亡伦理"，"安乐死的含义和分类"修改为"安乐死的含义和类型"。③"涉及人的生物医学研究的伦理审查"修改为"涉及人的生命科学与医学研究伦理"。

笔记

(2)2019年版修改：①将"医务人员的行为规范"前移到"医学伦理的原则与规范"的"医学伦理的基本规范"部分。②将"医学伦理学的基本观点"具体内容修改为健康观、生命观、生死观，未谈及医学人道观。③将"涉及人的生物医学研究的伦理审查"部分单列为医学伦理委员会及医学伦理审查。④将"人类生殖技术伦理"部分单列了人的生殖性克隆技术的伦理争论。

3.删除的考核点

(1)2023年版删除：①医学道德教育的特点。

(2)2019年版删除：①医学伦理学的学科属性；②安乐死的实施现状；③医疗机构从业人员基本行为规范、违反行为规范的处理原则。

导入案例评析

(1)医生敢冒风险医治与患者受益之间是一种什么样的关系？

医生越是敢冒风险医治，患者受益就越大。医学是一门不确定的科学。生与死，只有概率，没有定数。一般来说，风险和受益呈正比。如果患者给予医生理解和信任，愿意跟医生共担风险"赌一把"，医生就会迎"险"而上，为患者赢得一线生机。但是，人体毕竟是一个"黑箱"，同样的方法、同样的药物，有人使用后安然无恙，有人使用后则会出现意外，这就是生命的复杂性和医学的风险性。面对复杂多变的病情，医生的决策永远不可能完美无缺，其中，既有客观因素，也有主观因素。也许，医生是一个最不应该出错的职业，但又是一个不可能不出错的职业。患者对医生最大的误解，就是把医生当成神。事实上，一名医生，无论技术多么精湛，都不能保证自己永远处于最佳状态。如果不允许医生有失误，世界上恐怕就没有医生了。当然，医生的失误也分很多情况，有的是可以被原谅的，有的是不可以被原谅的。在评判医生的失误时，理应分清原因和性质，不能一概而论。

[摘自《人民日报》《给医生一个冒险的理由》(白剑峰)]

(2)如何理解"外科医生在手术中的主动作为和担当是最大的医学伦理"？

医学伦理不是空洞的、缥缈的，而是具体的、实际的。医学伦理不仅仅要求医生对患者态度好点、说话声音温和点、看病时多给点时间、开药时多节约点费用，对外科医生来说，在手术中的主动作为和担当才是最大的医学伦理。

外科手术是解决外科问题最有力、最重要，有时甚至是唯一的手段，但它充满不确定性，这种不确定性指向获益，也指向风险。外科手术永远需要在获益和风险之间做出某种平衡，而没有外科医生的主动冒险就没有患者最大程度的获益。在患者越来越多、工作量越来越大的情况下，外科医生要把手术做精做细、追求质量，集中体现"患者利益至上"。当然，外科医生也要清楚认识自己的能力边界，超出能力范围的手术一定要及时转诊，这既是对患者负责，也是对自己负责！

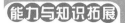
能力与知识拓展

1.经典视频鉴赏

(1)《人间世》

《人间世》是由上海广播电视台和上海市卫计委联合策划拍摄完成的新闻纪录片,记录了重症抢救、"120"急救、公民器官捐献、年轻癌症妈妈的抗癌日记、临终关怀、生育观念等话题。《人间世》摄制团队扎根于上海市多家医院,以医院为拍摄原点,聚焦医患双方面临痛苦、生死考验时的重大选择,通过观察医院这个社会矛盾集中体现的标本,反映社会变革期真实的人间世态,通过换位思考和善意表达,推动和谐医患关系艰难前行。

(2)《心灵点滴》

男主角亚当(罗宾·威廉斯饰)想成为一名医生是在他的精神疾病痊愈之后。后来他进入了维吉尼亚医学院学习。受医学院内传统观念的限制,医生们向来十分不近人情,但是他不屑于这种状态,他把欢笑看作是医治患者的一个重要处方。他总是穿着鲜艳的衣服,带着滑稽的装扮到医学院去,为的就是能让每一位患者都开怀大笑。

2.阅读书目

(1)威廉·奥斯勒.生活之道[M].邓伯宸,译.桂林:广西师范大学出版社,2007.

(2)米歇尔·福柯.临床医学的诞生[M].刘北成,译.南京:译林出版社,2001.

【案例 0-12】　福柯与《临床医学的诞生》

米歇尔·福柯(Michel Foucault)原名保罗-米歇尔·福柯,1926 年 10 月 15 日出生于法国普瓦捷的一个乡村家庭,其父保罗是外科医生。1984 年 6 月 25 日,福柯因艾滋病在巴黎萨勒贝蒂尔医院病逝,终年 58 岁。福柯是法国哲学家、社会思想家和"思想系统的历史学家",对文学评论及其理论、哲学(尤其在法语国家中)、批评理论、历史学、科学史(尤其是医学史)、批评教育学和知识社会学有很大的影响,被认为是一个后现代主义者和后结构主义者,也有人认为他的早期作品,尤其是《词与物》还是结构主义的。但他本人对这个分类并不欣赏,认为自己继承了现代主义的传统。

《临床医学的诞生》于 1963 年出版,是福柯第二部重要的著作,延续了《疯癫与文明》的讨论,概括了医学尤其是临床医学和医院的发展。各章名如下:

第一章　空间与分类

第二章　政治意识

第三章　自由场域

第四章　临床医学的昔日凄凉

第五章　医院的教训

第六章　症候与病例

第七章　看与知

第八章　解剖一些尸体

笔记

第九章　可见的不可见物

第十章　热病的危机

1707 年 3 月发布的"薄绢法令"对 18 世纪的医生开业与医生培养起了限定作用。当时的任务是要打击江湖骗子、庸医以及"无资格、无能力的行医者";同时亟须整顿多年来"松松垮垮"的医学院。因此,该法令规定,今后国内的大学,凡是设有医学院的或曾经设有医学院的,都须讲授医学;教员职位不得无限期地空缺,一旦有空缺就须填补;学生每四个月注册一次,经过三年的学习方可获得学位;学生必须依次通过每年的考试方能获得业士、学士和博士头衔;学生必须修满解剖学、化学、盖伦药理学等必修课程。除此之外,该法令第二十六条宣布了如下原则:"凡未获得学士学位者,即使不取报酬,也不得行医或开药方";该条附有补充说明(这是医学院以接受整顿作为代价所获得的重大成果与目标):"所有宗教人员,无论是托钵僧还是非托钵僧,都属于这一条规定的禁止范围"。到 18 世纪末,人们的批评意见至少在四个方面比较一致:江湖骗子依然盛行于世;医学院提供的正规教学既不能满足医学实践的需要,也不能跟上新的发现(只讲授理论;根本不考虑数学和物理学);医学院太多太滥;腐败现象严重(教职变得像其他官职一样可以买到;教师收费才上课;学生花钱就能通过考试,而且可以雇收入低的医生给他们写论文),因此学医的费用极其昂贵——更糟糕的是,即使有了医生资格,新医生还得跟随一些著名的医生出诊,才能积累实践经验,为此他们还得花钱。这样,大革命就面对着两项要求:一是更严格地限制行医资格;二是更严格地管理大学课程。但是,这两者都与整个改革潮流背道而驰,因为改革的目的是废除行会和师徒体制,关闭大学。

由此,在以下三种要求之间产生了某种紧张关系:一是对知识重组;二是废除特权;三是有效监控国民健康。政府借助医学可以不受限制地监视公民,但是这种监视如何能够既充分有效,又不会陷入知识的神秘性和社会特权的魔爪?

(3)王一方.医学人文十五讲[M].北京:北京大学出版社,2006.

(4)王一方,赵明杰.医学的人文呼唤[M].北京:中国协和医科大学出版社,2009.

3.关键概念

(1)人文医学(humanistic medicine);

(2)体验式德育范式(normal form of experience moral education)。

实训与实践指导

1."医学伦理学"课程考核体系

"医学伦理学"课程以渗透人文关爱能力、提升道德思辨水平为宗旨,注重考查学生在语言表达、协调沟通、体验感悟、分析问题、解决问题、创新思维等方面的能力。考核体系包括平时表现(30%)、期中情景演绎考核(20%)、期末理论考核(50%)。

(1)平时表现考核

平时表现考核包括课堂表现考核(6%)、在线学习考核(24%)。考核依据如下。

①课堂表现考核:基本考核项是课堂案例分析水平、伦理知识运用水平、现场情境模

拟水平等;辅助考核项是考核课堂纪律与出勤情况。辅助考核项是教师依据学生课堂表现给予加分或减分。线下成绩总分 20 分。

②在线学习考核:课程微视频学习(视频观看)+讨论发帖(线上案例讨论、阅读交流)+测试考试(线上专题测试+期末模拟测试)。线上成绩总分 80 分。

(2)期中情景剧演绎考核

涉及科研伦理、人类辅助生殖技术伦理、人体器官移植伦理、安乐死伦理等命题的情景体验,采取分类限时、教师评委与学生评委联合评价、现场打分的考核方式,既考核学生的团队合作能力与沟通协调能力,又考核学生的伦理知识运用水平与语言表达能力,并积极鼓励原创体验学习。具体评价考核包括团队合作、投入精力水平(认真程度)、伦理学知识运用水准等。

二维码 0-6　学生情景剧优秀视频《因果》
　　　　　　(临床医学专业吴瑞豪团队)

二维码 0-6

> **学生情景剧优秀视频《因果》(临床医学专业吴瑞豪团队)**
>
> 　团队成员分工:
>
> 　导演:吴瑞豪、王露峰　理论总体把关:陈伊滢　摄影:王露峰
>
> 　伦理研讨会:徐光宇、王李钦　素材筹备:周倩　化妆:朱琳
>
> 　道具:陆庆配、杨杨　编剧:陈伊滢、吴瑞豪　后期制作:王露峰
>
> 　演员:徐光宇——徐远道医生　王李钦——老王　周倩——小王
>
> 　　　　何子毅——何医生　陆庆配——小陆　朱琳——小丽
>
> 　　　　杨杨——老杨　李丁涛——小李　吴瑞豪——小吴

二维码 0-7　学生情景剧优秀视频《一生》
　　　　　　(临床医学专业姜心怡团队)

二维码 0-7

> **学生情景剧优秀视频《一生》(临床医学专业姜心怡团队)**
>
> 　团队成员分工:
>
> 　导演:杨辉　副导演:林芝汝　理论总体把关:陈欣悦　摄影:Bishnu
>
> 　伦理研讨会:姜心怡、陈欣悦　编剧:杨辉、林芝汝、姜心怡
>
> 　后期制作:杨辉、王赟、姜心怡
>
> 　演员:杨辉——陆翰　姜心怡——管小桐　徐旺云——小梧
>
> 　　　　Guan Chenbin——司机　吴俊豪——气球老板
>
> 　　　　吴俊豪、沈超栋、林芝汝、陈欣悦、王赟——同学

笔记

二维码 0-8 学生情景剧优秀视频《生命接力》
（临床医学专业卲书铱团队）

二维码 0-8

学生情景剧优秀视频《生命接力》(临床医学专业卲书铱团队)

团队成员分工：

导演、摄影、后期制作：马铭、卲书铱 编剧：马铭

演员：宋雅琦——协调员 玉燕坎——捐献者孩子 朱瑞洁——捐献者妻子

受捐者——赵国滢 季骁骁——纪医生 曹梦清、陈姚桦——捐献者家属

马铭、陈伟杰——医院其他患者家属

（3）期末理论考核

严格按照课程体系和教学大纲要求执行，采用国家执业医师资格考试试题类型进行闭卷考试。

2.线上学习平台

（1）中国大学 MOOC 平台开放课程"医学伦理学"

网址：http://www.icourse163.org/

建议扫描如图 0-1 所示的二维码，用 APP 进行学习。操作步骤详见二维码 0-9。

图 0-1 中国大学 MOOC 平台下载 APP 二维码

（2）浙江省高等学校在线开放课程共享平台"医学伦理学"课程

网址：http://www.zjooc.cn/

下载登录学习操作步骤：①安卓手机：在平台首页扫描二维码（图 0-2）下载"在浙学"。②苹果手机：在 Appstore 搜索"在浙学"点击获取。操作步骤详见二维码 0-10。浙江省高等学校在线开放课程共享平台电脑登录界面如图 0-3 所示。学生客户端登录二维码如图 0-4 所示。

图 0-2 浙江省高等学校在线开放课程共享平台安卓手机安装包

二维码 0-9

二维码 0-10

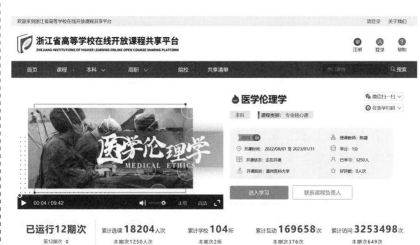

图 0-3 浙江省高等学校在线开放课程共享平台电脑登录界面

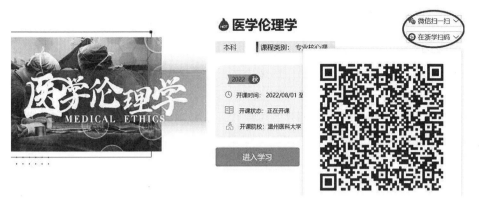

图 0-4 浙江省高等学校在线开放课程共享平台学生客户端登录界面

3. 情景演绎体验教学的安排

本课程教学实践基于"医学伦理学"课程理论课开展,以医学科研伦理、人类辅助生殖技术伦理、器官移植伦理、安乐死伦理为主题,学生在理论授课教师指导下围绕自主选择或抽签决定的情景演绎命题进行自主学习与讨论,分工合作完成情景剧剧本创作、PPT 与 DV 制作,最终在课堂上介绍学习心得、展示团队作品,由各班抽出的学生评委与教师评委进行评分与点评。

考核方式:考核内容:主题为医学科研伦理、人类辅助生殖技术伦理、器官移植伦理、安乐死伦理。评定细则:课件或 DV 制作水平(25 分);剧本紧密围绕伦理学知识等(30 分);团队合作与认真程度(5 分);演绎效果等(30 分);时间(10 分)。具体评分标准见表 0-1。

表 0-1 具体评分标准

情景剧演绎评分项目		具体标准				
课件或 DV 制作水平(25 分,实际梯度扣分)	课件制作水平(24 分)	底版:花里胡哨,令人眼花缭乱(2 分)。 行间距效果(2 分)。首页:未注明标题(1 分)、未注明本组成员(1 分)、未注明成员间分工(1 分)。 字体:忽宋忽楷(2 分)。字色:忽红忽黑(2 分)。 字号:忽大忽小(2 分)。图片:忽上忽下(2 分)。 链接效果(2 分),对比度效果(3 分)、创作难度(4 分)				
	DV 制作水平(25 分)	首页:未注明标题(1 分)、未注明本组成员(1 分)、未注明成员间分工(1 分)、页面清晰度(5 分)、字幕效果(5 分)、声音效果(5 分)、制作难度(5 分)、其他(2 分)				
剧本是否紧密围绕伦理学知识;有无理论深度;教育效果(25 分,酌情扣分;若剧本原创,单独给 5 分)		30	25	20	15	10
团队合作与认真程度(5 分,实际梯度扣分)		5	4	3	2	1
演绎效果;演员演绎仪态(大方得体);语言表达(口齿清楚、形象生动)(30 分,酌情扣分)		30	25	20	15	10
比限时(10 分钟),每多或少 1 分钟,扣 2 分(10 分,实际梯度扣分)		10	8	6	4	2

    实践目的:实践旨在研究各个时代的医德关系和医德现象,揭示医德的起源、本质、作用和发展规律,研究医德评价的标准和方法,力图结合我国社会主义医疗体制改革过程中出现的新的现实问题,尝试对现代医疗生活中出现的种种令人费解的道德难题加以探讨,并进行多方面的实践归纳和深层次的理论分析,回答现代医疗实践和医学发展中提出的伦理难题,教育和引导学生加强医德修养,培养良好的道德品质,做一名医德高尚的医务工作者。

    实践任务:通过本实践活动,使学生对"医学科研伦理、人类辅助生殖技术伦理、器官移植伦理、安乐死伦理"等伦理命题有基本认知和深刻体悟,懂得结合社会实际和个人生活进行思考,树立正确的价值观和文化认同。

    实践方法:理论授课第一周,由授课教师指导各班班长通过抽签的方式确定各班即将参与情景演绎的命题,组织各班班长进行班级内分组,以自由组合为主、酌情安排为辅等方式将班级同学分为3组,每组7~10人,第二周上报分组名单至授课教师处;第二周至第六周进行情景演绎准备工作,各情景演绎团队讨论确定团队演绎方式(演绎方式有现场即兴演绎或DV拍摄播放等,可自由选择),确定团队内部的导演、制片、编剧、摄影、演员、后勤等分工,创作演绎剧本、制作展示PPT,无论是现场演绎还是播放DV,每组演绎时间控制在10分钟(可多59秒或少59秒);学生评委与教师评委进行记录、点评和打分。剩余时间,由学生评委或学生代表与教师评委进行点评。期末总结经验教训。

    成绩评定:本实践所得成绩为情景演绎考核分,占总成绩的20%;每次随机在各班中抽出1~2个学生组成6人学生评委团(可固定评委)与教师评委组成总评委团,依据团队合作、投入精力水平(认真程度)、伦理学知识运用水平等,按照评分细则当场进行打分;评分人员共6人,成绩计算方式为去除一个最高分,一个最低分,取平均值。团队成绩=学生评委平均分的40%+教师评委评分的60%。团队成员出具成绩分配说明并签名,教师可根据团队出具的成绩分配说明酌情给部分团队成员加0.5~2分,同时给相应数量的团队成员减0.5~2分。

    4.学生情景剧鉴赏,写观后感

二维码0-11　学生情景剧优秀视频:To Be or Not to Be
　　　　　　　　(临床医学专业翁浩哲团队)

二维码0-11

学生情景剧优秀视频:To Be or Not to Be(临床医学专业翁浩哲团队)

    团队成员分工:

    导演:翁浩哲　　监制:张君娅　　理论总体把关:郑滨

    编剧:陈秀芹、张淼

    伦理研讨会:禹晓菲、陈秀芹　　摄影:翁浩哲　　素材筹备:钟皓月、赵含丹

    配音:夏志青　　化妆:赵含丹　　道具:钟皓月、赵含丹　　后期制作:翁浩哲、姚珊珊

    演员:夏志青——陈建广　郑滨——老胡　陈秀芹——妻子　禹晓菲——主任

    张淼——助手

    黄文栋、陈柳静、姚珊珊、张君娅、赵含丹、钟皓月、张君娅——同事、家属、护士等

笔记

观后感：

二维码 0-12　学生情景剧优秀视频《选择》
（临床医学专业丁逍熠团队）

二维码 0-12

学生情景剧优秀视频《选择》（临床医学专业丁逍熠团队）
　　团队成员分工：
　　导演：泮佳倩　副导演：陈翔　理论资料查找：丁逍熠　摄影：泮佳倩
　　编剧：丁逍熠、泮佳倩、王宁、陈翔　视频后期制作：泮佳倩、侯瀚松、王宁
　　课件制作：丁逍熠、王宏增　组长：丁逍熠
　　演员：王宁（配音：王宏增）——林森　姜晓月（配音：李伟琪）——夏森
　　郑泽忠——欧阳鑫　泮佳倩——学生林小雨
　　丁逍熠（配音：李雅楠的变声器）——幼儿林小雨　陈翔——店长
　　王宏增（配音：王宁）、李雅楠——医生　泮佳倩——服务员
　　陈翔、王宏增——警察

观后感：

形成性评价

第一节　学习和研究医学伦理学的背景、意义和方法

【经典例题】
例 1. 下列表述**不属于**作为"人学"的人文医学基本要素的是　　　　　（　　）
A. 将患者看作生理、心理和社会三方面统一的完整的人
B. 重视临床医疗的技艺性和艺术性

笔记

C. 将人作为医学发现或满足科学好奇心的手段

D. 借助人文学理解、解释疾病、患者、病痛以及死亡等

E. 注重医患关系,注重医患情感交流

【实战训练】

1. 下列关于医学的表述**错误**的是 （   ）

A. 医学是技术医学与人文医学的统一

B. 医学是自然科学与人文科学的统一

C. 医学是科学与艺术最完美的结合

D. 医学是爱人之学、人道之学

E. 医学是争取生存的科学

二维码 0-13　形成性评价:参考答案

二维码 0-13
（陈勰）

第一章

伦理学与医学伦理学

学习目标

◇ 知识目标:了解伦理学的类型,熟悉伦理学、医学伦理学、生命伦理学的概念与伦理学的起源,掌握伦理学的历史发展、基本理论、医学伦理学的研究内容。

◇ 能力目标:具备理论联系实际和独立思考、分析和解决问题的能力。

◇ 情感目标:培养良好道德品质,确立救死扶伤、爱护患者的义务观念。

◇ 课程思政目标:培养"敬佑生命、救死扶伤、甘于奉献、大爱无疆"医者精神。

导入案例

【案例1-1】 "死亡医生"——哈罗德·希普曼

英国医生哈罗德·希普曼被称为"死亡医生"。他因涉嫌杀死15位由他医治的癌症晚期老年女性患者而被英国普累斯顿皇家法院判处15次一并执行的终身监禁。在从医的30年里,他通过向患者体内注入海洛因、更改电脑中的患者记录,杀死的患者至少有300人。他的患者死亡率高达20%,而全英国医生的平均患者死亡率仅为0.8%。1975年1月25日一天之内,由他负责治疗的患者有3人死亡。他几乎平均每个月至少谋杀1人。

涉及道德判断的问题:

(1)医生能否给痛苦不堪的老年晚期癌症患者提供致死术?

(2)在何种条件下给痛苦不堪的老年晚期癌症患者提供致死术,可以在伦理上得到支持?

回答:

主要知识点

医生是一个最需要家国情怀的职业,医学生要将"服务社会、守卫健康"作为一生的追求与担当,医学院校需要培养立德修身、穷极医理、能令患者性命相托的未来医者。在医疗工作中,患者一般要依赖医务人员的专业知识和技能,自身往往不能判断医疗质量;患者要信任医务人员,把自己的某些隐私告诉医务人员。这意味着医务人员有一种特殊的义务:把患者的利益放在首位,采取相应的行动使自己值得和保持患者的信任。

同时,由于生物医学技术的广泛应用和迅速发展,以及价值的多元化,现代医学伦理学更多地涉及患者、医务人员与社会价值的交叉或冲突以及由此引起的伦理学难题。例如,古代中、西医学的传统都不允许实施堕胎术,但妇女在生育问题上行使自主权的要求,以及人口暴增引起的节制生育的社会需求,对上述传统价值提出了挑战。而在应孕妇要求实施人工流产术时,又要考虑手术对其健康的影响以及胎儿地位的研判。

要解决上述医疗领域和社会领域的问题,都需从伦理学与医学伦理学的视域加以认真审视、冷静分析。

第一节　伦理学

一、伦理学的概念和类型

1.伦理学的概念

伦理学,也称道德哲学,是以人类行为是非善恶的信念和价值即道德作为研究对象的科学,即研究人们相互关系的道德和规则,研究道德的形成、本质及其发展规律的科学,是现代哲学的一个分支。伦理学主要是以哲学反思的方式对人类社会生活中的道德现象进行思考,所以伦理学又称为道德哲学。区分伦理与道德之间的异同是理解伦理学的关键所在。伦理与道德都以善为追求目标,但道德是善的理想形式,而伦理则是善在现实生活的展现,相较于道德,伦理具有某种更强的约束性。

2.伦理学的类型

伦理学分为规范伦理学和非规范伦理学,非规范伦理学又分为描述伦理学和元伦理学。规范伦理学、描述伦理学和元伦理学是学界普遍接受的伦理学的三种基本类型,描述伦理学和元伦理学必须依靠规范伦理学提供的理论作为指导才能成为伦理学有用的理论分支。规范伦理学从描述伦理学和元伦理学中吸取营养。三者互相补充与影响,共同构成完整的伦理学体系。

规范伦理学,也称规定伦理学,是关于研究人们行为准则、探究道德原则和规范的本质、内容和评价标准,从而为人类提供生活和行动指南、规定人们应当如何行动的学说,是伦理学的实质和主体部分,包括道德理论、道德原则、道德规范三部分。描述伦理学,也称记述伦理学,是依据经验描述的方法,以科学描述为手段对道德行为和信念进行实际调查,从社会的实际状况对实际存在的道德现象和实际运作的道德规范进行经验性的描述和客观再现,依据其特有的学科研究方法对道德现象进行经验分析、科学分析。元伦理学,也称分析伦理学(analytic ethics)或批判伦理学,是指关于伦理术语的意义和道德判断的确证的科学,它以哲学作为工具,着力研究道德体系的逻辑结构和道德语言。

二维码 1-1　微课视频:
　　伦理学的旁征博引(授课教师:陈魉)

二维码 1-1

二、伦理学的研究对象

伦理学就是要对道德现象进行研究与分析。在人类的社会生活中,始终存在这一个现象:人们通过道德判定和评价把某些行为称为道德的或不道德的、善的或恶的。并不是所有的行为都适于进行道德判断,人们只对"有意识的生物的行为"才进行道德判断。

具体的研究对象包括:第一,伦理学要研究道德意识现象,以揭示道德的产生和发展、道德的本质、道德的社会作用和道德的发展规律等;第二,伦理学要研究道德的规范体系,以揭示道德原则、道德规范和道德范畴的产生、形成和作用,从而明确人们行为的标准;第三,伦理学要研究道德实践活动,以揭示道德评价、道德教育和道德修养等规律。

三、伦理学的基本理论

1. 效果论

效果论也称目的论,主张以行动者的行为所产生的可能或实际的效果作为道德价值之基础或评价标准。英国哲学家边沁与密尔通过系统、严格的论证确立了功利论伦理学体系,被称为"功利主义之父"。边沁最先提出"最大多数人的最大幸福",并将"最大多数人的最大幸福"作为功利主义的目的和终结,他的"最大多数人的最大幸福"是可计算的机械化的幸福,主张只要行为带来好的效果便是道德的。密尔在边沁古典功利主义的语境基础上,将功利主义人性化。密尔的"最大多数人的最大幸福"是人性化的幸福,是质量化的真正的人的幸福。

2. 义务论

义务论也称道义论,是关于责任、应当的理论,主要思考的是在社会中的人们应该做什么和不应该做什么。义务论研究道德准则或规范,即社会和人们根据哪些标准来判断行为者的行为是正当的,以及行为者应负的道德责任。代表人物为18世纪德国古典哲学家康德。义务论的实质在于强调义务的绝对性、至高无上性、命令性和无条件性。义务论的片面性在于对道德行为全过程的把握不够全面和彻底,有可能忽视人的需要、目标和派生价值,从而走向极端的义务论,有可能割裂道德与价值的联系。

3. 美德论

美德论也称德性论或品德论,它主要研究作为人所应具备的品德、品格等。具体地说,美德论探讨什么是道德上的完人,即道德完人所具备的品格以及告诉人们如何成为道德上的完人。美德论源自古希腊苏格拉底最早提出的"美德即知识"的观点。亚里士多德构建了较完整的美德论体系。中国的儒家伦理也是典型的美德论伦理学。

医学道德中美德的内容主要有:

仁慈,即仁爱慈善,对患者同情、关心、爱护的人格品质。

诚挚,即忠诚于医学科学,坚持真理,忠诚于服务对象,不说假话。

严谨,即严肃谨慎,行为之前的周密思考和行为过程的小心谨慎。

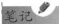

公正,即一视同仁对待服务对象,合情合理处理公私关系和分配卫生资源。

节操,即不以医谋私,扬善抑恶,坚持遵循医学道德原则。

【案例1-2】 睡衣医生章嫣

2017年2月20日,"电梯捕获女医生一枚,见过穿睡衣从家里跑来急诊开刀的吗?敬业哦"这条微信朋友圈消息在××省人民医院"走红",照片上穿睡衣赶手术的女医生章嫣是温州医科大学临床医学专业毕业的××市立医院神经外科医生,正在××省人民医院接受"住院医师规范化培训"。2月19日晚9时30分,章嫣接到××省人民医院神经外科主任医师×××打来的电话,已在家休息的她来不及询问病情,也来不及换衣服,拿上手机和钥匙,不到半分钟就冲出了家门,一路跑到了医院。半小时内,章嫣赶到医院神经外科手术室,一场持续3个多小时的生命接力赛拉开序幕。入院的患者是一位68岁的老人,转院到××省人民医院。2月19日晚病情加重,脑梗死伴发出血,如不尽快进行手术,可能导致脑疝,带来生命危险。将近凌晨1时,手术完成,该院的一名医生在电梯中拍下换回睡衣的章嫣,上传至微信朋友圈。

章嫣医生下意识的举动让我们看到了她心中装着患者安危、一心为患者着想的仁慈之念,彰显了仁爱救人的职业美德。

4.公益论

作为医学伦理学的基本理论之一,公益论出现于20世纪70年代,是强调以社会公众利益为原则,使社会公益与个人利益相统一的伦理理论。从医学角度来说,公益论就是从社会和全人类的长远利益出发,公正合理地解决医疗活动中出现的各种利益矛盾,使医疗活动不仅有利于患者个体,还有利于群众乃至后代,有利于人类生存环境的改善,有利于医学科学的发展。简而言之,公益论就是以社会公众利益为重,合理分配利益,使多方获益,使绝大多数人和人类社会受益,达到社会公益与个人利益和谐统一。

在医疗工作中,医务人员应在坚持义务论基本精神的前提下,充分利用公益论的理念指导自己的行为,以保护全人类的健康为基础,以可持续发展的方式使用卫生资源。例如,滥用抗生素是有悖公益论观点的行为,对传染病患者强制隔离是符合公益论观点的行为。

总之,效果论(功利论)关注的是行为后果,义务论关注的是行为本身,美德论关注的是行为主体。三种理论都有自身的独特意义,也有一定的局限性。公益论强调以社会公众利益为原则,使社会公益与个人利益相统一。

二维码1-2　学生情景剧优秀视频《因情缘缺》
(临床医学专业徐铭团队)

二维码1-2

学生情景剧优秀视频《因情缘缺》(临床医学专业徐铭团队)

团队成员分工：

导演：汪婕遐　编剧：徐铭、杨工正、汪婕遐　理论总体把关：张谦　伦理研讨会：杨工正、马震杰　摄影：徐铭　素材筹备：徐铭　后期制作：徐铭　场务：朱星宇

演员：何海俊——小海　赵高华——父亲

石佳旻——母亲　徐宇辰——医生陈张

马震杰——主治医生　岑叶蕾——护士

问题：请运用美德论、义务论、功利论的伦理学理论分析小海的各种可能选择。

回答：

二维码 1-3　微课视频：

伦理学的基本理论(授课教师：陈勰)

二维码 1-3

第二节　医学伦理学

一、医学伦理学的概念

1. 医学伦理学的概念

医学伦理学是运用伦理学的理论、方法研究医学领域中人与人、人与社会、人与自然之间的道德问题的一门学科，以研究医学职业道德及蕴含在医学实践中的主要伦理问题和难题为主旨。

2. 医学伦理学的特征

医学伦理学具有三个显著的特征：①实践性；②继承性；③时代性。

二、医学伦理思想的历史发展

在中西方的社会文化传承中，医学伦理思想基本上经历了医德学、医学伦理学和生命伦理学三个历史发展阶段。医德学关注医生应有的美德及对待患者的正当态度；医学伦理学关注变化了的医患关系、医生对患者的责任，规范不断发展的医院和医生职业行为；生命伦理学则是迅速发展的生物医学对传统医学道德价值观挑战的结果。

1. 医德学

这是医学伦理思想发展的初始阶段，我国古代和西方中世纪以前的医学伦理学都属于医德学。

笔记

23

公元前 4 世纪(约 2400 年前),西方医学奠基者、古希腊伟大的医学家希波克拉底最早对医疗职业和医生行为以誓言的形式提出规范,把"为病家谋利益"作为医生的最高准则,要求医生根据自己的"能力和判断"采取有利于患者的措施,保守患者秘密。《希波克拉底誓言》是警诫人类的职业道德圣典和行业道德倡议书,在医生中代代相传。直到今日,在很多国家很多医生走上临床岗位执业时,还必须按此誓言宣誓。在《希波克拉底誓言》面前,所有的虚假、欺骗和隐瞒都是无比可耻的。

二维码 1-4 《希波克拉底誓言》

作为日内瓦宣言一部分的《希波克拉底誓言》,由世界医学协会每隔 10 年重新评估誓言内容的准确性,并适时适当予以部分修改,使其能与时俱进。从 1948 年以来,这部被奉为医界圭臬的誓言,先后修改了七次,2017 年 10 月在美国芝加哥世界医学联合会(World Medical Association,WMA)大会上,在各专业医学权威的见证下,《希波克拉底誓言》进行了第八次修改。这次修改最引人瞩目和称道的地方有三处,均与中国医情密切相连。第一处为"我将重视自己的健康、生活和能力,以提供最高水准的医疗"。第二处为"我将给予我的老师、同事和学生应有的尊重和感激之情"。第三处为"我不会考虑患者的年龄、疾病或残疾、信条、民族起源、性别、国籍、政治信仰、种族、性取向、社会地位,或任何其他因素"。这一条不仅对医生的职业道德提出要求,也对患者的权利予以了界定。我国是多民族的统一国家,各民族信仰各不相同。2017 年发生的少数民族患者行脑卒中术后向医院索要头发的案例,就是宗教信仰向无国界医学提出的一个令人尴尬的思考题,对于一个头发比生命还重要的宗教信仰,医生该如何面对和处理? 新修订的《希波克拉底誓言》(第八版)打破了宗教桎梏,给予了医生最大的行医自由。

【案例 1-3】 2017 年 10 月公布的《希波克拉底誓言》(第八版)

作为一名医疗工作者,我正式宣誓:

把我的一生奉献给人类;

我将首先考虑患者的健康和幸福;

我将尊重患者的自主权和尊严;

我要保持对人类生命的最大尊重;

我不会考虑患者的年龄、疾病或残疾、信条、民族起源、性别、国籍、政治信仰、种族、性取向、社会地位,或任何其他因素;

我将保守患者的秘密,即使患者已经死亡;

我将用良知和尊严,按照良好的医疗规范来践行我的职业;

我将继承医学职业的荣誉和崇高的传统;

我将给予我的老师、同事和学生应有的尊重和感激之情;

我将分享我的医学知识,造福患者和推动医疗进步;

我将重视自己的健康、生活和能力,以提供最高水准的医疗;

我不会用我的医学知识去违反人权和公民自由,即使受到威胁;

我庄严地、自主地、光荣地做出这些承诺。

犹太医生迈蒙尼提斯(Maimonides,1135—1204)的著作《迈蒙尼提斯祷文》敦促医生为人类生命与健康、为人类幸福与和平而时刻怀着崇高的医德和神圣的从医使命感,切不可因贪欲、虚荣、名利的诱惑而忘记为人类谋利益的理想。

二维码 1-5 《迈蒙尼提斯祷文》

欧洲文艺复兴思潮和马丁·路德宗教改革发起了人道主义运动,举起了"自由、平等、博爱"的旗帜。德国柏林大学教授胡佛兰德(Huffland,1762—1836)在其著作《医德十二箴》中提出了"救死扶伤、治病救人"。

二维码 1-5

二维码 1-6 《医德十二箴》

现存最早的中医著作《黄帝内经》阐释了医者对患者应满怀同情与仁爱之心,尊重与珍爱患者的生命;汉末医学家张仲景《伤寒杂病论》自序中明确提出医药方术"上可疗君亲之疾,下可救贫贱之厄,中可保身长全";晋代医师杨泉的《医论》对从医者提出明确道德要求;唐代孙思邈的《备急·千金要方》中"大医精诚""大医行业"等名篇,全面论述了医者行为准则,提出"人命至重,贵于千金,一方济之,德逾于此",成为我国医学史上最全面、最系统的医学道德文献,是我国医学道德思想发展史上的一座里程碑;明代名医陈实功(1555—1636)在《外科正宗》中"医家五戒十要篇"第一戒指出"凡病家大小贫富人等,请观者便可往之,勿得迟延厌弃,欲往而不往,平为平易",提出十分具体的医学道德规范。

2.医学伦理学

1772 年,英国爱丁堡大学医学教授约翰·格里高利出版了《关于医生的职责和资格的演讲》,他强调英国将对医生的道德判断建立在伦理学的基础上,把道德情感论应用于医学伦理学,为近代医学伦理学提供了道德哲学的基础,格里高利被认为是近代西方医学伦理学的奠基人,是现代生命伦理学的先驱者。1803 年,英国著名医生、哲学家托马斯·帕茨瓦尔首先出版《医学伦理学》一书,并首次提出医学伦理学(medical ethics)的概念。此时的研究已不限于医生和患者之间,而是以医生为主体的人群和以患者为中心的群体之间的关系,同时也研究医学团体与社会的关系。1847 年,美国医学会成立并制定了《美国医学会医德守则》,提出医生对患者的责任、患者的权利与义务、医生对其他医务人员的责任、医务人员和医务界对公众和社会的责任与义务等。

1932 年 6 月,在上海出版的宋国宾主编的《医业伦理学》是我国第一部较系统的医学伦理学专著,表明中国已由传统医德学进入近现代医学伦理学阶段。

3.生命伦理学

生命伦理学是近现代医学伦理思想的进一步发展和完善,是一门关于人的生命本质和价值及其相关的道德问题的应用伦理学分支学科,可称为后现代意义中的医学伦理学。生命伦理学于 20 世纪 60 年代形成于美国,它的出现与医学高技术的发展密切相关。1971 年,美国威斯康星大学的范·伦塞勒·波特教授在《生命伦理学:通过未来的

笔记

桥梁》一书中首先使用"生命伦理学"这个词,指出"生命伦理学"是利用生物科学以改善人们生命质量的事业,是生存的科学,有助于人类对幸福与创造性的生命开具处方,简言之是"争取生存的科学"。

1949年,中华人民共和国成立后,防病治病、救死扶伤、全心全意为人民群众服务的医学伦理思想和医学伦理原则,在更加广泛范围内得到体现和发展。20世纪80年代,我国比较系统地对医学伦理学进行教学和科研,中国医学伦理学开始蓬勃发展。

二维码 1-7 微课视频:
  医学伦理学的前生后世(授课教师:陈勰)

二维码 1-7

三、医学伦理学的研究对象和内容

1.医学伦理学的研究对象

医学伦理学以医学职业领域中的道德现象、道德关系为自己的研究对象,是研究医学道德关系的一门学科。

2.医学伦理学的研究内容

具体地说,医学伦理学主要研究医学职业中的四种基本道德关系:①医务人员与患者(包括患者家属)的道德关系(医患关系),一般医务人员不与患者家属直接形成两者的道德关系;②医务人员之间的道德关系(医际关系);③医务人员与社会的道德关系(医学与社会的关系);④医务人员与医学科学发展的道德关系(医学科研道德)。

【案例 1-4】 生死关头,医生要帮助家属做出理性和正确的选择

2017年年底,杭州下了一场很大的雪,雪天的第二个夜里,湖州市长兴县某医院领导打电话称该院有一位31岁的产妇患有重症肺炎、妊娠高血压综合征、多脏器功能衰竭,病情危重,请求支援。

浙江大学医学院附属第二医院综合重症监护室(intensive care unit,ICU)立即组织会诊小组,带着体外膜肺氧合(extracorporeal membrane oxygenation,ECMO)机器出发。会诊小组到当地医院已是凌晨两点多,产妇呼吸窘迫,呼吸机支持,伴有严重休克,建议上ECMO。产妇老公听说上ECMO的费用一天一万元,犹豫了。很遗憾,家属不签字,我们什么也不能做。

回到杭州当天,当地医院又来电话。患者病情进一步恶化,会诊小组带上ECMO再次出发,这一次家属不再犹豫,含泪签字,但是患者上了ECMO,没有条件转运了,医生、护士只能留在长兴协助抢救。历经十多天的抢救,危重症产妇的病情趋于相对稳定。如果不是两次半夜去长兴,如果没有带着ECMO,这位产妇可能已离世。

生死关头,患者和患者家属没有足够的医疗知识进行科学判断,事发突然,甚至连理智冷静地思考都做不到。这时候,医患需要尽快建立彼此的充分信任,医生要站在家属的角度去理解他们,提出专业的建议,帮助家属做出理性和正确的选择。

二维码 1-8　学生情景剧优秀视频《救命稻草》
（临床医学专业盛子翔团队）

二维码 1-8

> **学生情景剧优秀视频《救命稻草》（临床医学专业盛子翔团队）**
> 团队成员分工：
> 导演：盛子翔　伦理研讨会：史可儿、张婷婷、吴宜滕、屠玲榕、盛子翔
> 编剧：史可儿、张婷婷、屠玲榕、吴宜滕　摄影：盛子翔　后期制作：周怡
> 演员：邱建达——父亲　黄温勉——母亲　黄婷婷——女儿
> 赵禹皓——医生　朱森楠——护士

问题：请对视频中的医生行为进行医学道德评价。
回答：

二维码 1-9　伦理分析

二维码 1-9

3.生命伦理学的研究内容

伴随着现代医学、生物学、生命科学的飞速发展和高新技术在医学领域的广泛应用，医学伦理学进一步延伸与扩展演变成生命伦理学，它以生命为中心，关注医疗领域中的患者以及整个社会人群，对从生殖、生育、医疗卫生保健、公共卫生政策、人与周围环境的关系，直到临终、死亡等所引发的种种伦理问题进行讨论。主要问题有：①医患关系与患者权利问题；②生育控制与人类辅助生殖技术伦理问题；③产前诊断与性别选择伦理问题；④生命科学研究与人体试验伦理问题；⑤死亡概念与死亡方式选择伦理问题；⑥器官移植伦理问题；⑦公共卫生保健政策伦理问题。

生命伦理学是一门关于人的生命本质和价值及其相关的道德问题的应用伦理学分支学科，它依据一定的道德价值和伦理道德原则，系统研究现代生物医学和生命科学中的人类行为，研究干预和控制人的生命物质、生命存在方式时所发生的种种伦理道德问题。

二维码 1-10　学生情景剧优秀视频《错位的人生》
（临床医学专业方宇雷团队）

二维码 1-10

> **学生情景剧优秀视频《错位的人生》（临床医学专业方宇雷团队）**
> 团队成员分工：
> 导演：方宇雷　摄影：方宇雷　编剧：柯守煜　后期制作：尹商羽
> 演员：俞嘉镕——嘉镕　章佳瑜——佳瑜　姚丽莎——嘉镕母亲
> 金嘉乐——嘉镕父亲　蒋南行——佳瑜父亲　劳佳滢——佳瑜母亲
> 柯守煜、李宇哲、尹商羽等——医生、朋友等

笔记

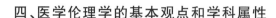

四、医学伦理学的基本观点和学科属性

1.医学伦理学的基本观点

健康观、生命观、生死观、医学人道观是医学伦理学的四个基本观点。

（1）健康观。所谓健康观，就是人们对人的健康的根本观点和态度。传统观点是"无病即健康"，而世界卫生组织提出的健康观是"身体上健康、精神上健康、对社会环境能很好地适应、道德上健康"；我们需要遵循的健康道德原则是"人人为健康，健康为人人"。

（2）生命观。在人类的历史发展中，对生命的认识经历了生命神圣观、生命质量观和生命价值观三个阶段。生命神圣观强调人的生命价值至高无上，人的生命神圣不可侵犯的观点；生命质量观主张具备一定质量、符合一定标准的生命才是值得保存和保护的生命；生命价值观主张以生命的价值来衡量生命存在的意义，强调生命对社会、人类的价值。三种生命观念的演变反映社会的文明程度和人类对自身的认识程度，每一种观念都有其合理之处，但把任何一种生命观绝对化都是不恰当的，生命神圣观是一种抽象化的生命观，生命神圣观强调生命的价值和意义，强调对生命的尊重，这是正确的，但它具有较大的模糊性和矛盾性，实际上缺乏对生命的辩证分析。生命质量观和生命价值观是生命神圣观的补充，生命神圣观是生命质量观和生命价值观的前提和归宿。

（3）生死观。生死观即人们对人的死亡的根本观点和态度。儒家主张"未知生，焉知死"入世乐生、"舍生取义，杀身成仁"的美德至上、超越生死观；道家主张"方生方死，方死方生"的生死齐一观；佛家主张因果报应、生死轮回观；科学死亡观主张科学认识死亡，理性对待死亡。

（4）医学人道观。医学人道观是关于为人之道的根本观点，简而言之，就是应当把人当作人来对待的基本观念。其主要内容包括尊重患者的生命、尊重患者的人格、平等地对待患者、尊重患者的生命价值，其中尊重患者的生命是医学人道主义最基本的或最根本的思想，尊重患者平等的医疗保健权利是医学人道观的基本主张和重要目标。

2.医学伦理学的学科属性

医学伦理学是人文学科与自然科学联系最紧密、影响最深刻和最直接的交叉学科，是生命科学技术与卫生事业发展的政策、策略与立法的基础，具有实践性、跨文化性和全球性，属于哲学的学科分支之一。现代医学伦理学又名生命伦理学，这是一门关于人的生命本质和价值及其相关的道德问题的应用伦理学分支学科，它依据一定的道德价值和伦理道德原则，系统研究现代生物医学和生命科学中的人类行为，研究干预和控制人的生命物质、生命存在方式时所发生的种种伦理道德问题。

二维码 1-11 音频:Bioethics(录音者:曾恬)

【案例 1-5】 Bioethics

二维码 1-11

Bioethics could be defined as the study of ethical issues and decision-making associated with the use of living organisms. Bioethics includes both medical ethics and environmental ethics. Bioethics is to learn how to balance different benefits, risks and du-

笔记

ties. Concepts of bioethics can be seen in literature, art, music, culture, philosophy, and religion, throughout history. Every culture has developed bioethics, and in the book there is a range of teaching resources that can be used that are written from a cross-cultural perspective by a variety of authors.

In order to have a sustainable future, we need to promote bioethical maturity. We could call the bioethical maturity of a society the ability to balance the benefits and risks of applications of biological or medical technology. It is also reflected in the extent to which public views are incorporated into policy-making while respecting the duties of society to ensure individual's informed choice. Awareness of concerns and risks should be maintained, and debated, for it may lessen the possibility of misuse of these technologies. Other important ideals of bioethics such as autonomy and justice need to be protected and included when balancing benefits and risks.

Bioethics is not about thinking that we can always find one correct solution to ethical problems. Ethical principles and issues need to be balanced. Many people have already attempt to do so unconsciously. The balance varies more between two persons within any one culture than between any two. A mature society is one that has developed some of the social and behavioral tools to balance these bioethical principles, and apply them to new situation raised by technology. (A Cross-Cultural Introduction to Bioethics, Darryl R. J. Macer, Ph. D. Eubios Ethics Institute 2006)

翻译为中文：

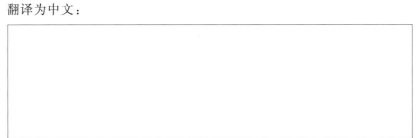

二维码 1-12　外文翻译

二维码 1-12

导入案例评析

(1) 医生能否给痛苦不堪的老年晚期癌症患者提供致死术？

这个致死术，能不能做，首先基于善恶判断，同样为痛苦不堪的患者缓解痛苦、实现解脱而提供的致死术，前提条件不同，善恶判断差异大。能不能做，最终取决于安乐死合法与否；善行在伦理上可以得到支持，一般认为是能做的行为。

(2) 在何种条件下给痛苦不堪的老年晚期癌症患者提供致死术，可以在伦理上得到支持？

给痛苦不堪的老年晚期癌症患者提供致死术，在伦理上可以得到支持的必要条件在于善行和患者本人自主自愿，但我们需要注意的是，有些行为确实属于善行，但未必一定能得到伦理上的支持，因为在医学上能够做到的，在伦理学上不一定是应

笔记

29

该做的。由于英国安乐死没有合法化,因此即使哈罗德·希普曼的主观动机在于终结患者痛苦,使其得以解脱,而患者确实也已表达了求死的主张,但哈罗德·希普曼被控诉的种种行为仍然无法得到伦理的支持,当然也无法获得法律的允许。

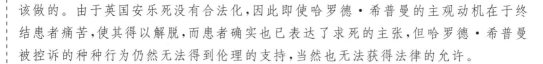

1. 经典视频鉴赏

《周一清晨》(*Monday morning*)

根据美国神经外科医生桑杰·古普塔的同名小说改编。切尔西总院是一家虚拟的美国顶尖医院,美国有线电视新闻网首席医学记者、神经外科医生桑杰·古普塔将他行医和采访中经历过的奇闻逸事置入这家医院。在那里,神经外科医生个个是野心勃勃、力争上游的英雄人物,但每周一清晨的"M&M 例会"[两个 M 分别是 Morbidity(发病率)和 Mortality(死亡率)的缩写]却让这群精英手心冒汗,这是该院神经外科主任胡顿主持的发病与死亡病例讨论会。《周一清晨》以 M&M 讨论会为背景,抛出了医学界救与不救、诊治方法正确与错误、医生自身决策错误造成的患者意外伤害及器官移植的伦理学问题等一系列永恒的道德困境,引人深思。

剧中,技艺高超的神经外科医生泰勒·威尔逊在给一个脑瘤伴脑出血的男孩做手术时,本意是要拯救男孩的性命,不料却疏忽了家族病史的采集——男孩恰恰是父系遗传的血友病患者,他在手术台上出血不止而死亡。另一名接受祛疤手术的患者,由于住院医生搞错药品而死亡。古普塔试图传递一条信息:近 20 年来,以美国为始,因为担心承担医疗风险,医生不惜以过度检查、过度治疗自保。这不仅带来额外医疗开支,还在增加患者出现并发症的风险。一项针对美国整形外科医生的匿名调查显示,这些医生坦承自己开出的化验单中,24% 属医学上无必要的检测。从 1996 年到现在,美国医生开出的磁共振成像检查单数量上翻了 4 倍。不过,在 M&M 例会上的见闻让古普塔发现,医疗失误最多的环节在人,它们并不因为额外的检查而减少。"当检查结果越来越多时,出现这种人为失误的概率只会相应增加。对检查结果过分相信还会令医生忽略交流和沟通的重要性,成为只看数字不看人的医疗机器人。"

剧中,一个女孩被马踢后导致心包积血,生命危在旦夕,但她的宗教信仰要求她依靠祈祷对抗病痛,如果尊重她的宗教信仰,她的生命将随时陨落;如果加以医学手段的治疗,女孩将承受背叛宗教的负疚感。医生救还是不救?一个患者因为接受了脑肿瘤手术而失去了味觉,而她患病前的职业是厨师,医生在制定治疗方案的同时,考虑到他此后的人生了吗?这是非此不可的唯一治疗方案吗?这同样触到中国医者的痛点。在超负荷不容一丝差错的工作环境中,还要应付各级考核,应付患者的挑剔。为了不出错,我就少说话;太累了、太忙了,也就没时间和患者沟通;万一出差错,能糊弄就糊弄过去,真出了事,就私下调解息事宁人;不管医院有没有错,只要人死在医院,就要闹,只要闹就能得到钱……诸如此类的负能量充斥着医疗行业。而要破局,不能等着医疗改革,不能等着国家加大医疗投入,不能等着患者一下子变得理解医生了。医生首先要加强人文修养,要有同情心,不再是冷冰冰的形象。

2. 阅读书目

(1)希波克拉底.希波克拉底誓言:警诫人类的古希腊职业道德圣典[M].西安:世界

图书出版公司,2004.

(2)何怀宏.伦理学是什么[M].北京:北京大学出版社,2002.

(3)季羡林,李国豪,张维,等.旅德追忆:20世纪几代中国留德学者回忆录[M].北京:商务印书馆,2006.

(4)肖克难,余培超.人民医学家裘法祖[M].武汉:湖北人民出版社,2009.

3.关键概念

(1)伦理学(ethics);

(2)功利论(utilitarianism);

(3)义务论(deontology);

(4)美德论(virtue theory);

(5)公益论(public welfare theory);

(6)医学伦理学(medical ethics)。

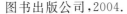

实训与实践指导

1.登录浙江在线大学,学习"医学伦理学"课程网络学习平台使用方法

https://www.zjooc.cn/

2.案例分析与辩论

【案例 1-6】　严重缺陷新生婴儿是否可予以舍弃?

产妇王某,因家境困难决定放弃其患脑瘫可能性极大的新生儿的治疗,将其遗弃于医院,自行离开。儿科护士根据医嘱不再给予特殊治疗,但仍给奶水喂养达 6 个月,该新生儿除吮吮功能外,其他活动均明显低于同龄儿,儿科几次通知家属接出院,家属拒绝。

问题:请结合案例分析,判断严重缺陷新生儿是否可予以舍弃。

回答:

二维码 1-13　伦理分析

二维码 1-13

3.听录音,阅读下文,用中文回答问题

二维码 1-14　音频:Autonomy(录音者:曾恬)

二维码 1-14

【案例 1-7】　Autonomy

Autonomy is a word that comes from Greek for "self-rule", and it was first used to apply to the autonomy of city-states nearly 3,000 years ago. Today it is usually applied

笔记

to individuals. Why would we have self-rule? Let us take an example. It is easy to see that people are different, if we look at our faces, sizes and the clothes that we wear. This is also true of the personal choices that we make. We may decide to play soccer, read books, or watch television. We may be pressured by people around us to behave in one way, but ultimately it is our choice. There is a duty to let people make their own choices, and also corresponding responsibilities of individuals towards society.

The challenge of respecting people as equal persons with their own set of values is a challenge for us all. Autonomy is also expressed in the language of rights, by recognizing the right of individuals to make choices.

One of the assumptions of modern ethics is that all human beings have equal rights. In 1948, the Universal Declaration on Human Rights was agreed at the United Nations, and following that, it has been used in International Conventions on different expressions of human rights, and in the laws and constitutions of many countries. It states that there are universal human rights, which should be protected, and recognized. We can argue for the foundation of human rights from secular philosophy or religion. This is different from saying everyone is of equal use to the world. The concept of human rights tries to separate human beings from the concept of how useful a person is.

Question 1. If you visit a doctor, do you make treatment decisions on your own or in discussion with other family members, and the doctor?

回答:

Question 2. What are the limits to personal choice?

回答:

Question 3. What factors could we use to make such decisions in our daily lives?

回答:

笔记

Question 4. When we make decisions for ourselves, do we also have responsibility for what happens?

回答:

Question 5. What is the legal age of responsibility in your country?

回答:

4.拓展资源阅读,书写读后感

生命中不可承受之痛
——《妞妞:一个父亲的札记》

周国平与妻子雨儿孕育了一个小生命妞妞,这个小生命每时每刻都在鲜活地生长着,一切都充满希望……但祸从天降,妞妞即将满月时被查出患有恶性眼底肿瘤——视网膜母细胞瘤,且双眼多发,即使手术摘除眼球也预后不良。

死亡如同一个卑鄙的阴谋,把这个毫无戒心的小生命团团包围……周国平夫妇只能痛心疾首地看着女儿在绝症中饱受折磨,一岁半,这个活泼开朗、爱笑爱闹的姑娘再也不能绽放灿烂的笑颜,肿瘤迅速扩散转移,口腔、脑后、耳侧处处都是隆起的硬块,牙齿被挤得脱落,肿瘤在流血化脓,双眼糊满了分泌物,鼻下结了厚厚的咖啡色涕痂,无法进食,呼吸艰难,那曾经清脆悦耳的声音虚弱不堪,可怜的妞妞只能一遍遍重复着"磕着了,妞妞磕着了,爸爸想办法"。她不知道自己为什么会这么痛,以为就像小时候不小心磕着了碰破了皮一样,她认为爸爸总会想出办法来帮她,然而爸爸没有办法,1991年11月7日下午5点,妞妞走完了艰辛的人间路。周国平绝望得几乎疯狂,一次又一次地自问:"有谁能告诉我,为什么世界还在,我还在,而你却不在了?"在这长时间的静默中,他终于领悟到"在这世界上,苦难和死亡是寻常事,人人必须接受属于自己的那一份"。

周国平的妻子雨儿在怀孕5个月时得过重感冒,虽高烧不退但不敢贸然吃药,于是来到医院就诊。内科急诊室当时只有一个高年资护士值班,医生不知道去了哪里。该护士让他们先去挂号化验,又安排他们去耳鼻喉科查咽喉,说排除了会厌炎,再回内科。然而当周国平带着雨儿再回到内科时，值班护士已换人，医生总算来了，是个中年女医生，在向女医生说明了就诊经过、交上喉科诊断书后，女医生一口回绝："她是喉科病人，不是内科病人，我不管！"周国平耐心地说明一开始挂的就是内科急诊，她嚷起来："我没有什么可看的，要我看，就是诊断书上写的——咽喉炎！"周国平恳切地诉说雨儿怀着孕，希望医生从内科角度再提一些治疗意见时，她却得意扬扬地宣布："我今天就是不给你们看！"女医生的蛮横与麻木深深地刺伤了周国平夫妇。

后来他们想办法找到了一位远亲，有病房管辖权的医学博士帮忙治疗。这位医学博士热情地邀请雨儿住进他主管的病房，及时给予救治，很快控制了感染。可是他却要求雨儿去做 X 线检查。

（摘自 https://mp.weixin.qq.com/s/kOp4PKC－FA8YXHUk9f707w）

读后感：

二维码 1-15　伦理分析

二维码 1-15

形成性评价

第一节　伦理学

【经典例题】

例 1. 下列表述最能全面反映伦理学概念内涵的是　　　　　　　　　　（　　）

A. 研究职业道德现象的科学

B. 研究政治道德现象的科学

C. 研究道德现象的科学

D. 研究婚姻家庭道德现象的科学

E. 研究社会公德的科学

【实战训练】

1. 医学伦理学的研究对象是　　　　　　　　　　　　　　　　　　　　（　　）

A. 医学道德难题　　　　　　　　　B. 医德基本理论

C. 医学道德关系　　　　　　　　　D. 医德基本实践

E. 医德基本规范

2. 伦理学任务**不包括**　　　　　　　　　　　　　　　（　　）

A. 确定符合时代要求的医德原则和规范

B. 反映社会对医学职业道德的需求

C. 直接提高医务人员的医疗水平

D. 为医学的发展导向

E. 为符合道德的医学行为辩护

3. 义务论的典型代表人物是　　　　　　　　　　　　　（　　）

A. 柏拉图　　　　　　B. 亚里士多德　　　　　C. 希波克拉底

D. 康德　　　　　　　E. 边沁

第二节　医学伦理学

【经典例题】

例 1. 目前我国医学伦理学主要的研究方向是　　　　　　（　　）

A. 研究道德问题　　　　　　B. 研究医学实践中的道德问题

C. 关于道德的学说和体系　　D. 生命伦理学发展的新阶段

E. 临床医学问题

例 2. 以下关于医术与医德之间关系的理解,**错误**的是　　（　　）

A. 医乃仁术　　　　　　　　B. 有能力做的就应该去做

C. 大医精诚　　　　　　　　D. 临床医学决策同时也是伦理决策

E. 前沿医学技术应用于临床必须有医德参与

【实战训练】

1. 下列有关医学伦理学的提法,**错误**的是　　　　　　（　　）

A. 具有继承性的特征　　　　B. 理论规范来源于实践

C. 为医学发展的导向　　　　D. 能为所有的医学高技术实施辩护

E. 反映社会对医学的要求

2. 医学伦理学的特征之一是　　　　　　　　　　　　　（　　）

A. 灵活性　　　　　　B. 实践性　　　　　　　C. 集体性

D. 组织性　　　　　　E. 随机性

3. 医学伦理学的学科性质是指它属于　　　　　　　　　（　　）

A. 医德学　　　　　　B. 元伦理学　　　　　　C. 应用伦理学

D. 道德哲学　　　　　E. 生命伦理学

4. 医德关系的哪一方面成为生命伦理学的主要研究对象　（　　）

A. 医务人员与患者之间的关系　　B. 医务人员相互之间的关系

C. 医务人员与患者家属　　　　　D. 医务人员与医学科学发展之间的关系

E. 医技人员与患者家属

笔记

5.下面**不是**医学伦理学基本观点的是 （　　）

A.生命质量观　　　　B.生命神圣观　　　　C.生命伦理观

D.生命价值观　　　　E.医学人道观

（6～9题共用备选答案）

A.《黄帝内经》　　　　　　　　B.宋国宾《医业伦理学》

C.孙思邈《备急·千金要方》　　D.希波克拉底《希波克拉底誓言》

E.帕茨瓦尔《医学伦理学》

6.医学伦理学作为学科出现的标志是 （　　）

7.奠定西方医学人道传统的文献是 （　　）

8.中国古代医学伦理学思想形成的重要标志 （　　）

9.最早明确提出保守医密和反对堕胎这两条医德规范的是 （　　）

二维码 1-16　形成性评价:参考答案

二维码 1-16

（陈鳃）

笔记

36

第二章

医学伦理的原则与规范

学习目标

◇ 知识目标:了解国际、国内主要医学道德规范,熟悉医学伦理基本规范的形式和内容,掌握医学伦理指导原则和基本原则的具体内容与应用。

◇ 能力目标:具备理论联系实际能力,具备独立思考、分析和解决问题的能力。

◇ 情感目标:培养职业认同感、职业价值感、医务人员人文情怀和人道主义精神。

◇ 课程思政目标:尊重患者,善于沟通,树立人民至上、生命至上理念。

导人案例

【案例 2-1】 日本花子输血案

案件的原告名为花子。花子在入院时便向医生声明因自身信念的原因而不愿接受输血。不幸的是,医生在花子的肝脏上发现了一个肿瘤,因此需要手术。众所周知,肝脏是储血量很大的器官,因此肝脏手术常需要输血。在术中,医生因无法与处于麻醉状态的花子交流而擅自为她进行了输血以挽救其生命。术后,苏醒的花子非常痛苦,以侵犯自己的自主决策权为由将医院与医生告上法庭。审判此案的日本最高裁判所第三小法庭在 2000 年 2 月 29 日的判决认为:"在本案中,医生为了切除患者的肝脏肿瘤而为患者施行手术,其目的是维护患者的生命及健康权,是医生基于自己职业而应尽的义务。但是,当患者认为输血违反自己的信念并明确表示拒绝时,患者的这种决定权作为人格权的内容之一应该得到尊重。"

问题:如何看待法庭对花子输血案的判决?

回答:

医学伦理的原则与规范源于医学实践,反过来又指导医学实践,是全面培养医学生和医务人员伦理素质的重要内容,指导和评价医学生和医务人员言行的伦理标准。医学伦理的原则是规范的有力指导,规范是原则的具体要求。医学伦理的原则包括指导原则、基本原则和具体原则,指导原则是基本原则和具体原则的思想统领和指南。

第一节　医学伦理的指导原则

医学伦理的指导原则是调节医学领域内的各种道德关系的根本原则,具有广泛的指导性和约束力。

一、医学伦理指导原则的提出

1941 年 7 月 15 日,毛泽东同志在延安为中国医科大学第 14 期毕业生亲笔题词"救死扶伤,实行革命的人道主义",首次精辟表述和阐释特定历史条件下我国医学伦理的指导原则。1981 年在上海举行"全国第一届医德学术讨论会",将我国医德的基本原则内容表述为"防病治病,救死扶伤,实行革命的人道主义,全心全意为人民服务"。20 世纪80 年代中期,我国医学伦理的指导原则被完善为"防病治病、救死扶伤,实行社会主义人道主义,全心全意为人民身心健康服务"。

我国医学伦理指导原则的提出和确立,对我国当代医学伦理学建设具有划时代意义,对当代医务人员提出明确的伦理要求和伦理目标,是指导当代医务人员言行的基本伦理原则和行为指南。

【案例 2-2】　诠释医者仁心,永葆党员本色

现任长治医学院附属和济医院呼吸内科主治医师王婷,出生于医学世家,爷爷、奶奶、姥爷、父母、叔叔都是医生,也都是党员。爷爷是 1937 年参军的八路军卫生员战士,浴血奋战抵抗日寇;父亲是和平医院放射科医生,2003 年主动请战支援太原抗击"非典";叔叔是第一批冲进 1976 年唐山大地震震区开展救援的志愿者。

2021 年,成年后毅然选择医学事业的王婷从事呼吸内科医疗工作 13 年有余,在平凡的工作岗位上,她始终兢兢业业,潜心钻研业务,追求精益求精,急患者之所急,想患者之所想,全心全意为群众排忧解难,为患者不断重塑生的希望,用自己的实际行动诠释了医者仁心、护佑苍生的人间大爱,为新时代的奋斗者树立了榜样。

2020 年春节,新冠疫情在全国蔓延,她坚守医院发热门诊岗位,严格规范做好发热患者的诊断治疗,为疫情防控守好第一道关卡。她主动担责递战书,逆行出征驰援湖北。她说,"江山是爷爷那一辈人打下来的,唐山大地震我叔叔参与救援,'非典'疫情暴发时我爸爸去支援,现在轮到我了,我不会说什么慷慨激昂的话,但是保家卫国,责无旁贷。"

笔记

2020年2月2日,王婷随山西省第二批援鄂医疗队驰援湖北,对口支援华中科技大学同济医学院附属同济医院中法新城院区,救治新冠肺炎危重症患者。拥有16年党龄的王婷,被医疗队临时党支部任命为临时党小组组长和医疗队青年突击队副队长,她告诉大家:"同志们,我们即将进入本次疫情中最危险的地方,现在到了检验我们初心和使命的时刻,党员同志要冲锋在前,不胜不退!"在王婷的带领下,临时党小组5名党员始终团结一致、冲在一线,带领大家在"抗疫"一线践行医者初心,勇担医者使命,用大爱点亮患者生的希望,发挥共产党员的先锋模范作用。(节选自:王钰钦.山西青年报.2021年5月14日第12版)

案例中的王婷医生勇担"防病治病,救死扶伤"的重责,积极践行全心全意为人民身心健康服务的宗旨,成为时代楷模,荣获全国抗疫最美家庭、抗击新冠肺炎疫情全国三八红旗手、全国五一劳动奖章等荣誉。

二、医学伦理指导原则的内容

我国医学伦理指导原则的内容包括防病治病、救死扶伤,实行社会主义人道主义,全心全意为人民身心健康服务,三者相互支撑、相互作用,构成有机统一整体。

1.防病治病,救死扶伤

"防病治病,救死扶伤"是医学的根本任务和职业特征,是"全心全意为人民身心健康服务"的途径和手段,是医务人员医疗实践和医德行为的基本出发点和归宿。"防病治病"反映我国新时期的卫生工作方针,体现"防治结合"的医疗理念,"救死扶伤"是临床医疗服务的首要道德职责。

所有医务人员应当正确认识"防病治病,救死扶伤"的道德责任和服务范围,树立全面健康观,即由临床医治扩大到预防保健,从技术服务扩大到社会协调,从院内扩大到院外,从为个体诊治扩大到为群体防治。为此,医务人员必须掌握医学专业知识和临床技能,学会与患者进行有效沟通,竭尽全力挽救危难之中的患者,在日常医疗活动中做到防治统一,维护和促进患者健康。

2.实行社会主义人道主义

人道主义理论诞生于14世纪欧洲兴起的文艺复兴运动,它既是一种关于人的价值的理论学说,也是一种关于我们应当如何对待人和人的尊严的价值体系。

社会主义人道主义是社会主义社会处理人和人之间某些特定关系的具体伦理原则和道德规范,它是在社会主义公有制的基础上形成的,是为建设社会主义和共产主义伟大目标服务的。社会主义人道主义的主要内容包括尊重人、关心人和憎恨一切危害人民的敌人,三者相互联系、相互渗透。"实行社会主义人道主义"是社会主义公德对医学职业的要求,是医务人员"全心全意为人民健康服务"的内在精神,要求医务人员在医疗活动中尊重患者、关心患者,并同一切不人道的行为作斗争。

医学人道主义是人道主义理论在医学中的应用,指出"人具有最高价值",要求医务人员尊重、同情、关心和救助患者。尊重,是指医学界尊重每一位患者的生命及价值、人格尊严和权利。同情,是指医学界在感情上设身处地地对待患者的伤病痛苦。患者因伤

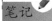
笔记

39

病的折磨,肉体和精神十分痛苦,医务人员应设身处地,换位思考,以期达到情感上的共鸣。关心,是指医学界由于尊重、同情患者疾苦而时刻注意患者的生理、心理等变化,以及把患者疾苦记在心间。救助,是指医务人员对患者的伤病采取切实有效的医学措施,通过实际的医学措施使患者的伤病得到救治,帮助患者恢复健康,使对患者的尊重、同情和关心落到实处。

【案例 2-3】 钟南山:"人民至上、生命至上"

2020 年,面对突如其来的新冠疫情,84 岁的钟南山以实际行动诠释"人民至上、生命至上"理念,提出的防控策略和救治措施挽救了无数生命。

8 月 27 日,钟南山率广州医科大学附属第一医院重症医学科团队对外宣布,一位使用体外膜肺氧合(ECMO)辅助支持长达 111 天的新冠肺炎患者成功康复出院,创造了医学救治的奇迹。ECMO 是目前针对严重心肺功能衰竭患者最核心的支持手段,被视为重症患者"最后的救命稻草"。钟南山说:"在救治过程中,只要有一线希望,我们可以不惜一切代价。即便看起来必死无疑的患者,我们还是要像绣花一样抢救回来。"在抗击新冠疫情时,他再次做出"绝不放弃任何一个患者"的庄严承诺。

在一线指导救治的同时,钟南山始终坚守在国际医学研究一线,第一时间分享中国的抗疫做法和经验。"传染病是没有国界的,战胜疫情需要全球合作。"钟南山说,在新冠疫情和未来可能暴发的其他疫情面前,人类更需要共同面对。"通过交流,可让其他国家少走弯路。因为我们走过了艰难的路,所以要相互支持"。

2020 年 1 月 24 日,科技部宣布成立以钟南山院士为组长、14 位专家组成的新型冠状病毒感染的肺炎疫情联防联控工作机制科研攻关专家组,为一线防控治疗工作提供科技支撑。如今,钟南山带领的科研团队已经在快速检测、老药新用、疫苗研发、院感防控、动物模型等方面取得了一系列成果,在疫情防控中发挥了重要作用。
(来源:新华网 http://www.xinhuanet.com/2020-11/10/c_1126722849.htm,新华社记者肖思思、徐弘毅,2020-11-10 19:58:10)

3. 全心全意为人民身心健康服务

全心全意为人民身心健康服务是共产主义道德对医学职业的要求,也是"救死扶伤,防病治病"和"实行社会主义人道主义"的落脚点。为人民身心健康服务是基本要求、基本境界,经过积极努力,多数医务人员都可达到。全心全意为人民身心健康服务是最高要求、最高境界,医务人员只有执着追求、养成和坚守医学专业精神,才能够达到。它要求医务人员投入全部精力挽救患者,对患者的身心健康给予极大的同情和关爱。

服务的对象是"人民"这一历史的真正创造者。"为人民身心健康服务"是"为人民服务"的具体化要求,是医疗行业与其他行业在价值目标上相区别的标志。这一价值导向规定了广大医务工作者的职业责任,为医务工作者专业知识和才能的施展指明了方向。

服务的核心内容是"身心健康",表明医学的任务从以"疾病为中心"转变为"以人的

笔记

健康为中心"。医学服务既要认真看病,更要真诚关照患者;既要给予生物学方面的救助,更要给予心理学、社会学方面的照顾,从而满足人民群众不断增长的健康需求,使他们在医学的帮助下尽可能恢复、保持和改善生理、心理、社会、道德等方面的良好适应能力和状态。

【案例 2-4】 张定宇:与病毒鏖战、时间赛跑的"渐冻"之躯

在张定宇心里,"人民英雄"国家荣誉称号不是授予他个人的,而是授予抗疫前线所有基层医务工作者的。在这场疫情的"风暴眼"里,他拖着"渐冻"之躯,踩着高低不平的脚步,与病毒鏖战、与死神较量、与时间赛跑,带领被称为抗击新冠肺炎疫情"离炮火最近的战场"的武汉市金银潭医院干部职工救治了 2800 余名患者,硬是与疫魔拼出了惊心动魄的"中国速度",以实际行动诠释了"人民至上、生命至上"的理念。

2019 年 12 月 29 日,随着首批不明原因肺炎患者转入金银潭医院,这家老武汉人都未必熟悉的传染病专科医院成为全民抗疫之战最早打响的地方,承担着大量重症及危重症患者的救治工作。

张定宇回忆说:"这个病毒和我们以前见到的都不一样,这是我一生中遇到的最大挑战。"春节前的一周,患者从一个一个转诊到一拨一拨地转诊。此后,保洁员告急,安保人员告急,医护人员告急,防护用品告急……"特别是早期收治的病人,所有手段都上了还是拉不回来,内心很煎熬。"最初那一个多月,清早 6 点钟起床、次日凌晨 1 点左右睡觉,不知不觉成了张定宇的常态。好几个夜晚,凌晨 2 点刚躺下,4 点就被手机叫醒。

共产党员、院长、医生,是张定宇的三重身份。"无论哪个身份,在这非常时期、危急时刻,都没理由退半步,必须坚决顶上去!"于是,在各方支援到来前,张定宇领着全院干部职工在一线撑了近一个月。缺少医护,大家主动增加排班频次;缺少保洁员,后勤的顶上去;缺少保安,行政的撑起来……张定宇在车后备厢里放了一根登山杖,扛不住时他会拿出来支撑自己行走。有次降温,张定宇从停车场走到楼下电梯口,200 多米走了 15 分钟。

面对因拼命"赛跑"而加剧萎缩的双腿,他淡然地说,既然拦不住时间流逝,那就让它更有意义。(来源:新华网 http://www.xinhuanet.com/politics/2020-11/10/c_1126722898.htm,新华社记者侯文坤,2020-11-10 20:16:18)

总之,"防病治病、救死扶伤"是医德手段,"为人民身心健康服务"是医德价值目标,"实行社会主义人道主义"是医德基本要求,"全心全意"是医德最高要求,这些内容构成了有机的统一整体,指导着医务人员在处理医学活动中人与人之间、社会团体利益关系过程中,明白自己应当坚持什么,反对什么。

笔记

第二节　医学伦理的基本原则

医学伦理的基本原则是医学伦理规范体系的重要组成部分,而医学伦理规范体系是医学伦理的核心内容,学习和研究医学伦理原则和规范,对培养医务人员良好的医学道德品质、协调医疗活动中的人际关系以及解决医学实践中的伦理难题具有重要的指导意义。

二维码 2-1　微课视频:
四原则概论(授课教师:陈炜)

二维码 2-1

医学伦理的基本原则是指在医学实践活动中调节医务人员人际关系以及医务人员医疗卫生保健机构与社会关系的最基本出发点和指导准则,也是衡量医务人员职业道德水平的最高尺度。医学伦理的基本原则是一般性指导原则,总结归纳于具体的医疗行为,体现了医学道德的基本精神,贯穿于医学发展的全过程,被作为规定和评估医学行为的基本理由。

在此,介绍我国的社会主义医德基本原则和国际上认可的生命医学伦理原则。1981年6月,在上海举行的"全国第一届医德学术讨论会"上,首次明确提出了我国的"社会主义医德基本原则",其内容为"救死扶伤,防病治病,实行社会主义人道主义,全心全意为人民服务",后经完善,最终表述为"救死扶伤,防病治病,实行社会主义医学人道主义,全心全意为人民健康服务"。社会主义医德原则传承和完善着我国"医乃仁术"的医德思想精华,是我国所有医务工作者必须遵循的医德基本原则。

国际上公认的生命医学伦理原则包括尊重自主原则、不伤害原则、有利原则和公正原则等四原则,这些原则是由美国学者比彻姆(Tom L. Beauchamp)和邱卓思(也有人译为查尔瑞斯)(James F. Childress)提出的,被美国、欧洲等许多医学组织视为医生的执业行为依据。虽然存在争议,但作为跨文化的医学伦理学评价原则,已经被国际医学伦理学界接受。

二维码 2-2　微课视频:
尊重自主原则(授课教师:陈炜)

二维码 2-2

一、尊重自主原则

1. 尊重自主原则的概念

尊重自主原则是指医患交往时应该真诚地相互尊重,并强调医务人员尊重患者及其家属。在医护实践中,尊重自主原则是指对患者的人格尊严及其自主性的尊重。患者的自主性是指患者对有关自己的医护问题经过深思熟虑所做出的合乎理性的决定并据此采取的行动。实现尊重自主原则,能够调动患者主动参与决策的主观能动性,有利于决策的合理性和顺利实施,从而有利于建立和谐的医患关系。

医学伦理学中的尊重自主原则有狭义和广义之分。

（1）狭义的尊重自主原则是指对患者及其家属人格尊严的尊重。强调医务人员把患者当人来看待，尊重患者独立的人格、尊严。患者享有人格尊严权，是尊重自主原则之所以具有道德和理性并能够成立的前提和基础。人格权就是一个人生下来即享有并应该得到肯定和保护的权利。医疗人格权包括：患者的生命权、健康权、身体权、姓名权、肖像权、名誉权、荣誉权、人格尊严权、人身自由权等；隐私权或者其他人格利益；人去世后仍享有的姓名权、名誉权、荣誉权、隐私权、遗体权等；具有人格象征意义的特定纪念物品的财产权。其中，自然人的生命权、健康权、身体权及其死后的遗体权等属于物质性人格权，其余的则属于精神性人格权。

（2）广义的尊重自主原则是指对有自主能力的患者之自主权的尊重。患者的自主权是指患者有权对有关自己的医疗问题，经过深思熟虑做出合乎理性的决定并据此采取行动，如知情同意、知情选择、要求保守秘密和隐私等均是患者自主权的体现。患者享有自主权要求医务人员履行尊重自主原则，即尊重和保障患者或其家属的自主性或自主决定：诊治必须经过患者或其家属知情同意；保证患者或其家属改变决定和再选择的实现；慎重、负责任地处理患者自主放弃或终止治疗的决定；慎重、负责任地处理患者自主与医生做主的关系。

2.患者自主权的实现不是绝对的，而是有条件的

（1）患者的自主权是建立在医务人员为患者提供正确、适量而且患者能够理解的信息基础之上的，也即患者了解医疗行动的内容。正确的解释与有效的沟通是使人了解事物的基本要素。如果对患者缺乏必要的信息公开，那么患者难以实现其自主性。

（2）患者必须有一定的自主能力，即患者具有自我控制能力，并且患者自己有执行自主行动的能力。对于丧失自主能力（如处于精神病患者的发作期、处于昏迷状态和植物状态等），或缺乏自主能力（如婴幼儿、先天性严重智力低下等）的患者是不适用的，他们的自主性由家属、监护人或代理人代替。

（3）患者的自主权是建立在一定的理性基础上的，即患者的情绪必须处于稳定状态，自主性决定必须是经过深思熟虑并和家属商讨过的。患者虽有自主能力，但由于情绪处于过度紧张、恐惧或冲动状态，往往失去自制而难以做出自主性决定。患者在做出决定时，应知道医疗问题的种种办法及它们的可能后果，并且对这些后果做出利弊评价，最后经权衡做出抉择。

（4）患者的自主性决定不能与他人、社会的利益发生严重冲突。也就是说，当患者的自主性决定会对他人、社会利益构成严重危害时，也要受到必要的限制。

3.尊重自主原则对医务人员的要求

（1）医务人员主动提供适宜的环境和必要的条件，以保证患者充分行使自主权，尊重患者及其家属的自主性或自主决定，保证患者自主选择医生，治疗要经患者知情同意等。

（2）医务人员要切实尊重患者的生命和人格尊严，尊重患者的知情同意和选择的权利，对缺乏或丧失知情同意和选择能力的患者，应该尊重亲属或监护人的知情同意和选择的权利。

（3）医务人员履行尊重自主原则绝不意味着放弃自己的责任，还要履行帮助、劝导甚至限制患者选择的责任。尊重患者的自主性并不是凡事都由患者自己决定，更不是医务

笔记

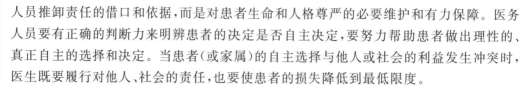

人员推卸责任的借口和依据,而是对患者生命和人格尊严的必要维护和有力保障。医务人员要有正确的判断力来明辨患者的决定是否自主决定,要努力帮助患者做出理性的、真正自主的选择和决定。当患者(或家属)的自主选择与他人或社会的利益发生冲突时,医生既要履行对他人、社会的责任,也要使患者的损失降低到最低限度。

4.履行尊重自主原则的重点

履行尊重自主原则的重点在于:①尊重患者及其家属的自主性;②各种治疗手段要获得患者的知情同意;③要为患者保守秘密;④要保守患者的隐私。

【案例2-5】 对患者隐瞒癌症诊断或濒死预后信息

54岁的男性患者赵先生同意治疗可能是恶性的甲状腺瘤。手术后,医生告诉他诊断得到了证实,瘤体已经被成功摘除,但没有告诉他癌细胞可能会向肺部转移,他有可能在数个月后死亡。然而,医生把更全面的诊断信息以及赵先生的预后信息告诉了他的家人,他的家人都同意对赵先生隐瞒这些诊断和预后信息。因为家人觉得隐瞒信息对病情发展有利。医生只告诉赵先生,他需要"预防性的"治疗,患者同意接受放疗和化疗。医生没有告诉他稍后出现的气促和背疼的可能原因。赵先生没有意识到他即将死亡,结果是又接受了那么多的手术、放疗和化疗,三个月后赵先生还是去世了。

问题:如何看待本案例中医生对患者隐瞒癌症诊断信息的行为?

回答:

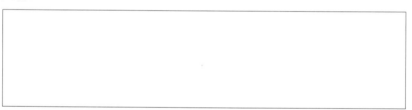

二维码2-3 伦理分析

二维码2-3

二维码2-4 微课视频:

不伤害原则(授课教师:陈炜)

二维码2-4

二、不伤害原则

不伤害原则是古老的行医规则,是一条底线原则,它既是"医乃仁术"的底线,也是医务人员职业道德的最基本要求,是医学人道主义观念的突出体现。在中国古代,医学道德戒律的基本精神就是不伤害患者。在古希腊,西方医学的奠基人希波克拉底在他著名的"誓言"中明确提出并详尽阐述了不伤害患者的伦理思想。这一思想成为西方医学人道主义传统的重要组成部分,影响极其深远,后经调整、充实和提炼,成为西方四大医学伦理原则之一。

笔记

不伤害原则是自由主义的底线原则。自由不是为所欲为,自由不是放任。当区分开了自由与放任后,自由这个术语实际上不再是价值中立的了,它意味着只有在道义上是对的行为才能被冠以"自由"的称谓。但是,如何区分自由与放任呢?近代哲学家密尔提出了区分自由还是放任的伤害原则,这一原则被现代社会广泛认可:你的所作所为没有对他人造成伤害,就具有正当性。密尔认为,个人的行为只要不涉及自身以外什么人的利害,个人就不必向社会负责交代;关于对他人利益有害的行为,个人则应当负责交代,并且假如社会的意见认为需要用这种或那种惩罚来保护它自己的话,还应当承受或是社会的或是法律的惩罚。这一界限可以概括为"不伤害"。"不伤害"实际上是一体两面,既界定了个人自由的界限,同时也界定了社会控制的界限。对个人来说,不能伤害他人或社会整体的利益;对社会来说,除非某一个体的行为在未经同意的情况下伤害了他人,就不得任意干涉;对政府来说,作为社会整体的代表,所能合法施用于个人的行政权力也必须符合不伤害原则。

1.不伤害原则的概念

不伤害原则也被称为无伤原则,是指医务人员在医学服务中,应避免对患者造成不应有的伤害,比如因医务人员的疏忽大意及技术不熟练所造成的伤害。不伤害原则要求医务界最大限度地降低对服务对象的伤害。伦理学上的"不伤害"是指医疗行为的后果是使服务对象的受益大于伤害。

临床中,医务人员所受的伤害主要指身体上的伤害和痛苦、残疾和死亡,精神上的伤害,以及其他负担和损失,如经济上的损失;益处是指促进健康和福利的正面价值。对不伤害原则的理解,不应仅局限于对躯体的不伤害,还要想到对精神和物质的不伤害。临床上可能造成伤害的情况:①生理(身体)上的伤害,指因误诊误治而导致患者身体疼痛、器官功能损伤或丢失、肢体残疾、生命丧失等伤害;②心理(精神)上的伤害,指因隐私泄露、人格尊严被侵害导致患者心理受到的伤害;③物质(经济)上的伤害,指由于上述两种伤害导致的患者为补救伤害而付出的诊治费用,以及因此而减少的正常经济收入。

不伤害原则是针对责任伤害而言的。责任伤害是指医务人员经过努力可控而疏于控制、任其出现的伤害,分为有意伤害、可知伤害、可控伤害。①有意伤害是指医务人员拒绝给患者提供必要的诊疗措施或者滥施不必要的诊疗手段等所造成的故意伤害,如拒绝对急诊患者的救治;②可知伤害是指医务人员预先可以知晓的对患者的伤害;③可控伤害即医务人员经过努力可以也应该降低其损伤程度,甚至可以杜绝的伤害,如粗心造成的开错刀、用错药的情况。

医务人员要防止患者给其他人所带来的任何伤害,在医疗资源共享的基础上,最大程度降低患者自身以及对他人造成的伤害。

2.医学中不伤害的界定

(1)不伤害原则的相对性(非绝对性)。不伤害原则的相对性是指整个医疗过程中不可避免地会产生这样或那样的伤害,不可能达到绝对完全的不伤害。许多检查和治疗即使符合适应证,但大都也会给患者带来某些躯体或心理上的伤害。如肿瘤的化学治疗,既能抑制肿瘤,又对造血和免疫系统有不良影响。但这并不表示医务人员可以任意加以忽视,而是应防止各种可能的伤害,或将伤害减至最低程度。不伤害原则的真正意义不

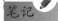

在于消除任何伤害(这样要求医务人员既不现实又不公平),而在于强调培养医务人员为患者高度负责的、保护患者健康和生命的理念和作风。正确对待诊治伤害现象,在医学实践中努力避免对患者造成不应有的伤害。

(2)不伤害原则的双重效应。所谓双重效应,是指某一个行动的结果产生有害的影响,此有害影响是间接的且事先可预见的效应,并不是恶意或故意造成的,而是为了正当行动所产生的附带影响。这一理论来自中世纪的西方天主教学者,他们从基督教神学伦理学的观点探讨医学伦理学时提出了这一理论。

在医疗过程中,双重效应是指某一诊治行为既有预期的积极效果,也会伴随非预期的消极效果。也就是说,该医疗行为的动机、目的是善的,而且也确实带来了明显的诊治作用,就是其直接效应达到了善效果;但同时,这一行为也会附带一些不可避免的伤害和副作用,就是其间接效应达到了恶效果,但不是此行为的目的。对此进行权衡,只要是善的效果明显大于恶的效果,那么这类具有双重效应的诊治行为就可以被认为是道德的,因为其中的伤害并不出于行为主体即医方的过错,原因仅在于诊治手段的双重性,明显属于不可避免而又必定存在。在此种情况下,医疗行为具有伦理的正当性,至少是应该容许的。

【案例 2-6】 临床诊断治疗的双重效应

临床上许多诊断治疗具有双重效应,如肿瘤化疗,虽能抑制肿瘤,但对造血和免疫系统会产生不良影响。但是这个行动的有害效应并不是直接的、有意的效应,而是间接的、可预见的。

当妊娠危及胎儿母亲的生命时,可允许人工流产或引产,挽救母亲的生命是流产或引产的有意的效应,而胎儿死亡是可预见的效应,上述情况下所产生的对胎儿的伤害,在伦理和法律上是可以接受的。

对肢体骨癌患者进行必要的截肢手术,其目的在于保存其生命,而不是使其丧失劳动能力。尽管截肢手术使其丧失劳动能力,给患者带来极大的伤害,甚至会危及生命,但是从患者获得的益处来看,控制癌细胞扩散或转移是第一效应、是直接的善效果;而给其带来不利影响是附带的第二效应、是间接的恶效果。

总之,双重效应在权衡诸多利弊并存的行为中发挥着积极的作用。评估具有双重效应的诊治行为是否为善行,必须满足以下三个条件:一是医者的行为动机、目的必须明确指向和追求积极效应,即动机、目的必须是趋善、向善、至善;二是从行为总效果看,受益者从第一效应(积极效应)中得到的好处必须明显大于第二效应(消极效应);三是诊治手段确属必需,经筛选确为最优。不伤害原则要求我们权衡利弊,要求利大于害,要求有害效应不是直接的、有意的;有害效应是间接的、可预见的。

3.不伤害原则对医务人员的要求

(1)培养为患者利益和健康的动机和意向,恪尽职守,千方百计地防范无意却可知的伤害以及意外伤害的出现,不给患者造成可避免的伤害。

(2)提供最佳诊疗服务,积极了解和评估各项措施可能对患者造成的影响,多与相关医疗人员讨论,从而提供应有的最佳诊疗,把损伤降到最低。

(3)对有危险或有伤害的诊疗措施要进行评价,选择利益大于危险或伤害的行为等;正确处理审慎与胆识的关系,经过风险/治疗与伤害/受益的权衡比较,选择最佳诊治方案,并在实施中尽最大努力,把不可避免但可控伤害控制在最低限度之内。高度关注患者个体健康、病情变化,提供必要的医疗服务,努力防止和避免各种因为不必要所带来的风险。在无法避免的情况下,采取"两害相权取其轻"的原则。

总之,要做到不伤害,需要医务人员有慈善仁爱之心,需要有扎实过硬的技能,还需要认真负责的态度。

二维码2-5 微课视频:

有利原则(授课教师:陈炜)

二维码2-5

三、有利原则

自古以来,人们一直将医务人员的行为看成是一种行善的行为。随着医疗实践和伦理学的发展,在医学领域,"有利"已不只是医治患者的伦理原则,还被视为一种责任。医务人员有责任为维护患者的健康、减轻患者的疼痛和痛苦以及延长患者的生命而努力工作。医务人员在诊治患者时应小心预防或减小对患者的伤害,常做对患者有益的事。

1. 有利原则的概念

有利原则又称行善原则,指医务人员应该始终为了维护和增进患者的利益而行动。对于患者来说,最主要的利益是生命与健康。因此,对患者有利主要是指医务人员的行动要维护和增进患者的生命与健康权益。但是生命与健康并不是患者的全部利益,精神性的需求对于患者也很重要。此外,经济利益也是患者的重要利益。由于利益的多元化,有利原则就有了广义和狭义之分。狭义的有利原则要求医务人员为患者的生命健康利益而行动,保障患者的生命和健康是医务人员全部工作的核心。而广义的有利原则要求医务人员在患者的生命和健康利益之外兼顾患者的人格、尊严、灵性需求乃至经济利益,尽量维护并增进这些利益。

2. 有利原则是判断医疗行为是否具有道德价值的首要标准

随着医学的发展,有利原则的内容也在发生着变化。医务人员在实施某种对患者本人有利的医疗行为的同时,还应考虑这种行为是否也对其他相关者和社会公益有利;医务人员在对患者进行救治的时候,不仅考虑对患者本人有利,还要考虑社会现实的保障能力、其家庭的承受能力、社会公共利益、人类的长远利益等。

3. 有利原则对医务人员的要求

有利原则对于医务人员只能提供方向性的价值指导,不能提供具体的行为指南。医务人员必须经常保持与患者之间的有效沟通,根据有利原则的要求努力争取与患者在价值观念上保持一致,在事关患者生命、健康的诊疗方案上尽力满足患者的利益需求。

(1)积极做对患者有利的事。医务人员要树立全面利益观,真诚关心患者的健康利益。提供最优化服务,努力使者受益,解除由疾病引起的疼痛和不适,预防疾病和损伤,促进和维持健康。

（2）当利害共存时,应该权衡利害大小,尽力减轻患者受伤害的程度。在医疗活动中,医务人员的行为存在对患者利害共存时,医务人员应该权衡利害,仔细评估,慎重地做伦理决策,使行为给患者带来最大的益处和最小的危害,避免因决策失误造成对患者的伤害。要坚持这样一个理念,任何有利的行为难免有受伤害的危险,故应作危险与利益分析,只有当危险在合理范围内才算道德。

【案例 2-7】 并发肠梗阻的唐氏综合征患儿

一位 38 岁的妇女生了个女婴,而该女婴患有唐氏综合征和肠梗阻两种疾病。该妇女与其丈夫一致认为,孩子会因智力迟钝而低质量地生存。他们还知道,如果不排除肠梗阻,孩子就会死亡。于是他们拒绝在切除肠梗阻病变部位的手术许可书上签字,并让医生不要采取任何措施拯救其女儿。医生和医院认为,孩子的父母有权做出这一决定,于是将孩子留在育婴室让其等死。11 天后,该女婴死于饥饿。

【案例 2-8】 并发心脏缺陷的唐氏综合征患儿

一位 43 岁的女子被紧急送往医院分娩,但女婴在前往医院的途中生于小轿车里。孩子生下来就患有唐氏综合征和肠梗阻,心脏上还有一小孔,呼吸非常困难。这位妇女与其丈夫已有三个孩子,本来没打算要这个孩子。他们拒绝在医生切除肠梗阻病变部位手术所需的许可书上签字。他们说,即使女婴在这一手术后幸存下来,以后还得动心脏手术。此外,他们说,如果女婴在心脏手术之后仍然幸存,还会有严重的智力迟钝问题。医生不同意患儿父母的意见,在获得法院准许他们动手术的指令之后,切除了患儿的病变部位。这对父母甚至没有为自己的女儿取名,并拒绝接她回家,直到他们的其他子女遭到同龄人的排挤之后,才被迫将她领回。一年之后,小女孩还活着,却因心脏缺陷而经常气喘吁吁。父母为此愁眉不展,母亲甚至盘算着用枕头将幼女闷死,但又不忍下手。家庭经济状况在不断恶化。母亲忧心忡忡,因为他们养活病儿的时间愈长,家人就愈喜爱她,孩子一旦死去,他们就会更难过。父母责备医生和发布指令的法官,因为他们造成了这个几乎不堪忍受的局面。

（以上案例均引自:雅克·蒂洛,基思·克拉斯曼.伦理学与生活.程立显,刘建,等译.北京:世界图书出版公司,2008:212）

讨论与思考:结合上述两个案例,谈一谈如何正确理解有利原则。

回答:

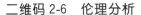

二维码2-6　伦理分析

二维码2-7　微课视频：
　　　　　　公正原则(授课教师:陈炜)

二维码2-6　　二维码2-7

四、公正原则

1.公正原则的概念

在医学界,公正原则是指医务人员公平、正直地对待每一位患者的伦理原则,指社会上的每一个人都具有平等合理享受卫生资源或享有公平分配的权利,享有参与卫生资源的分配和使用的权利。

公正,即公平或正义,包括形式公正和内容公正。①形式公正是指类似的个案分配收益与负担时以同样的准则处理,不同的个案以不同的准则处理,即分配负担与收益时,相同的人同样对待,不同的人不同对待。这在我国仅限于基本的医疗和护理。②内容公正是指根据患者个人的地位、能力、需要及对社会的贡献分配负担与收益。在现阶段,我国稀有贵重卫生资源的分配只有根据内容公正。在医疗实践中,公正不仅指形式上的类似,更强调公正的内容,要实现形式公正与内容公正的有机统一,即具有同样医疗需要以及同等社会贡献和条件的患者,应得到同样的医疗待遇,不同的患者则分别享受有差别的医疗待遇;在基本医疗保健需求上要求做到基本公正,即应人人同样享有;在特殊医疗保健需求上要求做到相对公正,即对有同样条件的患者给予同样满足。

作为医学伦理基本原则,公正原则是现代医学服务高度社会化的集中反映和体现,医务人员坚持以公正原则对待患者,有利于调节日趋复杂的医患关系,有利于解决人民日益增长的健康需求与有限医疗卫生资源分配之间的矛盾。

2.公正原则对医务人员的要求

(1)公正分配卫生资源。应以公平优先、兼顾效率为基本原则,优化配置和利用医疗卫生资源。所谓卫生资源,是指国家提供给卫生保健方面的人力、物力和财力等。卫生资源的分配分为宏观分配和微观分配。宏观分配是指在国家能得到的资源中,拿出多少分配给卫生保健部门以及在卫生保健部门如何分配。微观分配是指医院、医务人员和有关机构决定哪些人将获得可得到的卫生资源,目前在中国主要是指住院床位、手术机会以及稀缺医疗资源。医务人员既有宏观分配卫生资源的建议权,又有参与微观分配卫生资源的权利,如在稀有卫生资源分配上,必须以每个人的实际需要、能力和对社会的贡献为依据,要依次按照医学标准、社会价值标准、家庭角色标准、科研价值标准、余年寿命标准等标准综合权衡,在比较中进行筛选,以确定稀缺卫生资源享用者资格,尽力实现患者基本医疗和护理的平等。其中,医学标准是优先保证的首要标准。

(2)树立平等观,平等、公正对待患者。这是患者享有的不容侵犯的正当权益。医务人员对每一位患者的人格、权利、正当健康需求给予同样的尊重和关心,特别是对老年患者、精神病患者、残疾患者、年幼患者等弱势群体,给予更多真诚医学关怀。

(3)在医患纠纷、医护差错事故的处理中,要坚持实事求是,站在公正的立场上,不偏袒任何一方,使纠纷妥善解决。

笔记

3.正确把握公正的相对性与绝对性的关系

（1）在服务态度和质量上以及基本医疗保健需求的满足方面，公正应该是绝对的或者是以绝对性为主导的。

（2）在多层次医疗保健需求尤其是特需医疗保健需求的满足方面，公正只能是以相对性为主导的或者是相对的。

医疗公正是医疗卫生改革必须遵循的首要原则，由不公正到公正，由低层次的公正到高层次的公正，是推行医疗卫生改革必须解决的核心问题，逐步和彻底克服原有及新出现的医疗不公正现象要靠政府、医疗卫生机构和医务人员的不懈努力。

第三节　医学伦理的基本规范

一、医学伦理基本规范的概念和本质

1.医学伦理基本规范的概念

所谓规范，就是约定俗成或明文规定的标准或准则，是具体化的道德原则。医学伦理的基本规范是指依据一定的医学道德理论和原则而制定的，用来调整医务人员人际关系及医务人员与社会之间关系的行为准则和具体要求，也是培养医务人员医学伦理素质的具体标准。

2.医学伦理基本规范的本质

医学伦理基本规范的本质就是医务人员在医学活动中的医德行为和医德关系普遍规律的反映，是社会对医务人员的基本要求，是医学伦理基本原则的展开、补充和具体体现。医学伦理基本规范是一种社会观念，是在长期的医学活动和医德修养的实践中逐步形成的，并随着社会变化而发展。

（1）医学伦理基本规范的形成在本质上是客观性与主观性的统一。因为它是医学道德关系或一定社会对医务人员提出的医学道德要求的反映，所以它是客观的，不以医务人员的意志为转移的；同时，它作为客观的医德关系和医德要求的反映形式，又必然包含着医务人员的主观思维活动，并必然以纯主观的形式固定下来。因此，它是主观性和客观性的统一。

（2）医学伦理基本规范是全人类性与阶级性的统一。医学科学是没有国界、没有阶级的，因此与之相适应的医学伦理基本规范的许多内容，在医学领域内具有全人类性，但是，在阶级社会中，医学总是首先为统治阶级服务的，统治阶级的愿望和整个社会意识形态无法不影响和反映到医学伦理规范中，特别是利益规范往往打上阶级的烙印。因此，医学伦理基本规范是全人类性与阶级性的统一。

（3）医学伦理基本规范是稳定性与变动性的统一。医学职业有相对稳定的职业内容、价值目标，那么与之相适应的医学道德品质和行为要求也具有相对的稳定性，故而医学伦理规范不能朝令夕改。但是，医学也在不断地发展，因此也就相应地给医务人员提出一些新的品质和行为要求，即在相对稳定中又有变动性，故而医学伦理规范也不能一成不变。因此，医学伦理基本规范是稳定性与变动性的统一。

二、医学伦理基本规范的形式和内容

1.医学伦理基本规范的形式

医学伦理基本规范以"哪些应该做,哪些不应该做"来表述,如"戒律""宣言""誓言""法典""守则"等,将医学伦理理论、原则转化成医务人员在医疗活动中遵循的具体标准。规范分条文和誓言誓词两种形式。条文的形式简明扼要,是非标准清楚明确,易于人们记忆、理解、接受和监督,易于指导医务人员的医学活动,能够充分发挥行为准则的作用。誓言或誓词的形式显得庄严、神圣,可以激发医务人员对医疗卫生事业的神圣感和光荣感,自觉地把社会的外在要求转化为自己的内在需要,使各自忠实地履行自己的职责。

2.医学伦理基本规范的内容

(1)国际上主要的医学道德规范文件如下:

第一,世界医学协会制定和颁布的医学道德规范文件,如《日内瓦宣言》《医学伦理国际守则》等。《日内瓦宣言》是世界医学协会发布的第一个重要的医学伦理文件,该宣言中强调:"患者的健康将是我首先考虑的;我将尊重患者所交给我的秘密;我凭我的良心和尊严来执业;我不允许宗教、国籍、政治派别或地位来干扰我的职责和我与患者之间的关系。"《医学伦理国际守则》是1949年10月在伦敦世界医学会第三次会议上通过的,该文件以"规范和守则"的形式,分别对"医师的基本职责""医师对患者的职责""医师对同事的责任"等进行了规定。

第二,美国内科学基金、美国内科医师协会(American College of Physicians,ACP)基金和欧洲内科医学联盟共同发起和倡议的《新世纪的医师职业精神——医师宣言》。该宣言为当代医师提出了21世纪医学职业伦理三项基本原则和十项职业责任,即患者利益至上原则、患者自主原则、社会公平原则、提高业务能力的责任、对患者诚实的责任、为患者保密的责任、和患者保持适当关系的责任、提高医疗质量的责任、促进享有医疗的责任、对有限的资源进行公平分配的责任、对科学知识的责任、通过解决利益冲突而维护信任的责任、对职责的责任。

(2)国内主要的医学道德规范如下:

第一,中华人民共和国教育委员会高等教育司1991年106号文件附件四中提出了《中国医学生誓词》。

【案例2-9】 《中国医学生誓词》

健康所系、性命相托。

当我步入神圣医学学府的时刻,谨庄严宣誓:

我志愿献身医学,热爱祖国,忠于人民,恪守医德,尊师守纪,刻苦钻研,孜孜不倦,精益求精,全面发展。

我决心竭尽全力,除人类之病痛,助健康之完美,维护医术的圣洁和荣誉,救死扶伤,不辞艰辛,执着追求,为祖国医药卫生事业的发展和人类身心健康奋斗终生。

第二，中华人民共和国卫生部颁布的《医务人员医德规范及实施办法》。该办法已于2010年废止，它是我国最重要的医学道德规范文件之一，其各项条款一度是我国医学道德规范的主要内容。

第三，中国医师协会制定的《中国医师宣言》。中国医师协会成立于2002年1月，道德委员会是其重要的组成部分，受协会委托，道德委员会于2011年发布了《中国医师宣言》，号召中国医务工作者和执业医师坚守并承诺6条医学守则，即平等仁爱、患者至上、真诚守信、精进审慎、廉洁公正、终生学习，并于2014年发布了40条的《中国医师道德准则》，倡导医务人员自觉遵守。

第四，卫生部、国家食品药品监督管理局和国家中医药管理局于2012年联合发布的《医疗机构从业人员行为规范》。《医疗机构从业人员行为规范》第二章提出了"医疗机构从业人员基本行为规范"的具体内容，共八条（第四条至第十一条），即：以人为本，践行宗旨；遵纪守法，依法执业；尊重患者，关爱生命；优质服务，医患和谐；廉洁自律，恪守医德；严谨求实，精益求精；爱岗敬业，团结协作；乐于奉献，热心公益。

第四节　医疗机构从业人员行为规范

没有规矩不成方圆，医疗机构从业人员必须遵守行为规范。2012年6月，卫生部、国家食品药品监督管理局和国家中医药管理局组织制定《医疗机构从业人员行为规范》。《医疗机构从业人员行为规范》是指导医疗机构从业人员大力弘扬白求恩精神，树立高尚医德医风，不断提高文明素质和服务质量的行为准则，是从业人员必须遵守的基本标准。《中华人民共和国基本医疗卫生与健康促进法》（2019年12月）第五十一条规定：医疗卫生人员应当弘扬敬佑生命、救死扶伤、甘于奉献、大爱无疆的崇高职业精神，遵守行业规范，恪守医德，努力提高专业水平和服务质量。

二维码2-8　微课视频：
医疗机构从业人员基本行为规范（授课教师：吴媛媛）

二维码2-8

一、医疗机构从业人员基本行为规范

1.以人为本，践行宗旨。坚持救死扶伤、防病治病的宗旨，发扬大医精诚理念和人道主义精神，以患者为中心，全心全意为人民健康服务。

2.遵纪守法，依法执业。自觉遵守国家法律法规，遵守医疗卫生行业规章和纪律，严格执行所在医疗机构各项规章制度。

3.尊重患者，关爱生命。遵守医学伦理道德，尊重患者的知情同意权和隐私权，为患者保守医疗秘密和健康隐私，维护患者合法权益；尊重患者被救治的权利，不因种族、宗教、地域、贫富、地位、残疾、疾病等歧视患者。

4.优质服务，医患和谐。言语文明，举止端庄，认真践行医疗服务承诺，加强与患者的交流与沟通，积极带头控烟，自觉维护行业形象。

5.廉洁自律，恪守医德。弘扬高尚医德，严格自律，不索取和非法收受患者财物，不利用执业之便谋取不正当利益;不收受医疗器械、药品、试剂等生产、经营企业或人员以各种名义、形式给予的回扣、提成,不参加其安排、组织或支付费用的营业性娱乐活动;不骗取、套取基本医疗保障资金或为他人骗取、套取提供便利;不违规参与医疗广告宣传和药品医疗器械促销,不倒卖号源。

6.严谨求实,精益求精。热爱学习,钻研业务,努力提高专业素养,诚实守信,抵制学术不端行为。

7.爱岗敬业,团结协作。忠诚职业,尽职尽责,正确处理同行同事间关系,互相尊重,互相配合,和谐共事。

8.乐于奉献,热心公益。积极参加上级安排的指令性医疗任务和社会公益性扶贫、义诊、助残、支农、援外等活动,主动开展公众健康教育。

二、医师行为规范

1.遵循医学科学规律,不断更新医学理念和知识,保证医疗技术应用的科学性、合理性。

2.规范行医,严格遵循临床诊疗和技术规范,使用适宜诊疗技术和药物,因病施治,合理医疗,不隐瞒、误导或夸大病情,不过度医疗。

3.学习掌握人文医学知识,提高人文素质,对患者实行人文关怀,真诚、耐心地与患者沟通。

4.认真执行医疗文书书写与管理制度,规范书写、妥善保存病历材料,不隐匿、伪造或违规涂改、销毁医学文书及有关资料,不违规签署医学证明文件。

5.依法履行医疗质量安全事件、传染病疫情、药品不良反应、食源性疾病和涉嫌伤害事件或非正常死亡等法定报告职责。

6.认真履行医师职责,积极救治,尽职尽责为患者服务,增强责任安全意识,努力防范和控制医疗责任差错事件。

7.严格遵守医疗技术临床应用管理规范和单位内部规定的医师执业等级权限,不违规临床应用新的医疗技术。

8.严格遵守药物和医疗技术临床试验有关规定,若进行实验性临床医疗,应充分保障患者本人或其家属的知情同意权。

三、违反行为规范的处理原则

1.公正原则

公正是指公平而正直。处理违反职业行为规范的医务人员,应本着公正的立场,不受任何利益关系的影响,必须以事实为依据,对被处罚的医务人员按照法律法规和规章制度的要求使用同一标准,无论被处罚者的地位、权势、技术状况如何,应一视同仁地予以处罚。

2.公平原则

公平是指按照一定的社会标准、正当的秩序合理地待人处事,是制度、系统的重要道德品质。公平正义是现代社会孜孜以求的理想和目标。公平对待任何一方,双方都只能在自身应该享有的权利范围内提出要求和享受权利,同时也必须履行自身的义务。

3.公开原则

公开的本意是不加隐蔽。坚持处理公开原则,就是将处理的依据、过程和结果向相关医务人员和公众公开,使医务人员和公众知悉,增加处理的透明度,体现处理的民主和公开,保障医务人员和公众的知情权,接受社会和公众的监督。

4.处罚与教育相结合原则

处罚与教育相结合原则的基本要求是依据法律法规和规章制度对违反职业行为规范者进行处罚,同时发挥其强制制裁与促进认识转变的作用,使被处罚者不再危害社会,并能自觉遵守行为规范,防止将处罚变为简单机械的惩罚。本着处罚与教育相结合原则,首先是必须给予惩罚,否则就不足以制止危害和恢复正常秩序,不足以维护法律秩序和弥补国家、社会和公民个人因违反行为规范所遭受的损失,也不能使违反行为规范的行为人通过遭受处罚的痛苦得到警觉醒悟而停止危害社会。其次是通过处罚促使受罚者变为遵守行为规范者。任何放弃教育努力的处罚或者以罚代教的做法都不符合处罚与教育相结合的原则。

导入案例评析

问题:如何看待法院对花子输血案的判决?

此判决引起了很多医生和医学生的困惑,到底是患者的生命权重要还是他们的自主决策权重要?患者的生命权难道不是高于患者的信念而应该优先保护吗?医生不是要救死扶伤吗?当有利原则和自主尊重原则冲突时该怎么办?

在医疗临床实践中,有利原则似乎经常与自主原则发生冲突。医生常常认为他们更了解什么东西才是对患者更有利的,最终干预患者的自主决策而导向一种家长主义。例如,在是否告诉患者癌症病情的问题上,许多人认为隐瞒病情是对患者有利的,有利原则在这里相比自主原则更具优先性。而另一些人则认为,隐瞒病情侵犯了患者的自主权,所谓"有利"不过是一厢情愿,是否真的对患者有利也是值得商榷的。在本案中,医生也是以"生存利益"这个最大的有利来考虑问题而对患者自主权造成了侵犯。法庭在2000年2月29日对本案判决患者胜诉正是基于这种价值原则来考虑的。

在比切姆和邱卓思看来,有利原则与自主原则并没有真正冲突,有利原则确立了医学和医疗的首要目标和根据,而尊重自主原则(与不伤害和公正原则一起)为追求这一目标的专业行为设定了道德限制。临床实践中所呈现的有利原则与自主原则的冲突是医疗家长主义作风造成的。家长主义就是一个人故意压制另一个人已知的偏好或行为,而压制者以结果有益于受到压制的人来证明某行为的正当性。在今天,患者的自主权受到道德辩护和法律保护,无论是患者还是医生都没有至高无上的权威,在医学伦理学中也不存在高于一切的原则,即使为患者最佳利益服务的义务也不是。因此,在一般意义上,家长主义是被严厉反对的。但在某些场合,对个人的行为进行临时性的有利干预是否正当却是有争议的。例如,制止一个不了解穿过危险桥梁会有巨大风险但准备这么做的人,可能是正当的,这可以使得这个人充分了解这么做的后果。受到警告后,这个人应当自由选择他所希望的任何路线。这种临时性的干预是不是对自由的侵犯,这种行为是不是家长主义是有争议的,这种争议体现了不同的人对自由边界的不同理解。

今天的医学伦理学所理解的"人"是"生物、心理、社会、精神"不同层次的整体的人。作为生物存在的人,他有健康与生存欲望;作为心理存在的人,他有情感需求;作为社会层面存在的人需要的是权利;而作为最高层次的"精神性存在"的人,他有精神性的超越的追求。患者信念作为超越存在的精神需求与其作为生物存在的生存需求同样合情、合理、合法。在今天这个多元化的时代,用恩格尔哈特的术语,医生与患者作为"道德异乡人"而相遇,不能以自己之价值观凌驾于他人价值观。因此,生命与超越孰轻孰重,只有患者本人才能决定。

能力与知识拓展

1.阅读书目

(1)Beauchamp T L,Childress J F. Principles of Biomedical Ethics[M]. Oxford:Oxford University Press. 2008.

(2)汤姆·比彻姆,詹姆士·邱卓思. 生命医学伦理原则:第5版[M].李伦,等译. 北京:北京大学出版社,2014.

(3)李振良,李红英.临床医学实践案例伦理解析[M].北京:人民卫生出版社,2016.

(4)雅克·蒂洛,基思·克拉斯曼.伦理学与生活[M].程立显,刘建,等译.北京:世界图书出版公司,2008.

2.关键概念

(1)尊重自主(autonomy);

(2)不伤害(non-maleficence);

(3)有利(beneficence);

(4)公正(justice)。

3.了解医疗体制问题

通过互联网查找美国医疗体制改革的新闻和资料,以美国医疗体制改革为例了解医疗体制中的公正问题,并对比医疗体制的欧洲模式和当前中国模式,分析各种医疗体制的利弊所在。

背景:美国医疗保险改革亦即 Health Insurance Reform,或称为美国医疗保健体系改革(Health Care Reform in the United States)。1912 年,美国第 26 届总统西奥多·罗斯福在谋求连任的竞选中提出了"建立全民医保体系"的构想。2010 年 3 月 23 日,美国总统奥巴马在白宫签署了医疗保险改革法案,是奥巴马执政以来最重要的立法成果之一,被称为美国社会保障体系 45 年来最大的变革,它将对个人、企业和政府产生深远影响。然而,该法案也是奥巴马执政以来最有争议的一项,自签署生效以来,医改法案面临的法律诉讼接连不断。美国民众在医改问题上也存在严重分歧,《纽约时报》与哥伦比亚广播公司 2012 年 3 月 26 日公布的民调显示,47% 的人支持医改,36% 的人反对医改。特朗普上台后,正极力推翻奥巴马的医保法案。

笔记

实训与实践指导

1.针对案例进行介入性伦理分析

(1)在有关"是否告知患者癌症及濒死预后信息"问题上对身边发生的案例进行介入性伦理分析。

提示:如若你认识的人被诊断出了癌症,可以参照案例2-2后的伦理分析对医生、患者、家属进行说理,呈现在这个问题上的有利原则与尊重自主原则的冲突、东西方文化的冲突、传统医学伦理与新医学伦理的冲突。

回答:

二维码 2-9　伦理分析:实训与实践指导 1(1)题

二维码 2-9

(2)关于"是否告知患者癌症及濒死预后信息",你的立场是什么? 为什么?

回答:

二维码 2-10　伦理分析:实训与实践指导 1(2)题

二维码 2-10

2.外文资料阅读及翻译

2005 年 10 月,联合国教科文组织大会通过了《世界生物伦理与人权宣言》(*Universal Declaration on Bioethics and Human Rights*)。各会员国承诺本国及整个国际社会尊重和执行在一项文书内阐述的生物伦理基本原则,而文件中的生物伦理基本原则体现了本次课所学的四原则的基本理念及其拓展。

要求:阅读联合国教科文组织的 *Universal Declaration on Bioethics and Human Rights*,并翻译其中的 *Principles* 部分。翻译完成后对照中文版进行校对。

二维码 2-11　Universal Declaration on Bioethics and Human Rights

二维码 2-11

笔记

二维码 2-12 音频：Universal Declaration on Bioethics and Human Rights（录音者：Brandon）

二维码 2-12

翻译为中文：

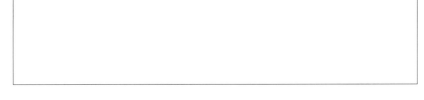

二维码 2-13 《世界生物伦理与人权宣言》中文版

二维码 2-13

形成性评价

第一节 医学伦理的指导原则

【经典例题】

例1.患者 A 心脏衰竭，需要进行心脏移植。患者 B 肺脏衰竭，需要进行肺脏移植。患者 C 肝脏衰竭，需要进行肝脏移植。患者 D 右肾衰竭，需要进行右肾移植。患者 E 左肾衰竭，需要进行左肾移植。后来又收治一位患者 F。F 的智力低下但器官功能健全，并且发现他与上面五位患者的组织配型相合。有位坚持后果论的伦理学家向医院建议把患者 F 的五个器官移植给上述五位患者，这样可以获得最大的健康效益。我们不应该这么做，因为**违背**了（　　）的伦理要求。

A. 不伤害原则　　　　B. 有利原则　　　　C. 医学人道主义

D. 公正原则　　　　E. 尊重原则

【实战训练】

1. 现代健康观是指　　　　　　　　　　　　　　　　　　　　（　　）

A. 身体没有疾病　　　B. 生理、心理和社会适应性的良好状态

C. 身体健康　　　　　D. 心理健康　　　　　E. 社会适应性良好

2. 医学人道主义对医务人员的要求**不包括**　　　　　　　　　（　　）

A. 尊重患者　　　　　B. 同情患者　　　　　C. 关心患者

D. 救助患者　　　　　E. 包容患者

笔记

57

第二节 医学伦理的基本原则

一、尊重自主原则

【经典例题】

例1. **不属于**医学伦理基本原则的是 （　　）

A. 有利原则　　　　B. 公正原则　　　　　C. 不伤害原则

D. 克己原则　　　　E. 尊重原则

例2. 尊重患者的自主权,下述提法中<u>错误</u>的是 （　　）

A. 尊重患者的理性决定

B. 履行帮助、劝导,甚至限制患者的选择

C. 提供正确、易于理解、适量、有利于增强患者信心的信息

D. 当患者的自主选择有可能危及生命时劝导患者做出最佳选择

E. 当患者的自主选择与他人、社会利益发生冲突时,主要履行对患者的义务

例3. 下面**不属于**尊重自主的理由是 （　　）

A. 每个人都是有尊严的存在者

B. 每个人都有决定自身道德命运的能力

C. 每个人都拥有自身不可让渡的自由权利

D. 每个人的自由权利都是不容侵犯的

E. 每个人都应该首先考虑他人或社会的效益

【实战训练】

1. 医学伦理的尊重原则主要包括以下几方面,**除了** （　　）

A. 尊重患者及其家属的自主权或决定

B. 尊重患者的一切主观意愿

C. 治疗要获得患者的知情同意

D. 保守患者的秘密

E. 保守患者的隐私

2. 某自费患者到妇科看病时,要求医生以她享受公费医疗的父亲的名字开具处方。此时,医生的正确选择是 （　　）

A. 婉言拒绝患者的要求

B. 满足患者的要求,医生不过问其他

C. 如不是妇科的专用药,可以满足其要求

D. 将处方上的性别改为女性,才能满足其要求

E. 患者答应后果自负的情况下,可以满足要求

3. 患者,男性,56岁。因左小腿丹毒复发到某医院就诊,医生给他开了价格昂贵的新抗生素,患者自费而要求改用上次发病时有效且便宜的青霉素。但是,医生却不耐

笔记

烦地说:"是你说了算,还是我说了算? 难道我会害你!"患者无奈,只好百思不解地离去而到另一家医院。从医学伦理学角度分析,医生的行为**违背**了下列原则中的　　　　(　　)

A.有利原则　　　　　B.公正原则　　　　　C.尊重原则

D.公益原则　　　　　E.生命价值原则

(4～6题共用备选答案)

A.医师检查患者时,由于消毒观念不强,造成交叉感染

B.医师满足患者的一切保密要求

C.妊娠危及母亲的生命时,医师给予引产

D.医师对患者的呼叫或提问给予应答

E.医师的行为使某个患者受益,但损害了别的患者的利益

4.属于医师违背不伤害原则的是　　　　　　　　　　　　　　(　　)

5.属于医师违背有利原则的是　　　　　　　　　　　　　　　(　　)

6.属于医师违背尊重原则的是　　　　　　　　　　　　　　　(　　)

二、不伤害原则

【经典例题】

例1.当妊娠危及母亲的生命时,可允许行人工流产或引产,这符合　　(　　)

A.行善原则　　　　　B.不伤害原则　　　　　C.公正原则

D.尊重原则　　　　　E.自主原则

例2.不伤害原则的临床道德要求**不包括**　　　　　　　　　　(　　)

A.不滥用药物

B.不滥施辅助检查

C.不滥施手术

D.以科学和伦理学为基础,选择最优化方案

E.关心患者福祉

【实战训练】

1.体现不伤害原则的是　　　　　　　　　　　　　　　　　(　　)

A.杜绝对患者的有意伤害

B.选择受益最大、损伤最小的治疗方案

C.患者及家属无法实行知情同意时,医生可以行使家长权

D.对患者一视同仁

E.合理筛选肾脏移植受术者

2.对患者**不会**造成伤害的是　　　　　　　　　　　　　　(　　)

A.医务人员的知识和技能低下

B.医务人员的行为疏忽和粗枝大叶

C.医务人员强迫患者接受检查和治疗

D.医务人员对患者呼叫或提问置之不理

笔记

E.医务人员为治疗疾病适当地限制或约束患者的自由

3.**违背**了不伤害原则的做法是　　　　　　　　　　　　　　　　（　　）

A.妊娠危及母亲生命时,进行人工流产

B.有证据证明,生物学死亡即将来临而且患者痛苦时,允许患者死亡

C.糖尿病患者足部有严重溃疡,有发生败血症的危险,予以截肢

D.护士在疲惫状态下给患者发错了药,但患者服用后无不良症状

E.对形成脓肿的急性乳腺炎患者及时手术引流排脓

三、有利原则

【经典例题】

例1.患者的健康放在首位,切实为患者谋利益,该原则是　　　　　　（　　）

A.不伤害原则　　　　　　B.尊重原则　　　　　　C.公正原则

D.有利原则　　　　　　　E.公平原则

【实战训练】

1.体现有利原则的是　　　　　　　　　　　　　　　　　　　　　　（　　）

A.杜绝对患者的有意伤害

B.选择受益最大、损伤最小的治疗方案

C.患者及家属无法实行知情同意时,医生可以行使家长权

D.对患者一视同仁

E.合理筛选肾脏移植受术者

2.在医务人员的行为中,**不符合**有利原则的是　　　　　　　　　　（　　）

A.与解除患者的疾苦有关

B.可能解除患者的疾苦

C.使患者受益且产生的副作用很小

D.使患者受益,但给别人造成了较大的伤害

E.在人体试验中,可能使研究参与者暂不得益,但使社会、后代收益很大

四、公正原则

【经典例题】

例1.医学道德基本原则的公正原则主要是指　　　　　　　　　　　　（　　）

A.分配性公正　　　B.程序性公正　　　C.回报性公正

D.形式上的公正　　　E.收益和负担的合理分配

【实战训练】

1.当分配稀有卫生资源时,**不应该**坚持的是　　　　　　　　　　　（　　）

A.个人的实际需要　　　　　　　　　B.个人之间的平均分配

C.个人的支付能力　　　　　　　　　D.个人的实际工作能力

E.个人对社会的贡献

笔记

2.卫生领域中的公平性是指生存机会的　　　　　　　　　　　　（　　）

A.以社会阶层为导向　　　　　　　　B.以支付能力为导向

C.以需要为导向　　　　　　　　　　D.以市场经济规律为导向

E.以患者年龄为导向

3.制定公共卫生政策、筹资、资源分配等要坚持的伦理原则是　　　（　　）

A.知情同意　　　　B.不伤害　　　　C.公正

D.自主　　　　　　E.保密

4.以下关于公正原则的理解，**错误**的是　　　　　　　　　　　（　　）

A.公正即公平或正义

B.公正原则包括形式公正和内容公正

C.形式公正是指根据患者个人的地位、能力、需要及对社会的贡献分配负担与收益

D.医务人员对老年患者、残疾人、婴幼儿等弱势群体给予更多关爱体现公正原则

E.当代中国医学界所倡导的医学服务公正原则是形式公正与内容公正的有机统一

第三节　医学伦理的基本规范

【经典例题】

例1.医学伦理学规范的含义是　　　　　　　　　　　　　　　　（　　）

A.调节医务职业生活中各种医德关系所应遵循的根本原则

B.医务活动中道德行为和道德关系普遍规律的反映

C.衡量医务人员行为和道德品质的最高道德标准

D.社会对医务人员的基本要求

E.医疗过程中人们某些最本质的相互关系的反映

【实战训练】

1.关于医德规范，下列提法中**错误**的是　　　　　　　　　　　（　　）

A.调节医务人员人际关系的出发点和根本准则

B.医务人员行为的具体医德标准

C.社会对医务人员行为的基本要求

D.医德原则的具体体现和补充

E.把医德理想变成医德实践的中间环节

2.医学伦理学最古老、最有生命力的医德范畴是　　　　　　　　（　　）

A.医疗保密　　　　B.医疗公正　　　　C.医疗权利

D.医疗荣誉　　　　E.医疗义务

（3～4题共用备选答案）

A.有利、公正　　　　B.权利、义务　　　　C.廉洁奉公

D.医乃仁术　　　　　E.等价交换

3.属于医学伦理基本原则的是 （　　）

4.属于医学伦理基本规范的是 （　　）

第四节　医疗机构从业人员行为规范

【经典例题】

例 1.下面哪项**不符合**医师的规范行医要求 （　　）

A.严格遵循临床诊疗和技术规范,使用适宜的诊疗技术和药物

B.因病施治,合理医疗,增强责任安全意识

C.为提高患者的依从性,必要时可适度夸大病情

D.不隐瞒、误导或夸大病情,不过度医疗

E.积极救治,尽职尽责为患者服务

【实战训练】

1.“遵循医学科学规律,不断更新医学理念和知识,保证医疗技术应用的科学性、合理性”,这是哪类人员执业的重要行为规范 （　　）

A.药学技术人员　　　B.医技人员　　　　　C.医师

D.护士　　　　　　　E.管理人员

二维码 2-14　形成性评价:参考答案

二维码 2-14
（董俊梅、陈炜、吴媛媛）

笔记

第三章

医疗人际关系伦理

学习目标

◇ 知识目标:了解医患关系的特点,医务人员之间关系的含义、特点与意义,熟悉医患关系的含义,生物－心理－社会医学模式的历史与价值,人文关怀的价值与方式,协调医务人员之间关系的伦理要求,掌握医患关系的性质与模式,医患双方的权利与义务,构建和谐医患关系的伦理要求。

◇ 能力目标:具备理论联系实际能力,具备独立思考能力。

◇ 情感目标:培养职业认同感、职业价值感、医务人员人文情怀和人道主义精神。

◇ 课程思政目标:把握矛盾对立统一规律和"事物联系的普遍性"等哲学思想,遵守社会主义核心价值观,确立医患矛盾纠纷解决的法律思维方式。

导入案例

【案例3-1】 护士在抢救患者过程中玩手机?

2022年7月16日晚,有网友在"抖音"等网络平台发视频,称浙江某医院护士在抢救患者过程中玩手机,引来诸多网友对该护士的谴责抨击。

7月17日,该地卫健委发布《关于××县一医院护士手机联系其他医务人员支援抢救的情况说明》(下称"说明")予以回应。说明表示,该护士为××县第一人民医院儿科副护士长。在对上述患儿进行抢救的过程中,她通过手机免提呼叫了另一名护士前来协助抢救,呼叫后不久,准备再打给另一位医生前来协助抢救,就在按完手机开锁密码后,发现有家属在病区抢救室拍摄视频,担心被误解,随即收起手机。该举动为工作需要,并不存在主观玩手机行为。

【案例3-2】 到家的感觉真好!

一天,某晚期肺癌老年女患者,被儿女搀扶着送进汉口某医院胸外科病房。当时,家属们的脸上满是疑虑。

当患者进入病房,所有在场的医务人员连忙放下手中的工作,很快,轮椅推来了,床铺准备好了。管床医师及护士将患者推进病室,抱到床上,然后对老人说:"我们在您的床单下铺了水垫,这样睡着舒适、柔软,不会生压疮,我们还为您准备了洗漱用品。"随即,医护人员询问病史并做出初步诊断,给予治疗,同时安排好饮食。家属看到这些,激动地说:"你们的服务让我们有了到家的感觉,这种感觉真好。老人住在这里，我们就可以放心了。"

　　此后每天，医护人员都要到老人的病床边，鼓励和安慰老人，询问她的睡眠和有无不适，帮她按摩手脚，教她咳嗽排痰，和她聊家常。老人也成天笑容满面，看不出是一个生命垂危的晚期肺癌患者。尽管病魔最终还是夺走了这位老人的生命，但她生前出于对医务人员高尚医德和热情周到服务的感谢，留给医护人员一席耐人寻味的话："如果这次我真的走了，那也是带着你们的关心、你们的爱走的，我一点恐惧都没有；如果来生还住院，我还来你们胸外科。"

　　问题：(1)医患矛盾愈演愈烈的背后原因是什么？

　　　　　(2)案例3-2对当今和谐医患关系的构建有什么启示？

　　回答：

```
┌────────────────────────────────────────┐
│                                        │
│                                        │
│                                        │
│                                        │
│                                        │
└────────────────────────────────────────┘
```

主要知识点

　　医疗人际关系是指医疗实践活动中形成的人与人之间的关系。医疗人际关系是现代医学伦理学研究的主要内容，包括医患关系、医际关系、患际关系三个方面。医疗人际关系伦理是医学伦理学的核心内容之一，掌握调节医疗活动中的人际关系伦理，对于医疗质量的稳步提高以及医患关系的和谐建立具有重要意义。

第一节　医患关系概述

一、医患关系的伦理概念和特点

　　1.医患关系的概念

　　医患关系是指以医务人员为主体的群体与以患者为中心的群体之间所建立起来的医疗卫生保健供求关系。狭义的医患关系特指医生与患者之间的相互关系。广义的医患关系指以医生为中心的群体（医方）与以患者为中心的群体（患方）在诊疗或缓解患者疾病过程中所建立的相互关系。

　　在医疗活动中，医患关系的基本内容主要表现在两个方面，一是医务人员在治疗疾病、实施技术性操作的过程中与患者建立的相互关系，即技术关系，如治疗方案的制定、实施前先同患者讨论，征求患者意见，患者同意后实施等均是医患关系的技术关系；二是医疗过程中医务人员与患者（及其家属）在社会、心理、伦理、法律等诸多非术方面形成的人际关系，即非技术关系。技术关系是医患关系的核心，对诊疗效果起关键性作用，是良好医患关系建立的前提和基础；非技术关系是在技术关系的基础上产生的，主要通过医务人员的服务态度和工作作风等来体现，也是患者评价医疗工作质量的主要标准之一，

笔记

对医疗效果同样有着无形的作用。

【案例3-3】　一场特殊的医疗事故

一位50多岁的男性患者,急诊入院表现为肾功能衰竭症,但医生错误地判断为体液不足,给予大量补液,24小时输入1800毫升液体,之后24小时又输入2000毫升液体,最终因抢救无效而死亡。死亡诊断为肾功能、心功能衰竭。但患者死后未发生医患纠纷,家属还对参加抢救的医护人员表示感激、满意。

问题:你对该案例怎么看?

回答:

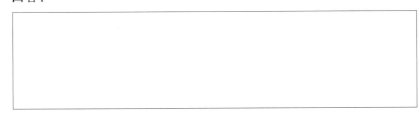

二维码3-1　伦理分析

二维码3-1

2.医患关系的特点

(1)明确的目的性和目的的高度一致性。患者求医、医务人员提供医疗服务都是为帮助患者解除疾病、恢复健康,双方的目的是明确而高度一致的。

(2)利益满足和社会价值实现的统一性。医务人员为患者提供医疗服务从中获得劳动报酬和精神价值即个人收益,同时这种为人民健康服务的医疗活动还能创造社会价值。患者在医疗服务中获得健康利益,同时患者经过诊治获得康复之后才能将自我价值转化为社会价值,为社会做出贡献。因此,医患双方的利益满足和社会价值实现是相互统一的整体。

(3)尊严权利上的平等性和医学知识上的不对称性。医患双方在人格和尊严上没有高低之分,但是在医学知识方面,医务人员因掌握医学知识和专业技能在诊治中具有高度权威性和自主性,而患者没有或仅有少量医学知识,处于服从地位,因此医患关系兼具尊严权利上的平等性和医学知识上的不对称性。

(4)医患冲突或纠纷的不可避免性。在医疗活动中,尽管医患双方目标一致、利益与价值统一,但是由于医患双方的地位、利益、文化和道德修养以及法律意识等方面仍存在较大差异,且对医疗行为方式与医疗效果的认识又不尽相同,因此医患冲突的出现在所难免。

二、医患关系的伦理属性

1.从法律上说,医患关系是一种医疗契约型关系

医疗契约又称医疗合同,是指平等主体的患者与医疗机构之间建立、变更、中止民事权利与义务关系的协议。这种协议的达成包括要约与承诺双方,即患者到医疗机构挂号

笔记

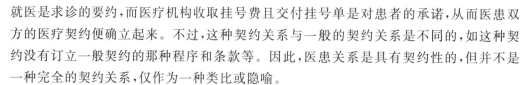

就医是求诊的要约,而医疗机构收取挂号费且交付挂号单是对患者的承诺,从而医患双方的医疗契约便确立起来。不过,这种契约关系与一般的契约关系是不同的,如这种契约没有订立一般契约的那种程序和条款等。因此,医患关系是具有契约性的,但并不是一种完全的契约关系,仅作为一种类比或隐喻。

2.从伦理上说,医患关系是一种信托关系

医患信托关系是医务人员和医疗机构受患者的信任和委托,保障患者在诊治、护理过程中的健康利益不受损害并有所促进的一种关系。医患关系是以诚信为基础的具有法律强制性的信托关系,具体表现在:

(1)"诚信"是医患关系的基石,医患关系要以医患间的真诚信任为基础,而不是完全依靠法律的外在约束。医患之间最重要的是信任。医患之间最愿意看到的是身体的康复,哪怕只是康复的希望。

(2)以"诚信"为基石的医患关系具有法律强制性的特征。一方面,依靠舆论、良心、情感等非理性因素维持的道德作为社会规范缺乏坚实的、稳固的基石,必须依靠法律作为保障;另一方面,由于医疗卫生行业是一种特殊的关系到他人生命和健康的神圣职业,国家在有关的法律法规中对医务人员的救治义务做出了一些强制性的规定,因此可以说医患关系是以诚信为基础的具有法律强制性的信托关系。

三、医患关系的伦理模式

医患关系的伦理模式是国内外学者基于医患之间的不同地位和角色以及权利和责任等概括和总结的、用于描述和概括医患关系性质、特征的模型,其中最具代表性的是萨斯和荷伦德的观点,他们在《内科学成就》上发表了《医患关系基本模式》一文,根据医务人员和患者的地位、主动性大小,把医患关系模式分为三种(表3-1)。

表3-1 萨斯-荷伦德模式内容简表

模式	医生地位	患者地位	临床应用	生活原型
主动-被动	为患者做什么	被动地位	麻醉、急性创伤	父母与婴儿
指导-合作	告诉患者做什么	合作地位	急性感染	父母与少年、青少年
共同参与	帮助患者做什么	主动参与	多数慢性疾病	成人之间

1.主动-被动型模式

这是一种具有悠久历史的医患关系模式,在这种医患关系模式中,医务人员处于主动的地位,患者处于完全被动的地位,医生掌握诊疗技术,做出职业判断和诊疗决策,患者接受医务人员的指导并主动或被动地进行配合,它有利于充分发挥医方的主导作用和能动性,能较好地执行医嘱,但是却不利于深入了解患者的疾苦和感受,不利于患者对医疗过程的监督,易导致误诊、漏诊。此模式主要用于麻醉、急性创伤、昏迷或难以表述主观意识的患者。

【案例3-4】 医生只和我说了一句话

王女士心脏不舒服,到青岛市某大医院挂了专家门诊号。因为患者太多,她怕耽误医生的时间，事先把自己的病情以及要咨询的问题归纳好，轮到她时她以简洁的语言讲述了病情，医生听完后用听诊器听了她的心脏，然后就低头开处方。王女士问："要不要做个心电图？"医生不答话，仍旧写着处方。王女士有点心急："我心脏到底怎么了？"医生抬起头，把处方递给王女士，说了一句："是更年期综合征，都写在病历上了。"王女士是来看心脏病的，没想到心脏没看好，又多出个更年期的病，她心里很紧张，希望医生能给她解释一下，是心脏不好影响了更年期，还是更年期影响了心脏。可医生一句话都不说，拿起了下一个患者的病历本，在旁边等了半天的"下一个"立刻要王女士起身让地方。王女士一边站起来，一边急匆匆地问了一句："药方里有没有激素？我有子宫肌瘤！"医生摇摇头，开始看下一个患者。王女士只好出来自己看病历，不看还好，一看更生气，医生写的几行字，她一个也不认识。王女士弄不明白，花重金挂了专家门诊，就是为了检查得仔细、全面一些，弄明白病情，可医生总共给自己看了不到 5 分钟，只和自己说了一句话！

问题：<u>主动-被动型模式在该就医场景中是否适用，为什么？</u>

回答：

二维码 3-2　伦理分析

二维码 3-2

2.指导-合作型模式

这是一种微弱单向、以生物-心理-社会医学模式为指导的医患关系，在这种模式中，患者有一定的主动性，但是是有条件的，即以主动配合、执行医嘱为前提，医务人员仍具有权威性，处于主导地位。此模式主要用于急性感染的患者。

3.共同参与模式

在这种模式中，患者主动参与、合作，有自主权利，医患间有近似相等的权利和地位。此模式大多用于慢性疾病患者和心理治疗患者以及有一定医学知识和技术的患者。

【案例 3-5】　生气的李医师

小张是甲卫生院的一位主治医师，因病到乙医院住院，住院后由该院李医师负责。住院十天后，小张因觉得自己的病情不见好转，就找李医师了解病情及治疗方案，在了解情况后，建议李医师调整一下治疗方案。李医师听后十分不悦，认为这是对自己诊治水平的怀疑和不信任，没有考虑小张的建议。第二天下午，小张要求出院到别处治疗，李医师更加生气，但鉴于患者要求还是不情愿地为小张办理了出院手续。

笔记

问题:该案例医患矛盾产生的关键是什么?

回答:

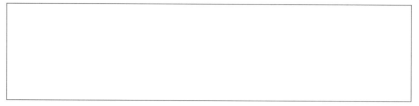

二维码 3-3

二维码 3-3　伦理分析

二维码 3-4　微课视频:

　　　　　　医患关系概述(授课教师:吴媛媛)

二维码 3-4

第二节　医患关系伦理

一、医学模式和人文关怀

二维码 3-5　微课视频:

　　　　　　医学模式(授课教师:陈勰)

二维码 3-5

1. 医学模式

人类历史上存在五种典型的医学模式:神灵主义医学模式、自然哲学医学模式、近代机械论医学模式、现代生物医学模式、现代生物-心理-社会医学模式。

美国罗彻斯特大学医学院精神病学和内科学教授恩格尔·哈特在 1977 年《科学》杂志上发表文章,提出现代生物-心理-社会医学模式(Bio-psycho-social medical model),倡导从生物、心理、社会全面综合的水平和整体、系统的角度认识人的健康和疾病。生物-心理-社会医学模式取代生物医学模式是医学技术进步和医学道德进步的重要标志,在更高层次上实现了对人的尊重,它不仅重视人的生物生存状态,而且更加重视人的社会生存状态。

根据生物-心理-社会医学模式,医务人员不仅要关心患者的躯体,而且要关心患者的心理,不仅要关心患者个体,而且要关心患者的家属。医务人员要在新的医学模式指导下力争尽快对患者的疾病做出早诊断、早治疗,并认真适时对患者的要求和疾病变化做出反应,以达到促使其尽快康复的目的。

【案例 3-6】　离天国最近的太平间

在每一家医院,都会有经过治疗、痊愈出院的患者,也会有在医生竭尽全力的抢救之后,最终还是离开了这个世界的患者。因此,每一家医院都会设有太平间,以安放去世患者的遗体。在大部分医院,太平间都会避开其他患者,设在鲜有人至的地下室或者医院某个深深的角落,所以一向给人以阴冷恐怖的印象。然而,位于日本千叶县鸭川市的龟田综合医院却一反常态,将太平间设在新建海景大楼阳光充足、视野开阔的最高一层(13层)。为什么会这样设置呢? 医院的工作人员这样解释:"这里,是离天国最近的地方。"

当患者因病去世后,遗体都会被安置在阳光充足、视野开阔、可眺望海景的顶层"灵安室"(即太平间)。其室内装潢更像是一座教堂,不仅能给逝者提供一个温馨、光明的环境,家属也可以在庄严的氛围下和遗体告别。为了防止强光直射,灵安室装有木制百叶窗,电梯也是单独设置的,避免了和普通患者相遇。不仅如此,灵安室还有家属亲友专用房间等,以便咨询、协商葬礼等善后事宜。院方工作人员表示,很多癌症患者参观了这样充满温情的灵安室后,觉得死亡并没有那么恐怖,而是走向天堂的开始,希望能在这里逝去,走完人生的最后一程。有这样一件事:一位对龟田医院早有耳闻的癌症末期患者,一定要亲眼看看这个太平间,于是,他让家里人推着轮椅送他到医院。医院工作人员带他们到达顶楼,除了看了整齐干净的太平间摆设,还看了亮堂开阔的顶楼平台,可以轻松远眺海景,近观绿树成荫,静听鸟雀和鸣。他沉默地看了一会儿,突然不知是跟家里人说,还是喃喃自语地说道:"我想在这家医院死去,死后被安放在这里,如果是在这里的……"推着轮椅的家属,哽咽得说不出话来,只是拼命地点着头。

目前医疗的范畴已不仅仅是治病,还需承载患者和家属的感情,更追求患者预期以外的价值和满足感,在最靠近天堂的地方建造灵安室这样的设计理念,不仅考虑到逝者的感受,让他们知道自己死后会被安放在一个有阳光、海景的地方,不再恐惧死亡,也考虑到他们亲属的感受,抚慰其受亲人离世之创的心灵。

日本龟田医院是亚洲最佳医院,位于日本千叶县太平洋边,拥有370年的历史,以千叶县南房总半岛为中心,是一所高水平的大型综合性医疗中心,拥有世界一流的医生护理团队和先进的医疗服务理念,在早期癌症风险监测、心脑血管、糖尿病等十几种疾病治疗方面有世界领先的技术和丰富的经验。它曾被评为"亚洲最佳医院"以及"全日本满意度第一"的医院,2004年被《日经杂志》评为患者满意度日本第一的医院。2000年,日本龟田医院取得ISO(国际标准化组织)9001证书,是国际联合委员会(Joint Commission International,JCI)认证的医疗机构。JCI是国际医疗卫生机构认证联合委员会(Joint Commission on Accreditation of Healthcare Organizations,JCAHO)用于对美国以外的医疗机构进行认证的附属机构,由医疗、护理、行政管理和公共政策等方面的国际专家组成,他们分别来自西欧、中东、拉丁美洲及中美洲、亚太地区、北美、中欧、东欧以及非洲。目前JCI已经给世界40多个国家的公立、私立医疗卫生机构和政府部门进行了指导和评审,13个国家(包括中国)的78个医疗机构通过了JCI认证。JCI的医院目标是:为患者提供满足其健康需求的服务,协调各服务流程,以提高患者的治疗效果,最大限度地利用医疗资源。评审的核心价值是:降低风险,保证安全,医疗质量的持续改进,是一家能令患者感叹"真想在这

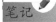
笔记

里再住一次院"的医院,总是秉持为患者着想、为患者家属着想的态度,并以此为原则进行治疗和医疗服务。他们的口号是"Always Say Yes",也就是对患者,他们绝不说"不",从不拒绝患者和家属的请求。

二维码3-6　微课视频:
　　人文关怀(授课教师:陈勰)

二维码3-6

【案例3-7】　我的眼科诊室,今天来了一位"心盲"患者

下午门诊刚开始,诊室门就被推开,一位干瘦的老太太双手向前平伸着,两肋被两位家属半搀半提着,后面还簇拥着好几位家属,一群人同时从门口挤进来,显得非常费劲。

我留意到老太太空洞的眼神,赶紧起身帮忙拉开椅子,安顿她坐下。

"她这两天突然看不见了,什么都看不见!"一个小伙子先开口了。

我接过病历,瞟了一眼视力记录栏:双眼无光感。怪不得刚才要人搀进来! 但是短时间之内双眼视力骤降至无光感,怎么说都让人觉得蹊跷。

我抬头再看老太太,她垂着头,缩着肩,一言不发,紧闭着双眼,布满皱纹的脸略显苍白,虚弱地靠在旁边的一位中年妇女身上。

"是突然发生的吗? 之前有眼病吗? 有外伤吗? 有糖尿病、高血压、脑血管病吗?"我一边示意家属们把她挪到裂隙灯旁准备给她检查,一边连声发问。

"之前身体好好的,什么病都没有,就是有点身体虚,可能是贫血或者低血压吧!"一位戴着草帽的中年男子赶紧应到。

我调整好老太太的坐姿,在裂隙灯下仔细检查:角膜透明光滑,前房深浅正常,房水清澈,瞳孔大小正常,对光反射灵敏对称,晶状体也透明,间接眼底镜下再查眼底,视网膜平伏红润,视神经和黄斑也再正常没有。

我转向人群发问:"谁是老太太的直系亲属?"

一个瘦弱的小伙子被推到桌前,懵懵地说:"我就是……儿子,我爸也来了。"说着指了指戴草帽的中年男子。

我正色道:"老太太这个情况有些特殊,一部分家属带她去做颅脑CT和视神经诱发电位(VEP)检查以进一步明确诊断,请你们父子俩留下来,我要和你们谈谈。"

老太太被我打发去做检查期间,我关上诊室门,请父子俩坐下,他们不禁面面相觑,一副坐立不安的神色。

"我说,最近你们家出了什么事儿吗? 惹老太太生气或者伤心的事儿?"

"没有呀,她就是前几天干活累着了,头晕,早上起床就说看不见了。"老爸抢着说,"我们在县医院看了,什么检查都做过,您看看,CT片子在这里,都没查出问题,县医院的医生说他们看不了,主任,您看她会瞎吗?"

"没有和谁吵架生气? 她平时情绪怎么样?"我先不回答,继续启发着,"发病之

笔记

前有什么特别的事情发生吗?"

"什么事儿都没有,每天都是在家煮饭而已……对了,那天出门听说被摩托车撞倒在地,也只是弄脏了衣服,都没有受伤,只是后来就不敢上街了,说怕被车撞到……"儿子努力搜索着记忆,说完困惑地看着我。

"你妈妈平时特别胆小怕事,爱胡思乱想吧?"

"她不爱说话,有些胆小,身体不好,所以总爱头晕,经常上医院,又查不出什么病来,医生,她到底得了什么病? 怎么突然就瞎了? 能不能医好?"儿子也开始急躁起来了。

"别急,别急。其实,老太太的眼睛没有盲,她是'心盲',刚才我让她去检查就是要支开她,找你们了解具体情况,通过初步检查我认为她的眼睛没有问题,我怀疑她是受了惊吓后精神紧张患了癔症,才表现出看不见的症状。"

"癔症? 她是假装看不见的? 不对呀,她真的看不见呢,没有人扶着她都没法走路,医生,你是不是弄错了? 她很胆小老实,不会故意装病的……"儿子率先提出异议。

"癔症能治吗? 我们县医院的医生说可能是脑子里长了瘤子才会这样,医生,我们要不要再拍片看一下,她真的是很严重呐!"老爸一副恳求的样子,似乎已经做好了最坏的打算。

"具体来讲,老太太是被摩托车撞伤受了惊吓,出现了分离性感觉障碍,表现为失明。其实刚才你们换她进来时,我注意到她虽然向前伸着手摸,却小心避开了脚边的那个凳子,最关键的是她眼睛没有任何异常的体征能解释她目前双眼盲的症状。"

我又问道:"她平时夜间会起来上厕所吗? 这两天晚上起来过吗?"

"这个……以前她每晚都会起夜,这两天……喔! 昨天晚上,她也起来过,你不说我还真没注意到,她自己起来上了厕所,她怎么能自己去上厕所呢?"

"老伯,这就对了,她根本就是能看见的,晚上睡眠间隙中她没有被认知障碍所控制,就像解除了心魔一样,自然就恢复正常了。"

"等一下她回来,请你们配合我,我会告诉她患了'神经痉挛',给她注射一针'特效药'就能看见,再口服两天营养药物就能痊愈了。"

"真的吗? 这样真的能行?"父子俩诧异地望着我。

"放心吧! 特效药其实是钙剂,我们一起告诉她这是特效药,给她的暗示越强,她好得越快!"

像老太太这个年龄,文化水平也不高,平时总担心自己身体、爱胡思乱想的人,自我暗示作用特别强,病都是想出来的。

不一会儿,老太太回来了,果然检查结果都正常。再次落座时,我注意到她靠着桌子的身体在微微发抖。

我问她感觉怎么样,她竟然开始小声抽泣,含糊不清地说:"没办法啦,瞎了就完了,还不如去死的好!"

笔记

我郑重其事地拉着她的手,告诉她眼睛检查没有大问题,只是"神经痉挛"发作,只要打一针特效药就行!

她止住哭泣,说:"真的吗? 要多少钱?"大家猛然间被她的神转折给逗乐了,看这架势,思路还是很清晰的呀!

"特效药是进口的,有点贵,但是不怕,疗效很好,打一针就能看见,再口服一周就能全好。"我抓住时机,继续跟进。家人也应和说,不要紧,大医院才有的特效药肯定效果好……

30分钟后,这一群人再次涌进我的诊室,不同的是,这次老太太一个人走在前面,满面喜色道:"医生,这个药真好! 真的一针见效! 我都看见了! 谢谢你呀!"

这是一个真实的故事,如果不是亲身经历,我难以相信自我暗示的心理重压会让一个人陷入双目失明的"黑洞",而医生的劝慰和暗示疗法可以如此神奇地瞬间打开"心盲"的窗户,快速地治愈"眼盲"!

(摘自http://mp.weixin.qq.com/s/WpgQSMjlkVkxZDC_kDP_Zw)

上述案例中老太太所患癔症在临床中并不少见。所谓癔症,即 Hysterical blindness/Psychogenic blindness,是由明显的精神因素(如生活事件、内心冲突或情绪激动、暗示或自我暗示)导致的精神障碍。现代医学认为,心理因素是癔症发作的主要原因,但是,遗传、素质与人格类型、神经系统损害等因素也占一定比例。为此,2010年 WTO 发布的精神健康干预指南指出:首先要建立对患者的心理支持,接受患者的认知,对患者的痛苦表示共情和理解,用患者能理解的语言解释患者的健康状态。在治疗过程中,应向患者简单解释其疾病只是一种短暂的神经功能障碍,通过"特殊"的治疗即可痊愈。

2.人文关怀

(1)语言方面的人文关怀

第一,多用称赞的语言,要用第三者的口吻间接赞美,用最生活化的语言去赞美,正视对方去赞美,实事求是去赞美。正所谓"三分治疗,七分话疗",查房时说赞美的话可以有更好的治疗效果,比如"今天我发现您的这几项指标较昨天有改善",比如"您今天气色好多了啊!"

第二,少用刺激性的语言。像"完了……""没治了……""你来晚了……""你怎么现在才来啊!""说了你也听不懂!""你是医生还是我是医生?""我推荐的药你不吃,后果自负!""手术有风险,签字吧,怕出事儿就不要动手术!""想不想治? 想治就回去准备钱吧。"这些语言都将使患者受到负面刺激。

【案例3-8】 一段发人深省的医患对话(一)

一老太太到妇产科看病,医生让她把裤子脱了……

老太太非常不解,问:"为啥要脱裤子?"

医生不耐烦地说:"你又不是18岁的小姑娘,叫你脱就脱呗,咋那么多事呢……"

笔记

第三，慎用玩笑性的语言。在特定情况下，玩笑对于调节交谈气氛有积极作用，但在医患关系处理过程中，当医生听患者陈述病史，半天不吭声，之后突然说了句"你怎么不早点来啊……"这会让患者误以为自己快不行了，但其实医生是说："你怎么不早点来啊……早点来，就不会发展到如今的重感冒啦！"

最后，一个温柔的目光、一个友好的微笑、一句体贴的话语，往往能传递给患者关爱的信息。人与人交往，我们是否关心他、是否为他好，他是能够感受得到的。若还能在语言表达时及时将对方内心想说的话说出来，一定能将医生的人文关怀快速送达患者内心，获得对方信任与认可。比如下面两句查房时向患者问的话，对于患者的意义是完全不同的，"怎么样，老张，有什么不舒服？"是一句常用的查房问询话式，但说这句话的医生是高高在上的，患者为获得医生给予的后续帮助，需要自行快速回想自己不舒服的感受，以便准确回答；"老张，昨晚伤口是不是疼了一宿，没睡好吧？"则是一句能说出患者可能感受的查房问询话式，说这句话的医生是平易近人的，患者会惊诧于被说中大部分感受而倍觉医生的关切之情。在与患者沟通的过程中语言表述还要注意：不要只说"谢谢"，要说"谢谢您"，不要说"随便"，要说"听你的"，不要说"我不知道"，要说"我马上查一下！"语言方式的变化能充分体现出医生以患者为中心的人文关怀理念。

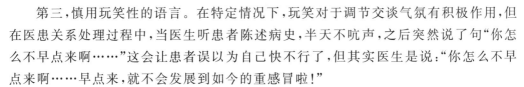

【案例 3-9】 "大爷，您想吃大米饭了吗?"

某男护士特别受患者欢迎，他经常问所在病区的老年患者一句相同的话，就是"大爷，您想吃大米饭了吗?"被问的老人家听了，总频频点头，惊诧于这护士足够厉害，竟然知道自己那时想吃大米饭了。

其实，该男护士非常清楚，他们这个病区的患者排气后大多有饥饿感，"大爷，您想吃大米饭了吗?"自然能说中患者的心里话。

(2)行为方面的人文关怀

第一，善于体察"读懂"体态语。一个善于体察且"读懂"和解析患者体态语，并且能及时回应的医师，在患者的心中才是可敬、可亲、细腻体贴的好医师。比如，坐着应诊的患者，听医师说话时身体后仰、双手搓动或双脚在地上来回摩擦，表明他(她)不爱听，已失去耐心。比如为呕吐患者轻轻拍背，为动作不便者轻轻翻身变换体位，搀扶患者下床活动，双手久握出院患者的手以示祝贺。

第二，为患者谋利益，想患者所想，急患者所急。患者希望获知疾病诊治方法与良好预后，希望尽力减少其承受的痛苦；患者希望医生有实力助其尽早康复；患者希望医生认真倾听他的陈述；患者希望手术方案是必要的；若医生出现过度的自负与可怕的武断，术前没有征求更多人意见，忽视搜集全面而彻底的病史，哪怕好医生，也有可能导致严重医疗失误。在科技发展日新月异的今天，治病变得容易了，但医疗永远不容易，这也是医生这个职业困难而又让人尊敬的地方。当不良风气与医生永恒的道义相冲突时，我们每一位医生都应牢记《希波克拉底誓言》的精神，将患者的道德尊严和人权价值置于一切之上。

笔记

【案例 3-10】 一段发人深省的医患对话(二)

心脏房颤的患者问:"大夫,我的这个病能不能治好?"

大夫回答说:"我尽力治,有的人见效比较快,有的比较慢,还有的治了一段时间没有效果,我治治试试看。"

患者听了反倒很信任,说:"好的,您好好给我想想办法,我看了不少医生了,要么大包大揽,说不用多长时间就能治好;要么大声训斥:谁能给你治好你找谁去!"

第三,换位思考——感同身受的理解。感同身受的理解并不仅仅是同情或为谁感到难过,而是要努力换位思考,认真倾听患者陈述病史,让患者感觉你在听他诉说,你可为他排忧解难,提高患者的依从性,管理患者的期望值,要谨防沟通过程中因医患理解视角差异导致的各类问题。在临床诊疗中,医生最大的敌人是冷漠,医生最有用的药物是爱,医生与患者最需要相处的时间。

【案例 3-11】 医患理解视角有差异

患者李某,男,45 岁,诊断为尿毒症,拟定于某日下午行肾移植手术。主管护士小何上午给患者行术前准备,并介绍术前注意事项。

小何告诉患者:"在饮食方面,因为下午手术,你中午不能吃饭,如果吃了下午就不能手术。"

患者表示明白护士的意思,小何就忙着做其他检查了。

术前,手术室巡回护士无意识地问了一句:"你吃东西没?"

患者非常自豪地说:"我可听你们护士的话了,中午没吃一口饭,只吃了一碗面。"

护士哭笑不得,立即通知医师手术延期。

患者委屈和不解地说:"你们只说不能吃饭,没有说不能吃面,不能喝水,而且肚子饿了不吃东西怎么能经受手术?"

另外,在沟通过程中出现假的依从性、出现沟通困境时,可以采取"假如我是你的家人,我会……"的假如话式;在解决医疗投诉时,最重要的是永不辩解,避免出现完全忽略对方的解释模型,避免出现"你说你的、我说我的",要试图走进投诉者的世界。

第四,尊重。无论是什么样的患者,都应得到医生对他(她)的尊重,尊重意味着对其人格与个人选择权、隐私权的尊重。初次接触患者应有握手、问候、寒暄、递纸巾之类的肢体语言,从患者的角度多去考虑尊重的意义。97 岁高龄的吴孟超老先生查房时不小心踢到患者床下的拖鞋,会马上弯腰下去整理,这也是一种无言的尊重与关爱。

【案例 3-12】 医生选择支持患者拒绝手术

《周一清晨》中那位因患者术后性欲过度但置之不理而成为被告的医生反思成长,

此后当他遇到那位患上书写强迫症(癫痫并发症之一)的作家,在选择医疗方案的时候就体现了足够的尊重。手术能治疗这个作家的癫痫,但也会让他丧失创作能力,不做手术可能让患者陷入生命危险。在做不做手术这件事情上,医生开始试着去了解患者,理解患者的立场。当他意识到这位患者将写作和创作当作自己生命的意义所在,失去创作能力的生活不再有任何乐趣之后,医生选择了支持患者拒绝手术的决定。

二、医患双方的道德权利和道德义务

1.患者的道德权利

(1)平等医疗权。每一个公民都享有生命健康权,当其健康受到疾病的威胁时有权享有基本、合理和及时的诊疗和护理,这种权利不因患者社会地位高低、财富多寡而不同。

(2)知情同意权。患者有权知道医务人员对其实施的诊治手段以及人体实验的作用、成功率和危险性,且实施内容在征得患者同意后才能施行。但是患者的这项权利也有一定的条件限制,一是患者所做出的决断必须是基于理性的,二是患者如拒绝治疗,前提是拒绝治疗不会使患者产生生命危险或其他严重后果,否则医务人员可在征得患者家属(或监护人)同意或有关权力机构委托后,行使医生干涉权。

(3)保护隐私权。患者有权要求医生为其保守医疗秘密,但当患者的这一权利对他人或社会可能产生危害时,医生的干涉权或他的社会责任可以超越患者的这种权利要求。如患者患有传染病、患者有自杀的念头等情况,尽管患者要求为其保密,但医生还是应根据具体情况,通知家属或有关部门。

(4)损害索赔权。在医疗过程中,因医疗机构或医务人员过失导致患者利益遭受侵犯或人身受到损害,患者有权要求按照国家有关法律法规的规定获得相应的赔偿。

(5)医疗监督权。患者的各项权利是通过医疗活动得以实现的,患者对医疗过程进行监督是维护自身权利的重要途径,一旦发现自己的医疗权利受到侵害,患者有权向医院及施加损害的医务人员提出批评意见,或者向有关部门和人员反映以维护自身利益。

【案例3-13】 艾滋病患者就医遭拒,无奈之下选择隐瞒

2012年年底,25岁的天津某肺癌患者在天津肿瘤医院求医时因患有艾滋病而遭到拒诊,无奈之下私改病历,并在手术前逃避常规检查,终得以完成手术。2013年2月,该患者以一般人格权受到侵害为由,将肿瘤医院起诉至法院。22个月后,天津市河西区人民法院以诉讼请求的平等就医权不是相关法律规定的民事权利为由,驳回起诉。该患者不服,提起上诉。经天津市第二中级人民法院通过法庭调解,上诉人以双方达成庭外和解为由,撤回上诉。

《艾滋病防治条例》规定,艾滋病病毒感染者和艾滋病患者就医时,应当将感染或者发病的事实如实告知接诊医生。医疗机构不得因就诊的患者是艾滋病患者而推诿或者拒绝对其其他疾病进行治疗。

2.患者的道德义务

(1)保持和恢复健康的义务。维护身体健康既是患者的权利也是患者的义务,一个

人一旦患病,社会和他人将耗费人力、物力、财力为其提供帮助,这对社会和他人来说是一种负担。同时患者最大限度承担社会责任和义务的能力会降低,这对社会来说是一种损失。因而每一个人,当然也包括患者都有义务为社会减轻负担、减少损失。

(2)配合医务人员诊疗的义务,如实提供病情和有关信息,按医生指示接受治疗的义务。主动就医、配合医务人员治疗是患者得以尽快康复以减轻社会负担的基础,尤其是防止传染性疾病扩散、蔓延,减轻对社会的负面影响,是对自己、他人和社会负责的表现。而接受诊疗的前提就是对医者足够信任。

【案例 3-14】 我的症状跟肝癌一模一样!

有一位患者,身体不舒服,他自己上百度查了一下,说是肝癌!他来门诊第一句话就是:“医生!我得肝癌了!”医生详详细细问了一下病史、查了体,肯定不是肝癌,患者不信。

医生问他:“你 B 超做了吗?怎么说的?”

患者说:“B 超说是脂肪肝。”

医生说:“应该就是脂肪肝……”

患者急了:“不可能!我肯定是肝癌!我上网查过了!我的症状跟肝癌一模一样!”

医生无语了。

(3)遵守医院规章制度,尊重医务人员及其劳动的义务。医院的规章制度是维护医疗秩序,保证医疗质量的基本条件,患者在诊治过程中应自觉遵守诸如探视制度、陪护制度、术前签字制度、交费制度、出院制度等各项制度,与医务人员一起维护医院的正常工作秩序,以利于医院正常发挥其社会功能。

(4)给付医疗费用的义务。从法律上讲,患者和医院之间是医疗服务合同关系,患者在享受医疗服务的同时,也有按时按数支付医疗费用及其他服务费用的义务,患者不论以何种方式支付医疗费,都有责任按时按数交付,或督促单位前往医院交付,不能把经济负担转嫁给医院。

(5)支持临床实习和医学发展的义务。医学科学发展的宗旨是为了维护人类的健康。当医学科学技术有了重大进步时,受益最大的是患者。因此,为了维护和促进人类健康,患者有义务在自己不受伤害的情况下,以自愿知情同意为前提,配合医务人员开展教学、科研、公益活动,如为医学生做示教、作为研究参与者参加人体试验、义务献血等。

【案例 3-15】 女患者拒绝实习生为其进行体格检查

一组实习生(7 人,其中 2 名男生)跟随妇科老师到教学医院出门诊。当为一个女患者检查时,女患者不让实习生检查。老师说:“实习生检查等于是我查,你不让实习生检查,我也不查。”结果,女患者愤而离院。

问题:(1)女患者有拒绝实习生检查的权利吗?

(2)女患者和老师的做法有何不妥之处?

笔记

回答：

二维码 3-7　伦理分析

二维码 3-7

3.医生的道德权利

(1)在注册的执业范围内,按照有关规范进行医学诊查、疾病调查、医学处置、出具相应的医学证明文件,选择合理的医疗、预防、保健方案。

(2)获取劳动报酬,享受国家规定的福利待遇,按照规定参加社会保险并享受相应待遇。

(3)获得符合国家规定标准的执业基本条件和职业防护装备。

(4)从事医学教育、研究、学术交流。

(5)参加专业培训,接受继续医学教育。

(6)对所在医疗卫生机构和卫生健康主管部门的工作提出意见和建议,依法参与所在机构的民主管理。

(7)法律、法规规定的其他权利。

在特殊情况下,医务人员还享有特殊干涉权。所谓特殊干涉权,是指在尊重患者自主权的基础上,当患者的自主决定违背国家、社会、他人或自身的根本利益等特殊情况时,赋予医生行使限制患者自主决定权的特殊权利。一般而言,任何法律权利都应该有明确的法律依据,这样才能保证权利得以正常运行。对于医生的特殊干涉权,我国的相关法律规定存在不足之处,只在某些具体的法律法规中有所体现,而尚未对该权利以明确的权利形式予以立法肯定。最具代表性的是《医疗机构管理条例》第三十三条和《侵权责任法》第五十六条。前者规定,如果医疗机构需要对患者实施手术,进行特殊检查或治疗,在不能征得患者意见,并且患者家属或关系人都不在场或者遇到其他特殊情形下,主治医师应该提出治疗方案,由医疗机构相关负责人批准后实施。后者规定,在紧急情形下,如果不能征得患者或近亲属的意见,经过医疗机构相关负责人的批准,也可以及时对患者进行治疗。

从目前的医疗实践来看,医生特殊干涉权主要适用于以下情况：

(1)患方的自主决定严重损害国家、社会或者他人的利益。

(2)患方的自主决定严重损害患者的自身利益。

(3)患方在某种情况下不能做出决定或者不能及时做出决定。

医生的特殊干涉权不是任意行使的,只有当患者在自主原则与生命价值原则、有利原则、公正原则以及社会公益发生矛盾的特殊情况下,医务人员使用这种权利才是正确的。常见的特殊情况有：

(1)精神病患者、自杀未遂等患者拒绝治疗时。

(2)对需要进行隔离的传染病患者的隔离。

笔记

77

（3）对戒毒所吸毒人员可实施强制戒毒。

（4）在进行人体试验性治疗时,虽然患者已知情同意,但医务人员意识到会出现高度危险的情况时,必须中止试验以保护患者利益。

（5）危重病患者要求了解自己疾病的真相,但当了解后很可能不利于诊治或产生不良影响时,医务人员有权隐瞒真相。

4.医生的道德义务

（1）树立敬业精神,恪守职业道德,履行医师职责,尽职尽责救治患者,执行疫情防控等公共卫生措施。

【案例 3-16】 这家三甲医院让患儿开"跑车"去手术

3～8 岁的宝宝们,

"停车位"已备好,

上车,握好方向盘,

踩油门,出发吧!

没错,宝贝的"手术室之旅"开始了……

看,那边一位五岁的小美女,操作很是沉稳啊,一路上开开心心,没有害怕,没有焦躁,陪她的叔叔阿姨们弯弯的眉眼里都是温情。看,那边的一位 7 岁的小帅哥,乐乐呵呵,一副"老司机"的做派,挥别爸爸妈妈之前,来个合影,一家三口都信心满满。

现在,浙大儿院手术室门口多是这样的画风,很少有孩子的哭声和眼泪,就连家长的焦虑也减轻了。

在浙大儿院,每年要做手术 3.4 万例,两个院区的手术室每天共有近 100 台手术进行,这就意味着有近 100 位孩子要独自走进手术室,和家长们面临短暂的分别。以往,当手术室的那扇大门关上,门外是爸爸妈妈及亲属的不舍与担心,门内是宝宝们的哭声……为了让宝宝们不再因害怕而哭泣,手术室的医护人员们想了很多办法,比如在手术等候区布置读书玩具角,比如抱着宝宝,哄着他进手术室,比如给宝宝播放动画片……然而,这些常见的方法并不是每次都有用。当陌生的医护叔叔阿姨抱着宝宝离开爸爸妈妈时,他们小小的心里是满满的紧张、害怕、焦虑,最终都转化成哭泣与吵闹。看到宝宝大哭着去手术,哪一位家长心里不难过? 医护人员也很心疼这些宝宝,毕竟手术治疗会给孩子带来身体的创伤,如果能在心理和行为上为宝宝减轻一些压力也好啊!

据悉,2018 年 3 月 23 日,浙大儿院手术等待区的遥控"跑车"开始"试水"使用,实施顺利。3 岁的宝宝由护士遥控"跑车"前行,稍大的孩子自己操作,"跑车"成功吸引了宝宝们的注意力,再加上医护叔叔阿姨的陪伴,绝大多数孩子不再害怕。当宝宝看到玩具和"跑车",就有点跃跃欲试,一旦坐到车里就乐开了花,完全忘记手术的事情。多数宝宝开心驾驶"跑车"进入手术间,在"跑车"上做了"麻醉",手术前几乎没有哭声。

笔记

虽然只是很普通的玩具"跑车"服务,却倾注了医院很多人的爱心。"有温度"的服务,哪怕是一个小小的改变,都会收获很多的感动。

(摘自 http://mp.weixin.qq.com/s/ydYVfUe6FCs0IZynGDeuGw)

(2)遵循临床诊疗指南,遵守临床技术操作规范和医学伦理规范等。

(3)尊重、关心、爱护患者,依法保护患者隐私和个人信息。

(4)努力钻研业务,更新知识,提高医学专业技术能力和水平,提升医疗卫生服务质量。

(5)宣传推广与岗位相适应的健康科普知识,对患者及公众进行健康教育和健康指导。

(6)法律、法规规定的其他义务。

二维码 3-8 微课视频:
患者的权利与义务(授课教师:吴媛媛)

二维码 3-8

三、构建和谐医患关系的伦理要求

二维码 3-9 微课视频:
在理解中呼唤和谐医患关系(授课教师:吴媛媛)

二维码 3-9

1.医患双方要进行密切的沟通与交流

医患之间密切沟通与交流的前提是双方互相尊重和理解,互相尊重的一个重要内容是要尊重对方的权益、人格与自尊心,互相理解是指医患双方都能将心比心、设身处地地理解和体谅对方。只有建立在尊重与理解基础上的密切沟通与交流,才可以帮助医患更好地跨越认知和体验上的差异,减少误解和纠纷,构建信任和谐的医患关系。

【案例 3-17】 "八毛门"事件折射出的医患信任危机

2011 年 9 月 5 日,龙岗某牙科诊所医生陈先生向媒体爆料称:8 月 19 日出生的儿子因腹胀于 21 日转入深圳市儿童医院,24 日,医院出具病情告知书,告知孩子有肠梗阻、小肠结肠炎,疑为先天性巨结肠,建议进行造瘘活检手术,手术费超过 10 万元。

陈先生签字拒绝手术,25 日带儿子到广州市儿童医院就诊,称接诊医生开了八毛钱的药,"孩子就治好了,能吃能拉"。陈先生怀疑深圳市儿童医院过度医疗,要求医院撤销科主任职务,退还 3900 元住院费,赔偿 10 万元。

此事引发网上热议,基本上都是一边倒地指责医院。

事件随后引发医患信任危机,深圳市儿童医院多名患儿因"八毛门"事件影响,患儿家属拒做手术,导致病情恶化。

9 月 7 日,深圳市儿童医院召开新闻发布会称,所有诊断治疗符合诊疗规范。患儿在广州和深圳是处于不同疾病阶段,当时要求患儿做造瘘活检手术有指征。10 万元手术费的说法是家长杜撰,医院从未提过。

笔记

9月12日，曾引发广泛关注的"八毛门"患儿因"腹胀严重，还影响到呼吸不畅"再次来到广州市儿童医院。广州市儿童医院称症状较重，两次洗肠后家长签字要求出院，患儿家长称复诊后出院回深圳，现在孩子挺好的。

广州市儿童医院接诊医生表示，虽然未最终确诊，但孩子患上先天性巨结肠的可能性很大，这种病光靠灌肠是无法解决问题的，还是建议尽早手术治疗。

10月20日，患儿在武汉同济医院小儿外科被证实患先天性巨结肠，已做手术。

医院的克制和专业、患者家长的公开道歉、媒体对自身的反思，"八毛门"事件后各方的理性、宽容和清醒，让人看到重塑良好医患关系的希望。"医患双方应该是朋友，而不是互相提防的敌人。"与其陷入不信任的悲叹，不如积极朝着信任努力，这才是拆除"信任隔离墙"最有效的路径。

（摘自 https：//m. baidu. com/sf＿bk/item/％E5％85％AB％E6％AF％9B％E9％97％A8/4583644？ms＝1&rid＝11130496135875061092）

2.医患双方要维护各自的权利

在处理维护医患双方权利的关系时，要把维护患者的权利放在优先的地位，因为在医患双方在医学知识和能力上存在着事实上的不平等，患者存在着"求医"心理且处于弱势地位，只有维护了患者的权利才有利于建立起指导-合作或共同参与的信托关系，医务人员的权利才能得到切实维护。维护患者权利的关键是保证医疗的质量和安全，而维护医务人员权利的关键是尊重其人格尊严和保证其人身安全。

3.医患双方要履行各自的义务

医患双方都有应履行的法律义务和道德义务，实际上医务人员的有些权利是患者的义务，而患者的某些权利也是医务人员的义务。为防范医患纠纷而促进双方的和谐，医患双方都必须履行各自的义务。

医患冲突是医患双方在诊疗护理过程中，为了自身利益，对某些医疗行为、方法、态度及后果等存在认识、理解上的分歧，以致侵犯对方合法权益的行为。其核心问题是利益冲突，根结在于我国卫生资源分配的不平衡，医疗卫生体制改革的不深入、不彻底，卫生法制的不健全。

患者与医院之间的问题应该包括普通矛盾、医患纠纷和违法行为三种情况，但每次发生医患问题，很多人都把这三种情况混为一谈。例如，患者就医时对医生的诊疗或医院的流程、服务不满意，这种情况属于普通矛盾，如果这个矛盾没有很好地予以关注和解决，就会发展成医患纠纷，当纠纷没有调解好，再遇到患者或家属比较固执，不接受通过法律调解等途径而打砸医院或伤害医生，就发展成违法行为。在任何一个地方、因为任何原因导致的违法行为都不能原谅，必须依法处置，不只在医院。

当前中国式医患纠纷可谓独具特色，到底问题出在哪里？体制、医院、百姓都有责任，医患矛盾仅仅是中国社会矛盾的一个缩影。因此，医患矛盾不是一朝一夕能妥善解决，但顺应医学模式发展要求，进行必要人文关怀必定是缓和医患矛盾的药引良方。

笔记

【案例 3-18】　人文就是多讲几句走心的话——来自一位内科医生的自述

我是一名内科医生,一天,恰逢我值班,接到门诊输液大厅的电话,告知我科一个呼吸道感染患者在输注头孢类抗生素的过程中出现过敏,门诊医生已下班,请值班医生尽快过去处理。

我一路小跑着气喘吁吁地跑到了门诊输液大厅,护士带着我走到患者面前,只见一个 60 多岁的女性患者,精神稍差,面容较疲惫,没有说话,身旁蹲着一个 30 岁出头的男性家属,表情既紧张又带着些怒气。我急忙做了简单的自我介绍并说明来意,了解到患者现在除皮肤瘙痒以外,无头晕、心悸、胸闷、呼吸困难等不适。又马上给患者进行了重点查体,发现生命体征平稳,患者双手及头颈部有散在风团,心肺听诊无异常。护士提出皮疹较几分钟前已有所好转,患者本人也点头认同。我赶紧回顾门诊病历,接诊医生的记录很详细,在开药前询问并记录了患者此前没有药物过敏史,开出抗生素后按照医疗程序进行了皮试,结果为阴性,均记录在病历上。

完整掌握了患者的病情,我定了定神,开始向患者解释:"我现在已经了解了您的情况,您是在输头孢盂多的时候出现了药物过敏,现在看,不是很严重,我需要给您开点抗过敏的药物。为了安全起见,建议您继续在这里留观到皮疹基本消退后再回家。"

"就这么简单吗?"那个一直不说话的男性家属突然大声地说,"那么,过敏药的费用谁出呢?我妈因为咳嗽在你们医院看病,医生开了头孢类抗生素,刚输上就出现过敏了,马上停药了,那头孢类抗生素就可能没有发挥任何治疗作用哦,作用没有,副作用倒是出来了,你看这个药费是不是可以退,还有,抗过敏的药钱是不是也不应该我们出?"看得出来,他很生气,眉头紧锁,声音也很大。

"……"听了家属的要求,我顿时语塞了,不知道该怎么回答。

"是啊,换位思考一下,假如我是患者,因病就医,药物刚用上就过敏了,不但治疗效果没有,人有了新的不适,还要再出抗过敏的药费,我也觉得很倒霉、很冤啊,"我心想,"但是,反过来看,医生和医院也没有错啊,一切都是按照医疗规范程序进行的,那到底谁该出头孢和抗过敏药物的费用呢?"我陷入了沉思。

然后我非常诚恳地说:"出了这样的事情,可以想象你们的心情,肯定会很不开心,觉得冤枉,我非常能够理解。其实,我们也很不开心,本来想好好治病,尽量减少您的痛苦,没想到会出现这种情况。现在我们大家都把不开心的情绪放一放,尽量心平气和地理性分析一下。阿姨,您是咳嗽、咳黄痰来看病的,医生根据各项检查结果综合诊断出您有炎症,需要进行抗感染治疗,您有抗生素的应用指征,所以医生开了头孢类抗生素,医生的诊断和治疗原则是没有问题的,用药前确认了您以前没有过敏史,也按医疗规范的要求做了皮试,所以医生是没有过错的,您觉得是这样吗?"

患者和患者的儿子听了这段话,都点点头,我继续说:"再来看医院,我们医院没有销售假药和过期药物,用药过程也是严格按照治疗规定做的,所以医院也没有错,对吗?"他们又点点头。

"您来医院看病,所有治疗程序都按照医生的吩咐做,用我们的行话叫'依从性'很好,是个很配合的患者,所以当然也没有错。"听到这里,他们的脸色明显缓和,频频点头。看到这一幕,我的心又放松了一些,继续说:"那究竟是谁错了呢? 谁都没有错,但是为什么会出现这个大家都不开心的结果呢? 可能这就不是一个谁对谁错的问题。我举个例子,一些人喝了超市买的牛奶,出现腹泻了,假如超市的牛奶本身没有问题,他们是不会向超市索赔的,对吗? 为什么,因为大家都知道这是个人的体质问题,用医疗术语就是'乳糖不耐受症',他们喝了牛奶就容易过敏,不耐受,所以就拉肚子了。今天我们也出现了类似的情况,并不是医生、医院和药物本身有问题,而是您的身体对头孢类抗生素产生了过敏反应。看似倒霉,但退一步说,今天的药物虽然没有对您产生治疗作用,还让您出了皮疹,但也让我们发现了一个潜藏的问题——您对头孢类抗生素过敏,以后头孢类抗生素和青霉素都不能使用,这就避免了以后发生更严重的过敏问题,甚至出现过敏性休克等危及生命的严重情况。今天您多花了 100 多元,但可能会在未来救您一命!"

我边讲边注意观察患者和家属的表情,发现他们的脸越来越平和,也频频点头,看起来对我这番解释是满意的。我心里的大石头彻底放下了。

"那我给您开抗过敏的药吧,很快风团就会消退的,您不用担心。"

"好的,您开药吧,我马上就去缴费。"患者的儿子说。

我用红笔在门诊病历过敏一栏上,非常工整地写上"头孢盂多",并再次叮嘱患者以后看病需要提醒医生,交代了一些注意事项,并叮嘱护士半小时后观察皮疹的情况,复测血压,有情况及时联系我。临走时,患者家属主动跟我握手,眉头不再紧锁,那一声真诚的"谢谢"让我非常开心和感动。我想,假如我不做解释,只是生硬地要求患者必须缴费,也许,结果就完全不同了。

在这次临床事件中,除了快速准确地诊断和治疗,我做得更多的是沟通和解释。普通过敏的处理,从医疗技术的角度看,对我,对很多医生来说都是小菜一碟,但是从医学人文的角度,如何在诊疗过程中换位思考,打消患者的疑虑、了解患者的想法及安抚患者的情绪,建立"感同身受"的同理心,是我们更应强化的执业技能。

(摘自［课程思政］春满人间 https://mp. weixin. qq. com/s/moMLXFT_dk68WWBny7r46Q 医帆起航)

读后感:

第三节　医务人员之间关系伦理

一、医务人员之间关系的概念和特点

二维码 3-10　微课视频：

　　　　医际关系概述(授课教师:吴媛媛)

二维码 3-10

1.医务人员之间关系的概念

医务人员之间的关系是医务人员在医护活动中形成的业缘关系,广义上是指医务人员相互之间以及医务人员与医院行政管理人员、医院后勤人员之间的人际关系;狭义上是指医生、护士、医技人员自身之间及相互之间的关系。

2.医务人员之间关系的特点

医务人员之间关系具有其自身的特殊性,主要表现在协作性、平等性、同一性、竞争性。

(1)协作性是指医疗卫生工作是一项医务人员协同合作的事业,任何个人的力量在整个医疗卫生事业中都是渺小的,只有通过群体协作,才能高效率地完成医疗卫生保健任务。

(2)平等性是指医务人员之间虽有不同分工,不同职责,但是在人格尊严以及工作性质上并没有高低贵贱之分,彼此是平等的。

(3)同一性是指医务人员之间的关系都是建立在医患关系或医学与社会关系的基础上,其目标都是为了促进患者或人群的健康。

(4)竞争性是指医务人员以提高医疗服务水平为目的的比、学、赶、超的人际关系,体现在医疗质量、护理质量、科研成果、服务态度等各个方面。

二、处理好医务人员之间关系的意义

处理好医务人员之间关系的意义在于以下四点:

1.在临床分科越来越细的背景下,处理好医务人员之间的关系是当代医学发展的客观需要。

2.正确处理医务人员之间的关系,可以加强医务人员之间的互相配合与互相支持,增强集体的凝聚力,有利于医院整体效应与系统效应的发挥和医院良好形象的建立。

3.医学人才的成长依赖于社会的宏观条件和单位的微观条件以及个人的主观条件。在社会的宏观和单位的微观条件中,人际关系是很重要的,尤其是单位内医务人员之间的关系是医学人才成长的重要环境。

4.医务人员之间的相互支持和密切协作,有利于建立和谐的医患关系。

三、协调医务人员之间关系的伦理要求

协调医务人员之间关系的伦理要求是:

1.共同维护患者的利益和社会公益。

笔记

2.彼此平等,互相尊重。

3.彼此独立,互相支持。

4.彼此信任,互相协作。

5.互相学习,共同提高。

二维码 3-11　微课视频:

《中华人民共和国医师法》解读(授课教师:吴媛媛)

二维码 3-11

【案例 3-19】　术后 56 个小时

某患者因腹部手术后肠粘连引起肠梗阻,医师为其开腹探查时,见腹腔及盆腔广泛粘连,在分离乙状结肠时将其全部离断,行乙状结肠造口术。术后患者发烧,严重腹胀,伤口周围溢粪水,有腹膜炎表现,但手术医师和助手均没有写手术记录,特别是没有把患者的手术情况和症状向值班医师交代清楚,致使夜间患者病情加重时值班医师只能对患者做局部处理。手术医师直至手术后 56 个小时才上班,患者病情已很危重,急行再次探查手术,发现乙状结肠及部分降结肠已坏死,最后患者因中毒性休克而死亡。

问题:你认为该案例患者死亡的重要原因是什么?

回答:

二维码 3-12　伦理分析

二维码 3-12

导入案例评析

(1)医患矛盾愈演愈烈的背后原因是什么?

第一,医务人员的医疗技术水平下降、医疗事故发生率升高、医疗机构公益性缺乏、过度医疗导向等引发的"看病难看病贵"现象成常态;第二,医务人员服务态度恶劣、人文关怀缺乏、沟通能力不够;第三,患者对医务人员缺乏信任、要求过高、要求不合理等;第四,不良媒体推波助澜;第五,不法医闹助长医患矛盾恶化。

(2)案例 3-2 对当今和谐医患关系的构建有什么启示?

医务人员人性化服务能温暖患者被病痛折磨的身心:案例 3-2 中的医务人员快速安排患者入院,准备好轮椅、床铺,管床医师及护士将患者推进病室,抱到床上,给

笔记

患者的床单下铺了可以使患者睡着舒适、柔软、不易生压疮的水垫,还为患者准备好了洗漱用品。随即,医护人员询问病史并做出初步诊断并给予治疗,同时安排好饮食。这一切服务让患者及家属有了到家的感觉。

医务人员主动真诚的关怀、热情周到的服务能有效和谐医患关系:案例3-20中的医务人员到老人的病床边,鼓励和安慰老人,询问她的睡眠情况和有无不适,帮她按摩手脚,教她咳嗽排痰,和她聊家常,令患者充分感受到医务人员的高尚医德和博大胸怀。所以,她才会说"如果这次我真的走了,那也是带着你们的关心、你们的爱走的,我一点恐惧都没有;如果来生还住院,我还来你们胸外科。"

能力与知识拓展

1.经典视频鉴赏

《再生之旅》(*The Doctor*)

Jack McKee(William Hurt 饰)是一位受人尊敬的医生。在旁人看来,他几乎拥有了一切。他非常成功,有不少钱,没有什么棘手的问题需要忙得焦头烂额……他自己也对这样的生活相当满意。直到有一天,他被查出了咽喉癌。尽管他吃了很多药,去了很多医院,看了很多医生,但病情并没有得到有效的控制。但在他作为患者四处投医的过程中,他突然意识到,作为一个医生,他并没有尽到自己的责任,因为他发现,医生要做的并不只是外科手术和对症下药……当他痊愈后便开始用新的方法去培训那些实习医生。

2.阅读书目

(1)戴维斯.医患沟通实训指导:第 5 版[M].柳艳松,译.北京:中国轻工业出版社,2016.

(2)张英.医生的影响力——医生如何扮演好自己的职业化角色[M].广州:广东人民出版社,2010.

(3)李学旺.妙语仁心——医学生人际沟通[M].北京:中国协和医科大学出版社,2008.

(4)王锦帆,尹梅.医患沟通学[M].北京:人民卫生出版社,2013.

(5)安德斯·艾利克森,罗伯特·普尔.刻意练习[M].王正林,译.北京:机械工业出版社,2016.

3.关键概念

(1)医患关系(doctor-patient relationship);

(2)医患关系模式(doctor-patient relationship model);

(3)信托关系(trust relationship);

(4)生物-心理-社会医学模式(bio-psycho-social medical model);

(5)人文关怀(humanistic concern);

(6)医际关系(intermedical relations)。

实训与实践指导

1. 新闻节目赏析

请通过链接网址 http://video. tudou. com/v/XMzY4NDE3MzEy. html？spm＝a2h28.8313471. pl. dlink_1_15,观看视频"东方直播室:医患关系怎么了特别回访节目",谈观感。

观后感:

2. 处理医患关系的个人职业生涯规划

请根据本章节所有文字、视频、PPT 等相关材料的阅读学习,对个人处理医患关系,尤其是解决医患冲突等方面问题进行一个毕业后十年的职业生涯规划。

回答:

3. 阅读案例与网络资源,回答问题

【案例3-20】 用噬菌体杀死绿脓杆菌的一段佳话

邱财康,男,全身被钢水严重烫伤,1958 年 5 月 26 日深夜被送至广慈医院(今瑞金医院)急救。在当时,这样的烫伤已回天无力,医学极限似乎已划好生死线,但医院、邱财康、家属都没打算放弃。上海第二医学院(上海交通大学医学院前身)和广慈医院(瑞金医院前身)迅速组织抢救小组,医护人员齐心协力全力以赴抢救这位工人兄弟的生命,希望创造属于中国的奇迹。

严重烧伤后的患者要经历三个生死关:休克关、感染关、植皮关。在医护人员创新地提出增加补液尤其是血浆的方法帮助邱财康渡过了休克关之后,另一个挑战紧随而来,邱财康出现了右腿绿脓杆菌感染并引起败血症。广慈医院请来医学院微生物教研室主任、细菌学专家余㵑教授会诊。余㵑教授大胆提出用噬菌体杀死绿脓杆菌,但当时谁也没有在临床上做过类似的尝试。余㵑教授把学生鼓动起来,利用星期天,奔向医院、郊区野外的污水沟去采样。就几天工夫,噬菌体液制成了。在噬菌体的作用下,烧伤患者邱财康的绿脓杆菌感染被成功治疗,从而成为微生物学界的一段佳话。

(改编自 http://mp. weixin. qq. com/s/moMLXFT_dk68WWBny7r46Q)

笔记

问题:我们应如何看待余濴教授和烧伤科医护小组挑战医学极限的精神?

回答:

二维码 3-13

二维码 3-13　伦理分析

4.情景剧演绎

　　方案:任课教师在开学第一周培训各行政班的班长,要求对本班级参与讨论与情景剧演绎等团队活动的同学进行团队分组,以 7～10 人自由组合为一组,明确分工,查阅相关书籍与课内外资料,在线下实际课堂上与一起上课的其他班级的相同命题的团队实施情景剧演绎比赛。本次命题为医患关系伦理,演绎形式可以是现场演绎展示,也可以是拍摄 DV 作品展示。

二维码 3-14

二维码 3-14　学生情景剧优秀视频《得与德》
**　　　　　　　(临床医学专业周臻团队)**

学生情景剧优秀视频《得与德》(临床医学专业周臻团队)

　　团队成员分工:

　　导演:杨利利　编剧、后期:景梦钰　道具:叶佳慧、张迎迎、雷芸雁

　　化妆:叶佳慧　摄影:王乐莎、杨利利、景梦钰

　　演员:周臻——臻臻　刘鹏飞——刘壮实　蔡澄玮——蔡大柱

　　王乐莎——患者1　张迎迎——患者2　叶佳慧——记者　杨利利——母亲

　　张钊——父亲　景梦钰——姐姐　陈杨慧——保洁员　雷芸雁——医生

观后感:

形成性评价

第一节 医患关系概述

一、医患关系的伦理概念和特点

【经典例题】

例1.医患关系的两个水平是指 （ ）

A.技术关系和非技术关系　　　　B.信托关系

C.合同关系　　　　　　　　　　D.利益关系

E.治疗与被治疗关系

【实战训练】

1.下面选项**不是**医患关系的特点的是 （ ）

A.医患关系具有目标一致的相互依赖性

B.利益满足和社会价值实现的统一性

C.人格尊严、权利上的平等与医学知识和能力的不对称性

D.医患冲突或纠纷的不可避免性

E.医患关系具有敌对性

二、医患关系的伦理属性

【经典例题】

例1.医患之间的道德关系是 （ ）

A.主从关系　　　B.商品关系　　　C.信托关系

D.陌生关系　　　E.私人关系

【实战训练】

1.最能反映医患关系性质的是医务人员与患者之间的 （ ）

A.信托关系　　　　　　　　　B.陌生人之间的关系

C.主动-被动关系　　　　　　　D.类似父（母）子间的关系

E.商品关系

2.构成医患信托关系的根本前提是 （ ）

A.患者求医行为中包含对医师的信任

B.患者在医患交往中处于被动地位

C.医师是"仁者"

D.现代医学服务是完全可以信赖的

E.医患交往中加入一些特殊因素

笔记

3.以下关于病患关系的表述,**不正确**的是 （ ）

A.建立在平等关系上的契约关系

B.是服务与被服务的契约关系

C.是有法律保障的信托关系

D.医患是平等关系

E.技术关系是建立在利益基础上的

三、医患关系的伦理模式

【经典例题】

例1.对于一个具有一定医学知识的长期慢性病成年患者,所运用的医患关系模式是 （ ）

A.权威模式型　　B.纯技术模式型　　C.共同参与型

D.主动-被动型　　E.指导-合作模式型

【实战训练】

1.主动-被动型医患关系主要用于 （ ）

A.焦虑障碍患者　　B.康复期治疗患者　　C.严重昏迷患者

D.慢性感染患者　　E.急性感染期患者

2.对于切除阑尾的术后患者,宜采取的医患模式是 （ ）

A.主动-被动型　　B.被动-主动型　　C.指导-合作型

D.共同参与型　　E.合作-指导型

第二节　医患关系伦理

【经典例题】

例1.关于患者的道德权利,下述提法中正确的是 （ ）

A.患者都享有稀有卫生资源分配的权利

B.患者都有要求开假休息的权利

C.医师在任何情况下都不能超越患者要求保密的权利

D.患者被免除社会责任的权利是随意的

E.知情同意是患者自主权的具体形式

例2.以下关于生物-心理-社会医学模式的描述,**错误**的是 （ ）

A.人们关于健康与疾病的基本观点

B.医学道德进步的重要标志

C.医学临床活动和医学研究的指导思想

D.医学实践的反映和理论的概括

E.对医德修养和医德教育最全面的认识

笔记

【实战训练】

1. **不属于**患者道德权利的是 （   ）

A. 保护隐私权　　　B. 损害索偿权　　　C. 知情同意权

D. 疾病认知权　　　E. 医疗监督权

2. 医师可以行使特殊的干涉权的是 （   ）

A. 对需要隔离的传染病患者拒绝隔离的

B. 在教学医院内住院的患者拒绝接受医学生实习

C. 在有科研任务的医院内住院的患者拒绝作为研究参与者

D. 门诊就医的患者拒绝医师开出的特殊检查项目进行检查

E. 门诊就医的患者拒绝向医师吐露与疾病有关的隐私

3. 医师在执业活动中享受的道德权利是 （   ）

A. 保护患者隐私　　B. 履行医师职责　　C. 从事医学研究

D. 遵守技术规范　　E. 遵守职业道德

4. 下列选项中仅属于医师的道德义务、**不属于**法律义务的是 （   ）

A. 努力钻研业务,提高专业技术水平

B. 关心、爱护、尊重患者,保护患者隐私

C. 宣传卫生保健知识,对患者进行健康教育

D. 遵守法律、法规,遵守技术操作规范

E. 积极开展义诊,尽力满足患者的健康需求

5. 以下关于生物-心理-社会医学模式的提法,**错误**的是 （   ）

A. 人们关于健康与疾病的基本观点

B. 21世纪建立起来的一种全新医学模式

C. 医学实践活动和医学科学研究的指导思想

D. 在更高层次上实现了对人的尊重

E. 不仅重视人的生物生存状态,更加重视人的社会生存状态

第三节　医务人员之间关系伦理

【经典例题】

例1. 某医师为不得罪同事,将患者严格区分为"你的"和"我的",对其他医师所负责的患者一概不闻不问,即使同事出现严重失误,也是如此。这种做法**违反**了哪一条正确处理医务人员之间关系的道德原则 （   ）

A. 彼此独立、互相支持和帮助

B. 彼此平等、互相尊重

C. 彼此信任、互相协作和监督

D. 彼此独立、互相协作和监督

E. 彼此平等、互相协作和监督

笔记

【实战训练】

1.医务人员应共同遵守的道德原则以及建立良好医际关系的思想基础是 （　　）

A.患者利益至上　　B.医生利益至上　　C.医院利益至上

D.社会利益至上　　E.家属利益至上

2.医院整体效应的发挥,最经济的办法是 （　　）

A.引进大量的人才　　　　　　　B.购进大量的设备

C.建设豪华的病房　　　　　　　D.构建良好的医疗人际关系

E.建立多个医院协作体

3.下列有关医际关系与医患关系的表述,**错误**的是 （　　）

A.医际关系的恶化在一定程度上将对医患关系产生不良影响

B.医患关系的恶化在一定程度上将对医际关系产生不良影响

C.处理医际关系和与医患关系依据的伦理原则是相同的

D.医际关系与医患关系既互相独立,又相互关联

E.良好的医际关系有助于形成良好的医患关系

4.确切地说,以下哪项**不是**正确处理医务人员之间关系的意义 （　　）

A.有利于社会进步　　　　　　　B.有利于医学事业发展

C.有利于医院集体力量的发挥　　D.有利于医务人员成才

E.有利于建立和谐的医患关系

二维码 3-15　形成性评价:参考答案

二维码 3-15

（陈勰、吴媛媛）

笔记

第四章

临床诊疗伦理

【案例 4-1】 林巧稚坚持帮助疑患宫颈癌的孕妇留住子宫

原首都医院的病案室里留存着如下病例:一位怀第一胎的妇女,子宫颈口发生病变,数名专家会诊为宫颈癌,需要做子宫切除手术。如此一来,孩子就留不住了。小两口闻讯抱头痛哭,丈夫问:"能不开刀吗"?妻子恳求:"等生完孩子再开刀行吗?"主治医生林巧稚苦苦思索还有没有别的办法。她去图书馆查阅文献资料,去病理科反复核对,同时仔细检查孕妇,终于做出了暂不做手术的决定,并对孕妇说:"你放心,我一星期给你检查一次。"她认为目前断定这个孕妇患癌症的科学根据并不充分。由于试剂和仪器设备的限制,现有细胞分裂只能说明存在发展成癌细胞的趋向,也许是癌的前兆,但也存在向正常细胞转变的可能。因此,临床病变可能是妊娠的一种反应,不能就此断定为癌。有人劝她:"何必为这个普通患者冒这么大的风险?"林巧稚严肃地回答:"切除青年妇女的子宫,是不能重复的试验,我的责任是对患者负责。我只能治好病,而不能给患者造成不幸。"经过数月的缜密观察以及采用必要的防治措施,婴儿平安地降生。产妇宫颈口的病变也随之消失了,证实了林巧稚当初的诊断。患者为了表达对林巧稚的感激之情,给孩子取名"念林"。

问题:请分析此案中林巧稚医生的临床思维判断和诊治行为由哪些伦理支撑?

回答:

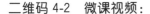

主要知识点

　　临床诊疗工作是医疗卫生服务的重要一环。这其中既体现了医学伦理原则、医学伦理规范在医疗实践中的具体应用，也是医学伦理和医疗技术有机统一的逻辑起点。因此，掌握临床诊疗的基本伦理原则，明确临床诊疗的相关道德要求，对于更好地处理医患关系以及提高医疗服务质量等都具有重要的现实指导价值。

　　生物-心理-社会医学模式强调用整体性、社会化的观点来研究人体与疾病的关系，既重视生物因素在致病中的作用，又重视患者的心理、社会环境因素对其健康的重要影响，把患者的生理、病理、心理与社会环境等有机结合起来。现代医学模式在改变人们的健康观和疾病观的同时，对临床诊疗工作也提出了新的道德要求：既要诊疗疾病，又要重视患者；既要发挥医务人员的主导性，又要充分调动患者的主体性；既要考虑患者利益，又要兼顾社会公益。基于现代医学模式指导下的临床诊疗工作，提倡以患者为中心，力求实现临床诊疗技术要求和医务人员医德要求的高度统一，从而最大限度地减轻患者的身心痛苦，加速患者的痊愈进程。

第一节　临床诊疗的伦理原则

一、患者至上原则

二维码 4-1　微课视频：
　　　　　　患者至上原则的科学内涵（授课教师：吕一军）

二维码 4-1

二维码 4-2　微课视频：
　　　　　　患者至上原则的内在依据（授课教师：吕一军）

二维码 4-2

二维码 4-3　微课视频：
　　　　　　患者至上原则的实现路径（授课教师：吕一军）

二维码 4-3

　　1. 患者至上原则的概念

　　患者至上原则是指医务人员在诊疗过程中始终以患者为中心，并始终把患者的利益放在首位，尽职尽责地维护、满足患者"保全生命、维护与促进健康"的核心利益，遵循救死扶伤、防病治病的医学人道主义，时刻为患者着想，千方百计为患者解除病痛的医学伦理学基本原则。

　　2. 患者至上原则的内容

　　早在 1950 年，美国已出现"以患者为中心的医疗服务"理念。1988 年，"以患者为中心的医疗服务"的概念基本形成，主要涉及如下内容：就医途径、尊重患者的价值观和偏好、与患者的沟通和对患者的教育、医疗服务的协调、情感及心理上的支持、生理上的舒

笔记

适感、患者家属和朋友的参与、出院和后续治疗。

如今,这几个方面已被提炼为以下四个核心内容:

(1)维护患者尊严和尊重患者。医护人员需要听取患者及其家属的意见,并尊重患者及其家属的选择。患者及其家属的知识范围、价值观、信仰和文化背景等都应在提供医疗服务时被考虑到。

(2)医患信息共享。在整个治疗过程中,医护人员应与患者本人及其家属共享完整、无偏倚的信息。在与患者及其家庭成员交谈的过程中,尽量使用患者及其家属能够理解的语言,确保患者及其家属能够接收到及时、完整和准确的信息,以便其有效地参与到医疗决策中来。

(3)医患共同决策。鼓励并支持患者及其家属参与到整个诊疗过程中,并让他们真正参与医疗决策。

(4)与患者及其家庭合作。患者、家庭、医护人员和医院管理者应该成为一个团队,共同对患者的诊疗服务质量进行改进。患者及其家庭也应成为医院管理和医院流程改进的共同参与者。

3.患者至上原则在临床诊疗实践中的应用

医务人员在询问病史的过程中应尽力做到语言亲切、通俗易懂;在辅助检查中要从患者的实际诊治需要出发,不做无关检查;在手术治疗中要高度负责、一丝不苟。

【案例 4-2】 产科医生在施行剖宫产手术过程中切除患者病变阑尾

一临产妇女腹部疼痛难忍,医生诊断为临产且慢性阑尾炎急性发作,决定行剖宫产手术,后经患者家属签字同意后施行。产科医生在手术操作过程中,根据产妇的实际情况,基于产妇的健康利益考虑,切除了其体内已发生病变的阑尾。事后产妇家属认为医生未经患者家属同意擅自切除患者阑尾,侵犯了患者的知情同意权,并怀疑产科医生所做的外科手术质量不高,担心日后伤口愈合不好。

问题:

(1)上述案例中医生的做法是否存在不妥之处?

(2)医生在此案中应该如何兼顾患者至上原则和知情同意原则?

回答:

二维码 4-4 伦理分析

二维码 4-4

二维码 4-5 **音频:**Patients should have the opportunity to make informed decisions about their care and treatment in NHS(**录音者:曾恬**)

二维码 4-5

笔记

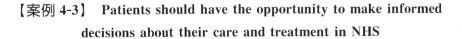
【案例 4-3】　**Patients should have the opportunity to make informed decisions about their care and treatment in NHS**

Patients and health professionals have rights and responsibilities as set out in the NHS Constitution for England—all NICE guidance is written to reflect these. Treatment and care should take into account individual needs and preferences. Patients should have the opportunity to make informed decisions about their care and treatment，in partnership with their health professionals. If the person is under 16，their family or carers should also be given information and support to help the child or young person to make decisions about their treatment. If it is clear that the child or young person fully understands the treatment and does not want their family or carers to be involved，they can give their own consent. Health professionals should follow the Department of Health's advice on consent. If a person does not have capacity to make decisions，health and social care practitioners should follow the code of practice that accompanies the Mental Capacity Act and the supplementary code of practice on deprivation of liberty safeguards. (——NICE guideline)

问题：<u>上述外文资料提供了哪些重要信息？</u>

回答：

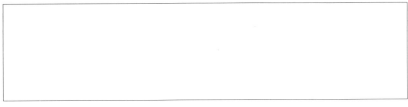

二维码 4-6　伦理分析

二维码 4-6

二、最优化原则

二维码 4-7　微课视频：

医疗技术两重性与最优化原则(授课教师：陈皲)

二维码 4-7

1.最优化原则的概念

最优化原则是指在临床实践中，诊疗方案的选择和实施应遵循以最小的代价获取最大效果的原则，亦称作最佳方案原则或择优原则。

2.最优化原则的主要内容

(1)疗效最佳：指诊疗效果在当时医学发展水平上，或在当地医院的技术条件下是最好的、最显著的。

(2)损伤最小：在疗效相当的情况下，医务人员应以安全度最高、副作用最小、风险最

笔记

低、伤害性最小作为选择诊疗方法的标准。

（3）痛苦最轻：在确保治疗效果的前提下精心选择给患者带来痛苦最小的治疗手段。

（4）耗费最少：医务人员应当在保证诊疗效果的前提下，选择医疗卫生资源耗费最少，患者及家属、社会、集体各方经济负担相对最轻的诊疗措施。

【案例 4-4】 先天性肛门闭锁患儿的父母拒绝手术签字

产妇燕某，26 岁，第一胎足月顺产一女婴，体重 2960g，唇腭裂，经医生体检发现该新生儿同时患有先天性肛门闭锁。于是，医生向家属交代新生儿病情，并说明兔唇不必急于矫治，而先天性肛门闭锁需要马上手术，其手术较为简单。家属与产妇商量后，认为新生儿有先天性缺陷，又是女婴，将来长大有碍美观，况且产妇年轻而今后仍有生育的机会，故决定将新生儿舍弃，让医院自行处理。医生不同意家属的意见，动员家属尽快同意为患儿施行肛门手术，但是家属坚持不签字，而且扬言如果医院施行手术的话，医生将要为此承担一切后果。

问题：（1）此案中医生坚持动员患儿家属同意手术，是否体现了最优化原则？

（2）面对家属的拒绝签字，医务人员应当如何决策？

回答：

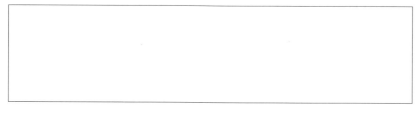

二维码 4-8

二维码 4-8 伦理分析

3.最优化原则的道德实质

临床诊疗行为中存在最基本的两个问题："是与不是"和"应当与不应当"。前者的回答是技术判断，后者则是伦理判断。技术判断实际上即为事实判断，追求的是真理；而伦理判断则是价值判断，追求的是善。医务人员在为患者治疗疾病时，首先考虑的是技术层面的判断，但同时也要顾及患者的经济基础、价值观、生命观、健康观等问题，这些不是技术能够解答的，而是需要借助伦理来回答。可见，医学的判断离不开伦理判断。任何一个与医学相关的判断都是由医学技术判断和医学伦理判断构成的。在医疗领域，技术判断通常容易做出，而伦理判断则非常复杂。医疗的技术判断在于保证医疗行为选择的科学性和正确性，其判断水平的高低主要取决于医务人员自身所掌握的医学知识与技能等；而医学伦理判断则在于保证医疗行为的价值取向的合目的性和善良性，其判断水平的高低主要取决于判断者的道德观念、道德品质等。

最优化原则就是要求医务人员审慎地选择使患者受益与代价比例适当的诊疗措施，其道德本质就是要促使医务人员在临床诊疗中将医疗技术判断与医学伦理学判断两者有机结合起来，达到真与善的最佳统一。

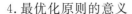

4.最优化原则的意义

追求技术判断和伦理判断的高度统一,最终达到善待生命、善待患者、善待社会的目的。

【案例 4-5】 晚期胃癌患者是否放弃治疗?

患者李某,男,47岁,教师。胃痛十余年,反复发作,曾住院四五次。2023年8月因疼痛难忍再次入院治疗。经检查,发现胃部肿块并广泛转移至肝、结肠、直肠等处。因已无手术价值,故转至肿瘤医院进行化疗。经过两个月的化疗,病情不但没有得到有效控制,患者还出现白细胞下降、不能进食、疼痛难忍、极度衰竭等症状,只能靠输血输液维持生命。患者由于难以忍受剧痛,曾多次向医生、家属提出,如果治愈无望,要求放弃治疗,尽早结束生命。其家属看到患者极度痛苦,也有意放弃治疗,但因社会舆论、个人情感、家庭未来等诸多因素而陷入多重矛盾之中。

面对此种情况,医护人员的意见也不统一。部分医务人员认为:医生的职责是救死扶伤,患者尚未死亡,就无权放弃治疗,医生应做到仁至义尽,这也符合医学人道主义精神。另一些医务人员认为:只要患者提出,家属同意放弃治疗,停止治疗也是合理的。这样既可以为患者减少痛苦,也可以为家属节约开支,此乃理性的选择。经医务人员和家属共同协商,权衡利弊,并征得患者本人同意后,医务人员停止了对患者的一切抢救措施,给患者注射了止痛镇静药,使其安然离开人世。

问题:针对此案例,你认为医务人员的处置是否体现了临床诊疗的最优化原则?

回答:

二维码 4-9 伦理分析

二维码 4-9

三、知情同意原则

1.知情同意的概念

知情同意在临床上指在患者和医生之间,当对患者做出诊断或推荐一种治疗方案时,要求医务人员必须向患者提供包括诊断结论、治疗方案、病情预后以及治疗费用等方面的真实、充分的信息,尤其是诊断方案的性质、作用、依据、损害、风险以及不可预见的意外等情况,使患者或其家属经过深思熟虑自主做出选择,并以相应的方式表达其接受或拒绝此种治疗方案的意愿和承诺,并在患方明确承诺后才可最终确定和实施拟定的治疗方案。知情同意是一个患者和医生交流的过程,它帮助患者做出决定。

2.知情同意权的主体

知情同意权的主体主要是患者或患者的法定代理人、监护人以及患者的亲属。从法律上讲,精神正常的 18 周岁以上的成年患者,具有完全的民事行为能力,知情同意只能由其本人做出方为有效。对于丧失行为能力的患者、精神病患者或无民事行为能力的未成年患者,其知情同意权应由其法定代理人或监护人或患者的亲属行使。对于 16 周岁以下的未成年人及限制民事行为能力的人,可以进行与患者的年龄、智力相适应的民事活动。未成年人的监护人依次为父母、祖父母、外祖父母、兄、姐,关系密切的其他亲属、朋友,居民或村委会(居委会)等。精神病患者的监护人依次为患者的配偶、父母、成年子女、其他近亲属等。

【案例 4-6】 医务人员应该如何面对患者的拒绝治疗意愿

学生钱某以高热、头痛、颈项强直主诉入急诊室。体检提示脑膜炎,脑脊液检查表明是肺炎球菌性脑膜炎。医生将诊断结果告知该学生,并建议其住院后采用抗生素治疗,但是遭到钱某的拒绝。

问题:面对钱某的拒绝,医务人员应该如何决策?

回答:

二维码 4-10 伦理分析

二维码 4-10

3.知情同意的伦理条件

"知情"应满足的伦理条件包括:①提供信息的动机和目的完全是为了患者利益考虑;②提供让患者做出决定的足够信息;③向患者提供充分必要的解释和说明。在这里,医务工作者需要进行充分告知。充分告知的衡量标准:全面告知,即尽可能列举风险;精确告知,即告知应当严谨、完整,不能有歧义;真实告知,即信息既不能夸大疗效,也不能隐瞒不良后果;通俗告知,即少用专业术语。

患者在知情的基础上做出某种许诺或承诺即"同意"应具备的条件包括:①患者有自由选择的权利;②患者有同意的合法权利;③患者有充分的理解能力。

4.知情同意的主要内容

医方告知的主要内容包括:①入院告知;②诊断过程告知;③治疗过程告知;④创伤性操作告知;⑤改变治疗方案告知;⑥临床试验性检查和治疗的告知;⑦经济费用告知;⑧暴露患者隐私部位的告知;⑨所有涉及患者身体隐私部位的检查和诊疗、致其不适的检查和诊疗以及患者提出疑问的情况等告知。

5.同意权的实施

患者在充分理解医务人员提供的相关诊疗信息的基础上,在有能力做出自主、自愿的判断时,必须做出同意或不同意的决定。这种同意与不同意的决定权,在临床上主要有三种表现形式:①语言表示;②文字表示;③行为表示。

笔记

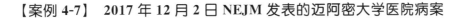

【案例4-7】　2017年12月2日NEJM发表的迈阿密大学医院病案

2017年12月2日,一位70岁美国男人因意识丧失被急救人员送进医院。但他的胸前醒目地用刺青刺着:拒绝心肺复苏(Do Not Resuscitate,DNR)。患者的DNR必须得到尊重。但他意识丧失,而刺青可能是很久以前刺的,现在后悔也不一定。所以医院找来伦理专家咨询。专家建议尊重患者的DNR。医院不放心,又查了了州医疗数据库,找到了他之前手写签字的院外DNR,与刺青意愿一致,确定了患者有这方面的真实意愿后才放弃抢救,让其自然死亡。

(摘自 https://m.weibo.cn/status/FxKZA5bDY)

6.知情同意原则运用的具体问题

(1)知情同意的限度。真正的知情不仅要使患者获得相关信息,更要使患者及其家属充分理解医务人员提供的相关信息。为此,医务人员不仅需要进行通俗易懂的详细解释和耐心沟通,还需要仔细观察患者及其家属的文化程度、心理情绪等情况,在知情告知方面遵循因人而异原则、保护性原则、少而精原则。对无法承受坏消息的患者及其家属,可适当调节知情告知的进程,因人而异;对于年事已高、对子女非常依赖且子女要求不告知患者本人的老年患者,可以遵循保护性原则,隐瞒病情真相。对于知识水平不高的农村患者,知情告知可以遵循少而精原则,用通俗易懂的语言简要介绍,尽力安抚患者及其家属,给予精神支持。

二维码4-11　微课视频:
　　知情同意的基本要求(授课教师:陈豑)

二维码4-11

(2)知情同意中的代理人同意。代理人同意是指某些患者由于缺乏作决定的自主能力,在涉及医疗判断、医疗方案的选择或决定时,在医务人员向患者及其代理人说明有关医疗的好处、危险性和可能发生的其他意外情况等信息之后,由代理人为患者做出同意或不同意治疗的决定。比如患者处于昏迷状态,患者年龄过小、智力不全、精神不正常,或在特定情况下情绪紧张或性格异常等情况下,往往需要代理人或监护人同意。

代理人同意的适用范围如下:①代理婴幼儿的同意;②代理智能障碍者的同意;③代理限制民事行为能力人的同意;④代理正常成年患者的同意。

【案例4-8】　丈夫拒绝剖宫产签字,孕妇和胎儿抢救无效死亡

2007年11月21日下午4点左右,孕妇李××因难产被肖××送进北京朝阳医院京西分院,肖××自称是孕妇的丈夫。面对身无分文的夫妇,医院决定让其免费入院治疗,而面对生命垂危的孕妇,肖××却拒绝在医院剖宫产手术知情同意书上签字,而在手术同意书上写下:"坚持用药治疗,坚持不做剖宫产手术,后果自负。"医生证实肖××精神无异常。该院妇产科医生、护士束手无策,在抢救3个小时后,医生宣布孕妇抢救无效死亡。医院妇产科医生在3个小时的急救过程中,一面请"110"紧急调查李××的户籍,试图联系上其他家人;一面上报北京市卫生系统的各级领

导,得到的指示为:如果家属不签字,不得进行手术。法医鉴定结果:李××患双侧弥漫性支气管炎合并小叶性肺炎,继发重度肺水肿、急性呼吸窘迫综合征,最终出现呼吸循环衰竭而死亡。

问题:<u>本案中面对孕妇的丈夫拒绝签字的困境,医生该如何决策?</u>

回答:

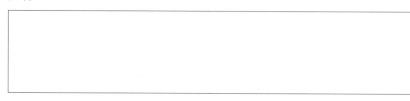

二维码 4-12　伦理分析

二维码 4-12

下面的外文案例资料描述的是一位女性患者因胃部疼痛到医院急诊,CT 诊断为腹主动脉瘤,医生建议立即手术。由于该患者从事特殊的职业,她担心外科手术会在其腹部留下瘢痕而影响她以后的工作,因此拒绝手术治疗。在生命危急的关头,外科医生在没有取得患者知情同意的状况下进行了手术。术后患者向医院索赔上百万美元。请通过此案例,讨论在临床中如何进行知情同意权和生命健康权的选择与权衡。

二维码 4-13　音频:Case 1: The surgery performed without the consent of the patient with an abdominal aortic aneurysm(录音者:曾恬)

【案例 4-9】　Case 1: The surgery performed without the consent of the patient with an abdominal aortic aneurysm

二维码 4-13

A woman enters the emergency room with stomach pain. She undergoes a CT scan and is diagnosed with an abdominal aortic aneurysm, a weakening in the wall of the aorta which causes it to stretch and bulge(this is very similar to what led to John Ritter's death). The physicians inform her that the only way to fix the problem is the surgery, and that the chances of survival are about 50/50. They also inform her that time is of the essence, and that should the aneurysm burst, she would be dead in a few short minutes. The woman is an erotic dancer; she worries that the surgery will leave a scar that will negatively affect her work; therefore, she refuses any surgical treatment. Even after much pressuring from the physicians, she adamantly refuses surgery. Feeling that the woman is not in her correct state of mind and knowing that time is of the essence, the surgeons decide to perform the procedure without consent. They anesthetize her and surgically repair the aneurysm. She survives, and sues the hospital for millions of dollars.

Question 1. <u>Is it ever right to take away someone's autonomy? (Would a court order make the physicians' decisions ethical?)</u>

回答：

Question 2. What would you do if you were one of the health care workers?
回答：

在临床诊疗中,我们需要首先将生命权和健康权摆在最高的位置上,但也要视具体情况具体分析。

(3)知情同意与医疗干预权。医疗干预权,又称医生干涉权,是在医学伦理原则指导下,医生为患者利益或他人和社会利益,对患者自主权进行干预和限制,并由医生做出决定的一种医疗伦理行为,属于特殊干预权。它主要适用于以下几种情况：

第一,在患者缺乏理智的决定,拒绝治疗会给患者带来严重后果的情况下。

第二,在讲真话会给心理承受能力差的患者造成沉重的精神压力,不得不隐瞒真相的情况下：讲真话很可能不利于诊治或产生不良影响这种特殊状况,允许医务人员在衡量患者情况后,可不告知对患者健康有害的信息。

第三,在面对丧失或缺乏自主能力的急危重症患者,又无法联络其法定代理人的情况下：当遇到危及患者生命的紧急情况时,如果拖延会给患者的生命安全造成威胁,医务人员可从患者的最高利益出发实施抢救措施,不需知情同意。但建议事后补充至少口头的知情同意。

第四,在为了他人和社会利益免受伤害,由医生决定对传染病患者施行隔离治疗,对少数精神病患者实施约束的情况。

总之,医生在特殊情况下可以充当代理人角色,使用和行使治疗特权,这在伦理学上可以得到支持和辩护。但是,医生治疗特权的行使需要医生的责任心作保障。

四、保密守信原则

1.保密守信原则的概念

保密守信原则是指医务人员在对患者进行疾病诊疗的过程中及患者康复后,均要保守患者的秘密和隐私,并遵守诚信的伦理准则。保密守信是指医务人员在医疗过程中不向他人泄露可能会造成医疗不良后果的有关患者疾病隐私的信托行为。此概念包含三个层面的内容：一是"患者疾病的隐私"；二是"不向他人泄露"；三是"医疗不良后果"。

2.保密守信的伦理条件

对患者隐私权的保护并不是无限制的、绝对的。

恪守保密守信原则需要满足以下伦理条件:

(1)保密守信的实施必须以不伤害患者自身的健康与生命利益为前提。

【案例 4-10】 医生是如实讲还是否认他得癌症?

一位 65 岁男性患者,向医生诉说自己长时间感到腹部持续性钝痛。检查证实患有转移性胰腺癌,6 个月内会死去。这位患者刚退休不久,他一生都忙忙碌碌。最近,他已制订了与妻子做环球旅行的计划。患者要求医生告诉有关他的疾病情况,医生感到十分为难。

问题:医生是如实讲还是否认他得癌症?

回答:

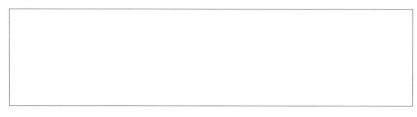

二维码 4-14 伦理分析

二维码 4-14

(2)保密守信原则的实施必须不伤害无辜者的利益。

【案例 4-11】 这一诊断能保密吗?

患者,男,35 岁,为一客车驾驶员,确诊为心肌梗死而住院。虽目前较稳定,但仍有心肌梗死发作的危险。患者希望医生不要把心肌梗死的诊断及可能的发作告诉他们单位,就说是一般的心脏期前收缩或心肌炎,否则会被单位辞退。医生认为这样做不妥,还是把实情告诉了他们的单位。

问题:这一诊断能保密吗?

回答:

二维码 4-15 伦理分析

二维码 4-15

(3)保密守信原则的实施必须不损害社会利益。

(4)保密守信原则的实施不能与现行的法律法规相冲突。

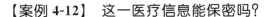

【案例 4-12】　这一医疗信息能保密吗？

刘某,男,46 岁,某地在逃连环杀人犯。为逃避当地警方通缉追捕,他不远千里来到了你的整形美容诊室,要求有"变性大师"之称的你帮他做变性手术,并承诺可以多支付三成的医疗费用,唯一的条件就是不能泄露他的病例资料。你满口答应了,并完美地完成了一系列的变性手术。在他离开诊室数日后,警方来到你的诊室,出示了他的照片,咨询他是否你的患者? 若是,要求查询他的病例资料。

问题:他的病例资料能保密吗?

回答:

二维码 4-16　伦理分析

二维码 4-16

3. 保密守信的内容

保密守信不仅指保守患者的隐私和秘密,即为患者保密,而且也指在一些特定情况下不向患者泄露真实病情,即对患者保密。此外,还包括保守医务人员的秘密。

随着移动科技的发展和患者需求的增加,众多医院已经为开展远程医疗做好了准备:90%的医疗机构运营者表示已有或正在建立远程医疗服务平台。此外,越来越多的患者使用可佩戴远程监测设备来记录他们的医疗信息,汇报给医生,以便监测病情和管理疾病。

远程医疗跨越地理障碍,能节约医疗成本,能提供更及时、更高效、更合理的医疗服务,特别是能为行动不便和容易感染的人群提供更人性化的服务。患者与家属的健康利益诉求将得到更充分的满足,人格尊严也能得到更全面的保护,在一定意义上必将改善未来医患关系的整体状况。但是,远程医疗的医疗信息与患者隐私保护将是未来医患关系中最为棘手的问题之一,需要得到足够重视。因为远程医疗过程中的保密守信原则若得不到有效的监管,在移动科技时代,患者医疗信息和隐私的传播速度势必将远高于以往任何时候,曝光区域也远大于传统意义上的区域,造成的恶劣后果也将更令人无法想象。若患者的健康利益和精神利益无法得到有效维护,医患关系自然受到直接影响。

4. 保密守信原则与讲真话

患者与医生之间的交流应当是诚实的,讲真话在临床实践中的应用是有条件的。施行保护性医疗制度,医务人员不向患者讲真话,而采用"善意的谎言和欺骗",这在道德上是允许的。

如何向患者讲真话是一门艺术,比如,可以让患者提前担心,利用恰当的语言向患者说一些具有鼓舞作用的建议,帮助患者对付坏消息,帮助患者度过消极阶段。讲真话需要在长期的临床实践中不断总结经验、积累和提高讲真话的艺术,帮助患者应付坏消息、度过消极阶段是讲真话中需要特别予以重视的。

在ICU,传递坏消息比传递好消息难多了,医生要让患者及其家属接受信息配合治疗,同时又不能让患者及其家属感到绝望。医生们要具有预见性,时刻把患者放在心里,下班也得把患者情况带着走,在微信群里随时关注自己的主管患者。若医生们对患者的病情没有预见性,那患者家属就会每天面对一个个坏消息。要让家属跟着医生做出正确的选择,医生肯定要比家属对疾病了解得多得多。危重病患者可能出现各种情况,医生要想在前面,预知他可能出现什么问题,提前制订治疗计划,提前告知家属,做好心理准备。

二维码 4-17　微课视频：
　　　　　　讲真话的伦理选择与行为艺术(授课教师：陈勰)

二维码 4-17

【案例 4-13】　医生应如何告诉患者真实病情?

患者,张某,男,19岁,高三学生。因突然发热到某医院急诊。体温 $38.9℃$,咽红,鼻塞,白细胞计数 $1.7×10^9/L$,其中中性粒细胞百分比 80% 。医生按感冒处理。因患者3天未退烧再来就诊,医生再开血常规,化验结果:白细胞计数降至 $6×10^9/L$,中性粒细胞百分比 76% ,发现白细胞中有极少数未成熟细胞,于是医生嘱咐患者3天后再做血常规化验。患者家长不理解,询问医生孩子究竟患的什么病,医生未回答。在患者家长再三追问后,医生冷冷地说:"不说吧,你们老问,还埋怨医生态度不好;说吧,要吓你们一跳,这种情况可以出现在白血病早期,现在还说不定。"听后,患者和家长惊恐不安,精神状况不佳。

问题:(1)患者及家长有无了解化验结果的权利?

(2)医生是否应告诉患者和家长上述情况?

(3)医生应该怎样做才是道德的选择?上述案例中医生的回答有无不妥?医生该如何回答患者家长的询问?请进行现场情景模拟。

回答:

二维码 4-18　伦理分析

二维码 4-18

第二节 临床诊断的伦理要求

一、询问病史的伦理要求

二维码 4-19 微课视频：
询问病史的基本要求（授课教师：陈鳃）

二维码 4-19

1. 举止端庄，态度热情

医生在询问病史时应举止端庄，态度热情，这样不仅可以使患者及其家属产生信赖感和亲切感，还可以使患者的紧张心理得以缓解，而且有利于患者倾诉病情、告知与疾病有关的隐私，从而获得全面而可靠的病史资料。

2. 言语得当，全神贯注

（1）言语得当。询问病史时要避免使用专业性强或晦涩难懂的术语，避免使用惊叹、惋惜、埋怨的语言，以防增加患者的心理负担。切忌使用生硬、粗鲁、轻蔑的语言，以免引起患者的心理反感，从而引发不必要的医患纠纷。

（2）全神贯注。在询问病史时，医生应精神集中而冷静，语言通俗、贴切而礼貌，这样可以使患者增强信心和感到温暖，从而有利于医生准确地掌握病情。

3. 耐心倾听，正确引导

（1）耐心地倾听。医生不要轻易打断患者的陈述或流露不耐烦的表情，要耐心地倾听患者的主诉，并善于综合分析。

（2）避免机械地听记。如果患者的主诉离题太远或患者不善于表达自己的病情，医生应巧妙地引导患者将话题转移到关于疾病的陈述上来，或针对患者的关键问题进行深入询问，避免机械地听记。

（3）避免有意识地暗示或诱导。医生要避免有意识地暗示或诱导患者提供其希望出现的资料，避免问诊走向歧途，以致造成漏诊或误诊。

（4）询问与疾病有关的隐私时，要首先向患者讲明问诊的目的、意义以及为患者保密的原则。

二、体格检查的伦理要求

1. 细致全面，不留疑点

医生在体格检查的过程中，要按照一定的顺序检查而不遗漏每个需要检查的部位和内容，不放过任何疑点。

【案例 4-14】 宫外孕患者因误诊误治而死亡

患者，王某，女，28岁，已婚。某晚因左下腹剧烈疼痛就诊于某医院，经门诊医生

笔记

诊断为"腹痛待查"而收治入院。当晚患者腹痛症状一直未见缓解,此时经普外科值班医生简单查体,凭经验诊断为"急性肠炎",并给予止痛、止泻等简单对症治疗,其后未再给予其他特殊监护措施。至次日凌晨1点,患者症状非但未见好转,反而有加重趋势,且患者出现了心率加快、呼吸急促、面色苍白、血压下降等情况。家属将医生叫醒,医生不耐烦地检查后,告知家属:问题不大,只需输液、消炎即可,嘱护士输500毫升5%葡萄糖加40万单位庆大霉素后,便又继续休息了。大约凌晨4点钟,患者突然出现病情急剧变化,血压严重下降,虽经极力抢救,但却未能奏效。患者死亡后,家属强烈要求进行尸检。尸检报告表明,王某为急性左输卵管宫外孕,因破裂导致大量失血,未及时止血而导致患者失血过多而致失血性休克,又因没有及时大量补液补血,从而导致患者死亡。后经该市医疗事故技术鉴定委员会鉴定,为一级医疗事故。

问题:请结合临床诊疗的基本伦理规范对该案例进行分析。

回答:

二维码 4-20　伦理分析

二维码 4-20

2.动作敏捷,手法轻柔

遇到疾病缠身、心烦体虚和焦虑恐惧的患者,医生应关心体贴,以减少患者的痛苦。检查动作要敏捷,手法要轻柔,检查敏感部位时要辅以适宜的语言转移患者的注意力,不宜长时间地检查一个部位或让患者频繁地改变体位,更不能动作粗暴,以免增加患者的痛苦。

3.维护尊严,尊重隐私

在体格检查时,医生的注意力应集中,要根据专业的界限依次暴露和检查一定的部位,在检查异性或肢体残缺患者时,态度要端庄,不允许有轻浮、歧视的表情或语言。遇到不合作或拒绝检查的患者,不要勉强,待做好思想工作后再行检查。

【案例 4-15】　带教老师应如何处理?

一组实习生(7 人,其中 2 名男生)跟随妇科老师到教学医院出门诊,当为一个女患者检查时,女患者不让实习生检查。老师说,实习生检查等于是我检查,你不让实习生检查,我也不查。结果,女患者愤而离院。

问题:此案例中哪些是医学事实,哪些是伦理学事实? 如果你是带教老师,你会如何处理?

回答：

二维码 4-21　伦理分析

二维码 4-21

三、辅助检查的伦理要求

二维码 4-22　微课视频：
　　辅助检查的伦理要求（授课教师：陈勰）

二维码 4-22

1.基于患者疾病诊查的实际需要

辅助检查要从患者所患疾病诊查的实际需要出发。如果简单检查能解决问题，就不必做复杂而危险的检查；如果少数几项检查能得出结论，就不必做过多的检查。有时为了做出及时、正确的诊断，在患者可以耐受的前提下，医生可能需要进行多项检查，也是可以理解的。

2.事先征求患者的知情同意

医生确定了辅助检查项目后，一定要向患者或家属交代清楚检查的目的和意义，让其理解并表示同意后再施行检查。尤其是一些比较复杂、费用比较昂贵或危险较大的检查，更应事先征得患者的理解和同意。

3.全面综合分析辅助检查结果

辅助检查能够为疾病的诊断提供重要的参考依据，使医务人员更深入、更细致、更准确地认识疾病，特别是一些疾病如癌症的早期，在没有明显症状和体征时，辅助检查有助于早期诊断和治疗。医务人员要注意将辅助检查结果同患者的病史、体格检查资料等综合分析，防止片面夸大辅助检查在临床诊断中的作用。

【案例 4-16】　错误的 X 线片导致骨折患者的误诊误治

赵某因车祸被送诊，骨科值班医生检查后怀疑骨盆骨折，开了骨盆平片拍摄申请单。放射科值班医生摄片时将 X 线片上的左右两铅字排放在与患者身体相反的位置上，由此出了一张骨盆骨折合并左侧骶髂关节脱落的报告。病区值班医生根据 X 线片诊断，立即对患者进行了左侧股骨髁上骨牵引。3 天后，主任查房发现患者右侧下肢反而比左侧短，且右侧骶髂关节处肿痛比较明显，摄片后发现患者是骨盆骨折合并右侧骶髂关节脱落，又做右下肢骨牵引，并将左下肢骨牵引拆除。

问题：此案例中患者赵某的痛苦应该由哪些医生负责？应该如何看待病区值班医生的行为？

笔记

回答：

二维码 4-23　伦理分析

4.加强科室间的配合协作

辅助检查分别在不同的医技科室进行,而不同的医技科室通常有自己的专业特长,医技人员应充分利用自己的专业特长主动开展工作,更好地为临床一线服务。临床医生与医技人员的目标应该是一致的,双方既要承认对方工作的相对独立性和重要性,又要相互协作、共同完成对患者的诊断任务。

【案例 4-17】　误将甲状腺乳头状腺癌诊断为双侧甲状腺乳头状腺瘤

1995 年 9 月,李某在某区医院被诊断为"双侧甲状腺乳头状腺瘤",并于当月 25 日接受了"双侧甲状腺次全切除术",术中和术后病理检查均对术前诊断予以确定。

2001 年 6 月 15 日,李某在北京中日友好医院被确诊为"双侧甲状腺乳头状腺瘤并淋巴结转移",该院决定对其进行"双侧甲状腺全部切除及右侧颈部淋巴结清扫术"。手术前为了解原发癌的部位,李某借阅了 1995 年在区医院的住院病历和手术病理切片,中日友好医院对其 6 年前的术中冰冻切片和术后蜡染片进行了重新诊断,发现原诊断严重错误,误将"腺癌"诊断成"腺瘤"。为证实最初诊断的正确性,李某又将 1995 年的病理切片送至中国医学科学院肿瘤医院申请专家会诊,诊断结果与中日友好医院一致,为"甲状腺乳头状腺癌",而非"甲状腺乳头状腺瘤"。

问题:病理诊断对临床明确诊断有何作用或影响? 医务工作者在进行辅助检查时应遵循哪些辅助治疗的道德要求?

回答：

二维码 4-24　伦理分析

二维码 4-24

第三节 临床治疗的伦理要求

一、药物治疗的伦理要求

二维码 4-25 微课视频：
滥用药物的伦理问题（授课教师：陈勰）

二维码 4-25

二维码 4-26 微课视频：
药物治疗的伦理要求（授课教师：陈勰）

二维码 4-26

1. 用药对症，适宜剂量

医生必须首先明确疾病的诊断，药物的性能以及适应证和禁忌证，然后尽量选择标本兼治的药物。如果疾病诊断未明确且病情较重，或者诊断明确而一时尚无可供选择的标本兼治的药物，可以暂时应用治标药物，以减轻病痛和避免并发症。但是，医生要警惕治标药物导致的对疾病的本质的掩盖，防止延误患者病情的判断及治疗过程中发生意外。

医生在对症用药的前提下，要因人而异地掌握药物剂量。由于用药剂量与患者年龄、体重、体质、重要脏器的功能状况、用药史等多种因素有关，医生应了解患者的具体情况，努力使用药量既在患者体内达到最佳治疗量，又不至于发生药物的蓄积中毒，以免给患者带来远期危害。

2. 配伍合理，观察细致

在联合用药时，合理配伍可以提高患者抵御疾病的能力，也可以克服或对抗一些药物的副作用，从而既使药物发挥更大的疗效又使药物的毒副作用减少。要达到合理配伍，首先要掌握药物的配伍禁忌，其次要限制药味数，否则，滥用联合用药，药物的拮抗作用既可能给患者带来近期危害，也会对其日后的治疗造成负面影响。

在用药过程中，无论是联合还是单独用药，都应细致观察，了解药物的疗效和副作用，并随病情的变化调整药物剂量及种类，以取得良好的治疗效果和防止药源性疾病的发生。用药中如不细致观察，或在观察中发现问题却不及时采取措施，都是不符合临床治疗伦理要求的。

【案例 4-18】 药物治疗的双重效应

患者，女，34 岁，因终末期肾衰竭行肾移植手术，术后进行免疫抑制和抗排异反应治疗，遵医嘱一直服用泼尼松。用药一段时间后，患者出现声音变粗，喉结增大，长胡须，向心性肥胖，且感觉头昏、眼花、头痛，遂到医院检查。检查结果：血压增高（150/100mmHg），血糖增高（9.6mmol/L）。医生说：你的身体形象改变及高血压、高血糖，是长期服用泼尼松的副作用和并发症，需要对症处理。

问题：医生既然知道服用泼尼松有这么多的副作用和并发症，为什么仍给患者使用？医生是否违背了临床药物治疗的相关伦理要求？

笔记

回答：

二维码 4-27 伦理分析

二维码 4-27

3.公正分配,节约资源

在用药物治疗时,医生应在确保疗效的前提下尽量节约患者的费用。进口药、贵重药数量少、价格高,使用这些药物时要本着公正分配、公平处理的原则,根据病情的轻重缓急等进行综合权衡。

4.接受监督,严守法规

医生在用药的过程中,应随时接受护士、药剂人员和患者的监督,以便尽早发现不当或错误的处方及医嘱。

在用药治疗中,医生要严格执行我国《中华人民共和国执业医师法》第二十五条规定,使用经国家批准使用的药品、消毒剂,严格遵守国家制定的《中华人民共和国药品管理法》《麻醉药品管理条例》《医疗用药、限制性剧药管理规定》等法规,除正当治疗外,不得使用麻醉药品及毒副反应大的药品。

【案例 4-19】 滥用抗生素的不良后果

据某市药学研究所药物不良反应调查组对该市四所聋哑学校、耳鼻喉研究所康复室、聋哑儿童门诊部病儿中的 1039 例聋哑患者调查发现,因应用氨基糖苷类抗生素引起聋哑者有 618 人,占 59.5%。其中,20 世纪 70 年代出生的 719 人中,药物致聋的有 422 人,占 58.7%,这些人中因链霉素致聋的有 217 人,占 51.4%;多种抗生素联合致聋的有 139 人,占 32.9%,以链霉素和各种抗生素联合用药中毒的比例最大。20 世纪 80 年代出生的 320 人中,药物致聋的有 196 人,占 61.3%,这些人中庆大霉素中毒的有 90 人,占 45.9%;多种抗生素联合致聋的有 63 人,占 32.1%。20 世纪 80 年代以庆大霉素及联合用药最为突出。严格掌握氨基糖苷类抗生素的适应证,已成为临床和门诊诊疗中亟需关注的重要问题。

问题:请通过本案例分析滥用药物的原因及药物治疗的伦理道德要求。

回答：

二维码 4-28 伦理分析

二维码 4-28

笔记

二、手术治疗的伦理要求

二维码4-29　微课视频：
手术治疗的伦理要求（授课教师：陈勰）

二维码4-29

1.手术的特点

（1）损伤的必然性。任何手术都会不可避免地给患者带来一定程度的损伤或破坏，导致疼痛、功能受限、器官缺损、形态变异等，这些损伤有些是暂时的、可逆的，有些则是永久的、不可逆的。手术损伤的程度一方面取决于病患的性质、病变部位、患者的身体状况；另一方面取决于医务人员的技术水平、道德素养、责任心和手术条件等诸多因素。

（2）技术的复杂性。手术的技术性强，复杂程度高，手术医生与患者之间需要密切配合。手术医生的技术水平如何，手术中患者的配合是否默契，术后的观察是否及时、细致、全面等，都会直接影响到手术的疗效。随着现代医学科学技术的发展，外科手术也越来越向高、精、尖、微、细、便捷等方向发展，对麻醉医生和手术医生的技术水平、敬业精神、责任心等相关要求也越来越高。

（3）过程的风险性。由于病情的多变、患者的个体差异以及人体许多未知因素的存在，任何手术都具有一定的风险，尤其是对危重、疑难病症患者的手术，其病情复杂，变化快，风险更大。一旦发生意外，将给患者造成严重损伤，甚至危及生命。因此，承担手术的医务人员肩负着关系到患者生命的重大责任。

（4）患者术前、术中特殊的心理状态。接受手术治疗的患者大多存在紧张、恐惧、焦虑等心理，有些患者由于对手术缺乏了解，害怕麻醉、担心手术出现意外，紧张、恐惧、焦虑心理会更为严重，这些皆成为手术治疗的不利因素。

2.术前准备的道德要求

（1）术前准备的道德要求

第一，严格掌握指征，手术动机纯正。医务人员应根据患者的病情和手术特征，对手术治疗与非手术治疗、创伤代价与效果进行全面的权衡。

第二，确保患者知情同意。在手术治疗前，必须得到患者及其家属对手术的真正理解和同意。这是对患者基本权利的尊重。医务人员要向患者及家属认真分析病情，客观介绍手术治疗和非手术治疗的治疗效果和代价。鉴于手术治疗具有的风险性和创伤性，医务人员应以实事求是的态度、高度负责的精神，介绍和分析手术的有关情况，充分尊重患者的选择，保护患者的利益。患者及家属知情同意后，需签订同意手术的书面协议，签订协议是患者及家属知情同意的客观形式，表明患者及家属对医务人员的信任和对手术风险的理解。

第三，共同商定，认真制定手术方案。手术应由经验丰富的医务人员主持，根据疾病性质、患者的具体情况制定一个安全可靠的手术方案。麻醉医师应在认真检查患者、详细了解病史和有关情况后，参与手术方案的讨论，并根据手术需要和患者的具体情况，选择最佳的麻醉方法，以保证手术的安全进行。要充分考虑麻醉和手术过程中可能发生的意外，并制定出相应的应对策略。

笔记

第四，帮助患者做好全面的准备。医务人员要帮助患者在心理上、躯体上做好接受手术治疗的准备。

（2）术中的道德要求

第一，严密观察，处理得当。麻醉医生要为患者提供无痛、安全、良好的手术条件，以配合手术医生完成手术治疗；还应运用自己掌握的监测、复苏等相关知识和技术，对患者进行认真细致的观察。一旦观察指标出现异常，麻醉医生要及时冷静地处置，并将情况及时告诉手术人员，以便相互配合，排除险情，消除异常，保证手术的顺利进行。

【案例4-20】　错将需做扁桃体摘除手术的患者推上了心脏手术台

某城市的一所医院，收入一先天性心脏病患儿，准备做手术，但该院无人能承担该手术。为了提高医院的影响力和档次，从省城请来具备资格的名医生主刀。此日儿科除该手术外，还有另一病童做扁桃体摘除手术。结果在心脏手术台上，主刀医生发现该患儿胸廓正常，但仍继续手术；开胸后发现心脏外形正常，但还是切开了左心室，至此才发现错将扁桃体摘除的患者推上了心脏手术台。

问题：请从医学伦理学的角度谈谈你对此案例的看法。

回答：

二维码4-30　伦理分析

二维码 4-30

第二，认真操作，一丝不苟。在手术过程中，医务人员要始终坚持严肃认真、一丝不苟和对患者生命负责的态度进行手术。手术者对手术的全过程要有全盘考虑和科学安排，手术操作要沉着果断、有条不紊。对手术中可能发现的意外应做好思想上、技术上和客观条件上的准备，一旦遇到问题，要大胆、果断、及时地处理。对意识清醒的手术患者，医务人员还要经常给予安慰，定期告知手术进展情况，医务人员在术中讨论病变情况时，也应注意方式方法，避免给患者造成不利影响。

【案例4-21】　阑尾炎合并胃穿孔患者的漏诊隐患

陈某，40岁，农民。以急性阑尾炎收入某县医院，普外总住院医师检查了该患者的右下腹，认为急性阑尾炎诊断无疑，并给手术室开了手术通知单。术前，该医生让在该病房实习的学生检查患者，并要求在术后完成大病历。几个实习生通过问病史和体检，发现患者先上腹痛后转移至右下腹痛，且右下腹有轻度压痛和反跳痛，这些都像急性阑尾炎的征象。但是，患者除右下腹痛以外，上腹仍有些疼痛，而且上腹有

笔记

112

轻度压痛和肌紧张,追问患者有胃病史,故而更像胃穿孔。学生将此看法报告给总住院医师。然而,总住院医师没有复查患者便说:"阑尾炎我见多了,诊断没有问题,准备上手术吧!"无奈,两个实习医生随他上手术台,其余在台下观看手术,右下腹切口暴露出阑尾炎,发现阑尾充血,同时还发现肠管间有一些食糜,证实了学生当初的怀疑。于是,总住院医师切除阑尾并清洗腹腔后关腹,然后又在上腹切口暴露出胃,发现胃的后部有一个穿孔,仅将穿孔缝合,清洗后关腹。术后,总住院医师组织学生对该病例进行讨论时说:"患者先有胃穿孔,食糜从穿孔流到右下腹,由于化学刺激导致阑尾发炎,患者虽有胃穿孔,但阑尾炎的诊断并没有错。"

问题:你认为此案中总住院医师的诊疗行为有无不妥? 请进行相应的伦理分析。

回答:

二维码 4-31　伦理分析

二维码 4-31

(3)术后的道德要求

第一,严密观察病情。由于患者机体刚刚经历创伤,处于虚弱状态,病情不易稳定。医护人员要密切观察患者病情的变化,若发现异常,应及时处理,尽量减少或消除可能发生的意外。

第二,努力解除患者的不适。患者术后常常会出现疼痛等其他不适症状,医务人员应体贴关心,尽力解除患者躯体的不适,同时给予其精神上的安慰。

【案例 4-22】　患者术后出现院内感染该如何处理?

患者郑某,男,35 岁,因左膝关节半月板损伤在某区医院骨科准备手术,与因外伤致截瘫的王某同住一病室。郑某的手术比较顺利,但与他同屋的王某却在郑某的术后第二天臀部出现疖肿。又过两天,王某的疖肿化脓,细菌培养为凝固酶阳性金黄色葡萄球菌。当郑某的手术切口拆线时,伤口出现感染,于是郑某提出是主管医生给王某换药后不洗手,立即检查他的伤口造成的,并认为是医疗事故。主管医生认为手术切口感染属于临床上的常见并发症,并且术前已向家属作了交代,不属于医疗事故。故而,医患之间发生了医疗纠纷,并很快反映到该院医务科。医务科出面调查调解,并对手术切口感染进行细菌培养,结果也培养出凝固酶阳性金黄色葡萄球菌。于是,医务科答应减免郑某的一部分医疗费用和给予一次性营养补助,并保证让其住院至伤口愈合后再出院,至此医疗纠纷才得以平息。

问题:在此案例中,哪些属于临床诊疗中的医学问题,哪些属于诊疗中的伦理问题? 请进行伦理分析。

笔记

回答：

二维码 4-32　伦理分析

二维码 4-32

（4）手术治疗的特殊问题的道德要求。在临床诊疗中，医务人员应该尊重患者的自主权，患者有询问了解病情，接受、拒绝或选择治疗方案的权利，但如果这种拒绝有可能危及患者自身健康甚至生命时，医务人员应当根据具体情况，耐心解释，并采取积极的应对措施。主要情况有：第一，对不具备自主选择能力或丧失自主选择能力的患者，医务人员可以通过征得其监护人（家属）的同意而进行手术；第二，对有选择能力的患者，应视具体情况而定。对于非急诊手术，应先弄清楚患者拒绝的理由，然后针对原因，开展细致的工作，包括劝说、解释、陈述利害，若仍无效，则应尊重患者的选择，放弃或暂时放弃手术，代之以患者可以接受的其他治疗方案，同时做好详细记录，并让患者签字。

对于急诊患者而言，当手术是抢救其唯一可行的方案时，可以不考虑患者的拒绝，在征得其家属或单位的同意后，立即进行手术。这样做虽然有违当事人的意愿，但却遵循了救死扶伤的医学人道主义精神，因此也是符合伦理道德要求的。

【案例 4-23】　医生坚持为喉梗阻患儿手术治疗

一对夫妇抱着刚满周岁的喉梗阻患儿到医院求治，患儿呼吸困难，医生决定马上做气管切开术，但患儿父母坚决拒绝，医生对其进行了简要解释，并劝其同意手术。

问题：若患儿父母仍不同意手术，欲抱着小孩离去，医生在道德上有无权利和义务进行阻止？若医生眼看着患儿父母抱小孩离去，对医生怎样评价？某主任医师杨某看到患儿情况危急，不顾患儿父母反对，在未手术签字的情况下，毅然进行手术，患儿得救了。孩子父母感激涕零。应如何评价杨大夫的行为？

回答：

二维码 4-33　伦理分析

二维码 4-33

笔记

三、其他治疗的伦理要求

二维码 4-34　微课视频：
　　其他治疗的伦理要求（授课教师：陈飚）

二维码 4-34

1. 心理治疗的道德要求

（1）要充分满足患者的心理需要。第一，需要被尊重、被认识、被接纳。医务人员不仅应当礼貌、热情地对待患者，而且还应当主动帮助他们在新的环境中建立和谐的人际关系；对待有精神症状或心理障碍的患者，应当尊重他们的人格，不可歧视、辱骂。第二，需要了解病情及医院制度等情况。医务人员在确认医疗信息对患者有利无害时，应当尽量满足他们的要求，以利于患者放下思想包袱，积极配合治疗。建立良好的医患关系，是心理治疗的基础。与有心理问题的患者建立良好的医患关系，存在诸多困难。面对或狂躁易怒，或沉默不语的患者，医务人员要有一定的耐心，要更多地关怀、同情他们。对情绪激动的患者需冷静地同他们交谈，不能粗暴制止；对不善于表达的患者应当耐心启发，因势利导。

（2）选择适宜的心理治疗方法。要正确使用心理治疗的方法，保证其治疗效果。心理治疗有许多方法，对一般患者主要是通过言语交谈和咨询去改善其心理状态。对较为严重的心理疾病还要运用心理测量、行为矫治、重建人际关系、改变知识能力等方法。在心理治疗中，无论运用什么方法都应当严格遵循科学规律，切忌滥用错用，否则会给患者造成不利影响。

（3）心理治疗的保护性措施。在心理治疗过程中，由于患者的个体差异及病情程度的差异，加之患者情感及情绪变化，有些患者容易对生活失去信心，甚至会出现自残或自杀的情况。为此，患者在接受心理治疗时，医生应当洞察患者的情绪变化，预测患者的心理状态，以便及时采取必要的安全应对措施。另外，在心理疾病中，多数患者发病都会涉及一定的家庭环境及社会背景，有些不愿意让他人知道其个人隐私，医务人员在了解患者的社会关系背景及隐私信息后，应当尊重患者的意愿，为患者保守秘密。

（4）心理治疗的针对性要强。由于患者患病程度及种类不同，年龄、性别、文化、职业、家庭等方面存在差异，医生在对患者进行心理治疗时必须区别对待，要针对患者的具体情况及个性特征制定不同的治疗方案，因人而异进行有针对性的心理治疗。

（5）创造有利于心理治疗的环境。第一，客观环境的创造，包括患者治疗的环境和休养的环境。要求医院应该优美、清洁、安静；病房布置应当在空气、美化、色调、音像等诸多方面照顾到患者的需要。第二，社会交往环境的创造，包括医患关系、患者之间的关系、患者与亲属之间的关系是否和谐都会直接影响到患者的心理状态。医务人员除了应努力同患者建立起和谐的医患关系外，还应努力帮助患者建立起和善、友爱的患患关系及其同亲属之间的关系。

【案例 4-24】　心理医生是否可以在给患者进行心理治疗的同时录像？

　　一位心理医生计划在给患者进行心理治疗时录像，一方面是为了积累科研资

笔记

料,另一方面是为了教学使用。但是,如果让患者知道此事,势必将影响其心理状态而不利于治疗,也不利于科研的准确性和教学录像的质量。

问题:这位心理医生是否应该让患者知道录像的真相?

回答:

二维码 4-35

二维码 4-35　伦理分析

2.膳食营养治疗中的道德要求

(1)保证膳食营养的科学性和安全性。第一,为保证膳食营养的科学性,运用膳食营养方法治疗某些特殊疾病时,医务人员应对患者的膳食和营养制定特殊标准,根据患者病情要求计算饮食的营养价值,配置合适的食谱,开出科学的营养处方。第二,为确保膳食营养治疗的安全性,应明确规定进行膳食治疗的患者须用特备餐具,标签上注明病房、床号及姓名,避免出现差错。炊事员要根据处方加工烹调各类主副膳食,除了保证营养素在烹调过程中减少丢失外,还要严格执行食品卫生制度。

(2)创造良好的进餐环境和条件。干净、舒适、优美的进餐环境,会给患者带来美好的心理感受,可以增进患者的食欲,提高膳食营养的治疗效果。因此,医务人员要努力消除引起患者不愉快、不利于进餐的外界因素,尽力为其创造良好的进餐环境。

(3)尽量满足患者的饮食习惯和营养要求。我国地域广大,民族众多,不同地区和民族的饮食习惯不同。因此,在不影响患者治疗的情况下,医务人员应尽量满足患者的饮食习惯,特别是尊重少数民族的饮食习惯。由于患者的年龄、性别、病情的差异,营养要求也应各不相同,医务人员要尽量满足不同患者个性化的营养需求。

第四节　临床急救的伦理要求

一、临床急救工作的特点

二维码 4-36

二维码 4-36　微课视频:
　　　　临床急救的伦理要求(授课教师:陈勰)

由于急救工作面对的是因车祸、外伤、灾害、急性病发作等导致的急危重症患者,患者病情变化急骤,带有突发性,大部分患者发病急,病情变化迅速,症状明显,痛苦严重,求医心切,必须及时实施救治。因此,临床急救工作的任务决定了其不完全等同于医院急诊科的急救,其特点是:

1.平时有应急准备,医务人员时刻坚守岗位

多数情况下,急救来诊时间、病种、病情危重程度都难以预测。因此,临床急救科室平时有应急准备,人员坚守岗位。

2.工作量大、难度高和责任重

急诊抢救工作繁重,患者病情复杂多变,救治难度大,疾病谱较广,涉及多个系统、多个器官,经常需要多学科、多科室专业医务人员的协同抢救才能取得成功。

3.既要尊重患方的自主性,又要以新的生命观为指导

对急诊患者进行诊治原则上不需要知情同意。但若患者意识清醒、家属在场,可以考虑尊重患方的自主性,进行简要的知情告知,以避免急诊患者家属在患者抢救无效时情绪波动较大,一时难以接受负性消息,认为医生抢救不及时、工作不到位所致。当然,前提是对患者的紧急救治能得到保证。

【案例4-25】　孕妇丈夫拒绝签字,医生联合签字后手术救人

《北京青年报》2008年1月29日报道:2008年1月11日下午3时,27岁的孕妇Z在浙江某医院准备接受剖宫产。两小时后出现弥漫性血管内出血症状。Z此前有流产经历,子宫受到过创伤,因此院方决定进行子宫切除手术,否则极易导致孕妇死亡。但Z丈夫不肯签字。晚上7时Z流血不止。医院请示县卫生局,得到的明确指示是:"抢救患者,尽我们职责。"因Z丈夫仍然拒绝签字,常务副院长、抢救小组组长决定:生命高于一切,家属不签字,主治医生联合签。卫生局副局长W也赶到现场,对医生说:"全力抢救,我做你们的后盾。"当晚8时,妇产科主治医生W、K在手术告知书上签字,并对Z进行手术。至12日凌晨2时,Z的病情趋于稳定。

主治医生签字救患者一事在卫生系统和社会上存在争论。有的医生认为,即使手术抢救了生命,也应该征得家属签字同意,否则就是"违规"。但更多的医生不同意这种看法,他们认为:生命应当高于一切。卫生局副局长W说:"作为医生,对待生命只能负起责任,不能回避。更何况,我们所有的法律和条例都是建立在以人为本、尊重生命的基础之上的。因此该医院医生敢于签字对生命负责,尽管行为有点非常,但希望能得到社会的理解和尊重。"

问题:

(1)当患者生命危急,不抢救必定死亡,而家属由于某种原因不同意、不签字时,医生应该怎么办?

(2)此案中医生不顾家属反对,决定给患者做手术,这样做对还是不对? 理由是什么?

(3)该院医生这样做是否违反了有关施行手术、特殊检查或特殊治疗时必须取得患者或家属同意签字的条例? 当程序(条例、规定)妨碍医生去抢救危急患者生命时,医生应该怎么办?

回答：

二维码 4-37

二维码 4-37　伦理分析

二、临床急救的伦理要求

1.争分夺秒地抢救，力争使患者转危为安

参与抢救的医务人员必须确立"时间就是生命"的急救伦理理念，增强工作责任感、紧迫感，行动迅速敏捷，分秒必争，全力以赴开展工作。

【案例 4-26】　局麻"生剖"紧急救出宫内缺氧胎儿

2017 年 9 月 18 日，怀孕 37 周的准二胎妈妈苏女士一如既往地前往南方医科大学珠江医院产检。历次产检都显示一切正常，但当天胎心监护结果却让医生脸色大变，说胎儿不行了，立马安排她入院接受急诊手术。

无亲人陪护、无住院手续、无缴费的苏女士还没反应过来状况有多么紧急，十多名各科医护人员已在手术室待命。时间紧迫，二胎妈妈自行签字，医生只能用最浅表的麻醉方法，接近"生剖"取出她的腹中胎儿。此时，距离她做胎心监护的时间只过去半小时，孩子爸爸甚至还没来得及赶到医院。

原来，胎心监护显示胎儿心率是异常凶险的正弦波形，提示胎儿严重宫内缺氧。出生后发现脐带扭了 37 圈，羊水已被胎粪污染。所幸宝宝出生评分接近满分，十分健康。有多年经验的妇产科专家感叹，有此结果，多亏手术及时、妈妈勇敢、宝宝命大。

（摘自 http://mp.weixin.qq.com/s/KIPmyfn8m2ytzpKh4Ztvsw 怀到 37 周医生突然说胎儿不行了！二胎妈妈自行签字，局麻"生剖"，忍受 40 级阵痛救回孩子）

2.勇担风险，团结协作

参与抢救的医务人员必须勇担风险、团结协作，积极配合完成抢救任务。一旦发生意外，要积极抢救，不能推诿扯皮，不能推卸责任，不能只考虑个人得失、患得患失、犹豫不决，或找借口敷衍应付，以致延误时机。

【案例 4-27】　温州医科大学附属第一医院团队支援温州市龙湾区
第一人民医院成功救治突发羊水栓塞产妇

2017 年 11 月 22 日晚，温州市龙湾区第一人民医院一产妇突发羊水栓塞。随着一声尖叫，产妇随即出现抽搐、意识丧失、血压骤降、阴道持续大量不凝血等症状。

医院迅速启动了孕产妇应急预案,上报妇幼保健所,19点30分电话联系温州医科大学附属第一医院产科主任张文森求助,电话中描述:产妇在胎儿头部娩出过程中发出惊叫,并立刻陷入昏迷,短短几分钟已出血3000ml。凭借多年的经验,张文森主任当即做出判断:必是羊水栓塞无疑! 她深知情况凶险,立刻动身赶往现场。在车上,她通过电话场外指导抢救用药、输血及手术;另一边,通过温州医科大学附属第一医院总值班,第一时间联系医院麻醉科副主任熊响清赶赴龙湾区共同协助救援。手术中,产妇的子宫已切除一部分,但仍在大量出血。熊响清立即进行桡动脉穿刺,以实时监测血压,针对产妇情况运用各种血管活性药物、自体血回输,在基层医院血制品不足、患者严重失血性休克的情况下维持生命体征平稳,延长救治时间。时间紧迫,张文森立刻走上手术台,继续将子宫完整切除。抗休克,抗过敏,纠正凝血功能紊乱,防止心、肺、肾等脏器功能衰竭,连续输注血浆、红细胞悬液、血小板、纤维蛋白原、冷沉淀,强心利尿……输血科医生随时核对、观察,以免患者发生输血反应;止血,升压,纠正休克和代谢失调……产妇的情况逐渐稳定下来,但仍有血管在出血。大量出血使血管变得模糊不清,尤其是盆底深部的出血使本已基本稳定的产妇情况又有恶化可能。还在手术台上的张文森当机立断,指挥现场医护人员立即联系温州医科大学附属第一医院血管外科副主任黄景勇。黄景勇接到电话二话没说,用最短的时间赶到支援,他找出了盆底深部的动脉血管迅速结扎,成功止血。经过5个小时的紧张抢救,输注血制品、补液共7000ml,输注红细胞悬液21U、冷沉淀6U、血小板10U、凝血酶原复合物800IU、纤维蛋白原4g……产妇终于从死亡线上被拉了回来。

(摘自 https://m.sohu.com/n/524464246/产妇遭遇"超典型"羊水栓塞! 温州两家医院联手成功抢救)

3. 满腔热情,重视心理治疗

医务人员要满腔热情地救治患者,但同时也可从患者至上原则出发,在家属同意的情况下,尽力减轻患者痛苦的折磨,不只求延长毫无意义的生命,也要及早解除家庭的经济负担和精神负担。对少数不能理解的患者家属,要从患者的痛苦和社会的整体利益出发,做好解释工作,不能草率地停止抢救工作,以免引起医疗纠纷。

4. 全面综合考虑,维护社会公益

医务人员应从社会公益出发,向患者家属、单位、医院法人及时报告患者的病情、诊治措施、经费支出、预后等情况,在征得患者家属的同意后,及时调整抢救方案,更加合理地使用卫生资源,节约贵重药品的使用等。

三、急诊和危重病患者治疗中的道德要求

1. **基本道德要求:充分、全力、周到、审慎**

抢救危重病患者的主战场重症监护室(ICU)是患者的最后一次机会,是离开这儿送到太平间,还是转到普通病房继续治疗。此时对医生的要求就是充分、全力、周到、审慎。"充分"是充分评估疾病危急状况与进行抢救准备,"全力"是全力投入急诊和危重病患者抢救工作,"周到"是周到实施急诊和危重病患者治疗,"审慎"是审慎应对各种并发症。

【案例 4-28】 大年三十送进 ICU,半小时就紧急上了 ECMO

患者,王某,57 岁,身材壮实,在社区医院配了抗生素,吃了不见好。2018 年 2 月 15 日 16:16,出现胸闷气急,在家属陪伴下到某医院滨江院区急诊。急诊预检发现患者血压极低,几乎测不到,立即转入急诊抢救室,患者氧饱和度很低,呼吸窘迫,口唇发紫,血饱和度还在下降,马上紧急气管插管,上呼吸机。插管成功后,患者气道里涌出大量白色稀薄痰液。其他指标也非常糟糕:心肌酶谱异常,心电图检查示左边身体几乎测不到心跳,心脏收缩功能下降,EF<30%(指心室射血分数,正常值在 50% 以上),胸部 CT 检查显示右肺下叶炎症。初期怀疑为心肌梗死,立即做心内科检查,排除心肌梗死和肺动脉栓塞。诊断为急性暴发性心肌炎,首先考虑病毒感染引起,病毒性肺炎;多脏器功能衰竭(循环、呼吸和肾)。此时患者已上呼吸机,用上最高浓度的氧、极量的肾上腺素。即使这样,还是维持不住正常的氧饱和度和血压。患者连出抢救室做 CT 检查的条件都没有。出抢救室就可能救不回来。

18:00,紧急送入综合 ICU。28 分钟后,上 ECMO,全力抢救。患者进入 ICU 半小时就上 ECMO(V-A ECMO,主要用来支持心脏功能),一方面是情况非常紧急,不上 ECMO,直接面临死亡;另一方面,患者家属十分信任医生,高度配合,家属说,不管花多少代价都要把患者救回来。

19:00,ECMO 成功建立。使用镇静、抗病毒、强心、神经保护等治疗,但还是没有恢复正常心跳,监护仪上显示心跳线呈蠕动状,根本没有自己的心跳。患者身体底子还行,但有高血压病史。其父亲 30 多岁离世的原因怀疑是心源性猝死。现在患者心跳一直呈蠕动状,医生一边做心肺复苏,一边除颤,一边上 ECMO,建立体外心肺循环,重建心脏泵功能。再用呼吸机支撑,生命算是短时间稳住了。

该医院综合 ICU 黄曼主任医疗组好几个医生在患者床边忙碌,有的轮流做心肺复苏,有的飞快调整 ECMO 数据,黄主任本人拿着除颤仪给患者除颤,直到心跳稳定。

2.患者进入 ICU 的遴选次序

①医学上已被判定为注定不久即死亡者;②病情并不严重,在非 ICU 病房即可恢复者;③要恢复或获得抢救成功就必须在 ICU 治疗者。其中第③组患者是在道德上的优选组,即可被"公正"或保险部门接受的应该进入 ICU 的人。

【案例 4-29】 医务人员对患者抢救不及时引发的医患矛盾

患者,李某,女,17 岁。某晚,急性发病,昏迷、高热、抽搐、白细胞总数明显增加,住进某医院抢救室。医生诊断为"癫痫大发作",并判断她的生命难以延续 24 小时。其父母心急如焚,坐在病床前近一个小时不见医生和护士,此时患者已被插管和输氧并输液(5% 葡萄糖)。家属见情况一直未见好转并有加重的趋势,遂到医生办公室,但没有找到医生,来到护士站才看到主治医师正在和护士聊天。家属请求医生能否请有关专家或上一级医生给予进一步会诊,并适当调整治疗方案。医生斜身答道:"她是癫痫,很危重,我们已经采取了各种措施,回去为患者做好后事准备吧。"家属更加焦虑,又向医生提出请求:"您能否再根据病历把诊断和治疗情况给我们介绍得详细一些?"值班医生回答:"这里有很多医学专业知识,说了你也听不懂。"随后值班医生仅简单观察了一下患者病情后便回到休息室,未再作任何其他处置。第二天凌晨,患者离开人世,家属悲痛不已,情绪失控,指责医生对患者不负责任,并欲提起诉讼。

问题:此案中医务人员的行为是否违背了临床急救工作的相关伦理要求?

回答:

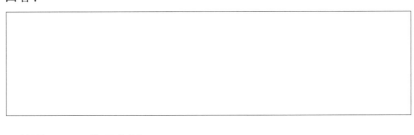

二维码 4-38　伦理分析

二维码 4-38

总之,患者的生命权和健康权应该高于一切,医生要准确判断患者在危急时刻是否需要抢救,必要时可以行使医生干涉权以挽救患者生命。

第五节　临床治疗的伦理决策

一、临床治疗的伦理难题

1.临床伦理难题的内涵

在临床诊疗实践中,医务人员从不同的医学伦理价值观出发,可以合乎逻辑地形成两种甚至两种以上的不同程度冲突和矛盾的诊疗道德义务,从而出现临床伦理难题(Clinical Ethical Dilemma)。临床伦理难题又被称为临床诊疗道德难题或医德难题。

临床医生在通常情况下进行的诊疗伦理决策,可能是在并不矛盾的两种甚至多种行为方案中进行选择,但面对临床伦理难题进行诊疗伦理决策时,就需要在相互矛盾且又分别合理的方案中进行选择。

2.临床伦理难题的特征

(1)临床伦理难题不仅仅是"两难"选择,而且可能是"多难"选择。在某种行为情境中,不仅可能存在一对相互矛盾的善的行为方案,而且可能存在多对相互矛盾的善的行为选择。

(2)临床伦理难题不同于一般难题,也不同于一般伦理难题。临床伦理难题不同于一般的伦理难题,主要是由于诊疗行为的特殊性,而诊疗行为的特殊性又在于其服务对象的特殊性及其治病救人的道德特点。

笔记

3.临床伦理难题的产生原因

临床伦理问题是基于医生在诊疗过程中的利益冲突、伦理难题和不同价值观等而产生的。临床诊疗伦理决策以事实为基础,包括患者的病情、意愿、医疗保障条件及其经济状况,医院的设备和医生的技术水平等。临床诊疗伦理决策的依据包括道义论、效用论和美德论等伦理理论基础,以及尊重原则、有利原则、不伤害原则和公正原则等临床诊疗原则。

产生临床伦理难题的根源是由医患双方利益的复杂性所决定的,一方面是医患关系的复杂化;另一方面是医患利益的多元化。如何协调医方和患方之间的利益冲突,如何统一医疗卫生机构的经济利益和社会效益,是导致临床伦理难题产生的主要因素。

二、临床治疗的伦理决策

1.临床决策的内涵

临床决策(clinical decision)是医疗活动的核心环节,指临床医生根据临床专业理论和经验,经过调查研究和科学思维提出疾病的诊治方案。

临床医生在诊断治疗疾病时,通常需要在多个诊疗方案中进行选择。临床决策既是一种技术决策,也是一种伦理决策。临床决策是指临床医生根据国内外医学科学的最新进展,提出临床决策方案,并与传统方案进行全面比较,充分评价不同方案的风险及利益之后,选取一个最佳方案进行实践的过程。依据临床诊治决策目标,取得疗效最好、费用支出最少和风险与痛苦最小原则,成为决策者必须遵守的要件。

2.临床决策的基本环节

决策是指根据行为的目标,拟定多个可行方案,从中选出达到目标的最佳方案。临床决策需要根据确定的诊疗目标,拟定多个诊疗行为方案,然后从中选出达到最佳诊疗效果的方案。因此,临床决策既是一种诊疗行为,又是一种思维方式。

一个完整的临床决策,通常包括决策前的提出问题、搜集资料(如问诊、体格检查和必要的实验室检查)、预测未来、确定目标、拟定备选方案、分析评估和择优、实施中的控制与反馈,以及必要的追踪决策等基本环节。

3.临床决策中的伦理问题

临床医生在善与恶的诊疗行为中进行伦理决策并不困难,但是要在两种相互矛盾的善行中进行伦理抉择时会面临挑战。

在医疗领域市场化倾向日趋严重、高新技术临床应用日益普及、医疗保险全民覆盖、患者群体对医疗效果呈较高期待和医疗法律制度逐步完善等情况下,临床决策更加关注医学新技术临床应用的恰当性和道德符合性、医疗服务的最优化、医疗保险政策与医疗法律制度的执行公正、卫生资源分配的公平性等伦理学问题。

4.临床决策模式的演变进程

临床决策是医务人员临床工作的核心环节,也是衡量与实现医务人员服务价值的重要维度。基于社会伦理价值的变迁,临床决策在不同时期呈现出不同的伦理范式。自希波克拉底以来,医疗父权主义成为医疗实践的主要范式,医者的行善目的为其家长主义提供合理辩护。伴随医者权威的瓦解、传统医患信任的坍塌,以尊重患者自主性为道德

笔记

基础的知情同意应运而生。知情同意颠覆了医疗家长主义模式,赋予患者参与医疗决策的主体性与合法性,然而,医患双方信息的不对称性以及对于知情同意法律规制的不足,知情同意模式容易简化为"程序主义"和滑向家长主义模式。

鉴于临床医学的迅速发展及伴随而来的诊疗决策的多选性和诊疗个体化的要求,以及病人自主意识的增强、医学知识在群众中的逐渐普及、互联网医疗的兴起,既往由医生单方制定治疗方案的做法已无法适应当前情况,医患共同决策在慢性病诊疗等领域已逐渐成为医学界的共识。

5.临床决策范式的转换:走向共同决策

当医生做出的决策与患者的价值偏好之间出现分歧时,需要进行医患共同决策。如果要让医生做出的决策能够真正落到实处,需要依托患者的支付能力和患者的价值取向。医患共同决策是对知情同意某种程度的升级,并非是对知情同意的舍弃,最终做出共同决策后仍需获得患者的授权。知情同意与医患共同决策的主要区别是患者在其中的参与程度不同,知情同意通常仅需要患者表示赞同或反对,但医患共同决策把患者赞同和反对的选择提升到参与和协商的高度,医患共同决策是在尊重患者的基础上进行的。在医患共同决策中,对医疗决策起主导和决定性作用的仍是医生。从诊断、提出初步方案和完善方案、执行方案、评估治疗效果,都是在医生主导下进行的,并集中患者的智慧,有患者参与并得到患者认可、配合与支持。

医患共同决策不同于告知型决策,是指患方与医生共同参与医疗决策,双方在信息上的全面交流,在治疗方案上讨论协商并在最终治疗决策上达成共识。医患共同决策实现了临床决策范式的转换,体现了让患者参与临床决策、尊重患者的自主性,促进医患平等对话的理念。一方面,共同决策研究将临床决策研究从同意引向完整、具体的决策过程,进而实现了临床决策方式的变革;另一方面,共同决策方式体现医患关系的共同体性质,涉及临床决策的目标。共同决策作为一种新的理念,实现了对告知型决策方式的升华和超越。患者参与临床决策可以增强患者的依从性、提高其遵医行为,有利于促进医患信任,改善医患关系。

医患共同决策在临床上仍面临诸多挑战,如对医院和医生既往的绝对权威提出了挑战;对患者及其家属的知识结构、文化层次提出了新要求;临床诊疗指导、临床路径和标准化治疗方案对医患共同决策都存在一定影响等。

6.临床决策难题的形成

(1)医疗资源有限时,重症患者收治中的伦理两难处境

在临床治疗中,医院和医生有时会面临着救治生命还是听从患者家属意愿的两难选择。医疗领域的两难选择往往蕴含着复杂的伦理价值判断,即医院与医生有两种或多种道德义务需要履行,但在特殊情形中无法同时履行这些道德义务时,就会导致道德困境或伦理两难。

在临床分配稀缺医疗资源的过程中,不可避免地会出现伦理两难问题。在医疗卫生领域其他方面也存在着大量的两难困境。例如,在器官移植方面,常见的情形是有一个可供移植的肝脏或肾脏,而两名或多名配型吻合也符合其他医疗条件的患者希望首先获得器官捐赠,那么此时的医院及临床医生就面临两难选择。

【案例 4-30】 重症肺炎患者救治中稀缺资源的分配难题

在稀缺医疗资源较难获得的背景下,收治重症肺炎患者将引发两难困境,导致临床伦理两难情形。设想一位癌症老人甲和另外一位健康的中年人乙,均被诊断为重症肺炎,两人同时到某医院就诊。该医院 ICU 仅有一张空出来的病床,其他病床均收治了重症肺炎患者,预计几天内无多余床位,而此时其他符合收治条件的大医院均已人满为患。

问题:面对这种情形,医院和医生应该采取哪种救治方案? 方案一:先救甲? 方案二:先救乙?

回答:

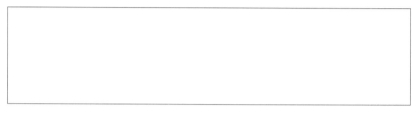

二维码 4-39 伦理分析

二维码 4-39

(2)当患者与患者家属意见不一致时,临床抢救治疗中的伦理两难处境

患者和家属以及社会公众对临床诊疗实践中的伦理两难抉择问题,有时会感到困惑。对此,医院管理者和一线医护人员,要善于识别临床两难的性质和特点,为解决伦理两难情形提供理论指导。医学伦理学研究者和教育者、医护人员首先要具备伦理意识和伦理决策能力,主动融入医患沟通之中,有序开展 ICU 诊疗活动。

【案例 4-31】 面对不堪忍受的插管之痛,医患双方该怎么办?

83 岁的张奶奶已有 32 年的哮喘史,10 年前病情恶化为慢性肺源性心脏病,并患有糖尿病,因病情加重住进一家三级医院的呼吸科。在住院的第三天,张奶奶突然呼吸衰竭、昏迷不醒,随即被推进 ICU 病房抢救。苏醒后的张奶奶发现自己已用上了多功能呼吸机,上腭、牙床被呼吸管硌得很疼。她想拔掉口中管子,无奈手脚都被捆绑在病床上。不仅如此,她身上还插着输液管、导尿管、鼻饲管、血滤管。

在 ICU 度过两周后,张奶奶终于转入了普通病房。面对前来探望的儿子,张奶奶恳求道:"答应我,以后再有事,别再抢救我,别再让我进 ICU!"但儿子对她说:"您活着,我们就有妈妈可喊。治病活命,有痛苦,您忍受一点可以吗?"张奶奶无奈地摇头叹息道:"你哪里体会到我的感受呀。"一周之后,张奶奶的病情再次恶化,痰栓堵塞气道,支气管痉挛引发致死性哮喘。经家属同意,她再次被送进 ICU,重新经历了一次抢救过程。两天后,张奶奶苏醒过来,她认为在 ICU 真是活受罪,坚决反对这样的抢救,"那活罪实在让人受不了,况且受那么多罪,抢救过来又能多活几天?"这一

笔记

回,儿子含泪答应了母亲的请求。

一个月后,处于肺心病晚期的张奶奶的血氧饱和度降至 40 以下,伴随着严重心衰、呼衰,张奶奶再次被送进 ICU。当主管医生表示要给张奶奶上呼吸机时,儿子冷静地说:"不用了,老人家不愿这样。"大夫一愣,严肃地问:"你确定?"儿子点头,泪光闪现。渐渐地,心电监护仪上的心跳变成直线,老人家双目微合,主管医生让护士拔掉了所有管线和仪器,并安慰患者的儿子:"别难过,你的决定是正确的。"

问题:当临终患者无法忍受临床抢救措施所带来的痛苦体验而坚持要求放弃治疗时,医生与患者家属该如何抉择?

回答:

二维码 4-40　伦理分析

二维码 4-40

对于案例中的患者疼痛体验,存在两种观点:一种观点认为,疼痛只不过是患者的主观感受,并不能成为是否继续抢救的主要依据之一。只要有利于延长危重病患者的寿命,医护人员和患者家属可以不顾及患者本人的患病体验,这样才符合患者的最佳医疗利益。另一种观点认为,即使医护人员和患者家属不能做到百分之百的感同身受,但至少也应做到同情、理解患者的疼痛体验,尊重患者明确表达的个人意愿。久病医治无望的高龄老人希望有尊严地辞世,这种发自内心的诉求理应得到其子女和医护人员的尊重。

究竟是"尊重患者的意愿",还是"尊重患者家属的意愿"?

面对处于疾病终末期,尤其是濒死状态的老年患者,究竟是坚持继续抢救,依靠各种仪器维持患者的微弱生命,还是尊重患者的意愿,让其有尊严地离去? 对于多数患者家属来说,这无疑是一个艰难的伦理抉择。究竟是"尊重患者的意愿",还是"尊重患者家属的意愿"? 这是在我国的临床治疗决策中经常会遇到的难题。

患者家属由于受到诸多当地风俗习惯的影响,尤其是担心亲友和邻里指责自己不够尽孝,而不敢主动选择放弃"积极抢救"。有时,医护人员也不得不为了安慰家属而采取象征性的抢救措施,同时也是基于医院的相关管理规定:只要家属不放弃,医护人员就不能停止抢救。

在临床上,将患者的患病体验与医学伦理学的基本原则有机结合,才是明智的医疗决策。当医疗干预会延长患者寿命、提高其生命质量时,医生和患者家属可以帮助患者做出理性选择,让其暂时忍受疾病救治中的痛苦。若在当前的医疗技术条件下,没有救治成功的希望,投入与收益之间悬殊太大,也可以考虑尊重患者本人意愿,选择放弃有创的救治措施。

假如成功救治患者的概率较小,医生也应避免直接建议患者及其家属放弃治疗,因为医生并没有权利评价他人生命的价值,如何衡量和抉择应交由患者及其家属共同决

笔记

定。当患者个人的意愿与家属意见不一时,是否应让患者继续忍受痛苦,以满足家属的情感需要呢?这时,医生还应帮助和引导患者与家属进行有效沟通,让家属明白不要让患者再承受这些痛苦,从而获得更加满意的抉择。此外,如何表达对患者意愿的尊重,还应履行相应的法定手续。

在临床决策过程中,患者的主观意愿和外在的客观情况充满不确定性。尊重患者的自主权是一项基本原则,但是该原则在临床实践中存在一定困难。因此,尊重患者的主观意愿不能仅凭其一面之词,应该有观察确认患者真正意愿的机制,确保患者不是因一时痛苦而出现情绪化的语言或冲动的决定。

在是否尊重患病体验方面,首先要明确患病体验的主体是患者,还是家属?受我国传统家庭文化影响,在临床常常并不把"患者"视为个体考虑,而是视为与其"家属"之间存在不可分割性。在多数案例中,医师尊重的对象并非患者本人,而是患者家属。在临床上,最后不再急救的决定实际上是由患者与其家属共同作出的,并没有产生因家庭同意而牺牲或剥夺个人意愿的疑虑。如果患者与其家属的意愿之间存在不可调和的矛盾,医护人员又该尊重谁的意愿,是否要充分体会患者本人的患病体验,这才是需要进一步思考的临床伦理难题。

医务人员应尽量确定患者的意愿,准确判断病情的严重程度,以及其患病期间的生命质量。对于是否使用侵入性有创抢救措施,医护人员必须进行专业判断。当预测到患者有可能遭受严重的创伤而转成更长期的巨大痛苦且极低的生命质量时,医护人员应与患者家属进行良好的沟通,协助家属作出对患者最为有利的决定,要让家属能够准确理解患者的痛苦和真正的意愿,因而在是否继续采取有创抢救措施时作出艰难而合理的决定。

【案例 4-32】 面对不堪忍受的插管之痛,医患双方该怎么办?

一位 75 岁慢性阻塞性肺疾病急性发作患者,在住院期间出现气胸,一侧肺压缩达 90%,呼吸困难。患者无儿无女,仅有一个弟弟照顾他。住院后,患者弟弟告诉医生,有创的治疗都不做了。患者虽呼吸困难,但神志清楚。医生问患者同不同意做胸腔闭式引流来解决气胸的问题,患者答复同意,并在有创操作的同意书上签了字。胸腔闭式引流手术做得很成功,患者呼吸困难的症状马上得以缓解。

但是,患者的弟弟知道这件事后来到医院质问医生:"我说了有创操作不做,你们为什么还给他做?"医生面对患者弟弟的质疑,把他叫到一旁,跟他解释,如果不做手术,患者的生命很危险,而且这个手术难度不大,患者恢复起来很快。患者弟弟又问:"为什么不事先通知我?"医生解释说:"因为病情紧急,不赶紧做,患者会有危险,加上征求他本人意见,他也同意做。"另外,医生同时向他解释,"我们也有做得不到位的地方,无论当时情况多么紧急,也应该事前跟您沟通一下。"同时不忘表扬他,"为了您哥哥,您跑前跑后非常辛苦,值得我学习。"由于此前跟患者的弟弟沟通一直比较顺畅,患者的治疗结局也让他很满意,这场矛盾就此化解。

问题:在本案中,医生进行临床治疗决策时,究竟应该听从谁的建议?

回答：

二维码 4-41　伦理分析

二维码 4-41

7.临床决策应关注的多层面特征

(1)患者层面——重视其个体差异性,根据病情客观地作出诊断。

(2)医生层面——克服孤立的板块式对抗性治疗决策,头痛医头,脚疼医脚。

(3)医疗模式层面——要求关注患者的生物、心理、社会等多方面特征。

(4)人际交流层面——要求认真做好与患者的交流与沟通,切实履行知情同意原则,尊重患者的自主权,倾听患者诉求。

(5)诊疗目标层面——要求为患者提供适宜和最佳的诊疗方案,做到疗效最好、安全无害、痛苦最小、耗费最少,以期用较小的代价获得最大的效益,实现患者利益与医学善行的统一。

【案例 4-33】　当癌症患者放弃抢救治疗而家属却坚持抢救时,医生该如何选择?

患者李某,男,61 岁,退休干部。因喉癌住院。住院后李某告知医生:"如果肿瘤已到晚期,不要告诉我任何关于我将要死亡的消息,只要能让我舒适即可,也不要做更多的抢救。"同时立下字据,交给医生。

患者病情垂危,医生未给其使用呼吸机等抢救措施,只给予足够减轻疼痛的药物。但是,家属希望使用一切抢救、治疗手段以延长患者寿命。此时,患者神智已不清醒。面对家属的强烈要求,医生感到无所适从。

问题:在本案中,医生该如何抉择? 医生究竟是听从家属意见,不惜一切代价抢救,还是遵从患者意愿,放弃过多的抢救?

回答：

二维码 4-42　伦理分析

二维码 4-42

医生在进行临床诊疗决策时,应善于与患者及其家属进行沟通和交流,了解他们的真实想法,充分考虑患者及其家属的价值观,帮助他们摆脱某些不合时宜的价值观造成

笔记

的不利影响。

随着临床诊疗技术的不断发展,对疾病的诊疗方法和使用药物均已不再单一,而是存在多种选择。随着互联网等信息技术的普及应用,临床诊疗路径和方式也在不断改变。因此,无论临床诊疗方法还是患者就诊方式,都更加注重以患者为中心,关注患者自主权。临床诊疗技术应用的可能性多种多样,潜在损害和伦理问题有所不同,但必须遵循的核心是"以患者为中心",从伦理治理角度更多的是通过伦理规范指导临床医疗服务,借力现代科学技术,在有限的医疗资源下,提供快捷、安全、科学、专业的医疗服务,最大限度地增进患者福祉。鼓励医务人员进行临床伦理决策,不仅有助于医务人员最大限度地运用诊疗技术,转变服务理念,避免医患矛盾,也有利于增进医患信任,改善医患关系。

导入案例评析

请分析此案中林巧稚医生的临床思维判断和诊治行为由哪些伦理支撑?

林巧稚医生的做法体现了临床诊疗中患者至上原则和最优化原则。临床诊疗中应坚持以患者为中心,尊重患者的意愿,维护患者的权益,最大限度地避免对患者造成不必要的伤害。在诊断检查过程中要力求做到细致全面、不留疑点,做出诊断结论时应严谨求实,尊重科学,认真负责。选择治疗方案时,既要考虑疾病的近期治疗效果,也要考虑患者长期的生命质量。

能力与知识拓展

1.经典视频鉴赏

(1)《深知我心》(Wit)

《深知我心》是由《毕业生》的导演 Mike Nichols 于 2001 年执导的,获得该年度多项艾美奖提名。主演是 Rachel Siegel、Shauna Shim、Matt Blair、Alex Gregor。本片讲述一名抗癌女战士,从得知自己罹患癌症开始,到面对生命的省思,以及体验生命的真正意义,一路辛苦走来,经历许多痛苦,最后勇敢面对死亡,令人为之动容。

薇薇安(Emma Thompson)是一位 49 岁研究中世纪英国文学的博士,然而她却从克拉医生(Christopher Lloyd)口中得知,自己已经罹患卵巢癌末期,整个人生就此扭曲。从悲伤、抗拒到最后的接受,薇薇安的内心犹如踏过了千山万水。尽管康复的希望渺茫,但她还是积极地面对多次痛苦折腾的化疗,始终不屈不挠,正因为生命中所遭受到的苦痛,她更加能思考生命真实存在的意义。剧本中丰富的自我对话,内心挣扎的历程,由知名女星艾玛汤普逊自然诠释,让观众跟随着她的内心起伏,感受到那份对生命的坚持与勇敢。在身体逐渐枯萎,头发接连落光的过程中,这位睿智的女性也不忘对自己的前半生进行思考,她在有限的生命中看到了无限,最终调整好了心态,以平静之姿态,面对必然到来之死亡。

在别无选择的情况下,薇薇安只好同意参加医学院教授一项新型化疗药的试验。负责她的主治医生曾经是她的学生,选修过她关于约翰·唐尼(John Donne)的诗歌赏析课。

笔记

在病房里,她只是一个生命垂危的患者,一个实验品,一个案例而已,医生们关心的是研究结果;唯一真正关心她的是一个黑人护士。在化疗中,她有机会回顾自己的人生,似乎悟到什么是人生中重要的事情:智慧(wit)并不够,成就和学问并不够,重要的或许是该对人友善(kindness)一些。病入膏肓的她孤独地躺在病床上,渴望跟年轻的医生有更多的交流,而他们却很忙碌;当她回想自己曾经是雄心勃勃、气势夺人的教授时,学生课后希望得到她的理解和同情,她的回应也同样是职业的冷酷……她的老师曾经劝她需要生活,而不只是学问和书本,可是她选择的还是孤独单一的学术世界:没有婚姻,没有孩子,没有朋友,只有竞争。她的病房甚至没有一个人来探访,唯一的来访者就是她的老师。没有完成所有化疗,她最后选择有尊严地沉睡过去,而不是接受急救措施。

(2)《外科风云》

电视剧《外科风云》在医疗题材的基础上,以揭开隐秘往事作为切入点,为仁合医院众人编织了一层复杂的人际关系网络,将特殊环境中是与非、黑与白、理想与现实的人性交锋展露无遗。以医护人员的群体生活状态为描摹蓝本,从院长到基层护士,通过不同侧面和多个角度,延续性地记录着他们在岗位上的生活状态以及各自面临的困境。剧中陆晨曦行事耿直,不善考虑他人情绪,前期看似"过于理想化",但随着剧情的发展,不仅她的行为逻辑的合理性得以展现,她本人也在经历了痛苦的"试炼"后收获成长。而庄恕也并非圣父般的存在,最初进入仁合医院的目的就是查清当年母亲事故的真相,甚至为了达到目的也曾默许扬帆的办公室政治。扬帆则更是灰色人物的代表性角色,为了个人利益设计傅博文下台,为了打压陆晨曦而故意避重就轻地处理事情,但在灾害爆发时,也会尽心尽力地救治每一名伤员,连台手术直至半夜。

《外科风云》通过这些人物的塑造,让观众们看到了医生在最为真实的医疗生态中的痛苦和挣扎,他们既承担着救死扶伤的重任,却也如普通的你我一般,有着深藏心底的软肋和伤痛。

2.阅读书目

(1)格雷戈里·E.彭斯.医学伦理学经典案例:第4版[M].聂精保,胡林英,译.长沙:湖南科学技术出版社,2010.

(2)罗纳德·蒙森.干预与反思:医学伦理学基本问题[M].林侠,译.北京:首都师范大学出版社,2010.

(3)张金钟,王晓燕.医学伦理学[M].3版.北京:北京大学医学出版社,2013.

(4)李振良,李红英.临床医学实践案例伦理解析[M].北京:人民卫生出版社,2016.

3.关键概念

(1)伦理原则(principle of ethics);

(2)患者至上原则(patient first principle);

(3)最优化原则(principle of optimization);

(4)知情同意原则(principle of informed consent);

(5)保密守信原则(principle of confidentiality and trustworthiness);

(6)临床急救(clinical emergency treatment)。

笔记

实训与实践指导

1.课后观看电影《深知我心》(该片英文名为 *Wit*),书写观后感

观后感:

2.聆听翻译外文案例,用中文回答问题

二维码 4-43   音频:A Case on Informed Consent(录音者:曾恬)

二维码 4-43

【案例 4-34】   A Case on Informed Consent

On 1st November 2011, Yang was diagnosed with a gastric basal myoma. After 5 days, the hospital did the surgery of resection of liver and lobe myoma on Yang. When the surgery was completed, the doctor informed Yang's family that the spleen of Yang was removed during the surgery. Yang's family asked for the reason. The doctor explained that because the liver fibroids and the spleen adhere to each other, it's very difficult to do the isolation, and it might cause some damages to the artery blood vessel and vein which are close to the splenic hilus if the spleen is not removed. The doctor believed under that circumstance, it is better to remove spleen rather than waiting for the happen of risk of bleeding and life-threatening. Yang and his family members thought his spleen was removed by the doctor but without even asking for their permission. After removal of spleen, his immunity was obviously reduced, and he suffers frequent colds as well as headaches, and also loses working ability. He then sues to the court and asked for compensation.

Question: During the surgery, when doctors find a better option instead of the scheduled way of surgery, should doctors choose the best option or follow the choice from the patients and his family? If the two options are inconsistent, how will you choose as a doctor?

回答:

笔记

二维码 4-44　中文翻译

问题：<u>医生在手术过程中遇到治疗方案的选择时，是选择最佳方案还是根据患者及患者家属的意愿选择方案？ 如果两者不一致，作为医生该如何选择？</u>

二维码 4-45　伦理分析

3.查阅案例资料，回答问题

【案例 4-35】　打死那个救活了我儿子的医生！

https://mp.weixin.qq.com/s? __biz＝MjM5Mjc5NDE5OQ％3D％3D&idx＝1&mid＝2650847457&sn＝f6379ee1c92c314f0b08bff07f4cda22

请打开网络链接，了解《打死那个救活了我儿子的医生！》的案例简介，综合案情分析下列问题：

(1)此案中医生罗军是否有必要奋力抢救病情如此危重的患儿？

(2)其诊疗行为是否符合临床急救的伦理道德要求？

回答：

4.案例互动讨论

【案例 4-36】　"手术室自拍"引风波

请通过链接网址 http://news.sohu.com/20141224/n407231881.shtml，观看搜狐新闻及视频《"手术室自拍"引风波》后，谈谈你对西安凤城医院手术室自拍事件的看法，并给出处理建议。

笔记

【案例 4-37】 医院的做法有无不妥?

一名因车祸而受重伤的男子被送去医院急救,因没带押金,医生拒绝为患者办理住院手续,当患者家属拿来钱时,已错过了最佳抢救时机,患者不治身亡。

问题:你觉得本案中医院的做法有无不妥? 你如何处理该案例? 请给出具体建议。

回答:

5.拓展阅读

【案例 4-38】 世界上接受手术最多的人

患者雅各斯,49 岁,英国人。患者出生 20 个月时,突然出现呼吸窒息现象。送入医院后,医生发现其气管壁上长出一颗息肉,阻碍呼吸。医生通过外科手术把息肉切除。术后 2 周,息肉再度长出,结果又进行了第 2 次手术。但息肉再生问题仍然无法根治。在其 1~5 岁的五年内,每隔 2 周就需要接受一次切除术。在二战期间,因麻醉药缺乏,只能在未经麻醉的情况下手术。手术中患者疼痛不已,嚎叫声震撼医院。在第 2 次手术时还做了气管切开术,在喉部开了一个小孔,插入一条胶管,使他能够呼吸,但患者却再也无法发声。20 岁时,患者一边肺叶感染,于是又进行了肺侧切除术。至 49 岁时,他先后共接受了 324 次手术,成为世界上接受手术最多的人。

问题:

(1)此案例中医务人员对患者采取的各种治疗措施遵循的是什么道德观?

(2)从最优化原则来看,此举对患者、家属和社会带来了怎样的影响?

回答:

6.视频观赏,回答问题

请通过网络下载电视剧《外科风云》或下列网址链接 http://www.iqiyi.com/v_19rr79xzb4.html? vfm＝2008_aldbd,利用课余时间观看第 17 集。

在该集中,柳灵顺利生下孩子,但孩子却不幸患有先天性食管闭锁,必须做手术。但她了解到孩子手术后也可能会出现各种并发症,可能在健康和智力上都有所影响,所以她拒绝给孩子做手术,想要放弃孩子的生命。她的主管医生陆晨曦觉得,在生命面前,医生有最高优先权,这是他们的权利也是义务,所以她竭尽全力说服柳灵同意给孩子做手术。孩子的手术成功进行了,但是产后抑郁的柳灵却因为巨大的心理负担选择了自杀。她已经没有了任何依靠,却还有一个需要精心照顾的孩子在等着,她还要面对自己的病,她承受不了接下来的一切,医生任何善意的提醒和孩子术后所需的繁重照料都是在增加压在柳灵心中的稻草,最终她不堪重负放弃了自己的生命。

问题:

(1)医生有没有义务去尽力劝说患者及患者家属改变自己的想法?

(2)医生在治病救人时是否要充分考虑患者家属的情绪及实际困难?

回答:

7.学生情景剧优秀视频观赏,回答问题

二维码 4-46　学生情景剧优秀视频《被篡改的人生》
（临床医学专业陈欣彤团队）

二维码 4-46

> 学生情景剧优秀视频《被篡改的人生》(临床医学专业陈欣彤团队)
>
> 　　团队成员分工:
>
> 　　导演、摄影、剪辑:高雨凡、王旭磊
>
> 　　编剧组:陈欣彤、刘佳媛、王旭磊、丁知安
>
> 　　演员:张成标——患者 A　陈希蒙尼——小 A 的父亲
>
> 　　　　　高雨凡——小 A 的母亲　陈嘉津——基因编辑的教授
>
> 　　　　　王鑫怡——门诊医生　陈欣彤——抢救医生
>
> 　　　　　王声涛、丁知安——警察

问题:

(1)请运用临床诊疗的伦理原则对该视频中门诊医生的两次病情告知进行简要点评。

回答：

二维码 4-47　伦理分析

(2)剧中基因编辑医生存在哪些伦理问题？

回答：

二维码 4-47

二维码 4-48　伦理分析

二维码 4-48

形成性评价

第一节　临床诊疗的伦理原则

【经典例题】

例 1.最优化原则是指在临床诊疗方案的选择过程中以最小的代价、获取最大的效果,具体要求为　　　　　　　　　　　　　　　　　　　　　　（　　）

　A.损伤最小　　　　　　B.耗费最少　　　　　　C.疗效最佳

　D.痛苦最轻　　　　　　E.以上都包括

例 2.在临床诊疗中,以下哪项**不是**医生在保护患者隐私时应考虑的　（　　）

　A.患者不愿让他人知道的变态心理,要求绝对保密

　B.患者不愿让他人知道的个人行为,要求绝对保密

　C.患者不愿让他人知道的家庭生活,要求绝对保密

　D.患者不愿让他人知道的不良诊断,要求绝对保密

　E.患者不愿让他人知道的艾滋病病情,要求绝对保密

【实战训练】

1.临床诊疗的伦理原则**不包括**　　　　　　　　　　　　　　　　　（　　）

　A.患者至上原则　　　　B.最优化原则　　　　　C.知情同意原则

　D.医疗公正原则　　　　E.保密守信原则

笔记

2.在开展临床医学研究前,对有行为能力的患者要获得他的同意,这属于　　（　　）

A.代理同意　　　　B.知情同意　　　　　C.不需同意

D.诱导同意　　　　E.无效同意

3.治疗要获得患者的知情同意,其实质是　　　　　　　　　　　　　　（　　）

A.尊重患者自主性　　　　　　　　B.尊重患者社会地位

C.尊重患者人格尊严　　　　　　　D.患者不会做出错误决定

E.患者提出的要求总是合理的

4.张女士因子宫出血过多住院。患者主诉子宫出血与其月经周期有关,去年也曾有过此类症状。医师按照其主诉施行相应的治疗。一位实习护士和患者言语投机,很快成为无话不谈的朋友。在一次聊天中谈及病情时,患者说本次住院是因自己服用了流产药物而造成出血不止,并要求这位护士为她保密。根据上述描述,实习护士应该　　　　　　　　　　　　　　　　　　　　　　　　　　　　（　　）

A.遵循保密原则,向医生隐瞒患者实情

B.因为不会威胁到患者的生命,所以应该保密

C.拒绝患者提出的为其保密的要求

D.了解病因、病史是医生的事,与护士无关,所以应尊重患者的决定

E.说服患者将真实情况告诉医生,并注意为患者保密

第二节　临床诊断的伦理要求

【经典例题】

例1.关于询问病史,下列说法**错误**的是　　　　　　　　　　　　　（　　）

A.医生不要轻易打断患者的陈述或显得不耐烦,要耐心倾听

B.可以暗示或诱导患者提供医生希望出现的资料

C.要正确引导患者,防止离题太远

D.要使用通俗易懂的语言

E.要尊重患者保护隐私的意愿

【实战训练】

1.下列关于体格检查的医学道德要求,**错误**的是　　　　　　　　　（　　）

A.全面系统

B.认真细致

C.按照一定的顺序检查

D.不遗漏部位和内容

E.扼要重点检查即可

2.在使用辅助检查时,下列哪一项是**不恰当**的　　　　　　　　　　（　　）

A.严格地掌握适应证

B.应该广泛地依赖辅助检查

C.将辅助检查结果与疾病史和其他体格检查资料进行综合分析

D.应从患者的利益出发决定做什么项目

E.结合临床的实际需要应用辅助检查手段

第三节 临床治疗的伦理要求

【经典例题】

例1.患儿,女,11岁。患甲状腺癌,并有颈淋巴结转移。医生告诉患儿母亲,女孩需做甲状腺癌根治术,按常规,手术后会造成颈部塌陷变形,肩下垂,身体的外观和功能都要受到一定损害。当患儿母亲听到要造成这些后遗症后,断然拒绝治疗,带孩子出院。过了不久,患儿家属考虑到癌症将危及患者的生命,故再次来到医院,要求给予治疗,并请求医生尽可能不给孩子留下终身伤残的痛苦。医生经过再三考虑,决定打破常规,采用一种新的术式,既收到治疗效果,又使女孩子保留外形美观,功能不受破坏。患者及家属同意做此手术,尽管这种术式的治疗效果当时尚不能肯定。手术进行得很顺利,随访远期疗效也很好。下面说法,哪一点是**错误**的　　（　　）

A.患者应该在医师指导下对治疗做出负责的决定并与医师合作执行

B.既要为患者考虑眼前疗效,又要考虑远期疗效

C.医生不可以强求患者做不同意做的手术

D.医生打破常规,采用治疗效果不甚肯定的术式的做法是不可取的

E.医生为患者着想、勇担风险是值得赞扬的

【实战训练】

1.药物治疗的医德要求**不包括**　　　　　　　　　　　　　　　　（　　）

A.坚持治本为主、标本结合的原则

B.尽量选用便宜的药品

C.尽可能多地联合用药

D.选用安全有效的药物

E.严格掌握配伍禁忌

2.农村老年患者李某因晚期胃癌住院治疗,医生认为积极的手术比保守的化疗、放疗效果好,因此建议患者及家属配合医生进行手术,但患者不愿为家庭带来经济负担,坚决反对手术,医生反复开导,患者始终坚持初衷,最后医生尊重患者的决定,进行保守治疗。下列分析最合乎医学伦理的是　　　　　　　　　　（　　）

A.患者不该拒绝医生的方案

B.医生可以行使干涉权,强行手术

C.应该听从家属的意见

D.医生尊重患者自主选择,已为其提供充分信息

E.此事应由医院伦理委员会讨论决定

笔记

第四节　临床急救的伦理要求

【经典例题】

例1.急危重症患者在抢救中的道德要求**不包括** （　　）

A.要争分夺秒,积极抢救患者

B.要满腔热忱,重视心理治疗

C.不承担风险,凡事必须获得患者或患者家属知情同意

D.全面考虑,维护社会公益

E.要加强业务学习,提高抢救成功率

【实战训练】

1.一司机在车祸中受重伤,被同行的人送到附近一家医院抢救。经查:患者多发性骨折,多脏器破裂;如不及时手术,就会使患者死亡。手术需要亲属签协议书,可患者的同行者谁也不敢代替家属签名。这时,主刀医师的上级医生签了协议书,表示承担责任。经过医务人员的全力抢救,患者脱险。对该上级医生的做法做出的正确伦理评价应该是 （　　）

A.正确,医生在医患关系中居主导地位,最有权力决策

B.正确,权威医生在任何时候都可以代替患者做主

C.正确,医生既已受到患者信托,必要时必须承担责任,应代替患者做主

D.错误,未经家属签名表示信托

E.错误,医生本人和医院承担的风险太大

2.下列哪项**不属于**临床急救的伦理道德要求 （　　）

A.勇担风险,团结协作

B.满腔热情,重视心理治疗

C.争分夺秒地抢救,力争使患者转危为安

D.全面综合考虑,维护社会公益

E.一切听从患者及其家属的要求

第五节　临床治疗的伦理决策

【经典例题】

例1.下列关于临床治疗的伦理决策的表述**错误**的是 （　　）

A.医务人员可能是在并不矛盾的两种甚至多种行为方案中进行伦理决策

B.临床伦理难题不仅仅是"两难"选择,而且可能是"多难"选择

C.临床伦理难题不同于一般难题,也不同于一般伦理难题

D.临床诊疗伦理决策以患者陈述事实为基础

E.临床决策既是一种诊疗行为,又是一种思维方式

笔记

【实战训练】

1. 决定临床治疗伦理难题产生的根源是 （ ）

A. 医患双方利益的复杂性

B. 社会成员利益的阶段性

C. 患者家庭利益的强烈性

D. 医护群体利益的隐蔽性

E. 企业集团利益的持续性

二维码 4-49　形成性评价:参考答案

二维码 4-49
（彭迎春、陈飚、王小尚）

笔记

第五章

安宁疗护与死亡伦理

学习目标

◇　知识目标:了解安宁疗护和安乐死的历史与现实、死亡的本质;熟悉安宁疗护的含义、特点、伦理意义和伦理要求;掌握安乐死的概念、类型、对象、伦理问题和伦理争论,脑死亡标准与目的、意义。

◇　能力目标:具备执业医师资格考试应考能力、理论联系实际、独立思考能力。

◇　情感目标:培养对死亡的敬畏感;培养学生职业认同感及职业价值感。

◇　课程思政目标:培育健康生死观,运用马克思主义方法论看待生命始终变化的全过程,辩证面对死亡这一永恒话题。

导入案例

二维码 5-1　学生情景剧优秀视频《铁柱与二妞》
　　　　　　(全科医学专业方佳妍、陈彦艳团队)

二维码 5-1

学生情景剧优秀视频《铁柱与二妞》(全科医学专业方佳妍、陈彦艳团队)
团队成员分工: 导演:方佳妍　　PPT 主讲:蔡冰清 演员:陈彦艳——二妞　胡郝威——老李　曹佑宁——儿子 　　　陈婷婷——儿媳　陈雨晴——医生　黄楚晴——护士

【案例 5-1】　是安宁疗护,还是安乐死?

患者,李某,男,40 岁,因肝癌晚期转移医治无望离院,在家接受一般性治疗。由于患者李某疼痛难忍,多次恳求妻子王某帮他结束生命。夫妇俩平日感情深厚,王某不忍丈夫再继续经受这些痛苦,于是含泪给丈夫李某服用了农药,丈夫不久后死亡。事后李某的弟弟向法院起诉王某。

问题:

(1)王某给丈夫李某服用农药死亡的行为属于安宁疗护吗? 应如何正确看待这种行为?

(2)假如你是庭审法官,你会怎样判此案?

(3)应该如何看待此案法律和道德的不一致性?

139

回答：

主要知识点

　　1963年，西塞莉·桑德斯博士在耶鲁大学发表演说，使死亡成为话题在美国被公开讨论。美国学者伊丽莎白·库伯勒·罗斯（Elisabeth Kubler Ross）于1969年在访谈了200个绝症患者后出版《论死亡和临终》（*On Death and Dying*）一书，临终患者与家庭的安宁疗护问题引起人们日益增多的关注。"向临终患者告知什么、如何告知、谁来告知"深刻影响着临终患者此后的反应和决定。为疾病终末期患者和家属提供全面照护，通过减轻生理、心理、精神等层面的痛苦，全力帮助患者提升生命质量。

第一节　安宁疗护伦理

　　临终患者在生命的最后阶段都想得到全方位的照顾和关怀，既想减轻病痛的折磨，还需要心灵的慰藉，体现自身的尊严和生活的意义。生如夏花般绚烂，死如秋叶般静美，人的生命是有限的，让无可换回的生命有尊严地、不留遗憾地谢幕，是对生命最大的尊重。安宁疗护就是让人们重新认识死亡，正确认识死亡的过程。

一、安宁疗护的概念和特点

1. 安宁疗护的概念

　　安宁疗护是以临终患者和家属为中心，通过医院服务、社区服务、居家服务等不同模式，以减轻疼痛和控制症状为目的，为患者提供生理、心理、精神等方面的照护服务，从而提升患者的生命质量，帮忙患者舒适、安详、有尊严地离世。

　　20世纪80年代，我国最初将"Hospice"和"Hospice care"翻译成"临终关怀"。1988年，崔以泰在美籍华人黄天中博士的资助下筹建了当时天津医学院首个中国临终关怀研究中心，之后在全国举行的多次专题研讨会及有关学术研讨会上使用了"临终关怀"一词。然而，"临终"毕竟指向死亡，这是触碰华人文化的禁忌，会让有乐生文化传统的中国人感受到死亡迫近的不祥，因而自然对"临终关怀"缺乏好感甚至一度抵制，北京松堂关怀医院曾七次迁址，皆因小区居民不愿与这样的医院毗邻而居。毋庸讳言，好不容易发展至今的"临终关怀"是人们弘扬医学人文精神、人文医学发展的产物，已成为帮助终末期患者度过死亡阶段的一项非常人道的事业。但将"Hospice"和"Hospice care"译成"临终关怀"确实略显缺乏人文关怀，也未达到严复先生指出的翻译"信""达""雅"三境界中"雅"的最高境界。而当时值得借鉴的港台地区多使用"宁养""安宁"等委婉字眼：香港地区一般使用"宁养服务"，比如1986年香港成立"白普理宁养中心"、李嘉诚基金会在全国

笔记

各地投资创建的宁养院等。台湾地区多使用"安宁医疗",比如 2000 年颁布了"安宁缓和医疗条例"。

近年来,考虑到我国传统文化和生死观对于"临终"和"死亡"的避讳,我国大陆官方规范使用"安宁疗护"一词。相较于"临终关怀","安宁疗护"一词更符合国人的文化语境。2017 年国家卫计委颁布的《安宁疗护实践指南(试行)》中确定用词"安宁疗护",同时将临终关怀(Hospice)、舒缓医疗(Palliative care)、姑息治疗(Palliative care)等统称为安宁疗护,患者符合以下条件就可以获得安宁疗护相关服务:第一,疾病终末期,出现症状;第二,拒绝原发疾病的检查、诊断和治疗;第三,接受安宁疗护理念,具有安宁疗护的需求和意愿。

在我国,社区安宁疗护的实施状况存在明显的地域差异。北京、上海、广东等经济发展快的地区,安宁疗护的发展也相对较好。目前国内安宁疗护的典型模式主要是上海市安宁疗护模式和北京市安宁疗护模式。

(1)上海市安宁疗护模式,以上海市普陀区长征镇社区卫生服务中心模式为例。①服务形式是居家服务和住院服务;②团队成员包括全科医生、安宁疗护护士、心理健康咨询师、临床药师、医务社工、护理员和志愿者等;③服务内容包括安宁疗护评估、症状控制、安宁护理、人文健康关怀、宣传教育等。

(2)北京市安宁疗护模式,以北京市西城区德胜社区卫生服务中心安宁疗护服务模式为例。①服务形式是门诊服务、居家服务和住院服务;②团队成员包括医生、护士、心理师、中医师等,其中医/护床位比(0.1～0.4)∶1;③服务内容包括为患者建立档案、居家和住院评估、中西医结合症状控制、居家和住院安宁护理、心理支持、善终服务、灵性照顾、远程会诊、查房和带教、住院转诊服务等。

2.安宁疗护的特点

(1)安宁疗护的照护对象包括患者及其家属,安宁疗护不仅为患者及其家属提供生理、心理、精神等方面的照料和人文关怀,同时也为患者家属提供心理咨询、情感疏导和照护技巧指导,帮助他们应对困难和压力。

二维码 5-2　音频:The Case of Mr. G(录音者:曾恬)

二维码 5-2

【案例 5-2】　**The Case of Mr. G**

Mr. G,a mentally competent 70-year-old man,was diagnosed with invasive bilateral lung cancer with pleural effusion and bony metastasis a few days after he was sent to the hospital. The doctor gave the diagnosis and explained Mr. G's situation to his family. According to the doctor,Mr. G had about six to twelve months more left to live. Since Mr. G was already in the late stages of his cancer,the doctor did not recommend surgery. Due to the request of the family,the doctor prescribed chemotherapy even though it had very little chance of succeeding. Furthermore,due to the insistence of the family,Mr. G was kept unaware of his condition. Mr. G was a little bit nervous

笔记

about his condition，while everyone in contact with him was warned not to tell him the truth and to avoid any conversation concerning his condition...

问题：你是否赞同像该案例那样不告知 Mr. G 疾病的真实状况？不告知 Mr. G 疾病真实状况是否会难以进行安宁疗护？

回答：

二维码 5-3　伦理分析

二维码 5-3

（2）安宁疗护服务多由学科团队共同协作完成，需要组建包括医学、护理、心理、营养、社会工作在内的多学科专业团队，多学科参与的模式，可以更好地为患者及其家属解决生理、心理、精神等方面的问题。

【案例 5-3】　临终关怀纪录片《摆渡人》背后的故事

未知死，焉知生。由极图科技公司历时半年倾情打造的全球首部临终关怀虚拟现实（Virtual reality，VR）纪录片《摆渡人》，通过 VR 全景式的独特视角记录了临终人群的生活，让观众以身临其境的姿态，探寻未知的秘密，发现忽视的美丽，体味隐忍的情感，沉浸式体验作为一个志愿者或患者，共同跨越生与死的界限，用别样的方式感受存在的意义，实现生命尽头最后的愿望，消除人们对临终关怀的恐惧和误解。

该片的拍摄地是中国第一家临终关怀医院——松堂临终关怀医院，医院的负责人年轻时曾因一句善意的谎言，让一个濒死之人安详离去，而这段经历让他决心帮助更多的人战胜死神，活得更有尊严，因此创办了这所医院。然而这家医院已因种种原因被迫搬家 7 次。在中国，人们一直很忌讳这个话题，始终不愿面对这条人生必经之路，但其实临终关怀医院里每天都充满着欢乐的气氛。

该片制片人、总导演董宇辉此前结识了该片的主人公，他发现因为中国人忌讳临终医院这种地方，自己每次去看望老人的时候，打车打不到，叫车也叫不来。因此，他就想拍一个 VR 纪录片，让所有不敢来的人通过这个片子体验到人性的伟大和自己生命垂危之际的感受，"既然大家都不敢来，看 VR 总敢看吧！"

然而令董宇辉没想到的是，整部纪录片竟然拍了整整半年，其间拍摄过 97 岁高龄的宋庆龄的秘书、喜欢给人看手相的老奶奶等风格迥异的临终人群。为了保证绝对的客观和真实，拍摄团队只能每天等在那儿，记录这些将死之人的日常生活。拍摄期间最大的困难是不断有人离开这个世界,所以会经常打断拍摄的节奏和计划。"其间有位老人最后一个愿望是去天安门看一下毛主席,当我们为他准备好一切时,他却走了",董宇辉介绍道。在这部纪录片中,每个人都成了不可再现的主角。在这部影片里,医生、护士、志愿者,他们也许只是社会的普通人,却是医院患者们的"摆渡人",她们的肩上承载着生与死,渡人到彼岸。

2016年环球公益盛典的嘉宾和观众给予了《摆渡人》高度的评价:VR技术让纪录片更加真实和震撼,该片为中国普及临终关怀理念做出重要贡献。未来,会有更多像《摆渡人》这样的作品,通过VR技术和公益电影的结合,促进中国公益事业的发展。

二维码5-4　伦理分析音频:A Case of Terminal Cancer
　　　　　　(录音者:曾恬)

二维码5-4

二维码5-5　伦理分析(英文)

(3)安宁疗护旨在提高患者生活质量,改善患者和家属在面对威胁生命的疾病问题时的生活质量,通过早期识别、全方位的积极评估、治疗疼痛和缓解其他问题等预防和减轻痛苦。

二维码5-5

【案例5-4】　79岁琼瑶突然发文交代身后事:绝不抢救,笑看死亡

知名作家琼瑶于2017年3月12日突然公开一封写给儿子和儿媳的信,透露她近来看到一篇名为《预约自己的美好告别》的文章,有感而发想到自己的身后事,认为万一到了该离开之际,希望不会因为后辈的不舍,而让自己的躯壳被勉强留住而受折磨,也借此叮咛儿子儿媳别被生死的迷思给困惑住。

琼瑶提到这是她人生最重要的一封信,明年将迈入80岁的她,认为自己没因战乱、意外、病痛等原因离开,一切都是上苍给的恩宠,"所以,从此以后,我会笑看死亡"。

琼瑶特别发出5点声明叮咛儿子,表示无论生什么重病,她都不动大手术、不送加护病房、绝不能插鼻胃管,最后再次强调各种急救措施也不需要,只要让她没痛苦地死去就好。

琼瑶说过:"生时愿如火花,燃烧到生命最后一刻。死时愿如雪花,飘然落地,化为尘土!"表示她是抱着正面思考写下这封信,对于牢不可破的生死观,现在也该到改变的时候了。

另外,琼瑶还叮咛她的身后事无须用任何宗教的方式悼念,火化后采取花葬方式,不发讣闻,不公祭,不开追悼会,不设灵堂,不要出殡,盼一切从简。交代完后,琼瑶透露她可安心计划她的下一部小说,还打算和孙女的插图合作,计划共同出一本关于"喵星人"的书。(腾讯娱乐2017-03-13)

问题:你对琼瑶的这封公开信怎么看?

笔记

回答：

二维码 5-6　伦理分析

二维码 5-6

【案例 5-5】　家书《如果生命再有点长度》

亲爱的老妈：

见信安好！这是我第一次给您写信，也可能是最后一次。有些话我只能以这种稍显"愚笨"的方式来跟您说说。

对不起，妈！我生病了，还是白血病。都说越努力越幸福，我也以为考大学，读研究生就能让您离幸福更近，可事实证明我的努力给这个家带来的只有磨难和绝望。

我们家从来过得都不宽裕，如今因为我更是雪上加霜。四岁的侄子问他爷爷，为什么我们家的房子这么破？我们都知道原因却又不知如何回答。这三年来，若不是大家的救济和你们的坚持，我早已挥别了这个世界。时至今日，我觉得自己欠这个家和您一个交代。

生病之初，大哥说一定要救我，义无反顾地拿出所有的积蓄，为我背负一身债，还给我供骨髓做移植，甚至怕嫂子反对而提出了离婚。二嫂曾一度心疼得不敢听见我的声音。七岁的侄女哭着说自己再也不吃零食了，把钱留给叔叔治病。哥嫂怕你们照顾不好我，他们毅然辞掉了工作，专心照顾我直至出院。

情之厚如斯，百世不足还啊！

从化疗到移植，再到感染和排异，近三年的时间里，我们一直过得战战兢兢，如履薄冰。尽管你们竭尽全力，我依旧还是徘徊在生死边缘。我这一病，不仅让一家人掏空所有，家徒四壁，负债累累，我们的精神也不断地游走在绝望与崩溃的边缘，身心俱疲。

最近半年里几次三番的病危抢救，每一次我都觉得好累，累到不想坚持，只想解脱！那次昏迷，我真有种从未有过的舒适。可是突然间的意识又告诉我，这份舒适很可能换来的是你们永恒的痛。

妈，我能在这里跟您做些约定吗？无母不成家，为了这个家，您得保重好自己。关于我，咱们努力就好，我不会遗憾和抱怨，您也不必自责。要乐观坚强地去享受生活，不纠结沉溺于过往。生活各有际遇，命运也自有其轨迹。若有一天，真的事不可为，希望您能理解，那也只是一种自然法则而已。愿您能收住泪水，笑看过往！因为我只是换个方式，守在您身旁。

谢谢你们的不离不弃。

作者：华南农业大学研究生李真

笔记

二维码 5-7　微课视频：
临终关怀与脑死亡标准(授课教师:曾春燕)

二维码 5-7

二、安宁疗护的发展历史

1.安宁疗护的历史

安宁疗护(hospice)运动创始人是英国护士西塞莉·桑德斯(Cicely Saunders)。自20 世纪 50 年代以来,她在长期工作的晚期肿瘤医院中目睹垂危患者痛苦,于 1967 年在英国伦敦创办了世界著名的安宁疗护机构——圣·克里斯托夫安宁疗护医院(St. Christopher's Hospice),被誉为"点燃了安宁疗护运动的灯塔",使垂危患者在人生旅途的最后一段过程得到需要的满足和舒适的照顾。之后,世界各国开展了安宁疗护服务实践和理论研究。美国精神科医师伊丽莎白·库伯勒·罗斯于 1969 年出版的《论死亡和临终》激励了美国第一个安宁疗护医院——康涅狄格安宁疗护医院于 1974 年开业。

2.安宁疗护的发展

美国、加拿大、法国、荷兰、以色列、澳大利亚、日本,甚至南非等许多国家相继展开了安宁疗护事业,曾一度形成了安宁疗护运动。美国作为唯一一个将安宁疗护纳入医疗保险法案中的国家,当前的安宁疗护事业是全世界开展得最好的,1988 年,美国安宁疗护机构已经达到 1800 多所,遍及全美 50 个州,每年有 14 万多的人接受安宁疗护的照护。这是现代安宁疗护实践的典范。

在临床实践方面,我国各地纷纷因地制宜地创办了安宁疗护服务机构,目前办得较好的有:

第一、北京、天津安宁疗护机构:北京的安宁疗护机构有朝阳门医院"安宁疗护"病区和松堂医院。朝阳门医院"安宁疗护"病区是北京第一家由卫生行政部门批准的老年关怀医院,有 40 张床位,提供 24 小时临床护理和生活护理。松堂医院的特点是护士与患者同住一病房,使患者昼夜得到护理,并得到学校及宗教界等志愿者的服务。天津的安宁疗护机构除天津医学院安宁疗护研究中心附属的安宁疗护病房外,还有肿瘤医院、肺科医院、民族医院、靖江医院等附设的安宁疗护病房、鹤童公寓等。

第二、上海、南京安宁疗护机构:上海的安宁疗护机构有几十家,以南汇护理院最大,有床位 80 张。南京鼓楼安怀医院是一座社会办医性质的安宁疗护医院,护理人员注重对临终患者的心理护理,并妥善协助料理死者后事,使家属感到满意。

第三、义乌、沈阳安宁疗护机构:义乌关怀护理医院是一所以安宁疗护为主,重点收治中、晚期癌症患者,兼收高龄老年人、老年性痴呆以及其他疾病引起的残疾、瘫痪患者,是由个人出资创办的安宁疗护院,是享受公费医疗的定点单位之一。沈阳的安宁疗护机构主要为中国医科大学附属中心医院的安宁疗护病房,曾收治临终患者近 900 人。

第四、香港、台湾安宁疗护机构:1982 年香港天主教医院首先开始临终服务,为晚期癌症患者提供善终服务活动。1987 年 7 月,香港创立善终服务会,1988 年为推动期,1991 年为稳定期,1992 年为拓展期。在香港,从事安宁疗护的护士被称为"握手护士""握手姑娘"而备受尊重。1990 年 3 月,台北马偕医院建立了第一幢安宁疗护安宁病房。

笔记

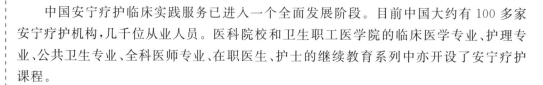
中国安宁疗护临床实践服务已进入一个全面发展阶段。目前中国大约有100多家安宁疗护机构，几千位从业人员。医科院校和卫生职工医学院的临床医学专业、护理专业、公共卫生专业、全科医师专业、在职医生、护士的继续教育系列中亦开设了安宁疗护课程。

三、安宁疗护的伦理意义

应该说，"安宁疗护"是一种医疗伦理行为，具有特殊的伦理意义，展现了人道主义精神，体现了人的生命神圣、质量和价值的统一，展示了人类文明的进步。大多数终末期患者都希望在临终前获得安宁疗护这样的"灵性照护"，有尊严地走完人生最后一段旅程。

传统医疗主要关注如何治疗疾病，改善疾病预后，延长患者生命，而安宁疗护关注的是患病的人，着眼于疾病带来的生理、心理和精神层面的疼痛或痛苦（症状负担和生活质量），而不仅仅是疾病本身。同时，安宁疗护覆盖疾病的整个周期，而不仅仅局限于疾病终末期，其核心要义是"以人为本"，这是现代医学模式的巨大转变和进步。

四、安宁疗护的伦理要求

1. 将死亡视为生命的自然过程

美国耶鲁大学医学院教授舍温·B. 努兰的《死亡之书》指出，对人类而言，死亡过程始终充满着浓厚的神秘色彩。像大部分神话一样，死亡过程神话化也是基于人类心理上的共同需要：一方面是为了对抗恐惧，另一方面也是为了给人们提供希望，借此消除人们心中对真实死亡的恐惧。当人们盼望死亡的降临是迅速的，或是在睡眠中发生时，人们同时也认定了最后的生命历程会在安详中度过，"所以我将不会再有痛苦"。人们必须相信死亡过程是一个神志清醒的过程，届时，一生中重要历程的缩影将会重现。当然，也有可能陷入无痛苦的无意识状态。

2. 既不加速也不延缓死亡

"安宁疗护"并不等于"安乐死"，不会借助医学科技的力量加速终末期患者的死亡进程。"安宁疗护"也不等于"放弃治疗"，不等于等死，可以帮助消除患者的内心冲突，与亲友妥善道别，实现特殊心愿，具体包括舒缓化疗、放疗、手术以及最佳药物支持治疗等，是对生命受到威胁的终末期患者进行积极全面的医疗照顾，缓解癌症本身及治疗所致的不适症状和并发症，减轻患者的躯体痛苦和心理负担。

3. 医疗者应该为患者提供缓解一切疼痛和痛苦的办法

疼痛是终末期患者面临的最大问题，疼痛来临会让人痛不欲生，睡一个好觉几乎是奢求。传统医疗中的终末期患者常被送进重症监护室（intensive care unit, ICU），通过气管插管、心外按压、电除颤等措施进行抢救。事实上，对病程无法逆转、以癌症晚期为代表的终末期患者来说，这些有创抢救并不能给他们带来实际的帮助，而是巨大的创伤和痛苦。

"安宁疗护"不是"不用药、不治疗"，而是相对"有创救治"，更多是想办法为疾病终末期患者在临终前缓解生理、心理上的痛楚。用医疗手段做好身体的疼痛控制，解决疾病终末期患者的身体痛苦症状是安宁疗护的首要任务，包括疼痛、呼吸困难、呕吐等常见的痛苦症状,需要医生、患者、家属共同决策用什么药、怎么用药。

除了缓解医疗层面的痛苦,"安宁疗护"还要关注缓解其心理和精神层面的痛苦。对亲人的牵挂、未了之事的遗憾、对死亡的恐惧等,都将令临终患者内心痛苦,也困扰家属。在安宁病房,家人可时时陪伴患者生命最后阶段,在医疗团队的指导和帮助下,可以尽力帮助患者完成未了心愿,家人与患者有机会完成最后的道谢、道歉、道爱和道别,达到心理和心灵上的安宁。

有关学者访谈上海 10 家社区卫生服务中心及安宁疗护机构主要工作人员的研究显示,他们开展安宁疗护内容大致相同,包括早期识别、积极评估、生理支持、心理支持和社会支持。通过对 26 名未接受过社区安宁疗护的癌症家属对家人离世的心态的访谈,结果表明大部分家属不能坦然面对,选择不与患者谈论死亡话题,可见,当前我国安宁疗护的工作依旧任重而道远。

由于大多数正规诊疗医院更倾向于选择有治疗价值的患者,对于没有治愈希望的患者往往予以拒绝,同时国内安宁疗护机构数量仍不足,大多数晚期癌症患者仍然无处可去,得不到医疗机构的专业照护,他们承受着身心煎熬,有的甚至绝望自杀,抱憾而终。为了使患者在临终治愈无望、痛苦不堪的时候尽早结束疾病的折磨,案例 5-1 中的王某最终做出了帮助丈夫李某安乐死的做法,安乐死被推上人们争论不休的风口浪尖。

二维码 5-8 学生情景剧优秀视频《胡柚》
（全科医学专业徐雅迅、吴倩文团队）

二维码 5-8

学生情景剧优秀视频《胡柚》(全科医学专业徐雅迅、吴倩文团队)

团队成员分工:

主讲人:吴倩文 编剧:叶婷 剪辑:徐家敏 摄影:郑帅鹏 PPT 制作:杨雪桢

演员:徐雅迅——刘土根 杨雪桢——女儿 吴倩文——医生

徐家敏——主任医生 叶婷、张雨晨——医生 郑帅鹏——室友

许善辉——老板

第二节 安乐死伦理

一、安乐死的概念和类型

二维码 5-9 微课视频:
安乐死的概念、种类和对象(授课教师:曾春燕)

二维码 5-9

1.安乐死的概念

"安乐死"来源于希腊文,意思是无痛苦地、幸福地死亡。它包括两层含义:一是无痛

笔记

苦地死亡,安然地去世;二是无痛致死术,即为结束患者的痛苦而采取致死的措施。所谓"安乐死",是指医务人员对患不治之症的濒死患者,应患者或其家属的自愿请求,依据法律规定,为消除患者的痛苦或缩短痛苦的时间,采用医学的方法,通过作为或不作为,使其安宁地度过死亡阶段而终结生命的全过程。

安乐死实施通常有三种方法。

(1)注射氰化物。在注射催眠剂使患者入眠的情况下,注射氰化物而令患者死亡。由于人体细胞内部不含有叶绿素,我们必须通过体外摄取食物来维持体温,令肌肉收缩和伸展,为了能够提取到食物中的能量,人体分泌另外一种酶 NAD,NAD 和食物中的氢结合成为 $NADH_2$,给我们补充能量。用完的氢和呼入的氧结合变成水。氰化物使呼入的氧不能和氢结合变成水。同时人体不再分泌 NAD,人体内过量的氧造成体内细胞不再进行呼吸作用,最终导致心脏衰竭(心脏是由肌肉组成的)。在我国,氰化物不用于医疗,只在工业上运用。

(2)注射麻醉剂。口服安眠药使患者入眠,再注射有呼吸抑制作用的中枢麻醉剂,这里的麻醉剂通常是指一些会导致窒息的强力镇静药品。

催眠剂和安眠药的成分中通常含有一定量的麻醉剂,可以起到抑制神经中枢的作用,安眠药一般只起到辅助作用,通常是使患者入眠。之后,注射强力麻醉剂使人体的呼吸系统受到抑制,最终呼吸停止而死亡。中枢抑制型麻醉剂主要作用于人的脊髓颈、胸节段灰质前角的呼吸运动神经元。这些神经元在延髓中有产生节律性呼吸的基本中枢,如刺激呼气中枢,引起持续呼气动作;刺激吸气中枢,引起持续吸气动作。而这些呼吸麻醉剂就是作用在这些地方而导致无法正常呼吸,造成人的窒息。应用的主要麻醉药品类型有巴比妥类麻醉品,此类麻醉品为安乐死中应用较多的麻醉剂,如硫喷妥钠、苯巴比妥钠、异戊巴比妥钠等,均为粉针剂。巴比妥类药品在临床上几乎已经不再用于催眠、镇痛,小剂量的巴比妥类药物就会起到抗惊厥、抗癫痫作用。

(3)注射凝血剂。先给患者注射麻醉剂达到沉睡状态,再注射凝血剂,堵塞静脉,也就是用凝血剂作用于人体血液蛋白的凝血因子,造成血液凝结成血块,形成血栓,造成血管的阻塞,阻断血液流动,造成人的死亡。正常的凝血因子只有在出血时才发挥作用,可以保证人的正常止血。此类药品有凝血酶注射液、酚磺乙胺注射液、氨甲苯酸注射液。也有口服药品,如氨甲环酸胶囊。

当前在安乐死合法化的国家使用较多的是第三种方法。法律规定,实施安乐死有特别的准则,首先,必须满足深度睡眠,无痛无知觉;其次,安乐死必须选择在最短的时间内(几秒至 15 秒内)且无知觉的方式,以避免因任何意外所造成的痛苦。此外,安乐死还必须考虑家属的情感,如第三种方式,死后表情和生前一样,非常安详,呈睡眠状。氰化物的方法虽然更快速,但会面色发青,如果亲属不能接受,就不会使用。

从马克思主义唯物史观看,安乐死体现矛盾的对立统一。任何事物皆具两面性,死亡与生命的对立,残酷与仁慈的对立,传统与现代的对立,让安乐死这一概念自提出后,争论从未停息,赞成者称之为"安详的解脱",反对者责之为"合理的谋杀"。

笔记

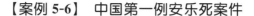

【案例5-6】　中国第一例安乐死案件

夏某,女,59岁,陕西省汉中市人,患有肝硬化腹水且出现昏迷、压疮等症状,1986年6月23日被子女送到该市传染病医院接受治疗。入院当天,医院发出了病危通知书。虽经常规治疗,夏某的病情仍不断恶化,她疼痛难忍,大声喊叫,想一死了之。见母亲如此痛苦且已无治愈之可能,其子王某便与妹妹一道恳求医院院长和主管医生蒲某采取适当措施,使母亲无痛苦地离开人世,以免再受病痛折磨。院长及蒲医生均当场拒绝。之后,兄妹俩又再三请求蒲医生对其母亲实施安乐死,并表示可以在处方上签字,以表示愿意承担一切责任。在此情况下,蒲医生才同意给患者注射复方氯丙嗪(87.5mg)。经过先后两次注射各100mg的药剂,夏某于6月29日凌晨5时平静地离开人世。

患者死后,因分割财产发生纠纷,夏某的大女儿、二女儿将蒲医生及王某告上法庭,要求惩办杀害其母亲的凶手,由王某及蒲某承担法律责任。法医的鉴定结果是:氯丙嗪只是加深了患者的昏迷程度,加速了死亡进程,并非直接致死的原因。但该年9月,蒲某与王某还是被汉中市公安局以故意杀人罪收容审查,此后又历经解除收容、再收容、逮捕、取保候审等数次变故,历时5年,直到1991年5月17日,才由汉中市中级人民法院做出一审判决,宣告蒲、王二人无罪。此事在全国引起了对"安乐死"的激烈争论。

17年后,当年的王某身患胃癌晚期而多次要求给自己实行"安乐死"时,没有医生有勇气执行。最后,王某提出出院回家,他说:"这样做实际上就是放弃治疗。"最终,形如枯槁的王某在病痛中死去。于是带着王某的遗憾,人们又展开了"安乐死"问题的观点交锋。

事实上,安乐死的本质并不是决定生与死,而是决定死亡时是痛苦还是安乐,体现了死亡过程的人性化、文明化、科学化。

安乐死具有以下基本特征:

(1)安乐死是一种特殊的死亡类型或死亡方式,是死亡过程中的一种良好状态及达到这种状态的方法,而不是死亡的原因。

(2)安乐死必须是符合一定伦理法律条件下的死亡方式或致死行为。其前提条件是患者所患的疾病是现代医学无法医治的,疾病已到晚期,病痛难忍;伦理条件是出于对患者的同情和帮助,对患者死亡权利和个人尊严的尊重,最重要的还必须是患者自愿要求的,绝对不能违背患者的真实意愿;法律条件是必须经过权威的医学专家机构鉴定确认,合乎法律规定,按照法律程序执行。

2.安乐死的类型

(1)按照安乐死的执行方式来分类,可分为主动安乐死和被动安乐死。主动(积极)安乐死是指鉴于患者治愈无望,痛苦难耐,应患者或家属的请求,医务人员采用药物或其他主动的手段促进患者生命的结束,让其安然死去,被称为"仁慈助死"。被动(消极)安乐死是指对符合安乐死条件的患者,医生停止使用抢救措施而仅给予适当维持治疗或者撤除所有的治疗和抢救措施,任其自然死去,被称为"听任死亡"。

(2)按照患者同意方式来分类,分为自愿安乐死和非自愿安乐死。自愿安乐死是指患者有过或表达过同意安乐死的愿望。非自愿安乐死是指患者没有表达过安乐死的要求、愿望或无法表达同意安乐死,只能根据患者家属意见,由医生依据实际情况决定给予安乐死。有人把非自愿安乐死称为"仁慈杀死",主要是针对那些无行为能力的患者(如婴儿、昏迷不醒的患者、精神病患者和能力严重低下者)。

【案例 5-7】 "死亡护士"的"人道主义"行为

瑞士卢塞恩警方从 2001 年 6 月起注意到,当地一所养老院的老人相继"突然"死亡,经细致调查后逮捕了一名曾在此巡诊的 34 岁的男护士,并对其进行心理检查,结果显示"完全正常"。瑞士卢塞恩法院经两年多调查核实,这名"死亡护士"在 1995 年至 2001 年期间,利用职业之便,"协助"27 名老年患者安乐死。死亡人数之多,手段之残酷是瑞士历史上所没有的。受害者年龄从 66 岁至 95 岁不等,其中包括 4 名男性,23 名女性。他使用的手段是先注射过量药剂,然后用塑料袋或毛巾套头把患者闷死。这名护士辩称,他的做法,既可减轻患者受病痛折磨,同时也减轻自己和同事们超负荷的工作。

问题:你对这名护士的"人道主义"行为怎么看?

回答:

二维码 5-10 伦理分析

二维码 5-10

综合以上两种分类方式,安乐死可以得到四种类型:自愿主动安乐死、自愿被动安乐死、非自愿主动安乐死、非自愿被动安乐死。非自愿安乐死无异于谋杀。

据文献资料不完全统计,1938—1942 年,希特勒以安乐死的名义杀死有慢性病或精神疾病的患者以及异己种族达数百万人,这种惨无人道的行径,受到全世界正义力量的一致谴责,激起了世界人民的愤恨。

二维码 5-11 微课视频:
安乐死的历史与现实(授课教师:曾春燕)

二维码 5-11

笔记

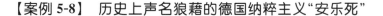

【案例 5-8】 历史上声名狼藉的德国纳粹主义"安乐死"

1938 年,纳粹德国希特勒在收到一位要求杀子的畸形儿父亲来信后创立强迫安乐死纲领。1939 年春,希特勒决定杀掉所有有生理缺陷和身体畸形的儿童,设立"安乐死"专门机关,比如恶名昭彰的哈达马尔(Hadamar)安乐死医院。1940 年 1 月,希特勒政府和政党官员开始行动,制定选择受害者的方法,从有生理缺陷和身体畸形的儿童,又疯狂地扩大到精神不正常的成人,最终演变成犹太民族、南斯拉夫民族和其他除德意志民族以外的所谓的"劣等民族";修建毒气屠杀中心,研究出一整套方法,通过流水线处理受害者。在第三帝国内政部协助下,元首府直接指挥安乐死计划,组建名为 T4 的实施安乐死计划的一线组织,总部设在柏林蒂尔加滕(Tiergarten)大街 4 号,T4 名称由此而来。

1941 年 8 月,希特勒怕世人了解屠杀真相,不得不下令关闭德国领土内的屠杀中心,但是屠杀仍在其他机构以其他方式继续进行,比如 1940 年建立的儿童医院——埃格尔芬·哈尔医院,其同时接待成人和儿童患者。这里的儿童屠杀病房和普通儿童病房是分隔开的,院长赫尔曼·普法穆勒是一名成年人和儿童安乐死计划的早期参与者。后来,他们在不引起公众注意的情况下进行的儿童安乐死计划被举证出来。巴伐利亚州的一名教师路德维希·勒纳在 1946 年以德国战俘身份,就自己于 1939 年秋天参观埃格尔芬·哈尔医院的经历在伦敦出庭作证。勒纳是一名纳粹政权的反对者,他从巴伐利亚州的"达豪集中营"被释放后参观了这家医院。虽然他随后在 1940 年应征入伍,在二战期间成为德国士兵,但他还是非常清楚地记得参观埃格尔芬·哈尔医院的经历,并向英国审讯人员叙述了他所记得的一切:

病房干净而整洁,给我留下很好的印象,病房里摆有大约 15 到 25 张婴儿床,床上的婴儿一岁到五岁不等,当时院长普法穆勒不厌其烦地阐述他的观点,"对于作为一名民族社会主义者的我而言,这些小怪物(指病房里的儿童)显然是我们健康国家主体的累赘,我们不会用毒药或者注射的方法把他们弄死(杀死),因为这样做只会给外国新闻媒体和瑞士的一些先生们提供诽谤的材料,不,我们的方法是,就像你们所看到的一样,更简单也更自然!"就在他说这些话的时候,他和病房的一名护士将一个婴儿从床上拉了起来,他向我们展示着这名婴儿,就像手里的是一只死兔子一样,并带着玩世不恭的傻笑,以内行人的口吻又接着说了一些话,大致意思是:"例如像这一个,可能还需要个两到三天!"我至今还清楚地记得这个带着傻笑的肥胖男人用胖乎乎的手举着一名哭叫着的骨瘦如柴的婴儿的情形,然后,他进一步透露说:"他们不会突然地停止喂食,而是慢慢地减少食物供应!"

二、安乐死的伦理争议

二维码 5-12　微课视频：
　　　　　　安乐死的争议与伦理分析（授课教师：曾春燕）

二维码 5-12

1. 关于安乐死能否被接受的伦理争议

问题在于面对死亡前的痛苦,安乐死真的是解决问题的最好途径吗？在我国,对于安乐死的争论也发生在伦理道德层面上。

反对安乐死的观点：①安乐死有悖于医学救死扶伤的宗旨,会淡化医生挽救生命的责任感；②安乐死不利于医学的发展：不去积极尝试救治方法,直接一死了之,医学科学无法得以发展与进步；③安乐死将对社会道德产生不良影响,可能会被有不谋企图之人利用,成为杀戮的工具；④无法确认人的真正意愿,对临终患者和弱势群体造成生命压力；⑤安乐死实际上是一种自私自利的行为。提前结束生命,个人是解脱了,但亲友的感情却承受不了,非自然死亡及不孝的社会舆论将给亲友带来沉重的社会负担。

赞成安乐死的观点：①安乐死体现了对人的尊重,尊重人的自主权利,尊重生命的价值和尊严,符合人道主义原则；②安乐死有利于节约医药资源,有利于家属和社会；③安乐死有利于促进社会文明的进步。

在案例 5-4 中的琼瑶公开信公布以后,网络世界充斥着相关的信息,比如老人失能期间,不只是医疗救助和社会服务资源的大量耗费,更重要的是许多人被切管、插鼻胃管,被各种管子"五花大绑",失去了生命的尊严。用琼瑶的话说,"没有一个卧床老人会愿意被囚禁在还会痛楚、还会折磨自己的躯壳里,慢慢地等待死亡来解救他！可是,他们已经不能言语,不能表达任何自我的意愿了！"琼瑶表示要在健康且尚能表达之际,公开自己的叮咛,支持安乐死,且让所有能看到信的人作见证,以便家人遵嘱而行。"生时愿如火花,燃烧到生命最后一刻。死时愿如雪花,飘然落地,化为尘土"并非一个老人的任性,而是源于对生死观的郑重思考,源于对生命尊严的可贵敬畏,同时亦是一个公民的权利表达。

（改编自 http://toutiao.chinaso.com/rp/detail/20170314/1000200032985421
489486785747778533_1.html）

二维码 5-13　学生情景剧优秀视频《一位"死亡医师"的自白》
　　　　　　（临床医学专业邹添添团队）

二维码 5-13

> **学生情景剧优秀视频《一位"死亡医师"的自白》（临床医学专业邹添添团队）**
>
> 　团队成员分工：
>
> 　导演：邹添添　剧本：蔡丽梦、张恩悦　拍摄：赵立娜
>
> 　后期：邹添添、蔡庸　道具：邓莎　后勤：金志剑
>
> 　演员：蔡庸——蔡老　蔡丽梦——小蔡　张恩悦——小张　金志剑——小金
>
> 　　　　赵立娜——主任医师　邓莎——蔡老女儿　邹添添——蔡老儿子

笔记

问题:你是否赞同这位"死亡医生"的做法？请说明理由。

回答:

二维码 5-14

二维码 5-14　伦理分析

有限度地赞成安乐死的观点:在严格的条件限制下接受安乐死,而且主要是消极安乐死。

安乐死的条件包括:①患者必须患有不治之症且进入濒死状态;②安乐死的要求必须由患者亲自提出;③实施安乐死的人不能是患者的亲人而只能是医生等第三方;④只能采取消极的方式实施安乐死,如不积极治疗、不积极干预,不能通过打针等主动行为让患者加速死亡。只能借助拔掉呼吸管等摘除维持患者生命条件的方式实施消极安乐死等。

实施安乐死的前提条件是对象的确定。在医学实践中,很难明确规定实施安乐死对象的标准。一般可归纳为以下几类:①晚期恶性肿瘤失去治愈机会者;②重要生命脏器严重衰竭,并且不可逆转者;③因各种疾病或伤残致使大脑功能丧失的部分"植物人"状态的患者;④有严重缺陷的新生儿;⑤患有严重精神病症,本人无正常感觉、知觉、认识等,经过长期治疗也不可能恢复正常者;⑥先天性智力丧失,无独立生活能力,并不能恢复正常者;⑦老年痴呆患者、无治愈可能的高龄重病和重伤残者。

对于第一、第二类疾病患者,实施安乐死似乎较容易被人们接受。晚期恶性肿瘤失去治愈机会者,重要脏器严重衰竭并且不可逆转者,神志清醒,精神备受折磨,肉体痛苦不堪忍受,可视为安乐死对象。对于后几类对象的争论相对较多。如对于一个生命垂危并已经必死无疑的患者和大脑已死亡的植物人以及严重缺陷新生儿,实行安乐死是件好事,应视为道德的。

关于新生婴儿主动安乐死的争论:在生命质量上的争论,原则上支持安乐死与实践中操作安乐死之间有一个距离,这两种之间有一个重大的问题必须解决,那就是对生命质量的确认。一种观点认为,应该抛弃有关生命质量的道德或价值判断,仅仅依靠医学指标来做出治疗方面的决定。另一种观点认为,所谓客观的医学因素,例如,用于决定是否治疗的医学指征,不但不能提供 Paul Ramsay 所需要的客观性,反而削弱了医学和道德或价值评价之间的基本区别。

放弃救治的做法与绝对反对死亡,不惜采取一切代价的绝对积极救治的做法相比,虽然在理性上有所进步,但在伦理上是存在极大缺陷的,放弃治疗从客观上减轻了家庭及社会的负担,但缺乏医学人文关怀,因为对于绝大多数严重缺陷新生儿放弃治疗,意味着他们在没有得到医学关怀的情况下痛苦地死去。某些严重缺陷新生儿,医生从科学的角度分析认为有救治的价值,家长的条件允许并积极要求治疗,在这种情况下,医生与患

笔记

儿家长共同配合救治,使患儿恢复健康,避免了放弃救治造成的遗憾,维护了患儿的生存权,达到了家庭、社会利益以及伦理的最佳结合点。然而,有少数严重缺陷新生儿,医务人员认为无治疗价值,但家长因受感情的左右、对医疗水平的盲目期望及其他原因强烈要求治疗,最终医治无效,造成巨大的浪费;或通过救治使得患儿得以存活,但生命质量极低,给家庭和社会造成了沉重的负担。

《中华人民共和国母婴保健法》规定,严重缺陷新生儿处置必须做到诊断确切、手续完备、程序合理、方法适当,必须遵循以下伦理要求:第一,做出舍弃处置时必须持有医生的诊断证明和明确的医学结论,必须持有专门的咨询委员会明确的处置意见或建议;第二,必须持有患儿双亲或监护人的处置意见或建议,有两名或两名以上亲属或监护人的共同签名;第三,处置过程由三名或三名以上相关专业的医务工作者或经过专门训练的人员组成处置小组共同实施,并在非公共场合进行;第四,处置完毕,患儿尸体应严肃而郑重地处理。

2.关于安乐死是否应合法化的伦理争议

反对者的观点认为,安乐死的合法化将使社会为在死亡线上挣扎的患者提供了一条通向死亡的道路。支持者的观点认为,安乐死的合法化将使死亡选择进入一种有序的管理模式中,受到多方监管,使人们死的尊严得以恰当维护。

由于各国国情、文化背景、人群素养、法治进程等方面的状况存在一定的差异,安乐死的立法实施进程也应有差异。英国是率先展开安乐死合法化运动的国家,全世界第一个自愿安乐死团体也于 1935 年在英国正式成立。美国加利福尼亚州于 1976 年 9 月 30 日颁布了一个消极安乐死法案《自然死法案》(Natural Death Act),允许成年病患于生命末期状态可制定预嘱(Living will),授权医师停止生命维持措施。此后,美国又有 35 个州和哥伦比亚特区制定了类似的自然死亡法。1997 年,俄勒冈州通过了美国第一个承认医生协助自杀合法性的《尊严死亡法》(Death with Dignity Act);2009 年,蒙大拿州高院承认末期患者有向医生寻求致命药物而结束自己生命的权利。佛蒙特州和新墨西哥州也分别于 2013 年和 2014 年承认了医生协助自杀的合法性。

【案例 5-9】 "死亡医生":美国退休医生杰克·凯佛基安

1998 年,美国退休病理医生杰克·凯佛基安因参与至少 130 起协助自杀案而被指控。为宣扬安乐死理念,他将记录患肌萎缩症的 52 岁男子托马斯·伍克"安乐死"的录像拿到美国哥伦比亚广播公司 CBS 新闻杂志节目《六十分钟》播放,酿成轩然大波,一年后因二级谋杀罪名成立锒铛入狱服刑。2007 年 6 月 1 日,他坐牢 8 年后出狱,仍坚称民众有死亡权利,并称将努力让协助自杀合法化。

二维码 5-15 学生情景剧优秀视频:Euthanasia Debate
(临床医学班 Adalis、Obse Deresa、Bronwyn Shivani 团队)

二维码 5-15

笔记

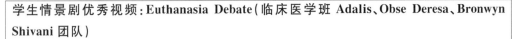

学生情景剧优秀视频：Euthanasia Debate（临床医学班 Adalis、Obse Deresa、Bronwyn Shivani 团队）

团队成员分工：

DIRECTORS：Adalis，Obse Deresa，Bronwyn Shivani

PLAYWRITE（Speeches）：Bronwyn，Obse，Manar，Jaya，Mufaro，Kamika，Shivani，Adalis

PLAYWRITE（Cases）：Akshara，Manal，Sanskruti

PLAYWRITE（Judge）：Orville

PHOTOGRAPHER：Manar，Kamika，Bronwyn

1988 年，上海举行中国首次"安乐死学术讨论会"，探讨了安乐死在我国实行的可能性及可行性。中国妇产科学和儿科专业的泰斗严仁英和胡亚美在全国人大提出安乐死议案；1994 年，广东省 32 名全国人大代表联名提出"尽快对安乐死立法"的议案；1995 年，170 位全国人大代表递交 4 份有关安乐死立法的议案；1996 年，上海市人大代表呼吁在上海进行安乐死立法尝试。之后，安乐死的话题在我国很少再被提起。直到 2007 年患有肌无力症的患者李燕提出安乐死议案又引起全国普遍关注。

【案例 5-10】　李燕的"安乐死申请"议案

（草稿，有待全国人大代表进一步给予完善）

我因为活动受限，所以采集不到生活中的第一手资料。在这里，我想说说我提出实施"安乐死"这件事情的几个观点。

第一，个人。

想放弃生命的人，多数是因为身体有不可弥补的残疾或是疾病。他（她）们终日受着身体和精神上的极大的双重折磨。在这种折磨下，他（她）们只有选择自杀来摆脱自己永无休止的痛苦。但自杀的过程又是痛苦的，如上吊、割手腕、吃毒药、触电、绝食等，也令人很恐惧。但是他（她）们又不得不去选择这种唯一能够解脱苦难的方式。而实施"安乐死"以后，只需要注射一只安定剂，就会让人们在沉睡中不知不觉地离开，这样就会减轻自杀者的痛苦和恐惧，也体现了"善始善终"的古言，达到真正人道主义的宗旨。

第二，家庭。

1.病者的家庭、亲人也都是很痛苦的。因为日夜陪伴着病者，目睹病者忍受着身体上和心灵上的痛苦。病者因痛苦难耐，性格脾气变得暴躁，常常会伤害到家人。而家人也因受到长时间的伤害而身心不堪重负，脾气性格也会变得难以捉摸，最终要发泄出来。双方这样恶性循环久而久之，家庭关系就会崩溃，甚至走向不可想象的极端。

2.还有些家庭，因承受不了巨额的治疗费用而陷入了深度的矛盾中。对于疑难病来说多数是人财两空，最后留给家人的是负债累累的下半生的生活。

笔记

3.又有些病者家人因实在不忍心再看自己的亲人遭受身体和精神上的痛苦而不惜犯法来终止亲人的痛苦。这些事情对病者和病者的亲人都是不公平的。而实施"安乐死"后,这些伤害、压力就不会那么沉重了。

第三,社会。实施"安乐死"后,不仅解决了个人的痛苦,也解决了家庭、亲人的痛苦和负担,而且还减轻了社会的负担。举一个不恰当的例子说:生九个孩子的父母要比生一两个孩子的父母的负担要重得多。一个身背五十斤重量的人赶路要比一个身背十斤重量的人赶路要缓慢得多。

第四,科研。在人们以往的观念里已形成了死后留全尸或是火化的观念。这既不科学又没有意义和价值,反而是一种浪费。"安乐死"实施后不仅会对国家的科研有着很大的帮助,而且使死者死得更有意义。

问题:你认为我国是否应将安乐死合法化? 为什么?

回答:

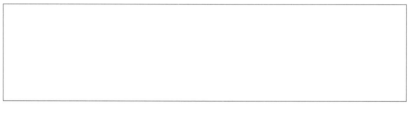

二维码 5-16　伦理分析

二维码 5-16

2012 年 6 月 9 日,"孝子"安乐死"母亲"案在广州市番禺区法院一审宣判,犯罪嫌疑人邓明建以故意杀人罪被判处有期徒刑三年,缓刑四年,结束长达一年的羁押重获自由,安乐死话题再次被提起,备受社会关注。2017 年 3 月 9 日,温州医科大学前校长瞿佳教授在全国人大会议上提出"加快推进中国安乐死合法化"的建议,认为安乐死的适用对象应是身患绝症、濒临死亡、痛苦不堪的患者,需秉持自愿原则。"申请权需限定在本人,同时限定申请主体的年龄、执行主体,此外还需建立安乐死审查委员会等相关机构,负责接收申请和审核、复审等,防止安乐死被滥用。"

以下是 2013 级第二临床学院临床医学Ⅱ十一班蔡丽梦、邹添添团队关于目前安乐死是否应合法化的讨论意见:

【案例 5-11】　安乐死在中国合法化条件尚未成熟

荷兰人在选择安乐死时,唯一动机是难以忍受病痛折磨。而在多数人还"缺医少药"的中国,想提前结束生命的患者们,他们首先考虑的会是天价医疗费用无法承受,病入沉疴后无人照料。究竟因为绝症还是因为绝境让他们选择死亡,谁能知道? ——协和医学院博士

中国社会是个有儒学文化的社会,对生命价值的看法与国外大有不同,"身体发肤,受之父母",在中国人的传统思维中,无论动机如何,任何形式的杀人都是不被允

笔记

许的。社会观念未转变,安乐死合法化在中国就不可能实现。——组员蔡丽梦

医生们被授权执行安乐死,这给了他们扮演上帝的机会,对于那些不是为了热情而是为了工作而工作的医生,谁来保证他们不会抓住这个机会滥用权力? 荷兰都发生过大量这样的案例。——组员邹添添

安乐死存在太多的伦理问题,很多人觉得,除了安乐死,还有更多、更好的方法可以减轻生命之苦,比如说,足够的关怀和爱。——组员张恩悦

如果要将安乐死合法化,中国社会需要一个良好的道德环境、有序的法律环境以及和谐的医患关系环境作为社会环境保障,需要强有力的第三方监督体系作为执行监督力量,需要人民有足够科学的生死观作为思想意识保障。

二维码 5-17　微课视频:
　　　　中国安乐死的社会意愿(授课教师:曾春燕课题组代表)

二维码 5-17

三、安乐死的历史和现状

1. 安乐死的历史

(1)古希腊罗马时期和中世纪的安乐死。安乐死早在史前时代就已有实践,一些游牧部落在迁移时,常常把患者、老人留下来,用原始的办法加速他们死亡。古希腊、古罗马法律普遍允许患者及残疾人"自由辞世"。在中世纪,基督教盛行,不论出于什么动机,由人来结束自己或他人的生命都被视为对上帝神圣特权的侵犯,因而自杀与结束患者生命都被绝对禁止。

(2)近现代的安乐死。在文艺复兴运动以后,随着基督教神圣的权威性渐渐失去,社会对安乐死的态度有所改变。自 17 世纪开始,人们越来越多地用安乐死指代医生采取措施加速患者死亡或结束患者生命的行为。英国著名人道主义者、哲学家、实验科学家弗兰西斯·培根多次提出"无痛致死术",不断主张控制身体过程以延长寿命或无痛苦地结束生命,认为延长寿命是医学的崇高目的,安乐死也是医学技术的重要领域,医生可为患者解除痛苦而加速其死亡。从 19 世纪开始,安乐死作为一种减轻痛苦的特殊医护措施在临床实践中应用。20 世纪初,一些空想社会主义者认为,患有治疗无望的疾病的患者可根据牧师和法官的建议,通过自杀或由当局采取行动加速其死亡,或为节约有限资源,以某些手段结束某些不适宜耗费珍贵资源的生命。进入 20 世纪 30 年代,欧美各国都有人开始积极提倡安乐死。1939 年 9 月,现代西方精神分析学派的创始人、奥地利心理学家西格蒙德·弗洛伊德自感疾病已无可救治时,向医生提出安乐死要求,最后以自愿安乐死的方式结束了自己的生命。1935 年,全世界第一个提倡自愿安乐死的团体"自愿安乐死协会"在英国正式成立。1938 年,美国成立了"无痛苦致死学会"。1944 年,在澳大利亚和南非也成立了类似的协会。

然而,正当安乐死在欧美各国得到积极提倡的同时,却因被德国纳粹分子利用而声名狼藉,被作为一种纳粹主义主张遭到强烈反对。据不完全统计,1938—1942 年,希特勒以安乐死的名义杀死有慢性病或精神疾病的患者以及异己种族达数百万人,这种惨无人道的行径受到全世界正义力量的一致谴责,激起了世界人民的愤恨,也使安乐死充当

笔记

了一次不光彩的角色。

（3）当代"安乐死"。自 20 世纪 50 年代起，一些西方国家开始尝试为安乐死立法。从 20 世纪 70 年代起，复苏技术水平的提高使死亡状况发生大大改观，心脏起搏器、除颤器、呼吸机、人工透析机等相继问世，挽救了不少以往无法复苏的生命，这无疑是医学史上一个重大飞跃。然而人们看到，盲目使用复苏术，虽然延长了一些已无法复苏的生命，但对他们来说，延长生命等于在痛苦的煎熬中延长死亡过程，这种行为被有些人认为是不人道的。1976 年，东京举办了"国际安乐死讨论会"，会议宣称要尊重人的"生的意义"和"死的尊严"的权利。

随着西方民主、民权运动的高涨，死亡的权利运动和安乐死运动不断发展。1967年，美国建立"安乐死"教育基金会。1976 年，美国加利福尼亚州颁布人类历史上第一个安乐死法案《自然死亡法》。从 20 世纪 90 年代起，安乐死立法活动十分活跃。1995 年 5月 25 日，澳大利亚北部地区议会通过了世界首部安乐死法（正式名称为《晚期患者权利法》），并于 1996 年 7 月 1 日起正式生效。2000 年 10 月 26 日，瑞士苏黎世市政府通过决定，自 2001 年 1 月 1 日起，允许为苏黎世二三十家养老院中选择以"安乐死"方式自行结束生命的老年人提供协助。2001 年 4 月 10 日，荷兰安乐死立法，随后比利时、卢森堡相继实现了安乐死立法。

目前"安乐死"仍然是引人瞩目的全球性课题。从马克思主义唯物史观看，安乐死体现矛盾的对立统一。任何事物皆具两面性，死亡与生命的对立，传统与现代的对立，生命至上论与生命质量说的对立，法律家长主义与个人决定说的对立，让安乐死这一概念自提出后，围绕其的争论从未停息。情感与理性、个体与社会、传统观念与时代精神、理论研究与临床实践、情与理、情与法等多方面的复杂矛盾与冲突经久不息。尽管如此，我们仍确信，人类文明的脚步一定会在这种激烈争论中继续向前稳步迈进。

2.安乐死的现状

（1）总体合法化情况

目前，允许安乐死合法化的国家有荷兰、比利时、卢森堡、瑞士、加拿大、新西兰、西班牙、哥伦比亚以及美国的 7 个州和澳大利亚维多利亚州。

【案例 5-12】 一份报告引起轩然大波 "安乐死"惊爆"变相杀人"黑幕

哥伦比亚《一周》周刊 2004 年 1 月 17 日刊载文章：德国格丁根大学的一份调研报告对荷兰发生的 7000 起安乐死案例进行了分析。调查人员发现不少医生和亲属联手操纵老年人和患者的生命。在接受安乐死的案例中，41％的死亡者是由家属提出希望结束患者痛苦后"合法死亡"的。在其中 11％的案例中，患者死亡之前仍然神志清醒，而且有能力自己做出决定，但是没有人问他们是选择活着还是死去。格丁根大学教授、安乐死研究报告顾问赖纳·曼施对记者说："从这些情况看，老年人中出现害怕心理是极为自然的事，他们为逃避'提前'死亡，开始到与荷兰较近的德国的某些地方避难。"曼施教授认为，这份研究报告中所披露的最令人担心的情况是，有 1/3 的安乐死案例是因为"家属没有能力继续为患者治病，以使他们活到临终"。

从这个案例可以看出，"安乐死"极有可能改变传统的医生形象，使医生由"白衣天使"蜕变成杀人的"刽子手"，瓦解医生与患者之间的信任。当患者无法自主做决定时，患者家属与医生合谋，就可以置他于死地，有违医学神圣的治病救人之使命，使医学伦理沦丧殆尽，不符合生命神圣观、人道观、美德观、义务观。

【案例 5-13】　比利时安乐死第一例

2016 年 9 月 18 日，一名身患绝症的 17 岁儿童已经接受安乐死，成为比利时 2014 年解除安乐死年龄限制后的首例未成年人，这也是全球首例。比利时联邦安乐死管制与评估委员会主席迪斯特尔曼确认了这一案例。他透露申请者已经接近 18 岁，绝症无治，"无法忍受病痛折磨"，医生将使用镇静剂帮助患者进入沉睡状态。但很多人，包括基督教会领导人和一些儿童医生质疑儿童是否具有合理做出这一艰难决断的能力。

（2）英国

英国是率先开展安乐死合法化运动的国家，全世界第一个自愿安乐死团体也于 1935 年在英国正式成立，但截至目前，英国仍未有安乐死立法。

（3）美国

美国的加利福尼亚州等 36 个州和哥伦比亚特区制定了类似的自然死亡法，1997 年，俄勒冈州通过了《尊严死亡法》，是美国第一个承认医生协助自杀合法性的州，成为美国第一个实行安乐死合法化的地方。目前，实行安乐死的还有华盛顿州、蒙大拿州、佛蒙特州、加利福尼亚州、夏威夷州、新泽西州。其他各州则反对包括医生协助自杀在内的积极安乐死。

（4）欧盟

瑞士允许为养老院中选择以"安乐死"方式自行结束生命的老人提供协助，但仅限于苏黎世二三十家养老院。奥地利、丹麦、法国、德国、匈牙利、挪威、斯洛伐克、西班牙、瑞典和瑞士 10 国，允许"被动"安乐死，只准终止为延续个人生命而治疗的做法。2021 年，西班牙众议院通过了安乐死法案，该法案支持非自愿安乐死，也就是目前争议最大的一类。这种安乐死允许依据其他人的意愿，如家属或医生，加速患者的死亡。

（5）日本

日本是世界上第一个以判例形式有条件地承认积极安乐死的国家，但是其至今仍未有关于安乐死的法律规定。

（6）中国

安乐死在中国没有合法化，主动安乐死构成故意杀人罪，但量刑时可以从宽处罚；被动安乐死不构成故意杀人罪。然而国内不少医疗单位实际上正在悄然实施安乐死，国内立法完善之路依旧任重而道远。

中国是否应该将"安乐死"合法化提上议事日程？对于"安乐死"的立法，我国进行过多次尝试。然而时至今日，"安乐死"立法尚未有任何动静。安乐死立法是一个具有道德和法律争议的尖锐难题：有道德性质的难题，如生命价值和自主价值的冲突，亲情与理智

笔记

的冲突,文化传统与现实的冲突等。也有技术方面的难题:如何确认真正的自愿,怎么防止谋杀、逃避赡养、掩盖医疗失误等问题。更有立法的社会客观条件、主观因素以及法律形式本身的限制。主动(积极)安乐死使用药物终止生命,争议大;被动(消极)安乐死停止治疗,早已实施于医疗实践中。

二维码 5-18　学生情景剧优秀视频《解脱》
(临床医学专业专升本陈舒团队)

二维码 5-18

学生情景剧优秀视频《解脱》(临床医学专业专升本陈舒团队)

团队成员分工:

导演、编剧:陈舒　摄影:王奕平、沈丰　剪辑制作:王奕平　片尾曲:林蒙蒙

演员:林彩丹——妻子林大芸　杨晧然——女儿王晧然　林蒙蒙——林医生

王奕平——王老五　沈丰——沈主任　陈舒——陈主治　沈婷——小护士

总之,对于安乐死的未来,我们无从得知。我们选择尊重死亡的权力,尊重生命的庄严谢幕,但也不愿其成为恶人把弄的工具。

第三节　死亡伦理

一、死亡的概念

1.死亡的概念

一般而言,死亡是人体的器官、组织、细胞等的整体衰亡,生物学生命新陈代谢的停止,人类个体自我存在的结束。死亡的本质是个体生命的终结和自我意识的丧失,是不可逆的过程。死亡和生存构成了人类进化的链条,维系了人类的生生不息。

不同的人生观,对生与死会有不同的价值评价,从而形成不同的生死观。生死观是人们对生与死的根本看法和态度,是人生观的一种具体表现和重要组成部分。在中国古代,杨朱提出"贵己""重生",主张以保全个人的生命为人生理想,认为死亡是"吾生"价值的丧失。庄子视"悦生而恶死"为人生的一大桎梏,认为要获得"自由",就必须超脱死生之变,提出"以死生为一条",否定生与死的界限,甚至把死亡作为人身自由、幸福的最终实现。儒学创始人孔子在如何对待死亡时,告诫弟子:"未知生,焉知死"。古希腊大哲学家伊壁鸠鲁也有一段名扬四海的关于死亡问题的论述:"当我们存在时,死亡不存在;死亡存在时,我们就不存在了。"死亡是人类永恒的宿命。因此,人的生存意义就在于把自己的生命向死亡抛掷出去再反弹回来而得到规定的。所以,人绝不可以只埋首于"活",在世俗的生活中混沌不明地"活",而要时常安静地"思",尤其要正视"死"。这就是人"生"中重视死亡问题考索的意义和价值。

2.死亡的意义

死亡的意义在于:①死亡促使人们反思生的价值,彰显生命意义;②死亡蕴含着对死

者深厚而复杂的情感、态度和伦理评价,彰显生命的文化价值;③死亡解决了有限的资源与可能的无限的人口之间的冲突,推动了人类的发展和进步,彰显生命的物质价值。

【案例 5-14】　医务人员面对患者家属意见分歧时该如何决策?

患者王某,男,76 岁,离休干部。因与家人争吵过度激愤而突然昏迷,被迅速送至某医院急诊。经医生检查仅有不规则的微弱心跳,瞳孔对光反应、角膜反射均已迟钝或消失,血压 200/150mmHg,大小便失禁,面色通红,口角歪斜,诊断为脑出血、中风昏迷。经三天两夜抢救后,患者仍昏迷不醒,且自主呼吸困难,各种反射几乎消失。

面对患者,是否继续抢救? 医护人员和家属持有不同的看法和意见。医生 A 说:"只要患者有一口气就要尽职尽责,履行人道主义的义务。"医生 B 说:"病情这么重,又是高龄,抢救仅是对家属的安慰。"医生 C 说:"即使抢救过来,生活也不能自理,对家属和社会都是一个沉重的负担。"

但是,患者长女说:"老人苦了大半辈子,好不容易才有几年的好日子,若能抢救成功再过上几年好日子,做儿女的也是个安慰。"表示要不惜一切代价地抢救,以尽到孝心。但患者儿子却说:"有希望抢救过来固然很好,如果确实没有希望,也不必不惜一切代价地抢救。"同时他对医护人员抢救工作是否尽职尽责提出自己的质疑。

问题:对病危病患者是否抢救,面对各方意见分歧的情况,医务人员该如何决策?

回答:

二维码 5-19　　伦理分析

二维码 5-19

二、死亡标准的历史和现状

1.死亡标准的历史

现代医疗证明,心脏停止跳动,大脑必然死亡;另一方面,人的呼吸和循环中枢都在脑干,脑干死亡,心脏也必然停搏。两者互为因果,紧密相连。所以传统上人们直观地认为心跳停止就意味生命的结束。但随着现代医学科学的进步,人们逐渐发现了"心死亡"标准的缺陷。1959 年,法国学者 P. Mollaret 和 M. Goulon 在第二十三届国际神经学会上首次使用"脑死亡"概念。

笔记

1968 年,美国哈佛大学医学院特设委员会提出了"脑死亡"诊断标准,即著名的哈佛标准:第一,对外部的刺激和内部的需要无接受性、无反应性。第二,自主的肌肉运动和自主呼吸消失。第三,诱导反射消失。第四,脑电波平直或等电位。

虽然距离脑死亡的提出已经过去半个世纪,但是脑死亡在各个国家的接受程度却各不相同:第一类是用法律确定脑死亡标准,包括美国、德国、日本、法国、芬兰等;第二类是脑死亡在临床实践中得到承认,但没有指定正式的法律条文,这包括英国、瑞士、韩国、奥地利等;第三类是脑死亡标准没有为社会接受,传统心肺死亡标准仍然占据主导地位,包括大多数发展中国家。其中,认可心死亡和脑死亡同时作为死亡判断依据的国家包括美国、日本、奥地利、瑞士、芬兰等。

2.死亡标准的现状

国内目前没有出台关于脑死亡的法律法规,只是进行了相关的学术讨论,制定了相关的行业标准。2003 年,《中华医学杂志》等主要医学杂志刊登了卫生部脑死亡判定标准起草小组制订的《脑死亡判定标准(成人)(征求意见)》和《脑死亡判定技术规范(成人)(征求意见稿)》。2012 年 3 月,国家卫生和计划生育委员会批准首都医科大学宣武医院作为国家卫生和计划生育委员会脑损伤质控评价中心。2013 年,该中心在 10 年来脑死亡判定临床实践与研究的基础上,对上述 2 个文件进行了修改与完善,并发布新的《脑死亡判定标准与技术规范(成人质控版)》作为医学行业标准。

三、确立脑死亡标准的伦理目的和意义

制定并执行脑死亡标准的直接目的在于维护死亡患者的尊严,体现医学人道主义。同时,也可间接节约卫生资源,减轻家庭的经济和心理负担,并有利于器官移植的开展。然而,不能将间接所获作为制定和执行脑死亡标准的目的,特别是不能把器官移植作为制定和执行脑死亡的目的。执行脑死亡标准而取代传统的死亡标准,其伦理意义表现在以下几方面:第一,更科学地判定人的死亡,维护了死者的尊严。这是执行脑死亡标准的动机和直接目的。第二,有利于节约卫生资源和减轻家属的负担以及器官移植的开展。这是实行脑死亡标准的间接效果。

生是偶然,死是必然。如果说生命是一条航船,那么每个人都是这条航船的掌舵者。让生命完美地谢幕,不应成为一种奢望。死亡的意义不只是意味着生命的终结,而是渗透在所有人的生命过程之中。生命的价值在于爱与奉献,心灵救赎能让人超越死亡,实现生命的不朽和永生。如果死是结束,那么生就是开始。所以学会死亡,就是学会生活。

导入案例评析

(1)王某给丈夫李某服用农药死亡的行为属于安宁疗护吗? 应如何正确看待这种行为?

①王某给丈夫李某服用农药死亡的行为不属于安宁疗护。李某确实属于临终关怀的主要对象,他是不可逆转的临终患者,难以取得积极治疗效果的晚期癌瘤患者,心身遭受痛苦折磨。但是,临终关怀主要在于减轻患者的身心痛苦、控制症状,

采取姑息对症和支持疗法,给予患者生活护理、临终护理和心理安慰。且特别注重患者的生命尊严与生命质量和生命价值,强调个体化治疗、心理治疗和综合性、人性化的护理,而不是帮助李某一死了之。

②王某给丈夫李某服用农药死亡的行为属于为李某实施主动安乐死的仁慈助死行为,即对患不治之症的濒死患者,应患者自愿请求,为消除患者的痛苦或缩短痛苦的时间,采用作为方法,使其安宁地度过死亡阶段而终结生命的全过程。由于我国对安乐死没有合法化,即使王某的出发点是为帮助李某完成其临终速死的愿望,但王某的行为仍属于犯罪行为。

(2)假如你是庭审法官,你会怎样判此案?

假如我是庭审法官,即使王某没有主观谋害李某的故意,但王某的行为客观上还是导致了李某死亡的严重危害后果,构成谋杀罪,应当承担刑事法律责任。以下两点考虑,仅供参考。

①患者在癌症晚期疼痛难忍的情况下请求妻子结束其生命,这确实是令妻子为难的事情,但妻子在医学和法律上的无知,反而又使患者本已痛苦的身心备受煎熬。

②安乐死目前虽无法律规定,但安乐死是否符合道德还是人们密切关注的领域。患者执行安乐死需满足以下条件:患者疼痛难忍、疾病晚期、有诚挚解脱之意愿、家属同意。本案例中家属成员未达成一致意见,而且死亡方式上也不舒适,患者很痛苦,这便触犯了法律。

最终,王某被判处有期徒刑3年。

(3)应该如何看待此案法律和道德的不一致性?

一般来说法律和道德是一致的,道德是法律的基础、依据,法律为道德提供保障,但有时两者并不一致。本案例中患者的妻子本质上是为丈夫提供帮助:自己忍受精神的痛苦而帮助丈夫死亡,道德上值得人们同情,但是,在法律上她考虑的不周全,与法律相抵触,事先未解决好可能存在的纠纷,因此受到法律的制裁,这是未处理好医学中法律与道德的关系之苦果,也是后人应吸取教训的。

能力与知识拓展

1.经典视频鉴赏

(1)《深海长眠》(The Sea Inside)

《深海长眠》获得第77届奥斯卡金像奖最佳外语片、第62届金球奖最佳外语片,是根据雷蒙·桑佩德罗的真实故事改编,由亚历桑德罗·阿曼巴执导,哈维尔·巴登、劳拉·杜纳丝、阿尔伯托·阿玛利拉、贝伦·鲁艾达等主演的影片。该片讲述了雷蒙为争取结束自己生命的庄严权利而斗争30年的故事。

主人公雷蒙是一位轮船机械师,在一次意外中损伤了颈部,导致高位截瘫,生活完全不能自理,必须依靠家人照顾。他忍受着常人无法理解的痛苦,生活了26年,已无法领会活着的意义,失去了对生活的信心,唯一希望的就是庄严地结束自己的生命。他一再申请安乐死,却无法获准。他请来律师朱莉娅,争取安乐死的权利。这个女人在与雷蒙

笔记

的相处中慢慢认同了他的观点,她不幸也身患绝症,两人更加惺惺相惜,朱莉娅承诺帮雷蒙出版诗集后和他一同赴死。而另一位主人公罗萨是有两个孩子的单身母亲,在感情上受过创伤,她认为雷蒙逃避困难并自闭心灵,于是她希望能够劝导雷蒙,让雷蒙改变自己的观点。随着进一步的交流,她发觉自己才更需要倾诉和安慰,渐渐地,她发现自己爱上了雷蒙。然而,这一切都无法把雷蒙从瘫痪的煎熬中解放出来,他等待着与朱莉娅一起告别这个世界,得以重生。

《深海长眠》是一部顽强的片子,被赋予了生命力,即使它是在讲述奔向死亡的过程。死亡的概念被扭转过来,不再是灰暗的、无能的。它与大海联系在一起,有着蔚蓝的颜色和自主的抉择。《深海长眠》在告诉我们:生与死都是权利,但都不是有着绝对责任的担当;作为人,理所当然地应该去寻求这种权利的选择。如果一部电影能够把自己的意志准确无误地传达给观众,并让观众接受它的此种思维方式,那它的强悍毋庸置疑。而《深海长眠》的强悍就在于让观众去认可安乐死对于一个人来说是一种尊严的选择而不是退缩和畏惧。

(2)《死亡医生》(You Don't Know Jack Death Doctor)

《死亡医生》是一部关于死亡权利争论的电影,它涉及律法、人权、宗教、医学等领域,根据美国密歇根州一个备受争议的人物杰克·科沃基恩(Jack Kevorkian)医生的真实故事改编,叙述了帕西诺饰演的 Jack Kevorkian 为其患者争取死亡的权利所作的种种努力,他在安乐死问题上大胆得近乎反叛和罪恶的行为,使关于死亡的选择的争论成为西方社会人人关注的新闻。他因为大张旗鼓地协助患者结束生命而被称为"死亡医生"。从 1990 年协助奥勒岗州 54 岁的 Janet Adkin 女士自杀到 1998 年 11 月在 CBS《60 分钟》节目里展示他积极协助 Thomas Youk 死亡的过程,十年不到的时间里他总共帮助 150 多位患者结束生命,并因此以谋杀罪被起诉多次。1999 年,科沃基恩终于因为在电视节目中展示了他协助安乐死的过程而被判二级谋杀入狱,直到 2007 年才获得释放。

本片围绕着科沃基恩设计的为他带来恶名的"安乐死机器"(该机器由自动程序完成静脉注射药物而结束患者的生命),他在 1990 年代初协助的第一例安乐死事件,以及所引发的媒体轰动展开,展现了他对于患者死亡权利的捍卫以及寻求安乐死合法化的斗争。母亲在痛苦中过世对其影响很大,帕西诺出色的演技给予了这个我们只能在新闻中读到的争议人物丰富的个性。杰克老头十分固执,他执着于施行安乐死,他认为自己施行安乐死是一种服务而不是谋杀,他热爱诗歌话剧,他在严肃的法庭上肆无忌惮地展示他出色的口才,他时常面对死亡,却无法面对自己姐姐的死亡,犹如海报中出现的标语"IS THIS THE FACE OF A KILLER"(这是一张杀手的脸吗)。起初他并不似一个守法的公民去推动密歇根州关于安乐死的相关立法,他直接对患者实施安乐死,他的执着行为让他经历一系列的起诉,但却在诉讼中获得胜利,他依靠的是严谨的安乐死程序、作为直接证据且对陪审团造成煽情作用的录像带以及在此领域没有健全的州法律和包括病患在内的支持者。当他十五次击败起诉他的团队之后,他开始意识到立法的重要性,然而一直支持他的律师为了从政而离他而去,并且逐渐开始发表反对安乐死的言论,而帮助杰克的亲人和朋友相继过世,当他亲手为自己的好友 Janet Good 实施安乐死的时候,他无法再沉默,他选择孤军奋战并做出了一个大胆的举动,把自己将亲手为患者注射安乐死的录像送给哥伦比亚广播公司播出,这直接导致他因谋杀罪名遭到起诉并入狱 8 年。

2.阅读书目

(1)德沃金,弗雷,博克.安乐死和医生协助自杀——剑桥集粹[M].翟晓梅,邱仁宗,译.沈阳:辽宁教育出版社,2004.

【案例 5-15】 《安乐死和医生协助自杀——剑桥集粹》

杰拉尔德·德沃金是美国加利福尼亚大学戴维斯分校的哲学教授。R. G. 弗雷是美国鲍林·格林州立大学的哲学教授。西塞拉·博克是美国哈佛大学人口与发展研究中心的杰出研究员,著有《说谎:在公领域与私领域中的道德抉择》一书。

安乐死和医生协助自杀这些个人行为是否道德以及是否使允许这些行为的政策合法化,是当代道德最热门和意见最为多种多样的问题。而医生协助患者有尊严地死亡的道德问题是医务界、伦理学家以及广大公众都极为关注的中心问题。比起被动安乐死来,由医生考虑进行的主动安乐死案例则大大加剧了这种争论。对争论各方的论证做出详尽而又清晰的阐述显得迫在眉睫。

应运而生的这本《安乐死和医生协助自杀——剑桥集粹》,汇集了支持/反对安乐死和医生协助自杀及将其合法化的两位美国卓越哲学家杰拉尔德·德沃金、R. G. 弗雷和美国最著名的伦理学家之一西塞拉·博克各自对其观点的论证。通过对反对者的观点的有力反驳,杰拉尔德·德沃金和 R. G. 弗雷论证说,在某种情形下由医生提供知识和手段,患者用以结束自己的生命,这在道德上可以被允许的,而且应该得到法律的允许。而西塞拉·博克则通过选择死亡、自杀、安乐死和医生协助自杀的逐一探讨论证说,安乐死和医生协助自杀的合法化将引起巨大的社会风险,并且无论如何将无法充分满足临终患者的需要,至少在并不是人人都有医疗保险的社会是如此。

对于任何阅读这本书的人,不管他对安乐死和医生协助自杀持何种观点,都一定会被书中论证和反论证的缜密和犀利所折服,从而对双方的观点有更为深入的理解,对安乐死和医生协助自杀也会有更加深刻的认识。

第一部分

导言

第一章　医学的本性

　　行医的伦理

　　医学的限制

第二章　死亡的区分

第三章　对道德滑坡的担心

　第四节　公共政策与医生协助自杀

第二部分

第五章　选择死亡和夺走生命

　　临终时的个人控制

　　两类争论

　　当代的三类主要观点

　　重新考查

（2）阿图·葛文德.最好的告别[M].王一方,彭小华,译.杭州:浙江人民出版社,2015.

【案例5-16】　《最好的告别》

　　当独立、自主的生活不能再维持时,我们该怎么办? 在生命临近终点的时刻,我们该和医生谈些什么? 应该如何优雅地跨越生命的终点? 对于这些问题,大多数人缺少清晰的观念,而只是把命运交由医学、技术和陌生人来掌控。影响世界的医生阿图·葛文德结合其多年的外科医生经验与流畅的文笔,讲述了一个个伤感而发人深省的故事,对在21世纪变老意味着什么进行了清醒、深入的探索。本书富有洞见、感人至深,并为我们提供了实用的路线图,告诉我们为了使生命最后的岁月有意义,我们可以做什么、应该做什么。

　　作者选择了常人往往不愿面对的话题——衰老与死亡,梳理了美国社会养老的方方面面和发展历程,以及医学界对末期患者的不当处置。书中不只讲述了死亡和医药的局限,也揭示了如何自主、快乐、拥有尊严地活到生命的终点。书中将"善终服务""辅助生活""生前预嘱"等一系列作者推崇的理念,都穿插在故事中做出了详尽的说明,相信会给老龄化日益加剧的中国社会以启迪。

（3）米奇·阿尔博姆.相约星期二[M].吴洪,译.上海:上海译文出版社,2007.

【案例5-17】　《相约星期二》

　　莫里·施瓦茨是作者米奇·阿尔博姆在大学时曾给予他许多思想的教授。米奇毕业十五年后的一天,偶然得知莫里·施瓦茨罹患肌萎性侧索硬化,来日无多,这时老教授所感受的不是对生命即将离去的恐惧,而是希望把自己许多年来思考的一些东西传播给更多的人,于是米奇·阿尔博姆作为老人唯一的学生,相约每个星期二上课。在其后的十四个星期里,米奇每星期二都飞越七百英里到老人那儿上课。在这十四堂课中,他们聊到了人生的许多组成部分,包括如何面对他人,如何面对爱,如何面对恐惧,如何面对家庭,以及感情及婚姻,金钱与文化,衰老与死亡。最后一堂课是莫里老人的葬礼。整个事情的过程,以及这十四堂课的笔记便构成了这本《相约星期二》。

（4）中国医学论坛报社.死亡如此多情[M].北京:中信出版社,2013.

（5）陈蕾,李伟长.临终关怀与安乐死曙光[M].北京:工人出版社,2004.

【案例5-18】《临终关怀与安乐死曙光》

《临终关怀与安乐死曙光》是国内第一部关注临终关怀和安乐死问题的专集,内容涉及临终关怀在中国的研究与实施,临终关怀与安乐死话题,安乐死在中国的现状和展望,提高全民素质、树立正确的死亡观,关于建立"中国临终关怀与自愿安乐死协会"的倡议书和章程草案,以及中国首例安乐死罪与非罪律师辩论纪实。

本书开拓的是一块阳光灿烂的处女地,记录着第一批踏荒者艰苦跋涉的脚步;本书追求的是一项充满仁爱和希望的事业,发出的是创业者们奋斗和创造的呐喊;本书提供的是一种深邃而诱人的思想,引导着人们走上发展新的文明死亡和死亡文明的科学道路;本书把一代人努力凝聚成为一次新的冲击波,将把中国的临终健康事业的研究和建设推进到一个新阶段。目录如下:

序言

主编的话

第一章　临终关怀在中国的研究与实施

　　　临终关怀在中国

　　　临终关怀是人类文明发展的标志

　　　造福于人类崇高事业的临终关怀

　　　临终关怀:新观念　新学科　新服务

　　　生前预嘱

　　　临终前的嘱咐

　　　"优死"——临终关怀的宗旨

　　　临终关怀与当代中国大众文化

第二章　临终关怀与安乐死话题

　　　喜看安乐死在全球悄悄地软着陆

　　　论临终关怀与安乐死和谐的统一

3.关键概念

(1)安宁疗护(hospice,hospice care,palliative care);

(2)安乐死(euthanasia);

(3)脑死亡标准(brain death criteria,brain death standard)。

实训与实践指导

1.课后观看电影《深海长眠》,书写观后感

观后感:

2.聆听外文案例,用中文回答问题

二维码 5-20 音频:How would you feel if you were Mr. G?

（录音者:曾恬）

二维码 5-20

【案例 5-19】 How would you feel if you were Mr. G?

In the hospital, we can see four different levels of awareness as first described by Glaser and Strauss(1965), by which patients with life-threatening illness perceive their situation.

Closed awareness—— nurses, doctors and family try to hide the truth and engage in conversations that avoid disclosure. They keep conversations to the minimum and steer away from talking about the future, especially when the patient is in the very advanced stages of cancer. Nevertheless, the patient may become suspicious or even become fully aware of the situation at a later stage.

Suspicion awareness—— a situation where the patient begins to suspect the seriousness of his or her condition. The patient may attempt to confirm his suspicion by direct or indirect measures, such as sneaking a look at medical records, or making direct requests from hospital staff or family. Such behavior thus makes families and hospital staff adopt different strategies in response. As a result, relationships among the patient, the staff and the family become strained.

Mutual pretence—— this happens at a later stage when everyone(staff, families, even the patient), knows that the patient is dying, but chooses to pretend that the patient is going to be all right. The dramas between them could last for a long time; as a consequence the patient will die without ever knowing the truth from family or medical staff, although they may have full awareness of his condition.

Open awareness—— this results from the situation when staff, families and patient know and choose to acknowledge in their actions that the patient is dying. This situation is by no means an easy one; however, it is an essential requisite to achieve the patient's 'appropriate dying' expectation especially when his expectation is ambiguous and uncertain.

Looking at the four levels of awareness in a dying patient gives us much insight on how people communicate and interact with the dying. In Mr. G's case, the hospital staff followed the request of the family to hide the truth from him. He may constantly stay in closed awareness before he dies. But more likely, he would move to either suspicion awareness or to fully open awareness of his diagnosis at the later stage. The question of whether he should have been told or not and the question of how he faces his growing awareness of his approaching death are just some of the ethical and social issues that can be seen in this case.

笔记

Question：Would you like to know if you had terminal cancer? Would you tell your mother or father if they had terminal cancer?

回答：

二维码 5-21　伦理分析(英文)

二维码 5-22　伦理分析音频(录音者：曾恬)

二维码 5-22

3. 拓展阅读

人民日报：过度抢救无异于对亲人的凌迟

导读：善终既是生命的最高追求，也是生命的基本权利。尊重生命，就是要尊重患者对生命的自主权利，将无痛、无惧、无憾地离世作为目标。

近日，台湾知名作家琼瑶发表一封公开信，表达了选择"尊严死"的意愿。她嘱咐儿子和儿媳，自己无论生什么重病，都不动大手术、不送加护病房、绝不能插鼻胃管、不需要急救措施，只要没痛苦地死去就好。"你们无论多么不舍，不论面对什么压力，都不能勉强留住我的躯壳，让我变成'求生不得，求死不能'的卧床老人！"琼瑶的生死观，引发了网上网下热议。

生命是一场说走就走的旅行，也是一场无人陪伴的旅行。当生命临近终点时，绝大多数人都是"被安排"进医院的，全身插满管子，手脚无法动弹，身边只有监护仪和陌生的白大褂。有的患者痛苦不堪，希望早日回家，但家属坚持抢救到底。他们认为，无论花多大代价，一定要让亲人活着。即便医生已经宣布没有抢救价值，家属依然不肯放弃，其理由就是："如果他死了，我就没有这个亲人了。"家属把抢救生命视为"孝道"，医生把救死扶伤视为天职。但是，两者都忽视了患者的自主权利。事实上，徒劳的过度抢救，往往只是增加患者的痛苦。即便生命在延续，也是没有尊严的。这种做法，无异于对亲人的"凌迟"。著名文学家巴金曾插着呼吸机，在病床上熬了整整 6 年。巴金想放弃这种生不如死的治疗，可是他没有选择的权利，因为每一个爱他的人都希望他活下去，哪怕是昏迷着，哪怕是靠机器，只要活着就好。他说："长寿对我来说是一种折磨。"

面对生死，每个人都有不同的态度和选择，有人追求长度，有人追求品质。但是，每个人对于生命的自主选择权都应得到尊重。对临终亲人的最好关怀，就是把死亡的

笔记

权利还给亲人,使其按照自己的愿望度过最后的时光。我国著名外科专家、北京医院名誉院长吴蔚然在临终前留下遗愿,恳请医院尊重自然规律,不必采用插管、透析、起搏器等创伤性治疗拖延生命。最后,家人尊重他的自主选择,陪伴他平静地走到生命的尽头。

近年来,不少医学界人士致力于推广"生前预嘱",鼓励"尊严死",提倡"我的死亡我做主"。"尊严死"不同于安乐死,是指在不可治愈的伤病末期,放弃抢救和不使用生命支持系统,让死亡既不提前,也不拖后,而是自然来临。在这个过程中,应最大限度尊重本人意愿,尽量使其有尊严地告别人生。"尊严死"不把挽救生命作为首选,而是将无痛、无惧、无憾地离世作为目标,让"生死两相憾"变成"生死两相安"。

人生最无奈的事是既不能选择生,也不能选择死。善终既是生命的最高追求,也是生命的基本权利。尊重生命,就是要尊重患者对生命的自主权利。

4.情景剧演绎

方案:任课教师在开学第一周培训各行政班的班长,要求其对本班级参与讨论与情景剧演绎的同学进行分组,以7~10人自由组合为一组,明确分工,查阅相关书籍与课内外资料,在线下实际课堂上与一起上课的其他班级的相同命题的团队实施情景剧演绎比赛。本次命题为临终关怀与安乐死,演绎形式可以是现场演绎展示,也可以是拍摄DV作品展示。

二维码 5-23　学生情景剧优秀视频《甜蜜的死亡》
　　　　　　(临床医学专业林久敏团队)

二维码 5-23

学生情景剧优秀视频《甜蜜的死亡》(临床医学专业林久敏团队)

团队成员分工:

导演:林久敏　副导演:金涛　理论总体把关:王晟毓　伦理研讨会:金崇耀、虞青

摄影:林久敏　素材筹备:辉正聪　化妆:张惟　道具:周银芳、金崇耀

编剧:金涛　后期制作:林久敏

演员:胡建海——李明　周银芳——幼年李明　张智丽——母亲

　　　王晟毓——父亲　施方灵——医生　王如莎——女播音员

　　　金崇耀——张教授

　　　路人、医生、患者等——张惟、陈宏佳、吴斌燕、汪锦怡、周银芳、辉正聪

观后感:

第一节　安宁疗护伦理

【经典例题】

例 1.安宁疗护的伦理意义表现在　　　　　　　　　　　　　（　　）

A.它有利于建立和谐社会

B.它体现生命神圣、质量和价值的统一

C.它理解临终患者的需求

D.它维护临终患者的生命尊严

E.它同情和关心临终患者的家属

【实战训练】

1.世界上首先创立现代安宁疗护事业的国家是　　　　　　　（　　）

A.美国　　　　　　B.澳大利亚　　　　　C.英国

D.法国　　　　　　E.荷兰

2.安宁疗护的根本目的是　　　　　　　　　　　　　　　（　　）

A.节约卫生资源　　　　　　　　　B.减轻家庭的经济负担

C.提高临终患者的生存质量　　　　D.缩短患者的生存时间

E.防止患者自杀

3.安宁疗护的本质是　　　　　　　　　　　　　　　　　（　　）

A.使患者缓慢进入死亡,避免与患者相关的人员背上杀人嫌疑

B.减轻医务人员的劳动,提高其工作效率

C.减轻患者家属心理的和经济的压力,提高其生活质量

D.对救治无望患者的照护,不以延长患者的生存时间为目的,而以提高患者的临终生命质量为宗旨缩短患者的生存时间

E.防止患者自杀

第二节　安乐死伦理

【经典例题】

例 1.某女患者,59 岁,因患肝硬化肝腹水住进某市中医院,经治疗病情未见改善,反而加重,出现肝性脑病,多次昏迷,处于濒死状态。其子在得知母亲已治愈无望时,向主管医师提出书面请求:为其母实施"安乐死",以尽快解除濒死前的剧痛。在家属再三请求之下,主管医师于 1986 年 6 月 28 日下了医嘱,先后两次注射复方氯丙嗪 175mg,患者安静地死去。之后,主管医师及患者的儿子两人均以故意杀人罪

被起诉立案,主管医师先后两次被收审,并被逮捕羁押一年,后经市人民法院多次公开审理及诉讼后,才宣告主管医师无罪释放。从医学伦理角度对该医师所作所为的正确评价是 （　　）

　　A.完全正确,其选择在医学上有充分依据

　　B.完全错误,医师实行安乐死与杀人无异

　　C.法律允许,但在伦理上是成问题的

　　D.法律允许,在伦理上也是说得通的

　　E.没有处理好医学决策与伦理判断之间的矛盾,有着严重的伦理问题

【实战训练】

1.一位符合安乐死条件的患者,医生使用药物结束其痛苦的生命,称为 （　　）

　　A.强迫安乐死　　　　B.医助安乐死　　　　C.被动安乐死

　　D.主动安乐死　　　　E.自杀安乐死

2.下列国家中安乐死合法化的是 （　　）

　　A.美国　　　　　　　B.澳大利亚　　　　　C.新加坡

　　D.英国　　　　　　　E.比利时

3.对于不可逆转危重病患者的抢救,下面做法中<u>错误</u>是 （　　）

　　A.沿袭传统尊重患者和家属的意愿,实施临终关怀

　　B.面对患者家属要求不惜代价地治疗和抢救时,医务人员出于患者利益和社会公益的考虑,应进行解释和劝导,医务人员也有权力拒绝一切达不到目的的治疗和抢救措施,但不能拒绝给予支持疗法和护理

　　C.医生应提前询问患者及其家属,以根据其意愿做出治疗决定,或予以安乐死,或不惜代价地抢救患者生命

　　D.对有些患者和家属要求实施主动安乐死,因没有法律保障,医务人员要慎重对待

　　E.安乐死立法是一个具有道德和法律争议的尖锐难题

第三节　死亡伦理

【经典例题】

例1.以脑死亡标准取代心脏停止跳动死亡的标准,其直接的伦理意义和效果是有利于 （　　）

　　A.科学地确定死亡,维护人的生命或尊严

　　B.节约卫生资源

　　C.减轻家庭负担

　　D.器官移植

　　E.社会文明

笔记

【实战训练】

1.哈佛大学医学院提出的脑死亡标准**不包括**　　　　　　　　　　　（　　）

A.出现不可逆性昏迷　　　　　　B.自主的肌肉运动和自主呼吸消失

C.心跳停止　　　　　　　　　　D.诱导反射缺失

E.脑电波平直

2.世界上首先提出脑死亡标准的国家是　　　　　　　　　　　　　　（　　）

A.美国　　　　　　　B.澳大利亚　　　　　C.英国

D.法国　　　　　　　E.荷兰

3.执行脑死亡标准的伦理意义**不包括**　　　　　　　　　　　　　（　　）

A.弥补传统的死亡标准的不足

B.有利于科学地判断死亡

C.更体现了对生命的尊重

D.直接地达到开展器官移植的目的

E.客观上有利于节约卫生资源

二维码 5-24　形成性评价:参考答案

二维码 5-24
（陈勰、曾春燕、吴媛媛）

笔记

第六章

公共卫生伦理与健康伦理

◇　知识目标:了解公共卫生、传染病、慢性非传染病、健康权利的概念,熟悉职业性损害、健康教育和健康促进、突发公共卫生事件的概念,掌握公共卫生伦理原则、公共卫生工作伦理要求、健康伦理概念与原则。

◇　能力目标:具备理论联系实际、独立思考和分析问题的能力。

◇　情感目标:关注公共卫生和健康,培养社会责任感,体会职业责任感和奉献精神。

◇　课程思政目标:充分领会国家健康发展战略、人类命运共同体内涵,锤炼爱国情感。

导入案例

【案例 6-1】　针对艾滋病高危人群的干预措施

2005 年中国卫生部建议地方政府对艾滋病高危人群,免费发放安全套,向登记吸毒人员提供免费注射器。这是迄今为止在对抗艾滋病方面中国卫生部门提出的最为激进的建议,在许多观念保守的人士看来,这种措施简直是在鼓励高危行为。

问题:这种认为是在鼓励高危行为的观点是否正确? 为什么?

回答:

主要知识点

公共卫生是以保障和促进公众健康为宗旨的公共事业,是由政府、社会或社群通过有组织的努力来改善社会条件以促进人群健康、延长寿命以及预防和控制疾病和伤害在人群中流行的科学。同临床医学一样,公共卫生实践伦理考量不能缺席。

二维码 6-1　微课视频:

公共卫生伦理概述(授课教师:陈勰)

二维码 6-1

第一节 公共卫生伦理的概念和理论基础

一、公共卫生伦理的概念

公共卫生伦理是运用伦理学的理论、原则和方法探讨和解决公共卫生实践中提出的伦理学问题,制定出在人群中促进健康、预防疾病伤害的行为规范,这些规范体现在一些原则之中,对公共卫生机构和工作人员促进人群健康、预防疾病和伤害的行动起指导作用。

公共卫生的伦理考量有其自身的特点。公共卫生是基于人群的视角,以关注公众健康为目标,以预防、防止伤害发生、传染病流行为主旨,研究侧重于影响健康的行为、生活方式等因素,落实于社会公共卫生政策的制定。所以,公共卫生工作的核心是公共卫生政策,制定公共卫生政策的主角是政府。因此,公共卫生伦理的重点是政府的主导责任。最为敏感的问题也往往源于政府行使权力干预个人的选择,这就需要权衡,有充分证据证明这种权力的行使是合理的。

【案例 6-2】 艾滋病检测实名制

2012 年 2 月 9 日,湖南省疾控中心透露,艾滋病检测实名制已写入《湖南省实施〈艾滋病防治条例〉办法》。而此前,广西壮族自治区艾滋病防治条例草案公开征求意见,其中亦提及实名检测,并指出,接受检测者须在得知确诊结果之日起 30 日内将感染艾滋病的事实告知配偶,30 日后,当地疾控机构有权告知其配偶。对此,中国疾病预防控制中心主任王宇公开表态,认为这是一种"有利于治疗和预防"的做法。但据时代周报了解,不少艾滋病病毒感染者、艾滋病患者以及民间防艾团体均强烈反对此项措施。(http://news.ifeng.com/opinion/gundong/detail_2012_02/19/12615248_0.shtml)

问题:艾滋病检测实名制能否得到伦理学的辩护?

回答:

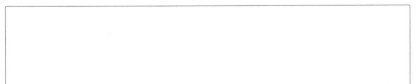

二维码 6-2 伦理分析

二、公共卫生伦理的理论基础

二维码 6-3 微课视频:
　　　　公共卫生伦理的理论基础(授课教师:陈勰)

二维码 6-2

二维码 6-3

1.功利主义

功利主义是一种以功利原则作为善恶评价终极标准的道德理论,源于目的论伦理学。功利主义者认为,趋乐避苦是人类的本性,追求快乐是人类行为的动机。有助于产生快乐的事物或行为就是好的,反之,就是坏的。这就是功利原则。用边沁的话来说,功利原则就是当我们对任何一种行为予以赞成或不赞成的时候,我们是看该行为是增多还是减少当事者的幸福,也就是功利主义的"最大多数人的最大幸福"原则。

功利主义为人类行为和制度建设设立了最高目标——尽可能追求社会福利的最大化。它通过检验政策或制度对社会中个人福利的总体效果来评估其优劣,即社会应该通过结果来判断一种政策或制度的好坏。公共卫生伦理的目标是维护群体和社会公众的健康,追求最大多数人的最大健康,非常重视公共卫生实践行为的后果。公共卫生伦理从理论到实践都渗透着功利主义的价值追求,功利原则也往往成为制定公共卫生政策必须遵循的首要原则。

2.自由主义

自由主义以个人的自由和权利为立论的基点,主张每个人的生命都具有同等的价值,每个生命都值得尊重而不能以任何理由侵犯。自由主义者认为,个人有权选择他自己的善观念或生活方式,任何人无权强加给他不接受的善观念或生活方式。自由并要能自律是康德自由主义主张最独特的地方。康德认为,只有当我们遵守道德法则时,我们才是自由的,因为我们遵守的是我们自己制定的道德准则,而如果只是因为自己想做而做,则没有自由可言,因为你就成为各种事物的奴隶。

自由主义是公共卫生伦理理论基础之一。公共卫生伦理倡导的是一种公共善,维护公共善需要道德自律的主导。在公共卫生实践中,道德自律对于个体而言,需要遵守道德规范,自觉约束自己的行为,不危害公共卫生安全;对公共卫生工作者来说,既要有高度的社会责任感,又要有强烈的自律意识。在公共卫生实践中,对个体自由、自主和尊严的尊重,对个体隐私的保护和保密,对信息的告知和公开等,都可以从自由主义主张中寻求伦理上的辩护。

3.社群主义

社群是具有相同或相近的文化传统、价值目标和制度体系的社会集团。社群主义的根本出发点是社群优先于个人或自我,个人及其自我最终是由他或她所在的社群决定的。社群主义不以权利也不以结果或健康福利为基础,侧重于灌输美德和以培养良好社区为宗旨。社群主义认为善优先于权利,社会有责任实现公共善,倡导公民积极参与社会公共事务,以共享兼具美德和良好行为之社区。

社群主义作为公共卫生伦理的价值取向为公共卫生实践提供了有力的伦理支持。社群主义主张强化政府职能,通过政府的积极作为增进公共福利,为政府积极履行公共卫生责任提供了伦理依据。社群主义倡导公民积极参与社会公共事务,为公民积极参与公共卫生决策和促进健康公正提供了道义支持。社群主义为解决公共卫生干预带来的个人利益与公共利益的冲突以及公共卫生干预的合法性提供了伦理辩护。

【案例 6-3】　地震灾害引发公共卫生问题

伤害是威胁儿童健康和安全的重要公共卫生问题和社会问题,在重大自然灾难发生后,儿童和青少年经常成为受摧残的脆弱群体。2008 年 5 月 12 日,四川汶川大地震发生后,瞬间成千上万天真活泼的儿童来不及与父母告别即离开了人世,留下了人间悲情! 还有更多的儿童在身体和精神两方面受到了严重的伤害,需要我们以实际行动去关爱,而最好的关爱是立刻实施公共卫生救援。儿童是国家的未来,我们相信对儿童的救援一定是整个地震大救援中最感人和最有长远效果的行动。(曾光,李丽萍,刘慧慧.汶川地震灾害与儿童公共卫生救援.中华预防医学杂志,2008,42(7):467)

地震灾害初期引发的公共卫生问题主要有:(1)生活用水及食品卫生问题:地震引发的山体滑坡可局部形成堰塞湖或导致河流改道,改变灾区生态环境;原来的公共卫生基础设施,如城镇集中式供水、粪便、垃圾运输处理和污水排放系统等普遍遭受破坏,造成粪便、垃圾堆积;人畜尸体由于处理不及时发生腐败而造成空气、环境和水源的污染;灾区群众食用从废墟中挖掘出的食品和死的禽畜,这些食品有可能被有毒有害物质污染;缺乏食品防护设施,食品、炊具和餐具难以清洗、消毒,容易引起食品污染。(2)媒介生物滋生:灾区生态环境和卫生环境的改变,加上气温升高和降雨,特别是生活污水在地面上的积滞,为蚊蝇滋生提供了条件;地震废墟中的食物使得家栖的鼠类获得了大量增殖的条件。(3)安置点疾病流行的风险增加:灾民安置点人员密集,居住拥挤,一旦发生传染病容易造成扩散;当地的卫生机构和群众防病组织遭到严重破坏,公共卫生服务中断,对传染病监测的敏感性受到影响,一旦发生传染病流行缺乏有效的控制措施。(王鸣,肖新才.地震灾害的主要公共卫生问题与应急工作策略.中华预防医学杂志,2008,42(9):621)

问题:地震后的公共卫生救援应遵循哪些伦理原则?

回答:

二维码 6-4

二维码 6-4　伦理分析

第二节　公共卫生伦理原则

二维码 6-5　微课视频：

公共卫生伦理原则之前三个原则（授课教师：陈飚）

二维码 6-5

一、全社会参与原则

公共卫生有极强的社会性，公共卫生问题可发生在社会的各个角落，一旦发生又为全社会所关注。公共卫生为群体服务，从事的是群体性的救援、维护和促进健康的工作。公共卫生行动中，常常需要多学科协同作用。所以，公共卫生改善的不只是个人健康，更是全社会的整体健康水平，需要社会公众积极参与。公众不仅要关心与自己有关的公共卫生问题，还要关心整个社会的公共卫生问题，要积极参与预防和应对身边与健康有关的问题。同时，也应当通过一系列的步骤和措施确保社会公众都有参与公共卫生政策的制定、方案的提出和优先性的选择与评价的机会。

心血管病专家胡大一教授提醒人们关注中南大学湘雅医学院一位医生发表的医疗科研成果——麻将综合征。"打麻将一天十几、二十几个小时不动，不仅会导致心肌梗死和卒中，还会造成一系列的恶果。长期坐着不动，腿上会长血栓，血栓脱落一旦走到肺部，会导致人猝死，比心肌梗死还快。所以我们要从文化传统上改变不健康的习惯和行为。而且麻将桌上还容易激动，出现一些本可避免的危险事件。"他还说，"路在脚下，走向健康，从心做起。我想能走的走起来，能动的动起来，显然会对高血压、肥胖这些慢性病起到最大的效果。我相信，如果我们走起来，就找到了撬动健康中国的支点。这点力量可以获得综合的防治效果，对糖尿病、肿瘤、慢性呼吸系统疾病都有防治效果，实现一石多鸟的效果。"

《"健康中国 2030"规划纲要》指出，实现全民健康，要坚持政府主导与调动社会、个人的积极性相结合，推动人人参与、人人尽力，人人享有。公共卫生就是组织社会共同努力，预防疾病，促进健康，实现人人参与，人人享有。可以说，没有政府、社会、团体和公众的广泛参与，要实现公共卫生的宗旨是不可能的。

二维码 6-6　［视频］中共中央国务院印发《"健康中国 2030"规划纲要》
http://tv.cntv.cn/video/C10437/0af9e35d343e447e964f968f45625f40

二维码 6-6

【案例 6-4】　英语新闻：《"健康中国 2030"规划纲要》发布

Shanghai is in the spotlight amid a high-level gathering on health issues. More than 1,000 delegates are attending the 9th Global Conference on Health Promotion, which officially runs from Monday through Thursday. Chinese Premier Li Keqiang delivered the opening speech to welcome all the guests. He underlined the importance of the health sector in development.

笔记

178

"Health promotion is a common goal shared by all countries. We published the Plan of Health China 2030. Our goal is to provide health services to every citizen by 2030. Life expectancy is to reach 79 years old，aimed at meeting the standard of high-income countries," Li said.

The goal set by this year's conference is "Health for all and all for health." Good-will ambassadors，and officials from the U. N. and governments from more than 100 countries are participating in the conference.

One of the highlights of this year's event，the Shanghai Declaration on Health Promotion，is part of the 2030 Agenda for Sustainable Development adopted by world leaders. The goal is to address poverty，inequality and climate change.

翻译为中文：

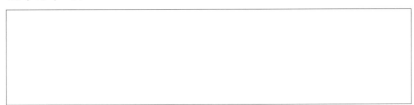

二维码 6-7　《"健康中国 2030"规划纲要》

二维码 6-7

二、社会公益原则

公共卫生的公益性特点表现在公共卫生是以社会公众获取群体健康为目的，通过加强公共卫生体系建设，增加公共卫生产品供给，改善公共卫生服务质量，为社会公众带来更多的健康和福利。如果公共卫生以营利为目的，那么不仅偏离了公共卫生工作的宗旨，也不可能组织整个社会来共同努力，亦不能保证人人参与和人人享有。所以，公共卫生一旦背离了公益原则就会出现发展方向问题，导致在少数人受益的同时弱势群体的利益受到了损害，公共卫生难免会变成非公共的卫生或部分人的卫生。

公共卫生伦理坚持社会公益原则，在处理社会与个人利益关系时，应坚持社会公益原则，将社会公共利益置于优先考虑，并兼顾个人权利与健康福利。公共卫生政策和措施要把各种取向、各方利益整合起来，以最能促进自然和社会环境的改善、实现公众健康的方式来实施。

二维码 6-8　［新闻直播间］《"健康中国 2030"规划纲要》发布：未来 15 年建设健康中国
http://tv.cntv.cn/video/C10616/5f90479ffc0b49b5a01761d4f9bf76b7

二维码 6-8

二维码 6-9　微课视频：
　　　　　公共卫生伦理原则之后两个原则（授课教师：陈勰）

二维码 6-9

笔记

三、社会公正原则

公共卫生的对象是所有人群。因此,公共卫生政策的制定、资金的筹措、资源的分配以及公共卫生相关信息的公开都要坚持社会公正原则。如果社会不公正,那么就会影响甚至阻碍社会群体健康水平的提高,公共卫生举措就不能达到保护群体健康、预防疾病或伤害的目的。

公共卫生伦理的公正涉及分配公正、程序公正、回报公正和补救公正。分配公正是指如何公正地分配公共卫生资源、服务、受益和负担,以实现健康公平。程序公正要求政策、措施、规划等公共卫生信息的透明性,并制定公共卫生行动的决策程序,以确保利益攸关者和公众的参与,这既是对公众的尊重,也是使他们自愿自觉合作的有效措施。回报公正是指对在公共卫生行动中做出贡献的个体或者群体,予以适当的回报;对违反者甚而造成公众严重健康损害者,予以相应的处理。补救公正是对受害者应付补偿的伦理要求。

四、互助协同原则

公共卫生工作涉及的范围非常广泛,所有与公众健康相关的内容都可以被囊括其中。疾病与伤害的预防和控制,与健康相关的自然和社会环境的改善,预防保健与必要医疗服务的提供,公众健康素养的培养,这些与群体健康状况密不可分的问题的解决不仅仅是卫生部门的决策举措,也需要全社会协同作战、各领域人员之间的互助协作。

当疫情发生时,我们不得不将疑似患者、接触人群限制隔离,这是为了全社会的利益;被限制隔离者也是为了全社会的利益而暂时牺牲个人的自主和自由。当流感大流行时,我们每个人都可能成为得病者和传病者,只有互助协同一致才能战胜疫病。所以,互助协同原则中既有互惠性,又有利他性。为实现群体健康的最终目的,我们需要协同互助,阻止传染病扩散,选择健康的生活方式,保护、爱护我们生存、生活的环境,自觉担负起促进公众健康的共同责任。

【案例 6-5】 隔离者生活如何？探访甲型 H1N1 流感医学观察点

2009 年 5 月 6 日,春夏之交的上海郊区花草繁茂,翠绿的草木、艳丽的杜鹃让坐落其中的一家豪华酒店更显静谧与闲适。乘坐墨航 AM098 航班抵达上海的人员正在这家高级酒店进行临时集中医学观察,他们在这里有着宽裕的生活空间和良好的生活保障,除了有关方面提供个性化的饮食和生活用品外,酒店还为他们配备了电脑上网服务,助其与外界联络沟通。集中医学观察的人员情绪稳定,相关部门还准备了心理辅导相关预案。

整栋大楼所在区域已被完全隔离封闭。周遭未设警戒线,距离大门约五十米的隔离带已被盆花围拢,天然遮蔽,楼外可见戴着口罩的安保人员不停地来回巡逻。若没有专门证件及有效防范装备,任何人不能进入该区域。在该酒店内设立的某银行分支机构设置了公告牌称,为配合政府防控甲型 H1N1 流感,该网点需要暂停对

 笔记

外营业,各项业务办理临时调整到临近指定网点。酒店预订处已不再接受预订,并将持续到 5 月 11 日。

在此进行临时医学观察的包括中外人士,酒店方面特别分制了可口的西餐和中餐供他们选择。在中餐方面,酒店更准备了多种口味饭菜,以满足不同需求。酒店周围不仅景色宜人,而且卫生状况良好,上海相关部门每日派专人负责垃圾清理。这里的生活垃圾被送到指定地点,按严密程序进行销毁。

……

(记者:陈静 来源:中新网)

五、信息公开原则

在公共卫生工作中,信息扮演着越来越重要的作用,信息公开在预防疾病、防范和控制疫情方面起到警示作用,提醒人们关注和重视存在与可能存在的公共卫生问题。信息公开既是公共卫生工作的特点,也是政府的一项责任。

政府有责任保证公共卫生信息的开放性和透明性。在发生严重公共卫生事件并有可能导致危机时,必须将发生事件的时间、地点、严重程度以及采取的对策等信息及时通报,向公众公开。信息公开,特别需要及时向受到具体和潜在健康威胁的公众公开,要连续不断地、实事求是地告知公共卫生事件的动态进展以及与公众的利害关系,并提示应对方法。如果有关公共卫生的信息不公开、不透明,不仅不利于动员群众共同参与公共卫生活动,以有效地预防疾病促进健康,而且也不利于政府、公共卫生机构与公众沟通,从而影响彼此的信任。如果有意隐瞒应该公开、透明的公共卫生事件,可能会导致小道消息四起,错失应对时机,甚至造成社会混乱,给公众健康带来更大伤害。

【案例 6-6】 西非埃博拉疫情

2014 年 8 月 6 日—7 日,世界卫生组织召开关于埃博拉出血热的《国际卫生条例》突发事件委员会会议,听取几内亚、利比里亚、塞拉利昂和尼日利亚等疫情国家的情况介绍。8 日,世界卫生组织宣布当时西非地区持续蔓延的埃博拉疫情构成"国际关注的突发公共卫生事件"。世界卫生组织公布的数据显示,自 2014 年西非埃博拉疫情暴发,西非三国累计发现病毒确诊、疑似或可能感染病例 2.8 万余例,死亡人数超过 1.1 万人。

埃博拉病毒病(EVD)是埃博拉病毒感染导致内出血和器官衰竭,以往被称为病毒性出血热,疫情主要发生在中非和西非靠近热带雨林的边远村庄。该病毒通过野生动物传到人,并且通过人际传播在人群中蔓延,通过患者与未感染人群的直接接触传播,病死率高达 90%。大蝙蝠科果蝠是埃博拉病毒的自然宿主。无论对人还是对动物都没有可用的特异性治疗办法或者疫苗。

无国界医生组织行动总监巴尔特·让森斯表示,在目前派出了 40 多名国际工作人员赴疫区现场及 4 个治疗中心工作的情况下,无国界医生组织已经达到其应对能力的极限。他说,不清楚该组织是否有能力在新出现疫情的利比里亚设立类似几内亚、塞拉利昂现有的那些治疗中心的机构。他表示："需要做出真正的政治承诺,这是刻不容缓的大事,否则疫情将继续蔓延,而且肯定会扩散到更多国家。"

(http://www.gov.cn/zhuanti/2014-08/15/content_2734971.htm)

问题:<u>什么是公共卫生问题? 从伦理的角度分析世界卫生组织针对西非埃博拉疫情决议的合理性。</u>

回答:

二维码 6-10　伦理分析

二维码 6-10

第三节　公共卫生工作伦理要求

二维码 6-11　微课视频:
　　　　　　疾病防控的伦理要求(授课教师:陈勰)

二维码 6-11

一、疾病防控的伦理要求

1.疾病防控的概念

疾病防控,即疾病预防控制(disease prevention and control),是指通过加强疾病预防控制体系建设,提高疾病预防控制和突发公共卫生事件应急处置能力,保障人民身体健康和生命安全的行为。疾病防控包括传染病防治和慢性非传染性疾病防治两类。

传染病是由各种病原体引起的能在人与人、动物与动物或人与动物之间相互传播的一类疾病。中国目前的法定报告传染病分为甲、乙、丙 3 类,共 39 种。此外,还包括国家卫生健康委决定列入乙类、丙类传染病管理的其他传染病和按照甲类管理开展应急监测报告的其他传染病。

慢性非传染性疾病,简称慢性病,是起病隐匿、病程长且病情迁延不愈、缺乏明确的传染性生物病因证据、病因复杂或病因尚未完全确认的疾病的概括性总称。

2.两类疾病防控的伦理要求

(1)传染病防治的伦理要求

第一,坚持预防为主的工作方针,积极开展传染病的防控,切实维护保护广大群众的健康。"预防为主"是最基本的公共卫生策略,被纳入我国卫生工作方针,上升到政府的公共卫生政策层面。

第二,遵守国家法律规定,认真做好传染病的监测和报告,积极履行道德和法律责

笔记

任。《中华人民共和国传染病防治法》规定,各级疾病预防控制机构承担传染病监测、预测、流行病学调查、疫情报告以及其他预防、控制工作。

二维码 6-12　这些感染艾滋病病毒的沉痛案例……惊心！为了健康,人人必看！ http://mp.weixin.qq.com/s/_jMAGiPKI0_2GJH9F3Iq-A

二维码 6-12

第三,尊重科学,具有奉献精神。传染病防治要依靠科学,尊重科学,实事求是。公共卫生从业人员所从事的工作难度大,所承担的社会责任较其他医学工作者更重,工作条件艰苦且带有危险性,因此要有奉献精神。

第四,尊重传染病患者的人格和权利。《中华人民共和国传染病防治法》规定,国家和社会应当关心、帮助传染病患者、病原携带者和疑似传染病患者,使其得到及时救治。任何单位和个人不得歧视传染病患者、病原携带者和疑似传染病患者,要尊重他们的人格和权利。

二维码 6-13　确诊流行性感冒后如何进行隔离
http://www.vodjk.com/lxxgm/131107/4394.shtml

二维码 6-13

第五,严格执行隔离消毒措施和各项操作规程。《中华人民共和国传染病防治法》规定,地方人民政府和疾病预防控制机构接到国务院卫生行政部门或者省、自治区、直辖市人民政府发出的传染病预警后,应当按照传染病预防、控制预案,采取相应的预防、控制措施。医疗机构必须严格执行国务院卫生行政部门规定的管理制度、操作规范,严格进行隔离消毒,防止传染病的医源性感染和医院感染。

【案例 6-7】　预防流感病毒传染,隔离防护很重要

流感病毒通过飞沫传染,避免与患者接触或避免接触可能被患者飞沫污染的东西可以有效阻止传播,因此隔离很重要。另外,重点人群接种疫苗也是预防流感最有效的手段之一。

专家建议,如果孩子出现高热等流感症状,就不要再上幼儿园或上学了。当然,成人感染后也不建议再到单位上班,避免造成传播。另外,托幼机构和学校应该加强晨检,早发现、早隔离。还有,容易被大家忽视的是在家庭中也要注意隔离,需要照顾患者时,最好戴上口罩,尤其是儿童,其实,儿童在患病时的排毒时间比成人还长,传染时间也更长,尤其是如果家里有老人,很容易发生交叉感染。到医院看病,不论是孩子还是大人都要戴上口罩。

世界卫生组织建议流感高危人群应该每年优先接种流感疫苗。我国的流感疫苗属于国家规定的二类疫苗,实行自愿、自费接种。一般来说,年龄在 6 个月以上,没有接种禁忌证者都可以接种流感疫苗。重点人群包括:60 岁以上老年人;慢性病患者及体弱多病者;长期接受阿司匹林治疗的儿童及青少年(6 个月~18 岁);医疗卫生机构工作人员,特别是一线工作人员;小学生和幼儿园儿童;养老院、老年人护理中心、托幼机构的工作人员;服务行业从业人员。

笔记

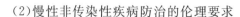
（2）慢性非传染性疾病防治的伦理要求

第一，履行健康教育义务，促进人们改变不良的行为和生活方式。积极对大众开展健康教育，宣传健康生活观念，促使人们养成健康的行为和生活方式，如合理膳食、适量运动、戒烟限酒、保持心理平衡等，对预防慢性非传染性疾病具有重要意义。

【案例6-8】 灵石县举行国家基本公共卫生服务项目宣传义诊等活动

2017年7月31日，山西省灵石县在县城文化艺术中心广场举办了一场以"基本公共卫生，我服务你健康"为主题的国家基本公共卫生服务项目宣传暨家庭医生现场签约、义诊活动。

参加咨询活动的居民有800余人，现场签约家庭医生30余人，参加义诊、健康咨询500余人次，健康体检200余人，关注微信公众号1000余人，阅读量达到600余次，分享朋友圈300多次；现场播放国家基本公共卫生公益视频、健康素养66条、控烟以及结核病、艾滋病防治广告120分钟，制作大型宣传喷绘140m^2，印制家庭医生签约和国家基本公共卫生服务介绍以及疾病预防控制宣传折页、彩页共计20余种20000余份；协调电视台播放公益广告，同期开设卫生与健康栏目。与此同时，各基层医疗机构也在辖区公共场所张贴宣传画、悬挂横幅，以多种形式营造浓厚的宣传氛围，提高社会关注度，并且举行了丰富多彩的现场咨询、签约和义诊活动。

第二，加强慢性非传染性疾病的监测、筛查和普查工作，履行早发现、早诊断、早治疗的道德责任。要明确政府责任，坚持预防为主，进一步健全与慢性病预防控制形势相适应的防控体系和工作机制，推动形成以家庭为基础、社区为依托、专业机构为指导、社会广泛参与的预防控制格局。

【案例6-9】 国家卫生计生委办公厅关于开展2017年慢性病系列 宣传日活动的通知
（国卫办疾控函〔2017〕797号）

2017年9月1日是第11个"全民健康生活方式日"，宣传主题是"三减三健，迈向健康"；9月20日是第29个"全国爱牙日"，宣传主题是"口腔健康，全身健康"；10月8日是第20个"全国高血压日"，宣传主题是"知晓您的血压"；10月29日是第12个"世界卒中日"，宣传主题是"预防卒中"；11月14日是第11个"联合国糖尿病日"，宣传主题是"女性与糖尿病——我们拥有健康未来的权力"。现就做好上述宣传工作通知如下：

一、各地要统筹资源，部门协作，充分发挥工会、妇联和学协会等社会团体优势，联合教育、宣传等部门，利用各类宣传教育平台、渠道和活动，共同推动慢性病防治教育宣传活动落到实处。

二、各地要以慢性病系列宣传日为契机，采取日常宣传和集中宣传相结合、主题宣传与科普宣教互辅佐、传统媒体与新媒体共推进的形式,普及健康科学知识,强化个人健康意识和责任,引导群众选择健康生活方式。

三、各地卫生计生部门要把慢性病防治知识作为重点内容,在推进卫生城市建设、慢性病综合防控示范区建设、全民健康生活方式行动等工作中重视宣传工作,加大科普力度,提高群众健康素养水平。

四、中国疾病预防控制中心、中华口腔医学会、中国牙病防治基金会、国家心血管病中心、国家卫生计生委脑卒中防治工程委员会办公室、中华医学会糖尿病学分会等机构将在其网站公布"全民健康生活方式日""全国爱牙日""全国高血压日""世界卒中日""联合国糖尿病日"的宣传主题提纲,各地可根据宣传主题提纲编印宣传材料。

二、职业性损害防控的伦理要求

二维码 6-14　微课视频:
　　　　　　职业性损害防控的伦理要求(上)(授课教师:陈勰)

二维码 6-14

二维码 6-15　微课视频:
　　　　　　职业性损害防控的伦理要求(下)(授课教师:陈勰)

二维码 6-15

1. 职业性损害的概念

职业性损害是指职业性有害因素在一定条件下对劳动者的健康和劳动能力产生不同程度的损害。

2. 职业性损害防控的伦理要求

(1)增强对劳动者的健康和安全负责的观念,依法开展卫生管理和监督,从源头上防控职业性损害。

(2)积极开展职业健康教育、卫生监测和健康监护,保护劳动者的身体健康。公共卫生从业人员要积极开展职业性损害健康教育,提高人们对职业性有害因素的认知和加强自我防范保护的意识,使职业者自觉地选择有利于健康的行为,消除和降低危险因素,努力降低与职业相关的各种职业病的发病率、伤残率和死亡率,提高职业人群生活质量。

(3)客观公正地进行职业病的诊断防治,既要保障劳动者的健康权益,也要维护企业和国家的利益。

【案例 6-10】　关于开展 2017 年《职业病防治法》宣传周活动的通知
(国卫办疾控函〔2017〕378 号)

2017 年 4 月 25 日至 5 月 1 日是第 15 个《职业病防治法》宣传周。为深入宣传贯彻《职业病防治法》,进一步普及职业病防治知识,提高劳动者自我防护的意识和能力,切实保护广大劳动者的职业健康权益,国家卫生计生委、国家安全监管总局、全国总工会决定联合开展 2017 年《职业病防治法》宣传周活动,宣传主题是"健康中国,

笔记

职业健康先行"。现将有关事项通知如下：

一、各地要认真贯彻落实《"健康中国 2030"规划纲要》《中共中央国务院关于推进安全生产领域改革发展的意见》《国家职业病防治规划（2016—2020 年）》《安全生产"十三五"规划》的精神，围绕宣传周主题，开展系列宣传教育活动，普及职业病防治法律法规和基础知识，进一步落实职业病防治工作企业主体责任，提升全民职业病危害防治意识，全力遏制职业性尘肺病和职业中毒高发势头，以实际行动推进健康中国建设。

二、各地要充分认识开展《职业病防治法》宣传周活动的重要意义，加强领导，及早谋划，制订活动方案，保障所需经费，要广泛动员，形成合力，确保宣传活动顺利开展。坚持活动形式贴近实际、贴近基层、贴近群众，务求取得实实在在的成效。要充分发挥爱国卫生各成员部门、单位在职业病防治宣传工作中的作用，与建设卫生城市、健康城市、安全发展示范城市，普及全民健康生活方式等行动紧密结合，针对本地区重点职业病危害、重点人群和重点行业，建立职业病防治宣传工作长效机制，推动健康企业建设。

三、各地要深入企业、车站、市场等人口密集地区开展宣传咨询活动，向社会公众和从业人员集中宣传职业病防治方针政策和自我防护知识等，回答群众关心的职业病防治问题，在宣传周期间形成宣传活动的热潮。要结合实际情况，创新宣传方式方法，制订宣传策略，充分发挥卫生计生、安全生产、工会宣传教育主阵地和广播、电视、报刊、网络等主要媒体的权威性，利用微博、微信及公共交通媒体等新媒体的便捷性，使用推荐宣传用语，传播职业健康知识，进一步推动全社会关心、关注、支持职业病危害防治工作。

四、各地要充分利用职业卫生技术服务机构、职业健康检查机构和职业病诊断机构的人员和技术优势，通过研讨会、主题报告会、员工座谈会、知识讲座、知识竞赛等多种活动形式，着力增强活动影响力和实际效果；要选择职业病危害典型案例，通过图文展览、影视展映和专题研讨等形式开展警示教育，特别要针对粉尘、化学毒物等常见职业危害因素导致的典型职业病危害事故案例开展警示教育，让劳动者了解其致害途径和危害后果，深刻吸取事故教训，增强防范意识，提高防护能力，推动职业病防治工作。

三、健康教育和健康促进的伦理要求

二维码 6-16　微课视频：
　　健康、健康教育与健康促进的概念（授课教师：陈勰）

二维码 6-16

1. 健康教育和健康促进的概念

健康教育（health education）是指通过有计划、有组织、有系统的信息传播和行为干预，帮助个人和群体掌握卫生保健知识，树立健康观念，自觉采纳有益于健康的行为和生活方式，消除或减轻影响健康的危险因素，预防疾病，促进健康的教育活动与过程。

健康促进（health promotion）是指个人及其家庭、社区和国家一起采取措施，鼓励健康行为，增强人们改变和处理自身健康问题的能力。

健康教育与健康促进工作两者相辅相成。

笔记

【案例 6-11】　医生劝阻电梯吸烟者引争议

多家媒体报道,2017 年 10 月,郑州一位医生杨君(化名)在小区电梯内劝阻一名老汉冯清(化名)不要抽烟,引发争执,被劝老人情绪激动,突发心脏病离世,家属索赔 40 万元。郑州金水区法院依照《侵权责任法》一审判决,受害人和行为人对损害的发生都没过错,但是根据实际情况,由双方分担损失,法院酌定杨君向冯清家属补偿 1.5 万元。杨君说:"作为医生的他深知二手烟的危害,发现老人在电梯内抽烟,出于善意劝阻老人不要在电梯内抽烟。但老人觉得我不尊重他,可能面子上挂不住,觉得我多管闲事,所以情绪比较激动,但其间并无其他过激语言。"杨君解释,老人突然离世,他也很难过,即便家属不索赔,他发自内心也想给予家属一定补偿,但这个补偿是出于人道主义的捐赠,不是赔偿。"我认为这件事情我没有过错!"该事件一经报道即引起舆论广泛热议,不少网友哀叹:"扶人有风险,劝人须谨慎!以后见人吸烟最好躲得远远的!"

随后,冯清家属提起上诉,二审于 11 月 1 日在郑州市中级人民法院驻经济技术开发区综合审判庭开庭。双方围绕杨君与老人去世之间是否存在因果关系展开辩论。2018 年 1 月 23 日上午,郑州市中级人民法院判决撤销原判,驳回老人家属的诉讼请求,一审、二审受理费共计 14616 元由原告承担。

问题:你对"扶人有风险,劝人须谨慎"怎么看?

回答:

二维码 6-17

二维码 6-17　伦理分析

二维码 6-18　2017 年中国控烟履约进展报告

二维码 6-18

二维码 6-19　微课视频:
　　　　　　健康教育和健康促进的伦理要求(授课教师:陈勰)

2.健康教育和健康促进的伦理要求

(1)履行法律义务,充分利用一切机会和场合积极主动地开展健康教育。　二维码 6-19

(2)积极参与有利于健康促进的公共政策制定、支持性环境的创建和卫生保健体系的建立。

(3)深入农村、社会,把健康教育和健康促进工作渗透到初级卫生保健工作中。

(4)不断自我完善,以科学的态度和群众喜闻乐见的形式开展健康教育和健康促进活动。

笔记

四、应对突发公共卫生事件的伦理要求

二维码 6-20　微课视频：
　　应对突发公共卫生事件的伦理要求（授课教师：陈骝）

二维码 6-20

1.突发公共卫生事件的概念

突发公共卫生事件是指突然发生、造成或者可能造成社会公众健康严重损害的重大传染病疫情、群体性不明原因疾病、重大食物和职业中毒以及其他严重影响公众健康的事件。突发公共卫生事件具有社会性、群体性、危害大、时间紧、协作强、责任重等特点。

2.应对突发公共卫生事件的伦理要求

（1）恪守职责和加强协作，发扬敬畏生命的人道主义精神。在突发公共卫生事件应急处理中，公共卫生从业人员和医务人员要按照《突发公共卫生事件应急处理条例》《国家突发公共卫生事件应急预案》等法律法规要求，快速反应、听从安排、挺身而出、严格执法、恪守职责、团结协作、及时沟通、群策群力，发扬敬畏生命的人道主义精神，尽最大努力保护公众健康和生命安全。

（2）树立崇高的职业责任感，秉持科学的态度。在突发性公共卫生事件应急处理中，公共卫生从业人员和医务人员要发扬医学职业精神，树立崇高的职业责任感。要实事求是，以科学的态度对待疫情，制定应对各种突发公共卫生事件的科学预案。

（3）勇于克服困难，具有献身精神。在突发公共卫生事件应急处理过程中，公共卫生从业人员和医护人员要牢记救死扶伤的责任，勇于克服各种困难，发扬无私奉献精神，始终把病员和广大人民群众的生命安危和伤痛折磨放在首位，将自己的生死置之度外，勇于献身，敢于担责。

二维码 6-21　《突发公共卫生事件应急条例》

二维码 6-21

二维码 6-22　《国家突发公共卫生事件应急预案》

二维码 6-22

第四节　健康伦理

一、健康伦理的概念

2015 年，世界卫生组织在其发布的《全球健康伦理的关键问题》的文件中指出："健康伦理学关注的内容广泛，包括医疗卫生专家、卫生政策制定者、卫生研究人员面临的伦理问题。还有与健康相关的如临床护理、卫生服务和制度、公共卫生、流行病学、信息技术和研究中的动物使用等背景下的患者家属以及社会所面临的伦理问题"。

笔记

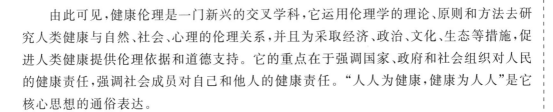

由此可见,健康伦理是一门新兴的交叉学科,它运用伦理学的理论、原则和方法去研究人类健康与自然、社会、心理的伦理关系,并且为采取经济、政治、文化、生态等措施,促进人类健康提供伦理依据和道德支持。它的重点在于强调国家、政府和社会组织对人民的健康责任,强调社会成员对自己和他人的健康责任。"人人为健康,健康为人人"是它核心思想的通俗表达。

二、健康伦理的原则

健康伦理原则是关于健康的道德准则,是用来规范和指导人们维护和提升自身及他人健康的价值观和行为准则。

1. 健康优先原则

把健康摆在优先发展的战略地位,立足国情,将促进健康的理念融入公共政策制定实施的全过程。处理健康问题时,把人的健康放在第一位,坚持尊重、有利、不伤害等原则,尽可能提供符合个体自身价值观的健康服务。发展健康产业时,坚持健康效益第一的原则,把促进健康作为首要价值。

2. 改革创新原则

坚持政府主导,发挥市场机制作用,加快关键环节改革步伐,冲破思想观念束缚,破除利益固化藩篱,清除体制机制障碍,发挥科技创新和信息化的引领支撑作用,实现医疗卫生资源的优化配置和高效利用,让健康知识、行为和技能成为全民普遍具备的素质和能力,实现健康与经济社会良性协调发展。

3. 科学发展原则

把握健康领域发展规律,注重持续发展、整体发展、协调发展、重点发展、安全发展,建立健全协调机制,优化资源配置,提高整体效能,实现健康领域的全面协调可持续发展,为人民群众提供更高水平的健康卫生服务,同时提高全民健康素养,传播健康文化,减少健康行为对环境的负面影响。

4. 公平公正原则

"健康中国"建设以共建共享为基本路径,坚持政府主导与调动社会、个人的积极性相结合,推动人人参与、人人尽力、人人享有。在健康资源的分配、健康服务的提供、健康保障的覆盖、健康信息的获取等方面,每个人都有平等可及的机会,消除健康领域的不平等、歧视和偏见,为最终实现每一位公民的健康权利在事实上的平等创造条件。

三、健康权利

1946 年,《世界卫生组织组织法》首次明确提出:"享受最高而能获致之健康标准,为人人基本权利之一。不因种族、宗教、政治信仰、经济或社会情境各异,而分轩轾。"2020年 6 月 1 日实施的《中华人民共和国基本医疗卫生与健康促进法》第 4 条明确规定:"国家和社会尊重、保护公民的健康权。"

每个人都有维护和获得自身健康的权利,但又涉及政府、其他社会组织和个人。所以健康权利作为我国法律确立和保障的公民基本权利,不仅包括公民基于民法所享有的

笔记

身体完整和健康不受侵犯等消极人权的内容,而且包括基于宪法等法律所享有的获得相应医疗服务的权利,此外还包括政府基于宪法和行政法应承担的职责。

根据《国家人权行动计划(2021—2025年)》,健康权利内容覆盖广泛。在坚持人民至上、生命至上原则下,要从构建强大公共卫生体系,完善医疗卫生服务体系建设,完善慢性病、地方病防治体系,提升医护人员培养质量与规模,健全全民医保制度,提高精神健康服务水平,持续提升青少年健康和体质水平,确保食品药品安全,促进中医药发展,推进智慧医疗,广泛开展全民健身运动等多层面深入实施健康中国行动。

四、健康责任

2019年,国家卫生健康委员会负责制定的《健康中国行动(2019—2030年)》发展战略强调,坚持以人民为中心的发展思想,牢固树立"大卫生、大健康"理念,政府、社会、个人协同推进,建立健全健康教育体系。故而健康责任是一个政府、社会与个人多方参与和承担的过程,以政府责任为主导、以社会责任为主干、以个人责任为基础协同推进才能有效地实现健康中国行动目标。

要实现健康中国行动发展战略,政府、社会和个人各负其责,比如,个人树立"每个人都是自己健康第一责任人"的理念,主动普及健康知识,掌握必备健康技能,提升健康防护意识和能力,提高个人和家庭健康素养水平;社会构建安全的健康保障网,提供同质化的医疗服务,合理分担个人与社会的疾病负担,规范医药经营制度等;政府作为全民健康管理的责任者,把健康作为社会经济发展的道德目标,为人民群众提供全方位全周期健康服务,为人民群众的身心健康创造必要的物质、技术与制度等基础条件等。

导入案例评析

这种认为是在鼓励高危行为的观点是否正确?为什么?

不正确。公共卫生伦理是探讨与促进群体健康、预防疾病和伤害行动相关的规范,主要关注群体层次的伦理学问题,特别强调政府、公共卫生机构、医疗机构及其成员,公民的义务和责任的问题。它一方面用于指导培养公共卫生机构和人员的专业精神,以维护公众的信任;另一方面用于阐明指导制定公共卫生政策与措施的伦理价值,以促进人群健康和社会公正。对相关公共卫生措施的伦理评价,首要标准是该措施能否保护群体的健康和安全。当然在追求此目标时,也应尽可能地使群体成员的代表参与决策,将可能对某些个人的权利和利益造成的限制甚至伤害降至最低程度。

在这个案例中,国家进行干预制定了一系列措施,担负起政府的健康伦理责任,是在施行其"树立正确的健康价值观""制定促进人民健康的医疗卫生制度,主导医疗卫生工作"的责任。而且,在艾滋病的防治伦理中,这种"四免一关怀"政策是十分有效的。

笔记

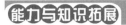

1. 网络学习

（1）http://www.nhfpc.gov.cn/jws/s3578/201703/d20c37e23e1f4c7db7b8e25f34473e1b.shtml 下载阅读《国家基本公共卫生服务规范（第 3 版）》，了解国家基本卫生服务的内容、范畴及规范。

（2）http://www.nhfpc.gov.cn/yjb/new_index.shtml 卫生应急办公室（突发公共卫生事件应急指挥中心），了解突发公共卫生事件问题及相关政策。

（3）http://www.nhfpc.gov.cn/jkj/new_index.shtml 疾病预防控制局（全国爱国卫生运动委员会办公室），了解疾病预防问题及相关政策。

（4）http://www.notc.org.cn 中国疾病预防控制中心控烟办公室，请谈谈你对控烟的看法与认识。

回答：

2. 阅读书目

（1）国家卫生计生委宣传司.健康中国 2030 热点问题专家谈[M].北京：中国人口出版社,2016.

（2）约翰·M.巴里.大流感：历史上最致命瘟疫的史诗[M].钟扬,赵佳媛,刘念,译.上海：上海科技教育出版社,2008.

（3）张泰山.民国时期的传染病与社会：以传染病防治与公共卫生建设为中心[M].北京：社会科学文献出版社,2008.

（4）理查德·普雷斯顿.血疫：埃博拉的故事[M].姚向辉,译.上海：上海译文出版社,2016.

（5）翟晓梅,邱仁宗.公共卫生伦理学[M].北京：中国社会科学出版社,2016.

3. 关键概念

（1）公共卫生（public health）；

（2）公共卫生伦理（public health ethics）；

（3）职业性损害（occupational damage）；

（4）健康教育（health education）；

（5）健康促进（health promotion）；

（6）突发公共卫生事件（public health emergencies）；

（7）健康伦理（health ethics）。

实训与实践指导

1.课后观看电影《让我们记住》,写观后感

《让我们记住》是由北京电视台投拍的,黄宏、李小璐、黄海波、李明启、何冰、徐帆、郭冬临、蔡明、刘金山、吴京安等 22 位影视明星加盟演出的全国首部"非典"题材影片,从策划到摄制完成只用了 20 天时间。《让我们记住》是中国电视剧史上第一部公益性作品,在北京电视台的号召和倡导下,所有参加该片拍摄的演员均为义演。北京电视台也将该剧全国发行销售所得全部捐赠给中国红十字会,用于防治"非典"的工作。

观后感:

2.观看影像资料

http://news.cntv.cn/society/20120711/117665.shtml［视频］人工流产上升已成公共卫生问题。回答问题:你对人工流产上升已成公共卫生问题怎么看?

回答:

二维码 6-23

3.学习外文资料,用中文回答问题

二维码 6-23　音频: Social Justice in Pandemic Preparedness
（**录音者:曾恬**）

【案例 6-12】　**Social Justice in Pandemic Preparedness**

Pandemic influenza planning in the United States and most of the world violates the demands of social justice in 2 fundamental respects: it embraces the neutrality of procedural justice at the expense of more substantive concern with health disparities, thus perpetuating a predictable, preventable, historical social wrong, and it fails to move beyond lament to practical planning geared toward alleviating access barriers.

A substantive social justice approach should inform pandemic planning. Planners should partner with at-risk communities to ensure that their needs are met. Those who

笔记

will suffer disparate effects of pandemics or other public health disasters should receive preference in the distribution or rationing of resources，so that they may be protected from further harm. Social vulnerabilities linked to race，ethnicity，gender，socioeconomic status，and other social stratifications should not carry a sentence of avoidable ill health and death from infectious disease. (Debra DeBruin，Joan Liaschenko，Mary Faith Marshall. Social Justice in Pandemic Preparedness. *American Journal of Public Health*，2012，102(4)：586-591.)

Question：What do you think is the most important ethical principle in disease control? Why?

回答：

二维码 6-24

二维码 6-24　伦理分析

4.情景剧赏析

二维码 6-25　学生情景剧优秀视频《不能说的秘密》
　　　　　　　（临床医学专业张东耀团队）

二维码 6-25

学生情景剧优秀视频《不能说的秘密》(临床医学专业张东耀团队)

团队成员分工：

导演、摄影、配乐：叶馨楠　理论总体把关：俞佳乐　素材筹备：来佳丹

伦理研讨会：黄华嵩、俞佳乐、叶馨楠　配音：杨立群、叶馨楠、俞佳乐、来佳丹

道具：张东耀、叶馨楠　编剧：黄华嵩、俞佳乐　视频剪辑、后期特效：张东耀

演员：朱森波——朱科研　芦胜胜——芦医生　王　东——王医生

　　　陈亚亚——助手　张东耀——患者 A　来佳丹——患者 B

　　　叶恩慈——家属　黄华嵩——路人甲　俞佳乐——路人乙

观后感：

笔记

第一节 公共卫生伦理的概念和理论基础

【经典例题】

例1."趋乐避苦是人类的本性,追求快乐是人类行为的动机。有助于产生快乐的事物或行为就是好的;反之,就是坏的。"这个观点属于哪一项公共卫生伦理的理论基础 （　　）

A.主观主义　　B.自由主义　　C.社群主义　　D.功利主义　　E.沙文主义

【实战训练】

1."善优先于权利,社会有责任增进公民的个人利益和实现公共善,倡导公民积极参与社会公共事务,以共享兼具美德和良好行为之社区。"这个观点属于哪一项公共卫生伦理的理论基础 （　　）

A.主观主义　　B.自由主义　　C.社群主义　　D.功利主义　　E.沙文主义

2."人人享有卫生保健"贯彻了以下什么原则 （　　）

A.知情同意原则　　　　B.保守秘密原则　　　　C.互相协作原则

D.公正原则　　　　　　E.最优化原则

第二节 公共卫生伦理原则

【经典例题】

例1.以下属于公共卫生工作特有的伦理原则是 （　　）

A.尊重自主原则　　　　B.全社会参与原则

C.生命价值原则　　　　D.隐私保密原则　　　　E.最优化原则

【实战训练】

(1~2题共用备选答案)

A.公益原则　　　　　　B.有利原则

C.尊重原则　　　　　　D.不伤害原则　　　　　E.医学目的原则

1.手术前让患者签署知情同意书符合 （　　）

2.属于公共卫生伦理原则的是 （　　）

第三节 公共卫生工作伦理要求

【经典例题】

例1.下列**不属于**传染病防控工作伦理要求的是 （　　）

A.认真做好传染病的监测与报告

B.采取走访患者家庭的方式以预防医患冲突

C.尊重科学事实

D.尊重传染病患者的人格和权利

E.开展传染病的预防宣传教育

【实战训练】

1.对甲类传染病实施强制隔离措施时,应当遵循的公共卫生处理原则**不包括**
（　　）

A.全社会参与原则　　　B.信息公开原则　　　C.以患者为中心的原则

D.互助协同原则　　　　E.社会公正原则

2.2003年,我国北方一名百货商店采购员金×到泰国采购商品途中不幸发生车祸,腿部严重撞伤,被附近居民及时送往当地医院救治,随后又转院治疗腿伤。回国后不久,检验报告单从泰国寄到他所在的原单位,报告显示:HIV阳性。经查证他是在泰国救治摔伤的泰国友人时,被伤者手指流出的血液感染了艾滋病病毒。后金×感染艾滋病的消息不慎泄漏,有人怀疑他因乱搞男女关系而感染,便对他冷眼相看。去医院定期检查时,医生护士歧视他,原工作单位不解决其医疗费,同事邻居躲避他,甚至要求金×搬出居住的楼房,学校居然不准他孩子上学……金×深感绝望而自杀。下列说法**不正确**的是
（　　）

A.应该尊重传染病患者的人格和权利

B.传染病患者也应享有平等的医疗权

C.做好传染病患者的思想工作很重要

D.对传染病患者应予以隔离,接受社会非议和歧视

E.做好传染病的监测和报告,同时保守患者的秘密

第四节　健康伦理

【经典例题】

例1.下列关于健康伦理的表述**错误**的是
（　　）

A.公共健康伦理是其重要内容　　　B.以公民权利和健康实现为重心

C.解决公共健康领域的利益冲突　　　D.通过为公共健康提供伦理价值观指导

E.围绕"权利与义务"这一主题展开的

【实战训练】

1.公民的健康责任**不包括**
（　　）

A.学习健康知识,树立科学的健康观念

B.传播健康知识,倡导健康行为

C.用自己的本职工作,维护和促进自己与他人的健康

D.将健康融入所有政策,积极创新社会治理

E.提升健康防护意识和能力,提高个人和家庭健康素养水平

二维码6-26　形成性评价:参考答案

二维码6-26
（黄莺华、陈鳃）

笔记

第七章

医学科研伦理

学习目标

◇　知识目标：了解医学科研、人体试验所要面对的伦理问题、免除知情同意的条件，熟悉安慰剂使用的伦理原则，动物实验的 3R 伦理原则，掌握医学科研伦理、人体试验的伦理原则，《纽伦堡法典》《赫尔辛基宣言》的基本内容，人体试验的知情同意要求，弱势群体研究参与者特殊保护举措，学术不端的主要情形。

◇　能力目标：具备理论联系实际能力，具备独立思考、分析和解决问题的能力。

◇　情感目标：学会尊重患者，贯彻落实好知情同意原则；确立保护研究参与者的义务观念。

◇　课程思政目标：培育科学家精神、辩证思维方式，探索未知、追求真理、勇攀科学高峰的责任感和使命感。

导入案例

【案例 7-1】　医生、研究者与患者、研究参与者在门诊的对话

医生：现在有种能治疗您的疾病的最新药物正在进行临床试用，比现有的药物好，只有少数一流医院有药，市场上还买不到，试用期间药物免费。您愿意参加吗？

患者：那敢情好啊，这新药有什么副作用吗？

医生：副作用不大。但是试用期间您需要定期来门诊进行血尿常规、肝肾功能等检查，您愿意吗？

患者：没问题，我信任您。

医生：那好。请您在知情同意书上签个字。

问题：(1)本案例中医生的做法存在什么问题？

(2)按照《纽伦堡法典》与《赫尔辛基宣言》的规定，该医生应如何进行与研究参与者的知情告知对话？

回答：

主要知识点

　　医学科学研究是医学科学创新与发展必不可少的环节。由于医学科学的研究对象是客观生命现象,初期是各种实验动物,后期是健康志愿者和患者研究参与者,这种对象的特殊性决定了医学科学研究必须遵循伦理规范,在伦理道德约束下进行,若脱离伦理框架太远,势必对客观生命现象造成不同程度的伤害。

　　二维码 7-1　微课视频:
　　两难选择背后的生命科研伦理(授课教师:陈巍)

二维码 7-1

第一节　医学科研伦理的概念和要求

一、医学科研伦理的概念

　　医学科研伦理是指在医学科研实践活动中调节科研人员与他人、集体和社会等之间各种关系的行为规范或准则,是保证医学科研有益于人类健康的重要支柱。

　　医学科研活动关系到人类的健康与广泛的社会影响,不是研究者随心所欲的行为,只有具有科研道德和社会责任感的研究者才能成为真正的医学科研人员。医学科学研究的成果及其运用直接作用于人类,极大并长远地影响着生命界乃至整个物质世界,其正负效应的界限短时间内难以划清,人们对其安全性方面负效应的忧虑比对正效应的欣喜要表现得更多,所以争议会比较大。20 世纪初,英国外科学家莱恩(Lane)鼓吹内脏下垂和自身中毒理论,对数以千计的患者采取结肠切除术、盲肠结肠固定术、胃固定术、子宫和肾等固定术,认为这些对治疗胃十二指肠溃疡、风湿性关节炎、精神分裂症、动脉硬化、高血压都有价值,给许多患者造成了严重后果。还有 20 世纪末以来备受争议的"克隆人"、人类胚胎干细胞研究等事件,都让人们深谙医学科研过程中存在着诸多伦理争议。

【案例 7-2】　黄禹锡克隆人类胚胎造假

　　2005 年底,科学界披露了一件令人震惊的事件:韩国科学家、"克隆之父"黄禹锡的论文被揭发作假。2004 年 2 月 12 日,黄禹锡领导的研究小组在《科学》杂志网络版上发表论文,称在世界上率先用卵子成功培育出人类胚胎干细胞,该论文的印刷版发表在 3 月 12 日出版的《科学》杂志上。《科学》杂志表示,他们评审黄禹锡论文时,依靠的是其提交的细胞照片、DNA 排列图和其他数据。这实际上也意味着,只有黄禹锡自己和参与实验的人员才知道结果之真假。黄禹锡及其研究小组在培养的 11 个人类胚胎干细胞中伪造数据,严重违反科学家必须遵守的诚信原则,严重侵犯人类的尊严,给国际科学界造成了巨大的影响。

　　因此,在医学科研过程中,有一定的规则对科研工作者与其团队进行约束非常有必要。科研诚信就是其中一项重要规则。科研诚信,又称科学诚信或学术诚信,指科研工

笔记

作者要实事求是、不欺骗、不弄虚作假,还要恪守科学价值准则、科学精神以及科学活动的行为规范。美国学术诚信研究中心(The Center for Academic Integrity,CAI)将科研诚信定义为即使在逆境中仍坚持诚实、信任、公正、尊重和责任这五项根本的价值观。

二维码7-2　微课视频:
　　　　科研诚信的基本要求(上)(授课教师:陈勰)

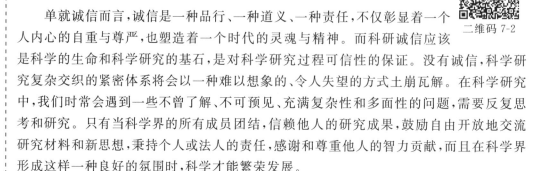

二维码 7-2

单就诚信而言,诚信是一种品行、一种道义、一种责任,不仅彰显着一个人内心的自重与尊严,也塑造着一个时代的灵魂与精神。而科研诚信应该是科学的生命和科学研究的基石,是对科学研究过程可信性的保证。没有诚信,科学研究复杂交织的紧密体系将会以一种难以想象的、令人失望的方式土崩瓦解。在科学研究中,我们时常会遇到一些不曾了解、不可预见、充满复杂性和多面性的问题,需要反复思考和研究。只有当科学界的所有成员团结,信赖他人的研究成果,鼓励自由开放地交流研究材料和新思想,秉持个人或法人的责任,感谢和尊重他人的智力贡献,而且在科学界形成这样一种良好的氛围时,科学才能繁荣发展。

然而,现实中存在着各种违背科研诚信的行为,比如抄袭(未经适当说明便在自己的文章中引入他人的想法或措辞)、使用未经许可的资料、协助他人违背学术诚信、伪造(提交伪造的文件或声明)、篡改、无意识地抄袭(由于忽视正确的学术程序而导致的)、故意抄袭(指明知在很大程度上是由他人写成的作品,而声称是自己的作品)等。

【案例7-3】　英名校联盟学术造假事件

"罗素大学联盟"中的23所大学在2011年至2016年间,隐瞒至少300起涉及论文抄袭、捏造及数据有欠准确的情况,当中逾30篇论文被撤回。遭撤回的论文大多曾被认为有"突破性医学发现",其中最具争议的是伦敦大学涉嫌行为不当的问题。

伦敦大学伯贝克学院院长拉奇曼的多篇科学论文遭校方调查,最终有2篇需要撤回,6篇经修改后获得刊登。拉奇曼的论文漏洞百出,其同事曾就超过50篇论文提出疑问,包括未获得许可便擅自在论文中加入他人的数字及图像。

除伦敦大学外,一篇刊于《科学》杂志、讲述使用免疫系统对抗癌症的"突破性"论文,在2016年12月被伦敦帝国学院调查后,同样需要被撤回。

二维码7-3　微课视频:
　　　　科研诚信的基本要求(下)(授课教师:陈勰)

二维码 7-3

二、医学科研伦理的要求

1.动机纯正

医学科研的动机是推进医学科学的发展,使其更好地维护和促进人类健康。医学科研工作者必须深谙社会责任:根据国家、社会和人民利益的需要以及眼前的主客观条件进行选题、设计,使科研成果造福人类,推动社会更好更快地发展。医学科学研究的根本目的在于提高疾病的预防、诊断和治疗水平,进一步了解疾病病因及其发病机制。即便是已被充分证明了的预防、诊断和治疗措施,也必须接受对其效力、功效、可提供度及质量进行不断研究的挑战。1945—1946 年,国际军事法庭开庭审判的德国首要战犯中,有23 名是医学专家,他们把医学科研用于为法西斯侵略扩张服务,他们将犹太人放入真空装置观察缺氧反应,用隐蔽的放射装置对平民进行绝育试验,用战俘做人体活解试验,对双胞胎进行器官移植及性别转换实验。

医学科研工作者只有树立正确的心态,服务社会、造福大众并为之不断努力,才能无愧于内心,获得大众认可,取得真正成功。即使医学研究项目取得真正的成功,也需要医学工作者们饱满体恤关怀之心,唯有不竭的爱,才能照亮灵魂,推动医学更好、更人文化地发展。

同时,我们需要正确看待医学科研过程中存在的科学研究与利益冲突,即在科学探索中,因研究者过分顾及自身利益(在此主要指经济利益)而违反职业准则、行为规范的现象。

【案例 7-4】 治疗眼睛干涸的眼膏案

20 世纪 80 年代中期,一名研究者 ST 博士在美进修期间,对于用维生素 A 治疗眼睛干涸发生了兴趣。他在一系列联邦政府资助的研究中,以兔子为实验对象研究维生素 A 的此类治疗作用,并且似乎取得了某种成功。于是他开始着手人体试验:先在霍普金斯大学,后来在哈佛的麻省眼耳医院进行测试。该院"人体实验委员会"根据联邦政府的有关法规,同意 ST 博士在 25～50 名患者身上试用。

但据后来的调查,ST 博士擅自扩大试验范围,并违背"知情同意"原则,欺骗性地在数百名患者身上进行了试用,从中有选择地挑选病例,撰写、发表了两篇有利于证明维生素 A 治疗眼睛干涸的研究报告。之后,ST 博士及其导师建立了一家名为Spectra 的制药公司,生产所谓"治疗眼睛干涸的维生素 A 药膏"。公司公开发行股票,ST 博士及其导师是最大的股东。后来,由未在该公司持股的其他研究者所做的研究表明,此药膏非但对治疗眼睛干涸毫无疗效,长期使用还会产生不良反应。ST 博士闻此风声,迅速在公众尚未知晓前抛售了他所持该公司的全部股票。此事被曝光后引起了公众的极大愤慨,ST 博士及其所在医院的院长均被迫辞职。但其因做法未对患者造成严重损害而被免予起诉。

2.诚实严谨

医学科研人员要坚持实事求是、忠于客观事实,具体体现在:实验设计必须合理,并完成全部实验步骤和项目;在实验中必须进行客观的观察和如实的记录,不能暗示实验对象去反映实验者所希望的情况;对实验结果的分析和评价要客观,在与假说相对照时应尊重实验结果,如发现实验失效或不符合要求,必须重新实验,而不能把失败或不规范的实验结果改头换面作为依据,课题完成之后,报告成果时严禁捏造、篡改和剽窃;要排除不利于科研的各种干扰,使科学研究只服从实验事实,而不能屈从某一权威的观点或某种政治、行政意图;坚持真理,修正错误。

【案例 7-5】 《自然》子刊综述文章因剽窃被撤回

2010 年 5 月 31 日《科学家》杂志第 5 期报道,美国密歇根州立大学某学者 2008 年 6 月发表于《自然综述——遗传学》(*Nature Reviews Genetics*)第 9 卷上的文章被撤回,原因在于作者在担任匿名审稿人时抄袭了其所评审的一篇综述。

这篇关于利用转基因作物提高生物燃料乙醇产量进展综述的文章,在进入《自然综述——遗传学》最后修正阶段时,作者将其作为《植物科学》(*Plant Science*)匿名审稿人时评审过的一篇文章《关于提高乙醇产量技术的研究进展综述》中一个段落的大部分抄袭插入自己的综述,最终得以发表。根据密歇根州立大学调查委员会的调查,两篇文章十分相似,很明显属于抄袭,最明显的是作者在文章中引用了两条与主题毫无关系的参考文献。

该审稿人不应当未经允许使用所评审文章中的材料,违背了科研诚信行为准则。

二维码 7-4 学生情景剧演绎开场 PPT《初雪·冰冻·暖融》
（全科医学专业王妲妮团队）

二维码 7-4

二维码 7-5 学生情景剧优秀视频《初雪·冰冻·暖融》
（全科医学专业王妲妮团队）

二维码 7-5

> **学生情景剧优秀视频《初雪·冰冻·暖融》（全科医学专业王妲妮团队）**
> 　　团队成员分工:
> 　　导演、摄影、剪辑、编剧、辅助化妆、辅助编剧:王妲妮　编剧:瞿金莹
> 　　服装兼化妆:潘雅欣　财务兼道具:徐俐　场务:王哲昕
> 　　字幕兼 PPT 制作:姚昱君
> 　　主演:高伟阳——沈明远　导师:陈潘杭

观后感:

3. 敢于怀疑

在遵从一定的规则和立足于一定的科学依据的情况下,对传统的、现代的知识和医学课题研究中的各种假说要有批判的精神,敢于持怀疑的态度,是医学发展的动力。

笔记

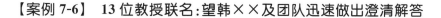

【案例7-6】　13位教授联名:望韩××及团队迅速做出澄清解答

某大学副教授韩××课题组于2016年5月2日在国际顶级期刊《自然·生物技术》上发表了关于NgAgo基因编辑技术的论文。NgAgo基因编辑技术被认为是新一代基因编辑工具,可媲美有"基因魔剪"美称的CRISPR技术,甚至被国内部分媒体誉为"诺奖级"学术成果。由此,韩××和其实验室也获得了国内外诸多赞誉与支持。然而,在外界对此夸赞不已之后,不少国内外实验室都未能根据韩××所提供的数据和方法重复其实验,质疑接踵而至。

某大学生命科学研究院教授、博士生导师王立铭说,两个月内,团队对NgAgo方法能否用来定点编辑果蝇胚胎的基因组进行测试,先后测试上百种实验条件,结果是:"在所有条件中,都没有观察到NgAgo方法对果蝇基因组的编辑活性。"因此建议韩××及其团队迅速做出澄清和解答,维护其研究成果的可信度。对于负有监管责任的机构,包括为韩××研究提供资助的国家自然科学基金委和河北省发改委,以及韩××工作所在的大学,应该开展客观和全面的调查,检验其中是否存在学术错误乃至学术不端的行为。

某医科大学教授谷峰说,6月底到7月初的那段时间,他在重复实验时,就发现有些数据和问题与韩××所公布的结果有出入。正是因为国内外很多实验室都未能得到切实的结果,所以在此前的一些学术会议上,国内一些学者就表示希望韩××能够出面对此做出解释和核实。退一万步说,即便韩教授确实能复制结果,但其也在公开内容中隐藏了一些关键步骤或细节,也存在学术不端的问题。

摘自:http://m.fuhaodq.com/rmkd/95688.html? from＝singlemessage

问题:你对国内外实验室都未能根据韩××所提供的数据和方法重复其实验怎么看?

回答:

二维码7-6　伦理分析

二维码7-6

4.公正无私

在研究过程中存在着咨询服务与利益冲突,即具有某种利益关系的科学家,在相关的评审、咨询服务中,既当"运动员",又当"裁判员"。

【案例7-7】　阿尔茨海默病诊断试剂案

世界闻名的哈佛医学院科学家塞尔克(Dennis Selkoe)以自己的研究成果为依

据,发明了一种可以检查阿尔茨海默病的试剂,创立了一家名为"雅典神经科学公司"的企业,通过科学与制药业的结合,成了一位富翁。

美国市场上检查阿尔茨海默病的试剂种类很多,许多人希望得到专家指导。1997年,"雅典神经科学公司"向非营利组织"阿尔茨海默病协会"提供了一笔10万美元的赞助费,以举办一次有关阿尔茨海默病诊断试剂研究的活动。"阿尔茨海默病协会"又说服了声望极高的国家卫生研究所共同组织这次活动。塞尔克也以国家卫生研究所专家组成员的身份参与研究,并于1998年4月,以国家卫生研究所特邀专家组的名义,在该领域权威杂志《老年神经生物学》上公布了对多种阿尔茨海默病诊断试剂的比较研究结果,向人们特别推荐的便是"雅典神经科学公司"的试剂。文章虽然声明"雅典神经科学公司是该项研究的赞助者",但没有在任何地方提及作为该研究小组评委的塞尔克是该公司的创始人与主要股东,这样,"雅典神经科学公司"的利益影响,便凭借公众对"阿尔茨海默病协会"及"国家卫生研究所"两个非营利组织的信赖而瞒天过海。同年10月,美国《华尔街杂志》揭露了塞尔克等人与推荐产品公司的利益关系。一周后,哈佛医学院收到匿名举报,声称塞尔克违反了该校有关处理利益冲突的规定。但塞尔克在接受"哈佛评议委员会"调查时却声称该关系早已众所周知,并且他在以往的论文中都有说明。可有人注意到,他在1992年的《科学》上发表的有关论文从未出现利益声明。还有人随意查阅了他在1996年、1997年发表的8篇文章,也没有任何一篇提及此关系。

类似例证还有许多。如多伦多大学的一些研究者经过大量研究发现,来自制药公司的资助,在很大程度上影响着对药物疗效的评价,96%的推荐文章都是受公司赞助的研究者撰写的。一位名叫克里姆斯凯(Sheldon Krimsky)的研究者对此进行了深入调查。1997年,他分析了800篇科学论文后指出,其中34%的文章作者所报告的研究结果与其所拥有股票或担任顾问的公司有关。1998年,他考察了62000篇科学论文,以确认究竟有多少科学家在文章中注明了他们与文章所推荐产品间的利益关系。结果发现,仅0.5%的文章包括了利益公开方面的陈述。

5. 团结协作

团结协作是科研活动固有的性质,是现代生命研究的突出特点。团结协作的科研精神具体表现为科研协作者之间相互平等和相互尊重,成果分配实事求是、公平合理,另外科研协作者之间资源共享、相互支持、信守诺言、遵守协议。

科研署名应征得研究机构和研究者的分别认可和同意,不得在实际发表经指导委员会批准的全球多中心出版物之前,出版、报告、发表、披露或以类似方式公布研究的任何初步或最终发现或成果;研究发现或成果首次发表时应在多中心出版物内登载,其中将载明包括本协议项下研究机构和研究者在内的所有参与研究者和研究机构,并将根据学术标准赋予署名权和著作权。研究者可在多中心手稿出版后,或所有中心的研究完成、放弃或终止后十二个月,或多中心研究所确认无多中心研究出版物后(以较早者为准),出版本研究中心的数据,包括临床研究方法和研究结果。

6.知识公开

医学无国界,所有医学科研统计数据可以通过国内外报纸、期刊、网络媒体、自媒体、书籍等渠道予以公开,以期获得更广泛的传播效果,实现医学科研的学术争鸣,得到应有的医学科研价值。但必须要注意的是,除了伦理委员会与卫生健康委员会等机构可以查询,研究参与者的个人信息需要严格保密。

公布研究成果时的利益冲突,主要指科学家因经费筹措、专利申请等利益关系的影响,而必须在遵守科学规范与屈从商业要求间做出选择时所面临的冲突。我们知道,科学研究结果的公开与共享,不仅是科学家及其工作接受同行检验,确保研究质量,赢得同行承认的前提,更是避免不必要重复,促进科学持续进步的重要保证。除了国家利益、军事需要的考虑之外,一位不愿意分享研究成果的科学家,在传统科学家眼中无异于不可信赖的另类。然而,如今有些科学家为了能在经费争夺战中占据有利地位或者出于申请专利的需要,往往闭口不谈他们最好的设想,奉行所谓"多听少说"的原则。更令人担忧的是,随着工业资助大量介入学术机构,因科学规范与商业运作价值取向不同而产生的研究成果公开与保密的矛盾日益突出。

【案例 7-8】　延迟发表甚至根本不公布研究成果的情况

哈佛大学医学院布鲁门特尔(Blumenthal)主持的一系列研究表明,82%的公司要求其所赞助的学术研究成果需要为申请专利保密至少2~3个月乃至更长的时间。有47%接受调查的公司声称,它们通常要求更长的保密时间。而在对大学的调查中,布鲁门特尔以1993年以来获得美国国家卫生研究所资助最多的前50所大学的3394个生命科学院为研究对象,采取问卷邮寄的形式进行了调查,其中有2167个被调查单位回复了问卷。经分析,19.8%的回答者明确承认过去三年间曾为申请专利而延迟发表6个月以上(美国国家卫生研究所认为可接受的推迟时间为60天)。8.1%的回答者承认在过去3年里拒绝与其他大学的研究者"分享成果"。多变量相关分析还显示,接受工业界资助及大学科学研究的商业化,与延迟发表有很高的相关性。

而另一位研究者拉姆(Rahm)对美国1000名公司技术经理及全美大学 R&D 开展得最好的前100所大学的院系成员进行了调查,结果显示:39%的赞助公司限制所赞助院系与其他大学共享成果。70%的技术经理及53%的院系成员承认,存在延迟发表甚至根本不公布研究成果的情况。

除为申请专利等知识产权考虑而延迟发表或拒绝公布成果外,接受赞助的研究者还发现,当其做出不利于赞助公司的研究结果后,他们在发表研究结果时通常会面临更大阻力。

【案例 7-9】　禁止公布研究结果的情况

《华尔街杂志》1996年曾刊文说,一家大制药公司赞助加州大学旧金山分校(UCSF)进行的一项研究表明,这家公司一种治疗甲状腺功能衰退的畅销药,其疗效远不如价格较其便宜许多的另外一些药品好。但该公司坚决禁止公布此研究结果,研究者最后只好撤回了这篇已经通过评审的论文。

据美国《科学》杂志报道,布朗大学医学院一位名叫克恩(David Kern)的副教授,以顾问身份受某家纺织公司资助从事研究(后经《科学》杂志核实为 Microfibres 公司),并与该公司签订有保守"商业秘密"的协议。经过 1986—1997 年十余载的研究,他发现该纺织公司的工人易患一种被称为 ILD 的肺病。当克恩准备公开这一研究结果时,该公司声称此项研究尚不成熟,并以订有协议为名禁止他在会议上公开其发现,即使隐去公司名称,以摘要形式公布也不行。这一做法引起了科学界的强烈反响,《科学》在其"科学与商业"栏目曾为此刊发了不少争论文章。在烟草公司资助的有关吸烟对人体健康的影响,以及煤矿、石油公司赞助的全球变暖研究中,存在类似的保密问题。

问题:对案例 7-8、7-9 所揭示的问题,你有什么看法?

回答:

三、学术不端的主要情形

科研诚信是学术进步的基础,关于学术不端对科研造成的危害已得到业界的公认。国家管理层也出台了诸多文件对学术不端进行监管。例如,2019 年 5 月 29 日,国家新闻出版署发布了文件《学术出版规范期刊学术不端行为界定》(CY/T 174—2019);2021 年 1 月 27 日,国家卫生健康委、科技部、国家中医药管理局联合印发《医学科研诚信和相关行为规范的通知》(国卫科教发〔2021〕7 号);2022 年 12 月 6 日,国家自然科学基金委员会印发《国家自然科学基金项目科研不端行为调查处理办法》(国科金发诚〔2022〕53 号),并每年在其官方网站上公布所查的学术不端情况。

根据《中华人民共和国新闻出版行业标准》(CY/T 174—2019)学术出版规范期刊学术不端行为的界定,论文作者学术不端行为的主要情形,包括:

1.剽窃

剽窃指采用不当手段,窃取他人的观点、数据、图像、研究方法、文字表述等并以自己名义发表的行为。比如,直接将他人或已存在的思想、观点、数据、图像、研究方法、文字表述等,不加引注或者说明,以自己的名义发表,或者过度引用他人已发表文献的内容。

【案例 7-10】 打击"论文工厂"

2021 年 3 月 25 日,《自然》(Nature)杂志发表了《打击制造伪科学的"论文工厂"》一文,指出一些出版商发现了大规模的来自"论文工厂(Paper mill)"的学术造假行为,并在补充资料中提供了自 2020 年 1 月以来被 Elisabeth Bik 等外部学术侦探或期刊标记的

1300 多篇疑似来自论文工厂的论文(以下简称"PM 文")的调查处理清单。工厂原意是指直接进行工业生产活动的单位,通常包括不同的车间;论文工厂中的"工厂"是对工业化生产中的订单化、模式(板)化、规模化产出方式的一种指代;论文工厂,是指通过生产和销售假科学论文来获利的非法组织,为满足订单稿件数量和快速发表需求,他们通常会剽窃、篡改/伪造、重复使用图表数据、操纵数据/署名,以及系统性操纵出版过程等。

国外有较多学者研究了 PM 论文的识别方法及期刊应对策略。Christopher 结合 *FEBS Letters* 期刊的出版实践归纳了 PM 论文的 8 大特征:具有相似的文本和结构;可能存在造假模板,图像数据会在不同文章中反复使用;原始数据图像来自不同模块的排列组合;引用文献与内容毫不相关;不同作者从同一台计算机提交手稿……

科研论文是学术传播和交流的重要载体,论文工厂大规模、流水线式的造假行为,严重破坏了科研生态环境。虽然中国出台了分类评价、破除"唯论文"和"SCI 至上"等系列举措,但是论文,尤其是国际论文仍然是最核心、最过硬的评价指标;根据网上的论文买卖信息,相关部门开展了大规模的"清网行动",但是微信、邮箱等个人社交网络仍常常收到论文中介的论文买卖及代投代发信息,治理难度依然很大。

(参考文献:王景周.因"论文工厂"撤回论文的特征分布及治理路径[J].中国科技期刊研究,2021,32(12):1507.)

2.伪造

伪造指编造或虚构数据、事实的行为。比如,编造不以实际调查或试验取得的数据、图像;不符合实际或无法重复验证的研究方法、结论等;伪造无法通过重复试验而再次取得的样品等;编造论文中相关研究的资助来源;改变、挑选、删减原始调查或试验数据,修改原始文字记录等。

【案例 7-11】　戴维·巴尔的摩与其博士后研究生的严重科学不良行为

因证实 RNA 逆转录酶的存在、为 RNA 逆转录 DNA 提供有力证据而获 1975 年诺贝尔生理学或医学奖的洛克菲勒 Rockefeller 大学原校长、美国医学科学家戴维·巴尔的摩于 1986 年 4 月与其博士后研究生 Thereza Imanishi-Kari 等根据移植基因、激发基因改变的白鼠资料写成原始论著,发表在《细胞》(*Cell*)杂志上,但该文经美国国家卫生研究所的科学道德委员会历时数年的调查,被证实存在严重科学不良行为,包括关键数据的伪造、一些关键性实验从未做过、有些实验虽做过但并没有获得文章所写的结果,还涉及伪造研究成果。

3.篡改

篡改指故意修改数据和事实使其失去真实性的行为。比如,增强、模糊、移动图像的特定部分,从图像整体中去除一部分或添加一些虚构的部分,使对图像的解释发生改变;拼接不同图像从而构造不真实的图像等。

4.不当署名

不当署名指与对论文实际贡献不符的署名或作者排序行为。具体表现形式包括:(1)将对论文所涉及的研究有实质性贡献的人排除在作者名单之外。(2)将未对论文所涉及的研究有实质性贡献的人列入作者名单之中。(3)未经他人同意擅自将其列入作者名单,即擅自在论文中加署他人姓名。(4)作者排序与其对论文的实际贡献不符,不能正确反映实际贡献。(5)虚假标注作者信息,提供虚假的作者职称、单位、学历、研究经历等。我们需要正确对待署名问题,贡献大的署名在前,杜绝署名"搭便车"现象。

5.一稿多投

将同一篇论文或只有微小差别的多篇论文投给两家及以上期刊,或者在约定期限内再转投其他期刊的行为。

6.重复发表

在未说明的情况下重复发表自己(或自己作为作者之一)已经发表文献中内容的行为。

7.违背研究伦理

论文涉及的研究未按规定获得伦理审批,或者超出伦理审批许可范围,或者违背研究伦理规范,应界定为违背研究伦理。

比如,存在不当伤害研究参与者,虐待有生命的试验对象,违背知情同意原则等伦理问题;泄露了被试者或被调查者的隐私;未按法定或约定对所涉及研究中的利益冲突予以说明。

8.其他

包括但不限于向编辑推荐与自己有利益关系的审稿专家、委托第三方机构或与论文内容无关的他人代写、代投、代修、未经许可使用需要获得许可的版权文献,未按规定获得相应机构的许可,或不能提供相应的许可证明等。

【案例 7-12】 医学论文中的隐性学术不端

为有效减少学术不端带来的危害,国内出现了一些学术不端检测系统,比如中国知网科技期刊学术不端文献检测系统(AMLC)、万方论文相似性检测系统(PSDS)和维普论文检测系统(VPCS)等,这些系统可有效减少文字重复所导致的学术不端。

近年来,随着各个学术不端检测系统面向个人用户开放以后,医学论文中的学术不端类型逐渐发生了变化,单纯文字重复带来的学术不端逐渐减少,而文章内容中的作者信息、基金标注、数据造假、图表抄袭或图片造假、跨语种抄袭及投稿过程中的第三方代写代投、一稿多投等隐性学术不端发生率逐渐增加。

(参考文献:李锋.医学论文中隐性学术不端的甄别和处置建议[J].学报编辑论丛,2023:536.)

第二节 涉及人的生命科学和医学研究伦理

一、涉及人的生命科学和医学研究的概念和类型

1.涉及人的生命科学和医学研究的概念

涉及人的生命科学和医学研究是指以人为研究参与者或者使用人(统称研究参与

笔记

者)的生物样本、信息数据(包括健康记录、行为等)开展的采用物理学、化学、生物学、中医药学等方法对人的生殖、生长、发育、衰老等进行研究的活动;采用物理学、化学、生物学、中医药学、心理学等方法对人的生理、心理行为、病理现象、疾病病因和发病机制,以及疾病的预防、诊断、治疗和康复等进行研究的活动;采用新技术或者新产品在人体上进行试验研究的活动;采用流行病学、社会学、心理学等方法收集、记录、使用、报告或者储存有关人的涉及生命科学和医学问题的生物样本、信息数据(包括健康记录、行为等)等科学研究资料的活动。

涉及人的生命科学和医学研究主要包括人体试验和动物实验等。

2.人体试验的概念

人体试验就是直接以人体为研究对象,用科学的方法,有控制地对研究参与者进行观察和研究,以判断假说真理性的生命科学和医学研究过程。它在医学研究中有着极其重要的地位。

人体试验是医学的起点和发展手段,是医学基础理论研究和动物实验之后,在常规临床应用之前不可缺少的中间环节。

3.人体试验的类型

自体试验:研究人员利用自己的身体进行的试验研究。

自愿试验:即研究参与者本人自觉自愿参加的试验研究。

欺骗试验:通过向研究参与者传达假信息的方式使研究参与者参加的人体试验。

强迫试验:违背研究参与者的意愿而强制进行的人体试验。

后两种人体试验无论后果如何,在道德和法律上都应受到谴责和制裁。

【案例 7-13】 思想实验

美国生命伦理学学者 Wikler(2001)提出人体试验的思想实验。他让大家设想有两个世界存在:在 A 世界里,没有人参加人体试验,没有因研究而带来的风险或伤害,但因没有真正得到验证的有效疗法,人类整体受到疾病伤害的风险很高;在 B 世界里,征召研究参与者,参与者受到伤害的风险增加,但人类因疾病受到伤害的风险降低,因此,总风险低。

问题:研究者应如何分别应对违背方案与严重违背方案情况?

回答:

二维码 7-7 伦理分析

二维码 7-7

二、涉及人的生命科学与医学研究的意义和伦理困境

1. 涉及人的生命科学与医学研究的意义

涉及人的生命科学和医学研究可以直接促进医学的发展,改善人类健康,造福人民群众。涉及人的生命科学和医学研究是医学的起点和发展手段,是医学基础理论研究和动物实验之后,在常规临床应用之前不可缺少的中间环节。医学研究成果必须经过人体试验的验证阶段。任何一项通过动物实验而取得的科研成果,在推广应用于人类之前,必须再经人体试验进一步验证其临床价值,才能正式推广应用。医药科研成果的毒副作用也必须经过人体试验的鉴定阶段。人体试验不仅要验证新药的疗效,而且要搞清楚新药的毒副作用。

涉及人的生命科学和医学研究有利于提高医学研究方法的道德价值,推动世界医学的整体发展,涉及人的生命科学和医学研究的道德丰富了当代医德体系。人和动物存在种属的差异,研究者用动物做了研究以后所得的结论不能直接用于人身上,因为动物复制的疾病模型与人的疾病总有一定的差异,并且人有不同于动物的心理活动和社会特征,人的某些特有的疾病不能用动物复制出疾病模型。所以,如果取消涉及人的生命科学和医学研究,而把只是经过动物实验研究的药品和技术直接、广泛地应用于临床,那么,就相对于拿所有的患者做实验。这实际上是对广大人民群众的健康和生命的不负责任,是极不道德的。

【案例 7-14】 重大方案违背的种类、发生原因与应对措施

1. 重大方案违背的种类

(1)研究者给予错误治疗或剂量。比如,一项抗肿瘤药物Ⅲ期临床试验方案规定,如果研究参与者(受试者)的中性粒细胞计数低于 $0.5 \times 10^9/L$,则研究参与者下一周期化疗药物紫杉醇及顺铂应减 1 剂量水平,但研究者对于此类情况在下一周期治疗时并未给研究参与者减量。再如,一项降糖混合制剂治疗 2 型糖尿病的Ⅲ期临床试验方案规定,研究者应在给药第一周后每周对研究参与者进行剂量调整,但研究者未按照方案要求每周对研究参与者进行剂量调整。

(2)纳入不符合入排标准的研究参与者。比如,一项抗肿瘤药物Ⅲ期临床试验,某位研究参与者心电图 QTc 为 506ms,符合方案排除标准 QTc≥450ms,但研究者获知后请心血管内科医生会诊评估,研究者判断该研究参与者因植入心脏起搏器导致该情况发生,实际不影响研究参与者安全,因此考虑该研究参与者可以继续参加研究。后申办者监察时发现,被判为重大方案违背。

(3)给予方案禁止的合并用药。比如,研究参与者因病情严重,研究者考虑必须使用方案禁止的合并用药治疗,以避免研究参与者病情进一步加重。再如,研究参与者因感冒自行购买并服用抗感冒药(含有方案规定的禁用成分)。还有,研究者本应为 06 号研究参与者开具碳酸钙 D_3 咀嚼片,但误对 07 号研究参与者开具处方,药品管理员发药时及时发现错误处方,未出现给药差错事件。

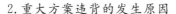

2. 重大方案违背的发生原因

（1）研究方案设计合理性可能存在一定缺陷，过于密集的程序或操作可能影响研究者或研究参与者的依从性，从而出现违背方案发生。

（2）关于剂量调整及详细算法在研究方案中专门有一章节的详细说明，但研究者实际没有仔细阅读方案内容，仅参阅了项目组提供的方案流程图，单纯认为按照流程图标注的每两周一次访视时进行剂量调整即可，但实际上流程图仅标注了每两周进行一次访视，并未注明每周都需要调整剂量。

（3）某些研究者考虑试验药物存在导致低血糖的风险，给药方面相对保守，因此没有每周进行剂量调整。

（4）一些研究参与者依从性不佳，拒绝按照医嘱进行剂量调整。

（5）临床监查员与研究者没有及时沟通和监查，未确保研究者按照方案执行。

（6）临床研究协调员（CRC）在发现问题后没有及时与研究者沟通，未能提醒研究者避免进一步违背方案。

（7）药物临床试验机构质控未发现存在重大违背方案情况，未能及时帮助研究者有效阻止问题发酵。

3. 重大方案违背的应对措施

（1）监查员到访研究中心后对研究者、CRC进行剂量调整原则的培训。

（2）主要研究者组织团队人员进行问题剖析讨论，防止今后出现同样问题。

（3）由于发现问题时研究参与者已基本完成研究，某些研究参与者已经不能再进行剂量调整，违背方案情况上报伦理委员会。

问题：研究者应如何分别应对违背方案与严重违背方案情况？

回答：

2. 涉及人的生命科学与医学研究的伦理困境

科技是创新和发展的利器，也可能成为风险的源头。医疗机构开展的涉及人的生命科学与医学研究大部分会涉及收集、采集和利用患者的生物识别、宗教信仰、特定身份、医疗健康等敏感个人信息，创新药物和技术首次应用于人体所可能具有的高风险，这些都会给涉及人的生命科学与医学研究带来伦理挑战和困境。

从本质上看，涉及人的生命科学与医学研究中存在着申办者、研究者、研究参与者、社会各方面的权益冲突，不同主体之间的诉求相对立、矛盾。如申办者的核心诉求是新知识与新技术及其承载的利益，研究者的核心诉求是发现与发明的名义及其承载的利益，社会的核心诉求是秩序、公平、平等，研究参与者的核心诉求则是自己的权益得到尊重与保护。相关方的物质与精神追求，不是总能协调一致，此时就可能造成伦理困境。医学研究伦理的最终目的是进行权益的平衡，理想状态是各方都受益。或即使无受益但

笔记

免于伤害,或对可预见伤害实施保护以免不可逆性损毁,或对不可预见的伤害事后给予充分关注、治疗与补偿等。目前,实施的伦理委员会制度及人体试验的伦理审查提供了一个平台,确保各方理性博弈,达成平衡。(参考文献:张家菁,黎可盈,魏振东,严金海. 以人为对象的医学科学试验的伦理分析[J]. 中国医学伦理学,2023,36(3),280.)

【案例 7-15】 格林姆斯诉肯尼迪·克里格研究院案

在格林姆斯诉肯尼迪·克里格研究院一案中,被告肯尼迪·克里格研究院是隶属于美国约翰·霍普金斯大学的一个研究机构。该机构为了测量不同铅含量的油漆粉刷房屋后随着时间的推移(两年内)屋内空气中的铅含量,以及在这两年中长期居住在该房屋内的儿童血液中的铅含量,以分析不同铅含量的油漆粉刷房屋后,房屋内铅元素的浓度与同一时期儿童体内血液中铅元素的含量之间的关系。该机构通过贷款或者借款给房屋的主人,要求房主粉刷用不同铅含量的油漆,并将这些房屋优先出租给带有婴幼儿的家庭,并且鼓励这些婴幼儿长期待在屋里,以便能够周期性地抽取婴幼儿体内的血液进行检测,以测量血液中铅含量。

在整个研究过程中,研究人员与受试的婴幼儿父母之间签订了一份知情同意书,但是在该知情同意书中并没有告知预计一些儿童可能会吸入铅尘微粒的事实,以及检测儿童血液的众多原因中的一个——为了评估不同类型的减少油漆含铅量方法的效果。参与该研究的孩子往往都是来自一些经济条件较差的家庭;在租住这些房屋时,研究人员给予孩子的父母一些小饰品、食品券、金钱或其他物品。(参考文献:黎志敏,蒋川. 监护权在未成年人人体试验中的适用——以格林姆斯诉肯尼迪·克里格研究院案为视角[J]. 医学与法学,2017,9(5),20.)

问题:在涉及人的生命科学与医学的研究方案不恰当的情况下,未成年研究参与者的监护人所签署的知情同意书是否可以成为研究人员免于承担对孩子所造成损害的赔偿责任?

回答:

三、涉及人的生命科学和医学研究的伦理原则

涉及人的生命科学和医学研究应当尊重研究参与者,遵循有益、不伤害、公正的原则,保护隐私权及个人信息。

涉及人的生命科学和医学研究应遵循以下伦理原则:

1. 医学目的的原则

医学目的的原则即有利于维护和提高人类健康水平以及促进医学科学发展的原则。

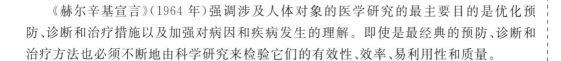

《赫尔辛基宣言》(1964年)强调涉及人体对象的医学研究的最主要目的是优化预防、诊断和治疗措施以及加强对病因和疾病发生的理解。即使是最经典的预防、诊断和治疗方法也必须不断地由科学研究来检验它们的有效性、效率、易利用性和质量。

【案例7-16】 "二战"期间日本"731细菌部队"的罪行

日本侵略者在侵华战争期间,建立了一批从事人体细菌战实验的"杀人工厂",其中最臭名昭著的就是位于中国东北哈尔滨平房区"731部队",即石井支队。"731部队"的工作人员总数达到5000名,包括300～500名医生和科学家,600～800名技术员。大多数受害者是中国爱国者或游击队员,其他是无家可归者、吸鸦片者、智残者、战俘、"外国间谍"和罪犯。受害者包括中国人、朝鲜人、蒙古人和欧洲人。实验内容包括:强迫使人感染鼠疫、炭疽、气性坏疽或伤寒细菌;对染上疾病的人行活体解剖,收集血液和新鲜组织器官以备进一步研究之用;在严寒和野地进行冷冻和细菌弹联合实验等。在1941—1945年间至少有3000人死于石井支队。这个数目不包括1941年以前死亡的人以及在日本侵华战争期间死于其他"杀人工厂"的人。有人估计,至少有5000～6000人死于长春、牡丹江、南京等地的细菌战"杀人工厂"。

问题:日本"731部队"进行这些实验的目的是什么?

回答:

二维码7-8　伦理分析

二维码7-8

【案例7-17】 "二战"期间德国纳粹医生残酷的双胞胎实验

门格尔(Dr. Josef Mengele)被称为"死亡天使",他获得过法兰克福大学和慕尼黑大学的两个博士学位,智力超人,30岁时担任德国奥斯威辛死亡营的主任医师。他曾说过:"人和狗一样,都有谱系,有人在实验室里培养出了良种犬,我也能在里面培养出优良人种来。"门格尔为了让每个雅利安母亲都生双胞胎,每天杀死一些双胞胎,必要时还要做双胞胎母亲的活体解剖,观察她们的子宫构造,然后将她们的器官包好送到柏林做进一步研究。他对1500多名犹太双胞胎进行试验,活下来的不到200人。

在第二次世界大战后,纳粹医生作为战犯在德国纽伦堡接受审判。为确认他们的"反人类罪",纽伦堡法庭进行了审判,并于1946年制定了《纽伦堡法典》,对人体试验进行伦理制约,其主要内容如下:①研究参与者必须"知情同意"。②实验应是

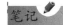
笔记

对社会有利的,而且是非做不可的。③实验前应先做动物实验。④实验应避免给研究参与者以精神和肉体的痛苦及创伤。⑤实验的危险性不得超过人道主义的重要性。⑥禁止进行估计研究参与者有可能死亡或伤残的实验。⑦实验中,如发现研究参与者有可能伤残或死亡,应立即停止实验。⑧精细安排,采取一切措施,杜绝在实验中发生意外伤残。⑨实验期间,研究参与者有权停止实验。⑩实验必须由受过科学训练的人来进行。

二维码 7-9　The Nuremberg Code

二维码 7-9

二维码 7-10　音频:The Nuremberg Code(录音者:Saloe)

二维码 7-10

2. 知情同意的原则

人体试验受试者(现改称研究参与者)享有知情同意权,最先由 1946 年制定的《纽伦堡法典》明确提出和界定。《赫尔辛基宣言》(1964 年)强调应该有书面的知情同意书,应让研究参与者知道他们拒绝参加研究或无条件随时收回同意书的权利。在确信对象已了解研究情况后,医生才能获取对象自愿给予的尽可能是书面的同意。如果不能取得书面同意,必须记载和(旁人)证实非书面同意。还必须接受独立的伦理委员会的审查,强调涉及人体对象的每个试验步骤的设计和进行必须在试验方案中明确叙述,上报专门的医院伦理委员会以获得批准。该医院伦理委员会应与科研工作者、赞助人或任何有不适当影响力的方面无关,遵守本国的法律和规则。委员会有权力监督试验的进行。科研工作者有义务向委员会提供监督情况,尤其是严重的不良反应或事件,上报有关经费、赞助方、单位之间的从属关系,其他潜在的对实验对象可能造成的利益和动机冲突。

【案例 7-18】　人体尊严与科学伦理之间的碰撞

美国科学记者、作家丽贝卡·斯克鲁特在其纪实文学作品《永生的海拉》中写道,耗时十年挖掘出,美国南方死于子宫癌的贫穷黑人烟农海瑞塔·拉克斯在她和家人毫不知情的情况下,被医生取走肿瘤细胞而留下医学史上最早经人工培养而"永生不死"的"海拉细胞"这段"精彩"的历史,记述了拉克斯一家与"海拉细胞"的名声毫不匹配的生活,揭开了人体试验的黑暗过去,并探讨了医学伦理以及身体组织所有权的法律问题。

"海拉细胞"为医学做出了难以量化的巨大贡献,它是研制首例脊髓灰质炎疫苗的功臣,协助科学家解开癌症、病毒和原子弹效应的奥秘,开发对抗癌症、流感、艾滋病及帕金森病等疾病的药物,促成试管婴儿、基因复制、基因图谱的重要发展,并造就总价值超过几十亿美元的人体生物材料产业。它甚至还被用来测试原子辐射的影响,并被送入外太空,供科学家研究细胞在没有重力的条件下如何生长……也许我们现在服用的某一种药就得益于"海拉细胞",只是我们并不知情。至今"海拉细胞"仍被不断培养、研究、买卖,在全世界繁殖的总重量超过 5000 万吨,相当于 100 座帝国大厦,可以铺满整个地球。它到底创造了多少价值? 没有人能算得清,但研究公司显然获得了巨额利润,因为如今的"海拉细胞"明码标价,一小瓶可卖到 250 美元。

然而 60 年来,没有谁提到海瑞塔·拉克斯,也没有人关注她和她的家庭的生活,她被埋在毫不起眼的墓地里,她的家人没有享受到细胞带来的任何利益,一直生活在贫困中,甚至负担不起医疗保险。甚至在她死后几十年后,她的女儿才得知母亲细胞的事:科学家一直在复制母亲的细胞,拿母亲的细胞做实验?

拉克斯当时是否应知情并因此获利成为伦理争论的焦点。20 世纪 40 年代,巴氏涂片技术这一伟大发明为世界范围内的宫颈癌防治做出极其重要的贡献。那时,医生用棉签及刮板等采样器在患者的宫颈处采集细胞样本不需要告诉患者及其家属。拉克斯表示"他们(指医生)从未征求同意即采集细胞,这是当时的标准做法"。在与病魔抗争的紧张时刻,没有谁会把这个"小小的"伦理方面的事情看得太重。至今,科学与伦理之间的争论仍未停止。

人体试验的研究者为了保证研究参与者的基本权利,应该为研究参与者提供以下基本信息:①研究参与者被邀请参加研究,需要告知其研究目的和方法;②研究参与者参加研究的时间;③合理地预期研究最终将会给研究参与者和其他人带来哪些收益;④参加研究会给研究参与者带来哪些可预见的风险和不适;⑤对研究参与者可能给予的有益的替换治疗方法;⑥对能够识别出研究参与者的资料的保密程度;⑦研究者为研究参与者提供医疗服务责任的大小;⑧对因研究而导致的某些伤害所提供的免费治疗;⑨对因研究而导致的残疾或死亡,是否为研究参与者本人、研究参与者家庭或其亲属提供赔偿;⑩研究参与者有权自由拒绝参加研究,可以在不被惩罚、不失去应得到利益的情况下,随时退出研究。

撰写知情同意书应该使用简单的、非医学研究的、研究参与者能理解的语言,应包括可能的风险、伤害、研究过程需要的时间、研究参与者在参与过程(之前、之中、之后)中需要做什么等;避免使用误导或者欺骗性的语言,如"这个研究没有任何风险";不要过分渲染研究的好处,如"这种新的治疗方法一定会改善你的病情";避免微妙的强迫性语言,如"我们相信您为了帮助我们找到治疗疾病的方法,一定会同意参加我们的研究";除非在特定的、明确说明理由的情况下,不要在知情同意书中为配偶的签字留出空行。

二维码 7-11　学生情景剧优秀视频《真相》
　　　　　　(临床医学专业朱知辉团队)

二维码 7-11

学生情景剧优秀视频《真相》(临床医学专业朱知辉团队)

团队成员分工:

演员:朱知辉——主任　林圆圆——实习医生　袁陈伟——住院医生

胡瑞熙——主治医生　王茗——女儿　项慧秋——妻子　朱弘月——实习医生

白永愉——患者　孔繁奇——实习医生

问题:你对实习医生擅自解剖死者尸体怎么看?

回答:

二维码 7-12　伦理分析

二维码 7-12

3.维护研究参与者利益的原则

具体要求包括:①对于任何一项人体试验,都要预测试验过程中的风险。如果试验有可能对研究参与者造成身体上和精神上较严重的伤害,那么无论这项试验的科学价值有多大,无论这项试验对医学的发展和人类的健康具有多么重要的意义,这项试验都不能进行。②以危重病患者为研究参与者,不应停止传统特效药物的使用。对那些如若不及时治疗则会错过治疗时机的患者,不应进行非常规治疗手段的试验。③试验中如确已查明研究参与者有伤残或死亡的可能,那么无论科学利益受到的损害有多大,也要立即停止试验。

《赫尔辛基宣言》(1964 年)是第一份由国际医学组织制定通过的关于人体试验道德规范的代表性文件。该文件强调人体试验必须建立于十分熟悉科学文献和其他相关信息以及适当的动物试验的基础上。该文件提出对弱势群体要有特殊保护,必须认识到那些经济和医学上处于劣势的人们的特别需求,应特别关心无能力同意或拒绝、可能被迫同意和不能从研究本身受益的人群。

所谓弱势群体研究参与者,是指那些相对(或绝对)无能力保护自身利益或缺乏同意或拒绝同意的能力,或自由受限,容易受伤害的人。弱势群体研究参与者包括:①法律上无同意能力的人,如未成年人;②强制性机构中不能实行自由选择的人,如监狱、戒毒所并受拘禁机构监管的人;③缺乏理解能力的人,如昏迷、痴呆等有智力障碍的人;④处于从属或依赖地位的人,如医学生、医师、护士、士兵、警察等;⑤社会上或边缘地区的贫困人群。

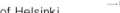

二维码 7-13　World Medical Association Declaration of Helsinki

二维码 7-13

二维码 7-14　音频:World Medical Association Declaration of Helsinki
　　　　　　　(录音者:Saloe)

二维码 7-14

孕妇、儿童、晚期患者、老年人、智力障碍者等脆弱人群是否可以作为研究参与者?原则上,如果科学问题能在普通研究参与者中得到解决,那就不要在脆弱人群中进行试验。但是在一定情况下,用孕妇、儿童、晚期患者等脆弱人群进行临床试验是必要的。另一方面,研究者不应因为脆弱人群容易获得和容易驾驭操纵而过度使用脆弱的或处于弱

笔记

势地位的人群。过度使用这些人群违背利益和负担的公平分配原则,是不符合伦理原则的。一般而言,儿童不适于进行Ⅰ期药物、Ⅱ期疫苗试验。但如果已经在成人研究中证明有效,则允许在儿童中进行,但研究者必须保证:①研究不能在与成人同样的条件下进行;②研究是为了获得与儿童健康需求有关的知识;③已获每个儿童的父/母或法定代表人的允许;④已取得在儿童能力范围内的同意(赞同);⑤儿童拒绝或继续参与研究的意愿将受到尊重。儿童的参与对于某些研究是不可缺少的,如对儿童期疾病或儿童特别易感的某些情况的研究,以及为儿童设计的药物临床试验等。作为一般性规则,任何可能用于儿童的治疗、诊断或预防性产品的资助者有义务在普遍销售之前在儿童中评估其安全性、有效性。在涉及育龄妇女的研究中,无论怀孕与否,只有在她本人知情同意后,其才能参与研究。在任何情况下都不得由配偶或性伴侣代为知情同意。

【案例 7-19】 英国医院闯大祸 试药者脑袋肿成"象人"

据英国《泰晤士报》《每日快报》《每日邮报》《太阳报》报道,2006 年 3 月 13 日,英国伦敦诺斯威克公园医院对 8 名身体健康的英国男子进行一种治疗白血病、风湿性关节炎和多种硬化症的新药"TGN1412"的人体试验。每个"试药人"能赚取 2000 英镑报酬。

6 名"试药人"接受药物注射后不久出现严重过敏反应,脑袋异常肿胀,肿成 3 倍大,并且带着奇怪的紫色和黄色,免疫系统失去控制。其中一人是 21 岁的北伦敦男孩赖安·威尔逊,他是一名实习水管工人,参加试药是想挣 2000 英镑带母亲玛里恩去度假,可赖安服药后不仅无法呼吸,并且脑袋和脖子肿成了平时的 3 倍大,脖子看上去比脑袋还宽,鼻子沿整张脸扩展,就仿佛被压扁了一样,看上去就像个怪物或电影中的恐怖"象人",双腿也变成了黑紫色。

两名"试药人"由于注射安慰剂未发生问题,克罕对记者回忆说:"当我们被注射新药几分钟后,试药室就变成了人间地狱,大多数'试药人'就像多米诺骨牌一样倒下。一开始他们拼命地将衣服扯下,抱怨身体奇热。接着一些人开始发出尖叫,说他们感到自己的脑袋仿佛快要爆炸。接着他们开始昏厥、呕吐、在床上打滚。我身边的一名亚裔男子大声尖叫说无法呼吸,医生将氧气面罩戴到他脸上,但他却将它扯了下来,大叫道:'医生,医生,请救救我!'"

美国药品公司认为这是过敏反应,这种药以前曾在动物身上试验过,一些猴子注射同类药后出现过敏反应。由于一只狗和一些动物在试药后死亡,所以他们减少了对人的试验剂量,可是悲剧还是发生了。

问题:该案例违背了哪些涉及人的生命科学和医学研究应遵循的伦理原则?

回答:

笔记

二维码 7-15　伦理分析

二维码 7-15

4.严谨的科学态度(随机对照的原则)

在医学人体试验研究中,为了排除医学工作者和研究参与者主观因素的干扰,保证试验观测结果的客观性和真实性,常使用双盲法对照和安慰剂对照。

(1)双盲法对照是将患者或研究参与者进行随机分组,在参与试验的医学工作者和研究参与者双方互不知情的情况下,进行试验和观测。这样,既可以避免来自患者或研究参与者的心理影响,也可以避免医学工作者在观测和判断中有所偏向,使所获得的试验结果比较客观和真实。

(2)安慰剂对照是指在人体试验中设立对照组,给试验组的患者(或研究参与者)用新的药物,给对照组的患者(或研究参与者)使用没有药理作用的安慰剂,以排除研究参与者精神因素的影响。安慰剂是一种伪药物(dummy medication),其外观如剂型、大小、颜色,以及重量、气味、口味等都与试验药尽可能保持一致,但不含有试验药物的有效成分。这种方法可以突显疗效、区别毒副作用,但仍不能排除医学工作者在分组和观测时的主观因素的影响。

使用安慰剂对照的伦理问题:①在研究条件下,已经具有有效药物,而该药物已经给研究参与者带来一定益处,如已能防止对患者的损害、已能减少死亡、减少复发,这时再用安慰剂对照就存在伦理问题,一般不能采用。如果已知有效药物具有毒性,因而患者可能拒绝接受该有效药物时,则可使用安慰剂对照。②研究参与者考虑到会延误治疗而不愿使用安慰剂对照,所以当使用安慰剂对照不会延误治疗时,才是适合的对照选择。

使用安慰剂对照的伦理原则:①安慰剂对照只能用于诊断明确者。用诊断未明的患者做安慰剂对照实验,会耽误患者的病情。②安慰剂对照只能用于暂停治疗病情不会恶化者。危重病患者及其他病情发展较快的患者,不应用于安慰剂对照。实验过程中,如发觉患者病情有恶化趋势,须立即停止该项实验,并积极采取一切措施加以补救。③实验过程中,如患者出于怀疑或其他原因而拒绝服用安慰剂,应尊重患者的意愿,且不应因此而影响对其进行常规治疗。

【案例 7-20】 "免费体检"还是"试验研究"?

美国《新英格兰医学杂志》公布的调查资料表明,近年来美国先后在坦桑尼亚、乌干达等非洲国家和其他发展中国家进行了 16 项艾滋病药物非人道人体试验研究,临床试验对象包括 1.22 万名孕妇,这是美国侵犯人权、实行种族歧视的典型事例。从 1997 年开始,为了确定减少孕妇服用 AZT(目前治疗艾滋病的标准药物)的剂量是否会降低艾滋病病毒母婴传染的概率,美国科学家在乌干达的 10 个村庄搞了长达两年半的人体试验。在这些试验中,研究人员只为 5 个村庄的患者提供了抗生素,而另外 5 个村庄的患者则没有使用任何药物。

笔记

问题:请对上述案例进行伦理评析。

回答:

二维码 7-16　伦理分析

当医疗机构和科研院所的相关科研项目在进行人体试验的过程中违背了上述伦理原则中的任何一条,就需要被叫停。

总之,研究的科学和社会利益不得超越对研究参与者人身安全与健康权益的考虑。研究风险受益比应当合理,使研究参与者可能受到的风险最小化。

【案例 7-21】　脑外科医院科研项目被叫停原因

我国某脑外科医院自 2001 年起用立体定位技术、激光导向仪和射频仪毁损双侧伏隔核,进行毒品戒断治疗。这是一项经过省卫生厅批准的科研项目,但于 2004 年被该省卫生厅叫停,原因如下:

科研设计方面:没有文献综述,没有动物实验,没有手术技术的设计与评估,治愈标准不明确,没有手术后的心理康复计划,没有具体的术后长期随访计划。该院引用了大量媒体报道来"证明"手术戒毒的有效性,但缺少有分量的科学文献。

没有估计手术对患者的风险与受益比,没有进行伦理分析:强调手术的效果和成功率,对于手术的远期影响,特别是对认知能力、人格、神经系统功能方面的影响没有充分的估计。

知情同意方面:患者入院时要签一份"入院知情同意书",说明"本人自愿入住××医院进行手术戒毒,我已知晓'住院规则'和医护人员为我安排的治疗方案及应承担的风险,我愿意配合医护人员对我实施的治疗"。手术前还要签一份与一般脑部手术前相仿的"知情同意书"。该科研项目没有签署"入院知情同意书"。

在研究参与者利益保护方面:该院的手术戒毒是作为科研立项的,但在实施中却是按临床医疗处理的。作为科研项目,原则上是不应收费或只能收取一定费用,但是该院承认每例手术收费 2 万~3 万元。其手术开展速度之快也令人吃惊(从 2004 年 2 月到现在已做了 190 余例,根据资料分析,被省卫生厅叫停后该院又做了 70 例)。

第三节　医学伦理委员会及医学伦理审查

【案例 7-22】　交叉捐肾——不同的医学伦理审查结论

同患尿毒症的 17 岁少女何一文和 39 岁男子何志刚,急需进行肾脏移植手术来挽救生命,但各自未能在亲人中找到与其配型的肾脏。这时他们意外发现两个家庭中各自肾源提供者恰恰能与对方进行匹配,只要交换一下,双方就都能得到肾源。然而,就在两个家庭充满希望地期待着进行交叉捐肾手术时,广州某医院由 9 名专家组成的医学伦理委员会以 8∶1 的票数否决了这一手术。伦理委员会的根据是 2007 年 5 月 1 日生效的《人体器官移植条例》,其中第十条明确规定:"活体器官的接受人限于活体器官捐献人的配偶、直系血亲或者三代以内旁系血亲,或者有证据证明与活体器官捐献人存在因帮扶等形成亲情关系的人员。"

就在何一文和何志刚两家一筹莫展时,2008 年 1 月 4 日,他们接到海南省某医院打来的电话。该院得知了何志刚与何一文两个家庭交叉捐肾的情况后,认为这个手术是应该进行的,邀请患者及家属来到海南。1 月 6 日,在海南省某医院,由 13 个人组成的医学伦理委员会一致认为,无论从伦理还是法律角度,这两个家庭的交叉捐肾行为没有问题,并决定于 7 日正式手术。次日,何志刚、何一文亲属之间交叉捐肾手术在海南省某医院顺利完成。我们看到,两家医院的伦理委员会对何姓两家交叉捐肾的案例,得出了不同的审查结论。(白晶,邱仁宗.家庭之间"交叉换肾"的伦理考虑[J].中国医学伦理学,2008,21(5):25-28)

问题:怎样认识医学伦理委员会的作用? 如何加强医学伦理委员会的建设?

回答:

二维码 7-17　伦理分析

二维码 7-17

一、医学伦理委员会的概念和性质

1.医学伦理委员会的概念

亨瑞·比彻在《新英格兰杂志》上首次提出对医学研究进行外部监督的理念。要实现这种外部监督,就需要医学伦理委员会。

医学伦理委员会是由医学、伦理学、法学等相关专业多学科人员组成,依据一定的伦理学原则,在医疗、生物医学研究和预防保健等领域中实施医学伦理教育、咨询、监督,在

笔记

特定授权范围内具有伦理审查批准功能的组织。在我国,医学伦理委员会又被称为伦理审查委员会、伦理委员会、医院伦理委员会、生命伦理委员会等。

2. 医学伦理委员会的性质

医学伦理委员会属于政府、医学科研单位和医疗卫生机构的一种特设的咨询机构,不是权力和法律部门,不受所在机构的行政领导。其发挥作用的方式在于通过委员会成员民主协商,对医学科研和医疗实践中的伦理问题做出肯定、否定或建议。若伦理委员会的业务范围是经过法律授权的,则具有一定的强制性;否则,只具有建议的功能。

二、医学伦理委员会的职能

1. 政策研究职能

医院的发展和改革面临着各种各样的伦理问题,如医院发展方向、高新技术配置比例、利益分配原则、社会效益与经济效益关系、医院人事及分配制度调整、科研方向的确定等,都涉及伦理导向。医院伦理委员会将对医院发展的重要决策提供伦理咨询,确保医学发展的正确方向,实现医疗卫生事业的宗旨。

2. 审查批准职能

医学伦理委员会将根据国际国内相关文件的规定,对涉及人的生物医学研究项目及某些特殊领域医疗技术的应用,如临床药理试验、人工辅助生殖、人体器官移植等,开展相应的伦理审查和监督,实施伦理审批,保证医学高新技术的合理应用,保障研究参与者和患者的尊严与权益。

3. 咨询服务职能

咨询服务包括医患关系调整和临床伦理决策两个方面。例如,为化解或消除医患因沟通不足、服务态度欠佳、对治疗方案意见不同而产生的矛盾等提供伦理咨询;对临终患者维持或终止生命方案的选择,对器官移植供需双方利益风险的取舍,对人工生殖技术适用范围的把握等提供伦理咨询。

4. 教育培训职能

医学伦理委员会应承担对伦理委员会成员、医院工作人员、患者及社区群众的医学伦理教育和培训任务。通过知识讲座、案例分析以及道德评议等活动,提高医务人员特别是医学伦理委员会成员的医学伦理素养,以及对医学伦理问题的鉴别、分析、处理能力。

三、涉及人的生命科学和医学研究的伦理审查

1964 年修订的《赫尔辛基宣言》中强调人体试验需要独立机构的审查。我国国家卫生健康委、教育部、科技部、国家中医药管理局于 2023 年 2 月 27 日联合印发的《涉及人的生命科学和医学研究伦理审查办法》,对涉及人的生命科学和医学研究伦理审查提出了一系列具体必要的管理措施。

1. 伦理审查的组织

伦理审查的组织是各级伦理审查委员会(简称伦理委员会)。国家卫生健康委员会设医学伦理专家委员会,共 17 人。省级卫生行政部门设伦理审查指导咨询组织,各机构

设伦理委员会,伦理委员会的委员应当从生命科学、医学、生命伦理学、法学等领域的专家和非本机构的社会人士中遴选产生,人数不得少于 7 人,要有不同专业、不同性别等,少数民族地区应当考虑少数民族委员。医疗卫生机构未设立伦理委员会的,不得开展涉及人的生命科学和医学研究工作。应在伦理审查委员会设立之日起 3 个月内向执业登记机关备案,并且要在医学研究登记备案信息系统进行登记。开展涉及人的生命科学和医学研究的二级以上医疗机构、设区的市级以上卫生机构(包括疾病预防控制机构、妇幼保健、采供血机构等)、高等学校、科研院所等应当设立伦理审查委员会。同时,与研究存在利益冲突的伦理审查委员会委员应当回避审查。伦理审查委员会应当要求与研究存在利益冲突的委员回避审查。

2.伦理审查的目的

在涉及人的生命科学和医学研究中保护研究参与者的生命和健康,保护研究参与者的合法权益,即保护所有实际的或可能的研究参与者的尊严、权利、安全和福利,保障研究结果的可信性,促进社会公正,在某种意义上保护科研人员的相关权益。

3.伦理审查的依据

国家法律、法规和规章的规定;公认的生命伦理原则(尊重、不伤害、有利、公正);涉及人的生命科学和医学研究的伦理审查的具体规范。

二维码 7-18 微课视频:
医院伦理审查与规范(上)(授课教师:刘婵娟)

二维码 7-18

二维码 7-19 微课视频:
医院伦理审查与规范(下)(授课教师:刘婵娟)

二维码 7-19

4.伦理审查的申请

伦理审查的申请是伦理审查的首要程序。

提出伦理审查申请要交的申请材料包括:①研究材料诚信承诺书;②伦理审查申请表;③研究人员信息、研究所涉及的相关机构的合法资质证明以及研究经费来源说明;④研究方案、相关资料,包括文献综述、临床前研究和动物实验数据等资料;⑤知情同意书;⑥生物样本、信息数据的来源证明;⑦科学性论证意见;⑧利益冲突申明;⑨招募广告及其发布形式;⑩研究成果的发布形式说明;⑪伦理审查委员会认为需要提交的其他相关材料,如有关主管部门同意进行研究的批准文件等,为招募研究参与者使用的文字、影视材料等,新的医疗器械的质量和安全评审证明书,病历报告表,研究参与者日记卡和调查问卷。

要求:①境外机构或者个人与国内医疗卫生机构合作开展涉及人的生命科学和医学研究的,应当向国内合作机构的伦理委员会申请研究项目伦理审查。②在学术期刊发表涉及人的生命科学和医学研究成果的项目研究者,应当出具该研究项目经过伦理审查批准的证明文件。

5.伦理审查的原则

(1)知情同意原则。尊重和保障研究参与者或者研究参与者监护人的知情权和参加研究的自主决定权,严格履行知情同意程序,不允许使用欺骗、利诱、胁迫等手段使研究参与者或研究参与者监护人同意参加研究,允许研究参与者或研究参与者监护人在任何阶段无条件退出研究。具体讲,有以下几条:

第一,对无行为能力、限制行为能力的研究参与者,项目研究者应当获得其监护人或者法定代理人的书面知情同意。获得监护人同意的同时,研究者还应该在研究参与者可理解的范围内告知相关信息,并征得其同意。

第二,项目研究者开展研究前,应当获得研究参与者或者研究参与者监护人自愿签署的知情同意书。

第三,研究参与者不能以书面方式表示同意时,项目研究者应当获得其口头知情同意,并提交录音、录像等过程记录和证明材料。

第四,知情同意书应当含有充分、完整、准确的信息,并以研究参与者能够理解的语言文字、视频图像等进行表达。

第五,知情同意书应当包括以下内容:①研究目的、基本研究内容、流程、方法及研究时限;②研究者基本信息及研究机构资质;③研究可能给研究参与者、相关人员和社会带来的益处,以及可能给研究参与者带来的不适和风险;④对研究参与者的保护措施;⑤研究数据和研究参与者个人资料的使用范围和方式,是否进行共享和二次利用,以及保密范围和措施;⑥研究参与者的权利,包括自愿参加和随时退出、知情、同意或者不同意、保密、补偿、受损害时获得免费治疗和补偿或者赔偿、新信息的获取、新版本知情同意书的再次签署、获得知情同意书等;⑦研究参与者在参与研究前、研究后和研究过程中的注意事项;⑧研究者联系人和联系方式、伦理审查委员会联系人和联系方式、发生问题时的联系人和联系方式;⑨研究的时间和研究参与者的人数;⑩研究结果是否会反馈研究参与者;⑪告知研究参与者可能的替代治疗及其主要的受益和风险;⑫涉及人的生物样本采集的,还应当包括生物样本的种类、数量、用途、保藏、利用(包括是否直接用于产品开发、共享和二次利用)、隐私保护、对外提供、销毁处理等相关内容。

第六,在知情同意获取过程中,项目研究者应当按照知情同意书内容向研究参与者逐项说明,其中包括:①研究参与者所参加的研究项目的目的、意义和预期效果,可能遇到的风险和不适,以及可能带来的益处或者影响;②有无对研究参与者有益的其他措施或者治疗方案;③保密范围和措施;④补偿情况,以及发生损害时的赔偿和免费治疗;⑤自愿参加并可以随时退出的权利,以及发生问题时的联系人和联系方式等。

第七,项目研究者应当给予研究参与者充分的时间理解知情同意书的内容,由研究参与者作出是否同意参加研究的决定并签署知情同意书。

第八,在心理学研究中,因知情同意可能影响研究参与者对问题的回答,而影响研究结果准确性的,在确保研究参与者不受伤害的前提下经伦理审查委员会审查批准,研究者可以在研究完成后充分告知研究参与者并征得其同意,否则不得纳入研究数据。

第九,当发生下列情形时,研究者应当再次获取研究参与者签署的知情同意书:①与研究参与者相关的研究内容发生实质性变化的;②与研究相关的风险实质性提高或者增加的;③研究参与者民事行为能力等级提高的。

第十,使用人的信息数据或者生物样本开展以下情形的涉及人的生命科学和医学研究,不对人体造成伤害、不涉及敏感个人信息或者商业利益的,可以免除伦理审查:①利用合法获得的公开数据,或者通过观察且不干扰公共行为产生的数据进行研究的;②使用匿名化的信息数据开展研究的;③使用已有的人的生物样本开展研究,所使用的生物样本来源符合相关法规和伦理原则,研究相关内容和目的在规范的知情同意范围内,且不涉及使用人的生殖细胞、胚胎和生殖性克隆、嵌合、可遗传的基因操作等活动的;④使用生物样本库来源的人源细胞株或者细胞系等开展研究,研究相关内容和目的在提供方授权范围内,且不涉及人胚胎和生殖性克隆、嵌合、可遗传的基因操作等活动的。

(2)控制风险原则:首先将研究参与者人身安全、健康权益放在优先地位,其次才是科学和社会利益,研究风险与受益比例应当合理,力求使研究参与者尽可能避免伤害;对风险较大或者比较特殊的涉及人的生命科学和医学研究伦理审查项目,伦理委员会可以根据需要申请省级医学伦理专家委员会协助提供咨询意见。

(3)公平公正原则:应当公平、合理地选择研究参与者,入选与排除标准具有明确的科学依据,公平合理分配研究受益、风险和负担。

(4)免费和补偿、赔偿原则:对研究参与者参加研究不得收取任何研究相关的费用,对于研究参与者在研究过程中因参与研究支出的合理费用应当给予适当补偿。研究参与者受到研究相关损害时,应当得到及时、免费的治疗,并依据法律法规及双方约定得到补偿或者赔偿。

(5)保护隐私权及个人信息原则:切实保护研究参与者的隐私权,如实将研究参与者个人信息的收集、储存、使用及保密措施情况告知研究参与者并得到许可,未经研究参与者授权不得将研究参与者个人信息向第三方透露。

(6)特殊保护原则:对涉及儿童、孕产妇、老年人、智力障碍者、精神障碍者等特定群体的研究参与者,应当予以特别保护(囚犯、经济条件差或文化程度低者未列入上述特定群体);对涉及受精卵、胚胎、胎儿或者可能受辅助生殖技术影响的,应当予以特别关注。

二维码 7-20 温州医科大学附属第二医院、育英儿童医院伦理委员会制作的知情同意书初审工作表

二维码 7-20

二维码 7-21 一项评估某喷雾剂治疗 2~12 岁患有某种疾病的研究参与者若干周疗效和安全性的研究研究参与者知情同意书(2~10 周岁版本)

二维码 7-21

二维码 7-22 一项评估某喷雾剂治疗 2~12 岁患有某种疾病的研究参与者若干周疗效和安全性的研究知情同意书(未成年人监护人版)

二维码 7-22

6.伦理审查的内容
(1)研究是否违反法律法规、规章及有关规定的要求。
(2)研究者的资格、经验、技术能力等是否符合研究要求。

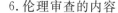

笔记

（3）研究方案是否科学、具有社会价值，并符合伦理原则的要求；中医药研究方案的审查，还应当考虑其传统实践经验。

（4）研究参与者可能遭受的风险与研究预期的受益相比是否在合理范围之内。

（5）知情同意书提供的有关信息是否充分、完整、易懂，获得知情同意的过程是否合规、恰当。

（6）研究参与者个人信息及相关资料的保密措施是否充分。

（7）研究参与者招募方式、途径、纳入和排除标准是否恰当、公平。

（8）是否向研究参与者明确告知其应当享有的权益，包括在研究过程中可以随时无理由退出且不会因此受到不公正对待的权利，告知退出研究后的影响、其他治疗方法等。

（9）研究参与者参加研究的合理支出是否得到了适当补偿；研究参与者参加研究受到损害时，给予的治疗、补偿或者赔偿是否合理、合法。

（10）是否有具备资格或者经培训后的研究者负责获取知情同意，并随时接受研究有关问题的咨询。

（11）对研究参与者在研究中可能承受的风险是否有预防和应对措施。

（12）研究是否涉及利益冲突。

（13）研究是否涉及社会敏感的伦理问题。

（14）研究结果是否发布，方式、时间是否恰当。

（15）需要审查的其他重点内容。

二维码 7-23　某喷雾剂临床试验招募广告

二维码 7-23

7.伦理审查的决定

（1）伦理审查委员会可以对审查的研究作出批准、不批准、修改后批准、修改后再审、继续研究、暂停或者终止研究的决定，并应当说明理由。伦理审查委员会作出决定应当得到超过伦理审查委员会全体委员二分之一同意。

伦理审查一般采取伦理审查委员会会议审查的方式。委员应当对研究所涉及的伦理问题进行充分讨论后投票，与审查决定不一致的意见应当详细记录在案。伦理审查会议需有三分之二委员参会才合法。

（2）研究项目未获得伦理审查委员会审查批准的，不得开展项目研究工作。

（3）伦理审查工作应当坚持独立性，任何机构和个人不得干预伦理审查委员会的伦理审查过程及审查决定。伦理审查委员会应当要求研究者提供审查所需材料，并在受理后 30 天内开展伦理审查并出具审查意见。情况紧急的，应当及时开展伦理审查。在疫情暴发等突发事件紧急情况下，一般在 72 小时内开展伦理审查、出具审查意见，并不得降低伦理审查的要求和质量。

（4）对研究风险不大于最小风险的研究、已批准的研究方案作较小修改且不影响研究风险受益比的研究、已批准研究的跟踪审查、多机构开展的研究中参与机构的伦理审查委员会对牵头机构出具伦理审查意见的确认等可以适用简易程序审查的方式。

（5）对已批准实施的研究项目，伦理委员会应当指定委员进行跟踪审查。跟踪审查包括以下内容：①是否按照已批准的研究方案进行研究并及时报告；②研究过程中是否

笔记

擅自变更研究内容;③是否增加研究参与者风险或者显著影响研究实施的变化或者新信息;④是否需要暂停或者提前终止研究;⑤其他需要审查的内容。要求:跟踪审查的委员不得少于2人,在跟踪审查时应当及时将审查情况报告伦理审查委员会,跟踪审查的时间间隔不超过12个月。

(6)在多个机构开展的研究可以建立伦理审查协作机制,确保各项目研究机构遵循一致性和及时性原则。牵头机构和参与机构均应当组织伦理审查。参与机构的伦理审查委员会应当对本机构参与的研究进行跟踪审查。

二维码7-24　《涉及人的生物医学研究伦理审查办法》

问题:2016年版《涉及人的生物医学研究伦理审查办法》与2007年版《涉及人的生物医学研究伦理审查办法》最根本的差异在哪里? 请谈谈你的阅读感受。

回答:

二维码7-24

二维码7-25　《涉及人的生物医学研究伦理审查办法》解读(制作者:陈勰)

二维码7-25

二维码7-26　《涉及人的生命科学和医学研究伦理审查办法》

二维码7-26

第四节　动物实验伦理

抚摸、轻拍、拥抱,这是人们日常和动物交流的方式,然而在实验室中,亲昵和温柔将被解剖、观察、分析所取代。

一、动物实验伦理的概念

实验动物(laboratory animal)包括所有脱离自然环境而用于研究、教学和试验的脊椎动物。要预防和治疗人类的疾病、认识生命过程,生物学实验是必不可少的。实验动物对医学的发展有不可忽视的贡献。

目前普遍应用于高校实验室的动物有大鼠、小鼠、爪蟾、家兔等。实验动物的主要用途有供学生解剖以了解其生理构造或者应用于基础和临床科研。实验结束之后,会有相关人员将动物尸体单独存放,避免其与还未进行过实验的动物接触。这是为了保证实验的准确性,防止其他因素的干扰,因为实验动物自出生起就生活在无菌的环境中,与人接触、注射药物等行为都可能让实验动物接触外部的细菌,一旦接触细菌,就再也不能回到之前无菌等级的实验室。

不同的动物在运用于不同的实验室时往往有不同的处死方法,最常见的有颈椎脱臼法、空气栓塞法、放血法、药物法等。动物们似乎并不希望自己成为实验动物,但在被带入实验室的那一刻,动物们似乎就被判处了"死刑","为医学献身"或是"伟大的科研工作者"成为研究人员口中它们最好的墓志铭,它们不求回报地献出生命,没有什么选择的权利。因此,所有的研究人员都要尊重生命,善待实验动物。

动物实验伦理是指在科学研究、产品测试、教学等领域对实验动物的使用、管理、照顾和福利所应遵循的道德原则与规范。它要求尊重实验动物的尊严和权利,尽可能减少实验动物的使用数量,优化实验方案,减轻或减少实验动物的伤害和痛苦,保障实验动物福利。

强化动物实验伦理具有保护实验动物福利、促进科研可持续发展与提升人类道德水平等重要意义。

二维码 7-27　学生情景剧优秀视频《动物实验二三事》
（临床医学专业余孟迪团队）

二维码 7-27

学生情景剧优秀视频《动物实验二三事》(临床医学专业余孟迪团队)

团队成员分工:

导演:余孟迪　拍摄:虞剑波　后期制作:詹加辉

演员:诸梦瑾——同学 A　陈凡恋——同学 B　张烨安——同学 C

余孟迪——同学 D　李冠华——同学 E　徐游文——老师

观后感:

二维码 7-28　微课视频:
动物伦理学:动物福利与动物权利(授课教师:陈炜)

二维码 7-28

二、动物实验的伦理要求

1.动物实验伦理要求的提出

【案例 7-23】　小动物 X 的献身

为了解蟾蜍的内部器官构造,大一第一学期的普通生物学实验课上,王晓琳(化名)第一次亲手解剖了小动物——一只蟾蜍。助教事先将蟾蜍放置在含有过量麻醉剂的溶液中进行处死，因此王晓琳不必亲手给蟾蜍执行"死刑"，这让第一次上解剖课的她小小地松了一口气。

实验开始之后，王晓琳先用剪刀在蟾蜍的背上开了一个口子，紧接着用手指捏住其深褐色的外皮，像脱衣服一样慢慢地将蟾蜍的外皮剥除。剥除的过程时常被与外皮紧紧相连的肌肉、筋膜所阻碍，这时就需要手指用劲，强行剥离下来。随着剥离的进行，蟾蜍暴露于空气中的粉红色肌肉组织面积渐渐增大，最后整个外皮被剥出。

虽然是第一次用手解剖小动物，但王晓琳的内心却异常平静。回忆起当时的场景，她说："当时的内心没有太大波动，可能是因为蟾蜍和人的差别比较大吧，同理心也就弱了一点。"但之后几天，她常常会想起那只蟾蜍，内心突然有了"罪恶感"，虽然它是为了科研而牺牲的，但也还是一条生命。她将这种情况称之为"第一次解剖之后的后遗症，也是成为一名医生的必经之路"。

毕业于北京医科大学药学院的苏皖(化名)第一次进行药理学实验时，将要实验的家兔已被注射完乌拉坦(实验动物麻醉剂)昏睡了过去，苏皖和其他同学七手八脚地把家兔绑在操作台上准备做心血管药的实验。但当她沿着兔子的前胸切开第一刀的时候，那只被认为已经全麻的兔子突然惊叫了一声，直挺挺地坐了起来。那一声惊叫在她脑海里留下了深刻的印象，甚至打破了她对于兔子的既有认知："小时候听说小猫会'喵喵'叫，小狗则是'汪汪'，每个动物都有自己的叫声，但是兔子是哑巴。家兔实验让我发现兔子不是哑巴，它也会叫。叫声不是由声带发出的，而更像是从胸腔里挤出来的，尖锐、惊恐、无助。"

苏皖第一次的动物实验经历是在她的泪水中完成的，做完实验之后，她在自己的博客中写了这样一段话："实验过程中，我一直在实验台旁看着，越看越觉得诡异，好像眼前看到的，不是毛茸茸的、软软一团安静地经历着死亡过程的兔子，而是我们每一个人的命运，不可遏制、无法挽回……"

(摘自张立榕《小动物 X 的献身》http://mp.weixin.qq.com/s/myvR0VGOH6WU_gHmTWCvbQ)

随着实验数量和动物种类的不断增加，针对动物实验，尤其是活体解剖的争议逐渐从幕后走向台前。

关于人类对待动物的伦理学争论由来已久。早在 18 世纪哲学家边沁就指出："问题既不是它们能否思考，也不是它们会不会说话，而是它们痛苦不痛苦。"19 世纪以来各国兴起了动物保护主义，纷纷成立各种动物保护组织，其中有一部分是主张绝对禁止动物实验的激进派。科学家和大多数民众则主张对动物实验加以规范，通过立法保障动物福利。

美国 1873 年联邦法中有人道地对待动物的条文；1966 年通过了《动物福利法》。

英国 1822 年通过了《马丁法案》，禁止虐待动物；1876 年通过了《禁止虐待动物法》；1986年通过了《科学实验动物法》。1959年，英国动物学家拉塞尔·罗素（Russell）和微生物学家伯奇（Burch）在《人道试验技术的原则》一书中首次提出了应用于动物实验中的"3R"，即替代（replacement）、减少（reduction）和优化（refinement），分别指的是利用无动物的材料替代活体动物进行实验、减少用于实验的动物数量、在实验过程中减轻动物的精神压力和生理疼痛。这个"3R"科学规范已被公认为指导动物实验的基本原则。1979年由英国反活体解剖协会（National Antivivisection Society，NAVS）发起的重要的实验动物保护节日，呼吁人类减少和停止不必要的动物实验，确定每年的4月24日为"实验动物日"，其前后一周则被称为"实验动物周"，旨在倡导科学、人道地开展动物实验，严格遵守"3R"原则，积极宣传使用动物实验的替代办法，最终完全取消动物实验。

《赫尔辛基宣言》（1964年）第十二条提出，要人道地对待实验动物，强调在进行可能影响环境的研究时必须相当谨慎，必须保持用于研究的动物的安宁。

我国实验动物伦理与法律治理不断完善。1988年，经国务院批准、国家科委颁布《实验动物管理条例》。随后，北京于1996年颁布、2004年修订《北京市实验动物管理条例》，湖北、云南、黑龙江、广东、吉林分别于2005年、2007年、2008年、2010年、2016年颁布当地实验动物管理条例。国家质量监督检验检疫总局、国家标准化管理委员会于2018年2月6日发布了《实验动物福利伦理审查指南》，并于同年9月1日开始实施。中国实验动物学会和各地区学术组织开展了实验动物从业人员技能培训活动，内容包括实验动物管理、操作技术、质量检测、动物福利、实验动物医学等，有30多万人通过培训取得实验动物从业人员上岗证，确保严格按照相应法律法规进行操作，尽最大努力减少对实验动物的伤害。

二维码7-29　微课视频：

　　　动物伦理学：关于动物福利与动物权利的争论

　　　（授课教师：陈炜）

二维码7-29

2.动物福利

（1）动物福利的概念

动物福利（animal welfare）是指在饲养照料、治疗管理和人道处置等方面科学合理对待动物，促使其适应所处环境，满足其基本生理、心理、自然需求，减少不必要的痛苦。

动物福利概念由五个基本要素组成：第一，生理福利，即无饥渴之忧虑。第二，环境福利，即让动物有适当居所。第三，卫生福利，即减少动物的伤病。第四，心理福利，即减少动物恐惧和焦虑的心情。第五，行为福利，即保证动物表达天性的自由。

动物福利也被普遍理解为五大自由：第一，享受不受饥渴的自由，即保证提供动物保持良好健康和精力所需要的食物和饮水。第二，享有生活舒适的自由，即提供适当的房舍或栖息场所，让动物能够得到舒适的睡眠和休息。第三，享有不受痛苦、伤害和疾病的自由，即保证动物不受额外的疼痛，预防疾病并对患病动物进行及时的治疗。第四，享有生活无恐惧和无悲伤的自由，即保证避免动物遭受精神痛苦的各种条件和处置。第五，

笔记

227

享有表达天性的自由,即提供足够的空间、适当的设施以及与同类伙伴在一起。

科学实验证明,如果动物健康、感觉舒适、营养充足、安全、能够自由表达天性并且不受痛苦、恐惧和压力威胁,则满足动物福利的要求。而高水平动物福利则更需要疾病免疫和兽医治疗,适宜的居所、管理、营养、人道对待和人道屠宰。

(2)善待动物既是人道主义的需要,也是科学研究的需要

动物福利不是极端的动物保护,要求在进行科学研究过程中,尽可能减少或降低动物的疼痛、痛苦、悲伤,以及持续损害的时间。动物福利也不是把动物的需求置于人类的需求之上,让其享有与人类相近的福利。动物福利主张的是人与动物和谐共存,即在人类利用和动物需求之间寻求一种动态平衡,体现了人类命运共同体的理念,体现了人类的文明和进步。

3.动物实验伦理要求

实验动物(laboratory animal)是指用于研究、教学、生产、检定以及其他科学实验的动物,是生命科学研究和发展重要的基础和支撑条件。随着人类社会的进步和生命科学技术的发展,实验动物作为医药研发、生命科学及医学研究的重要支撑条件日益受到多方重视。国际上已把实验动物科学条件和福利管理作为衡量一个国家科学技术现代化水平的标志,不同国家对实验动物管理立法虽有不同特点,保障动物福利和保证实验动物质量这两个方面是各国共识。

实验动物福利伦理贯穿于实验动物的饲养、运输、检疫、实验设计、实验过程及实验后处理等各个环节。实验动物福利的核心是保障动物的健康和快乐状态,这是保证研究结果可靠和真实的前提。

(1)动物实验"3R"原则。动物实验的"3R"原则要求动物实验应尽可能用没有知觉的实验材料代替活体动物,尽可能使用最少量的动物获取同样多的实验数据,尽量减少非人道程序对动物的影响范围和程度。

目前,"3R"原则已经被全球大部分的实验动物机构所认同和采用,也被加入一些国家关于动物实验的法律规定中。尽管如此,全球范围内动物实验的数量还是在不断增加。

二维码 7-30　微课视频:
动物伦理学:动物实验伦理(授课教师:陈炜)

二维码 7-30

【案例 7-24】　"当一个果断的刽子手"

一次实验需要苏皖(化名)所在的小组给家兔打空气针,同组成员都下不了手,苏皖走上前将粗粗的针管拉到最靠外面的位置,吸了满满一管空气,然后把连在兔子上的三通管(可以同时输入多种药物的医用器械)打开,毫不犹豫地将空气推进兔子的血管中。兔子的心脏连着仪器,屏幕上显示出兔子的心电图,她亲眼看着空气跑进兔子的血管里,顺着血流往上走,走到心脏,然后兔子就突然一抖,心电图"啪"

笔记

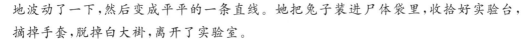

地波动了一下,然后变成平平的一条直线。她把兔子装进尸体袋里,收拾好实验台,摘掉手套,脱掉白大褂,离开了实验室。

谈起进行动物实验之后的感受,苏皖用"疲惫"和"无能为力"两个词形容。"当在实验台操作一只动物并最终杀死它的时候,最深的感觉其实是无能为力。然后,很疲惫。"苏皖所感受到的"无能为力"和"疲惫"在一些医学生看来虽然会有,但更多的时候这种感受会因为过度关注实验本身的复杂性而被冲淡。

一次次的实验让苏皖的操作手法更加娴熟,重复不断的"无能为力"与"疲惫"也让她从动物本身感受的角度更加深入地思考有关科研与伦理的问题。站在科学和医学发展的角度上,苏皖并不反对将动物用于实验,但她希望每一个做实验的人都能够当一个"果断的刽子手",实验前温柔与不忍心反而会加重动物在死亡前的痛苦。

曾经有一次,她需要利用颈椎脱臼法处死一只小鼠,具体操作是拿住小鼠的头,拽它的尾巴,"咔"的一声,把它的脖子拽断。一开始,她心存不忍,下手轻,小鼠的脖子没有完全拽断,小鼠反而开始剧烈地抽搐。身旁的师兄教训她道:"你这样犹豫反而会加剧它的痛苦。结局已经无法避免,所以你一定要果断。"

"当一个果断的刽子手,是因为仍存善意。有些时候抱怨残忍是没有意义的。"苏皖说道。

(摘自张立榕《小动物 X 的献身》http://mp.weixin.qq.com/s/myvR0VGOH6WU_gHmTWCvbQ)

(2)《实验动物管理条例》。我国《实验动物管理条例》规定"对实验动物必须爱护,不得戏弄或虐待"。对于那些人为造成丧失独立生存能力的生物和那些用于研究、教学实验的动物,我们都负有道义上的责任。在使用有知觉的动物做研究时,其前提必须是期望该研究对最终能使人类或动物的健康和福利得到改进的认识有重大的贡献。实验时应遵守下列原则:①给予人道主义的管理和处理;②使痛觉和不适感减少到最低限度;③避免不必要地使用实验动物。合适的建筑设备固然重要,但更重要的是管理体制和使用实验动物的各级人员的知识水平与对动物的关心程度。美国伦理学家彼得·辛格(Peter Singer)的著作《动物解放》一书讨论了人类是怎样在制造动物的痛苦,其中工业化养殖食用和实验动物是造成动物痛苦最主要的方式。在书的第三章中,彼得用"研究的工具"来形容被用于实验的动物。在他看来,许多实验给动物造成极大的痛苦,却并不能给人类带来好处,如在医药研发领域的动物实验,很多实验被证实因人和其他动物身体的差异而没有意义。

我们应该在以下领域贡献力量:①动物伦理的宣传教育;②发展动物实验替代技术;③完善法规,加强管理;④提高实验动物的生活条件,降低实验痛苦程度(动物福利水平)。目前社会上反对实验动物的原因主要有两个:一是给动物造成了不必要的痛苦;二是从动物权利的角度。

导入案例评析

（1）本案例中医生的做法存在什么问题？

①医生没有向患者说明这是一项研究和临床试验，试验药物和现有药物孰优孰劣还是一个未知数。②医生没有说明参加研究的利益和风险。没有向患者详细说明可能发生的各种副作用，反而在知情同意书中夸大了药物的作用和利益，强调了只有少数一流医院才有这种药，且免费提供，有不正当诱导的倾向。③医生没有向患者说明他有权拒绝参加研究和随时退出研究。④医生没有向患者说明本项目已经通过该院伦理委员会的伦理审查。

（2）按照《纽伦堡法典》与《赫尔辛基宣言》的规定，该医生应如何进行与研究参与者的知情告知对话？

知情同意书要使用简单的、非医学研究的、研究参与者能理解的语言，内容应包括可能的风险、伤害，研究过程需要的时间，研究参与者在参与过程（之前、之中、之后）中需要做什么。要注意避免使用误导或者欺骗性的语言，如"这个研究没有任何风险"；不要过分渲染研究的好处，如"这种新的治疗方法一定会改善你的病情"；要尽量避免微妙的强迫性语言，如"我们相信您为了帮助我们找到治疗疾病的方法，一定会同意参加我们的研究"；除非在特定的、明确说明理由的情况下，不要在知情同意书中为配偶的签字留出空行。

合理的免除知情同意即合理的不告知信息。需要注意的事项有：第一，如果这是研究必需的，研究参与者不会受伤害，以及如果研究参与者知情的话，一个理性的研究参与者是不会拒绝参加的（即允许的）；第二，必须由伦理委员会审查，并获得批准；第三，在试验结束后必须告诉研究参与者（推迟的同意）。

较大的儿童有较强的表示赞同的能力。因此，在选择时应优先于较小的儿童，除非有真正的科学理由表明应首先在较小的儿童中进行。即使在儿童父母已经允许的情况下，儿童在思考后又反对参与研究也应该永远受到尊重。对于8岁以上的儿童，即使当时法律要求得到父母的允许，也必须得到儿童的赞同。

能力与知识拓展

1. 通过各种渠道，如 http://arc.capn-online.info/wlad 等网络下载关于保护实验动物的材料，了解国家实验动物保护方面的政策法规，请自行下载 ARC 发行的书籍《了解世界实验动物日——动物实验的是与非》。

2. 阅读书目

（1）丽贝卡·思科鲁特. 永生的海拉[M]. 刘旸，译. 南京：江苏文艺出版社，2012.

（2）汉斯·约纳斯. 技术、医学与伦理学：责任原理的实践[M]张荣，译. 上海：上海译文出版社，2008.

（3）Macrina F L. 科研诚信：负责任的科研行为教程与案例[M]. 3版. 何鸣鸿，陈越，等译. 北京：高等教育出版社，2011.

笔记

（4）蒙森.干预与反思:医学伦理学基本问题[M].林侠,译.北京:首都师范大学出版社,2010.

（5）卢风.科技、自由与自然:科技伦理与环境伦理前沿问题研究[M].北京:中国环境科学出版社,2011.

（6）汤姆·雷根.动物权利研究[M].李曦,译.北京:北京大学出版社,2009.

（7）彼得·辛格,汤姆·里根.动物权利与人类义务[M].曾建平,代峰,译.北京:北京大学出版社,2010.

3.关键概念

（1）人体试验（human trial）;

（2）《纽伦堡法典》（Nuremberg Code）;

（3）《赫尔辛基宣言》（Declaration of Helsinki）;

（4）知情同意（informed consent）;

（5）机构伦理审查委员会（Institutional Review Board（IRB）is a committee that has been formally designated to approve, monitor, and review biomedical and behavioral research involving humans with the aim to protect the rights and welfare of the research subjects）;

（6）环境卫生和社区审查委员会（Environmental Health and Community Review Committee）。

实训与实践指导

1.情景剧演绎

方案:任课教师在开学第一周培训各行政班的班长,对本班级参与讨论与情景剧演绎的同学进行团队分组,以7～10人自由组合为一组,明确分工,查阅相关书籍与课内外资料,在线下实际课堂上与一起上课的其他班级的相同命题的团队实施情景剧演绎比赛。本次命题为医学科研伦理,演绎形式可以是现场演绎展示,也可以是拍摄DV作品展示。

二维码7-31　学生情景剧优秀视频《医学科研道德》
　　　　　　（全科医学专业谢旭超、王英豪团队）

二维码7-31

> **学生情景剧优秀视频《医学科研道德》（全科医学专业谢旭超、王英豪团队）**
>
> 团队成员分工:
>
> 剧本:王英豪、翁愫玮　拍摄:翁愫玮、吴诗慧、谢旭超　视频剪辑:叶聪
>
> 字幕:吴诗慧、庄思佳、吴惠玲　后勤:叶邹扬　背景音乐:翁愫玮
>
> PPT制作:王英豪
>
> 演员:谢旭超——教授　王英豪——助手小王　翁愫玮——评论员
>
> 叶聪——评论员外甥　庄思佳、吴诗慧、吴惠玲、叶邹扬——团队人员

观后感：

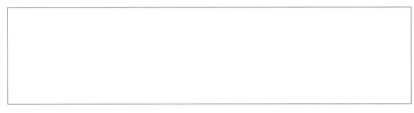

2. 撰写文章书信，发给媒体或动物实验机构、个人

提示：呼吁参与动物实验的人尊重国家法规政策精神，善待实验动物，大力缩减动物实验数量。依照国家法规政策，监督动物实验从业人员，对不良行为进行监督举报；加入 ARC 实验动物权益志愿者小组，用切实行动改变实验动物的命运。

3. 伦理审查实训

同学，假设你是温州医科大学附属第二医院、育英儿童医院伦理委员会委员，现在医院伦理委员会随机邀请你主审××项目，你与该项目没有任何利害关系，请你对照二维码 7-27 中的知情同意书初审工作表，对二维码 7-20、7-21、7-22 中的待审材料进行伦理审查，并出具你的审查意见。

二维码 7-32　知情同意书初审工作表

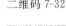

二维码 7-32

4. 学习外文资料，用中文回答问题

二维码 7-33　音频：The case of BY（录音者：Saloe）

二维码 7-33

【案例 7-25】　The case of BY

BY is a 46-year-old post-menopausal mentally disabled woman with LCIS. Caregivers from her "home" with power of attorney for health care decisions, bring her to the clinic for enrollment in STAR trial, randomized trial of tamoxifen. Raloxifene for the prevention of breast cancer in high-risk women. She fulfills all entry criteria but cannot consent. The physician who saw BY wants the IRB to reconsider the subject selection criteria for the STAR trial.

The IRB debates the question：

Is it ethical to enroll a mentally incompetent patient in a Phase Ⅲ randomized chemoprevention trial?

笔记

Is it ethical to enroll BY in a randomized trial to determine which of two hormonal therapies is better at preventing cancer with the fewest side effects?

回答:

二维码 7-34　翻译

二维码 7-35　伦理分析(英文)

二维码 7-36　伦理分析音频(录音者:Saloe)

形成性评价

第一节　医学科研伦理的概念和要求

【经典例题】

例 1.韩国首尔国立大学教授黄禹锡用不道德手段获取人类卵子,虚构论文,称自己领导的科研小组利用多名患者的体细胞克隆成功培育出 11 个干细胞系,后被韩国撤销了一切头衔。在该事例中他所违背的医学科研道德要求是　　　(　　)

A.敢于怀疑　　　B.动机纯正　　　C.公正无私

D.团结协作　　　E.知识公开

【实战训练】

1.医学科学研究的作用有双向性,表现为　　　　　　　　　　　(　　)

A.防病与治病的双重性　　　　　B.基础医学与临床医学的双重性

C.造福人类与危害人类的双重性　　　D.社会医学与医学社会学的双重性

E.医学科学与医学道德的双重性

第二节　涉及人的生命科学和医学研究伦理

【经典例题】

例 1.人体试验道德原则**不包括**　　　　　　　　　　　　　(　　)

A.医学目的的原则　　　　　　　B.研究参与者知情同意的原则

笔记

233

C. 维护研究参与者利益的原则　　　　　D. 试验者多数赞成的原则

E. 严谨的科学态度(随机对照的原则)

【实战训练】

1. 世界上最早的关于人体试验的国际性医德文献是　　　　　　　　　(　　)

A. 1803 年的《医学伦理学》　　　　　　B. 1946 年的《纽伦堡法典》

C. 1948 年的《日内瓦宣言》　　　　　　D. 1964 年的《赫尔辛基宣言》

E. 1981 年的《人体生物医学研究的国际标准》

2. 人体试验的道德原则,**除下列哪项外**均正确　　　　　　　　　(　　)

A. 严谨的医学态度　　　　　　　　　　B. 符合医学目的

C. 研究参与者知情同意　　　　　　　　D. 医学发展至上

E. 维护研究参与者利益

3. 下列哪一选项**不属于**研究参与者"免除知情同意"的实施条件　　(　　)

A. 患者处于危及生命的状态,现有的治疗方法并非最佳

B. 研究过程已经伦理委员会同意

C. 有可能使患者直接受益

D. 不免除知情同意就无法进行研究

E. 研究不需要向公众进行说明

4. 从 1932 年到 1972 年,研究者随访了 400 名贫穷的非裔美国黑人梅毒患者。虽然当时青霉素已被普遍使用,且价格并不昂贵,但研究者并没对其采用青霉素治疗,而是给予安慰剂,以观察在不用药物的情况下梅毒会如何发展,结果导致其中使用安慰剂的梅毒患者将疾病传染给了他们的妻子和孩子。从医学伦理的角度,下列分析合理的是　　　　　　　　　　　　　　　　　　　　　　　　　　(　　)

A. 研究人员为了医学科学的发展而进行研究,是道德的

B. 研究人员选择"贫穷的患了梅毒的非裔美国黑人"作为研究参与者,表明了对弱势人群的关注,是道德的

C. 研究人员没有让研究参与者使用青霉素治疗梅毒,违背有利原则

D. 研究人员需要让研究参与者服用安慰剂,因此试验道德

E. 研究人员的目的是了解梅毒的发展过程,因此未给研究参与者使用青霉素治疗是道德的

第三节　医学伦理委员会及医学伦理审查

【经典例题】

例 1. 知情同意的内容**不包括**　　　　　　　　　　　　　　　　　(　　)

A. 试验的目标、方法　　　　　　　　　B. 试验的预期好处

C. 试验的潜在危险及试验中的不适　　　D. 研究参与者需申请获准方可退出试验

E. 退出试验后不影响合理的治疗

笔记

【实战训练】

1.医学伦理委员进行伦理审查时首先要遵循的伦理原则是 （ ）

A.知情同意原则 B.保守秘密原则 C.互助协作原则

D.不伤害原则 E.效用原则

2.下列有关医学伦理委员会的伦理审批功能的表述中**不正确**的是 （ ）

A.医学伦理委员会对涉及人的生物医学研究项目和某些特殊领域医疗技术的应用实施伦理审批

B.伦理审查内容包括科学审查和伦理审查

C.伦理审查依据世界医学大会、世界卫生组织等制定的国际医学伦理规范和我国制定的相关文件进行

D.伦理审查的目的在于保障研究参与者和患者的尊严与权益

E.伦理审批是经授权所拥有的一种决定性权力和强制执行的功能

（3～4题共用备选答案）

A.注册备案 B.药物临床试验审批 C.专业技术培训

D.协调医患关系 E.临床技术应用伦理审查

3.省级医学专家伦理委员会特有的功能 （ ）

4.综合伦理委员会特有的功能 （ ）

第四节 动物实验伦理

【经典例题】

例1.下列做法中**不属于**动物实验保护的"3R"原则要求的是 （ ）

A.使用没有知觉的实验材料代替活体动物

B.用最少量的动物达到所要达到的目的

C.优化实验程序、改进技术以最大限度地保护动物福利

D.对于实验结束需要处死的动物采取安乐死

E.进行实验研究前必须经过动物实验

【实战训练】

1.在《人道试验技术的原则》一书中提出已被公认为指导动物实验的基本原则"3R"原则的伦理学家是英国动物学家谁和微生物学家伯奇？ （ ）

A.培根 B.塞缪尔 C.密尔

D.边沁 E.罗素

二维码 7-37 形成性评价:参考答案

二维码 7-37

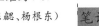

（陈勰、杨根东）

笔记

第八章

医学新技术研究与应用伦理

学习目标

◇ 知识目标:了解人类辅助生殖技术的概念,器官移植的历史;熟悉人类辅助生殖技术的伦理问题,器官移植的伦理争议,生殖性克隆的伦理争议;掌握人类辅助生殖技术的伦理准则,器官移植的伦理准则,胚胎干细胞研究与应用的伦理要求,基因诊疗的伦理原则,基因研究与人类遗传资源管理伦理规范。

◇ 能力目标:具备理论联系实际能力,具备独立思考、分析和解决问题的能力。

◇ 情感目标:学会尊重患者,贯彻落实好知情同意原则;确立保护研究参与者的义务观念。

◇ 课程思政目标:培育科学家精神、辩证思维方式,培养"敬佑生命、救死扶伤、甘于奉献、大爱无疆"的医者精神。

导入案例

【案例 8-1】 早期基因研究的案例

Gelsinger,男性,18 岁,患有轻度鸟氨酸转移酶缺乏症,该症是由于代谢紊乱影响到氨的降解,但利用药物治疗和低蛋白饮食可使疾病得到控制。1999 年 9 月,Gelsinger 自愿参加针对鸟氨酸转移酶缺乏症的基因治疗的 I 期临床试验,结果对病毒载体产生严重免疫反应而死于多器官功能衰竭。

问题:(1)在 I 期临床试验中如何真正贯彻知情同意原则?

(2)如何科学地看待医学新技术研究?

回答:

主要知识点

医疗新技术的研究和应用必须体现伦理的诉求,做到敬畏生命、善待生命。

第一节　人类生殖技术伦理

二维码 8-1　微课视频:
　　　　人类辅助生殖技术伦理(授课教师:叶少芳)

二维码 8-1

一、人类辅助生殖技术的概念和分类

1. 人类辅助生殖技术的概念

人类辅助生殖技术是指运用医学技术和方法对配子、合子、胚胎进行人工操作,采用人工干预的方式治疗不孕不育以达到生育的目的的技术。人类辅助生殖技术可分为人工授精(AI)与体外受精-胚胎移植(IVF-ET)及其衍生技术两大类。

2. 人类辅助生殖技术的分类

人工授精是目前世界各国广为采用的治疗男性不育的措施,它是指采用非性交方法将精子置入女性生殖道内,使之与卵子结合而达到妊娠目的的方法。按照授精所用精液来源不同可分为三类:丈夫精液人工授精(又称同源人工授精,AIH);供者精液人工授精(又称异源人工授精,AID);混合精液人工授精(AIM)。其中,AIM 在我国极少应用。AIH 适应证:①性交障碍;②精子在女性生殖道内运行障碍;③少、弱精症。AID 适应证:①无精症;②男方有遗传疾病;③夫妻间特殊性血型或免疫不相容。英国外科医师约翰·亨特(John Hunter)用海绵方法试验成功,于 1790 年为严重尿道下裂患者实施人工授精技术。

试管婴儿又称为体外受精和胚胎移植,就是将丈夫的精子和妻子的卵子分别取出后,在体外进行培养受精,发育成胚胎后再移植到妻子子宫内的治疗女性不孕的措施。它既包括夫妇间的体外受精-胚胎移植,也包括供精、供卵的体外受精-胚胎移植,并且随着技术的发展又衍生出配子/合子输卵管内移植或宫腔内移植、单精子卵胞浆内注射、着床前的遗传病诊断、卵子赠送、胚胎赠送等。适应证:①输卵管堵塞;②子宫内膜异位伴盆腔内粘连或输卵管异常,使精子在盆腔内被巨噬细胞吞噬;③男性轻度少精、弱精症;④免疫性不育、抗精子抗体阳性;⑤原因不明的不育。1970 年,英国胚胎学家 Edwards 与妇产科医生 Steptoe 合作,开始了人类的体外受精与胚胎移植研究。1977 年,他们取出因输卵管阻塞不育的患者 Lesley 的卵子与丈夫的精子行体外受精后,将发育的胚胎移植回 Lesley 的子宫内,1978 年 7 月 25 日,Lesley 终于分娩出世界上第一例试管婴儿 Louise Brown。1988 年 3 月 10 日,我国首例试管婴儿郑萌珠在北京医科大学第三医院张丽珠教授领导的生殖中心诞生。随后张丽珠又相继培育了我国首例赠卵试管婴儿、首例冷冻胚胎试管婴儿、首例代孕母亲试管婴儿等,各个环节的技术得到迅速发展,跻身于

笔记

世界前列,张丽珠因此被誉为"神州试管婴儿之母"。

人类辅助生殖技术的伦理价值在于有利于治疗不孕不育,有利于优生。而人类辅助生殖技术的伦理问题也同样明显,它会导致人类伦理关系的混乱,破坏自然法则。应该说,供精人工授精(AID)仅是全部生殖技术中的一项,它的成功开展表明,生殖过程与性爱、婚姻、人伦、家庭似乎可以分离。因此,它所遇到的伦理学争论是前所未有的。多年后,人们也许会发现它已改变了我们许多与之有关的伦理观念和法律制度。

【案例 8-2】 一个完全健康的试管婴儿的诞生

一对黑人夫妇均为镰形细胞症携带者,他们想要一个健康的孩子,但又由于宗教信仰关系不愿意在产前诊断后进行人工流产。医生将他们的精子和卵子分别取出后进行体外受精。在获得 8 个细胞的胚胎后检查其单个细胞是否带有镰形细胞症的基因。发现有一个细胞是完全健康的,将它植入妻子的子宫,结果分娩出一个完全健康的孩子。

二、人类辅助生殖技术的伦理争论

人类辅助生殖技术作为一项发展迅速并与新生命诞生密切相关的新技术,所遇到的伦理学争论是前所未有的,它将改变我们对人体和生育的看法,引发了夫妻关系、夫妇的权利和义务、家庭关系、社会关系等一系列道德问题。

二维码 8-2　学生情景剧优秀视频《最亲爱的人》
　　　　　　（全科医学专业张舒驰团队）

二维码 8-2

学生情景剧优秀视频《最亲爱的人》(全科医学专业张舒驰团队)

团队成员分工:

策划:楼梦贝　导演:张舒驰　编剧:林海珍、朱垠、金哲、钱初蕴、王亮博

摄影:雷文迪、胡科鹏、冯逸韵　化妆:陈依婷、楼梦贝　剪辑:陶新概

演员:黄亚特——鹏鹏　陈依婷——静静　郑城——鹏鹏妈　吴佳盈——静静妈

　　　黄亚特——静静爸　郑毓——张医生　朱垠——护士　钱初蕴——患者甲

　　　胡弘——患者乙　张舒驰、楼梦贝——小情侣　王亮博、林怡静——路人甲、乙

---

1. 如何确定配子、合子和胚胎的道德地位

(1)配子、胚胎是否可以商品化?

各国在配子、胚胎是否可以商品化的问题上的准入标准各不相同。其中有支持的,比如英国伦敦精子库推出了一款名为"伦敦精子库捐献者"(民间俗称"订购爸爸")的APP,让有需要的女性在智能手机等移动设备上便利地挑选捐精者,以便顺利生育子女;当然也有反对的以及正在从支持走向反对的。从道德的层面上讲,配子和胚胎不应该成为用于交易的商品,而且一旦用于交易,将可能导致各种意义上的犯罪,从长远角度上讲,还将直接影响和改变人类进化的自然规律。

笔记

（2）"代孕母亲"现象是否合乎道德？

"代孕母亲"现象的存在可以有效解决子宫病变女性的不孕问题，可以使这些家庭实现获得他们自己的孩子的美好愿望，从而在技术上达到一种善的目的，在伦理上符合有利原则。但是"代孕母亲"现象的存在也可能影响养育者家庭的和谐，也可能导致对"代孕母亲"个人身体的伤害，在伦理上违背有利原则和不伤害原则。

【案例 8-3】　UK Surrogacy Agency——World Famous British Surrogacy Centre

Find An Egg Donor

If you are looking to find an egg donor, we can help.

Our Egg Donor agency has a huge database of egg donors in the UK & around the world. You can search through it for free online now.

Find A Surrogate

With The British Surrogacy Centre. Our goal is to help you realize your dream of becoming parents and making the process as stress free as possible.

Find a surrogate in the UK

Surrogacy in the United Kingdom is legal and has a legal framework, which if adhered to ensures that you both have full parental responsibility and appear on the child's birth certificate as parents. You will be guided through this easy to navigate process by us at the BSC. Your assigned social worker will ensure that everything is explained to you in a way you understand, that progression is at a pace you feel comfortable with, that you are prepared for the child's arrival once your surrogate is pregnant and that you can cope once the child is passed into your care. We pride ourselves on our inclusive attitude and encourage anyone, from any walk of life to come and talk with us to discuss their needs. However, our main concern will always be the welfare of the potential child rather than the potential parent: this is why we feel it is our duty to make sure everybody wishing to use our services at the BSC has had a CRB (Criminal Records Bureau) check.

International Surrogacy

There is no doubt that foreign arrangements are attractive, hundreds of couples every year travel to America and other international destinations in search of a surrogate or egg donor.

The laws abroad are often very encouraging, especially in USA where many states have considerably more legal provisions than in the United Kingdom. The BSC team have many years of experience to share when considering surrogacy in the USA as our Head of Social Work, Barrie Drewitt-Barlow has 5 children born through surrogates in the USA. There has never been a case where a UK court has refused entry to a child or children born outside the UK through a surrogacy arrangement.

The application for parental orders is straightforward and one of our social workers will complete the application with you and submit it in the correct manner. Our social workers will also help you through the paperwork for your child's application for UK citizenship.

Get all the surrogacy information you need today by completing our intended parents information form.

（3）"代孕母亲"是否可以商业化运作？

各国在"代孕母亲"是否可以商业化运作这个问题上的准入标准各不相同。美国支持"代孕母亲"的合法存在，但也发生过有关代孕母亲的纠纷案件。

二维码 8-3　关于代孕与单身女性生育问题的伦理剖析

二维码 8-3

二维码 8-4　音频：Surrogate Motherhood Case "Baby M"（录音者：徐天媛）

【案例 8-4】　Surrogate Motherhood Case "Baby M"

二维码 8-4

Mary Beth Whitehead, the genetic mother, was artificially inseminated with William Stern's sperm, becoming surrogate mother of the child.

On March 27, 1986, Whitehead gave birth to a daughter, whom she named "Sara Elizabeth Whitehead." Within 24 hours of transferring custody to the Sterns, Whitehead returned to ask for the baby back, threatening suicide.

In this New Jersey Supreme Court decision defining custody rights in the case of surrogate motherhood, the natural father, William Stern, was awarded custody of Baby M. William's wife, Elizabeth Stern, was not infertile, but feared that her multiple sclerosis made pregnancy too risky. The surrogate mother, Mary Beth Whitehead, who conceived the child via artificial insemination, was granted visitation rights.

Although some women do not have a genetic link with the child, they have an emotional link through pregnancy and childbirth.

❖　Do you think surrogate mothers should be paid?

❖　In some countries, only married women who already have children are allowed to be surrogates. Why do you think that law was made?

回答：

笔记

二维码 8-5　伦理分析

二维码 8-5

在"代孕母亲"是否可以商业化运作方面,我国目前法律明文规定不得实施任何形式的代孕技术。我国卫生部在 2001 年发布生效的《人类辅助生殖技术管理办法》(以下简称《办法》)中曾明确做出过规定:医疗机构和医务人员不得实施任何形式的代孕技术。而为了避免因这一规定过于空泛而缺乏可操作性,《办法》还明确规定了医疗机构违法实施代孕的法律责任:由省、自治区、直辖市人民政府卫生行政部门给予警告、3 万元以下罚款,并给予有关责任人行政处分;构成犯罪的,依法追究刑事责任。然而,我国还规定,"代孕母亲"的形式只能在卫生行政部门批准的医疗机构中实施,只能以医疗为目的,并符合国家计划生育政策、伦理原则和有关法律规定。2015 年 12 月 27 日,全国人大常委会表决通过了人口与计划生育法修正案,草案中"禁止以任何形式代孕"等规定已被删除。

我国法律明文禁止代孕的原因在于代孕行为将引发下列不可忽视的伦理问题:

第一,可能存在商业利益,"出租"子宫,将自己的子宫变成制造婴儿换取金钱的机器。实际上现在国内已经有很多地下诊所和中介开展这种工作。

第二,"代孕母亲"可能对腹中胎儿产生感情,孩子出生后,拒绝放弃抚养权,引起纠纷。

二维码 8-6　音频:The Case of "Baby M"(录音者:徐天媛)

二维码 8-6

【案例 8-5】　The Case of "Baby M"

The interests of the surrogate have even greater standing if the surrogate is also the genetic mother. This was the situation in the case of Baby M, where the surrogate mother-Mary Beth Whitehead-was also the genetic mother of the baby she was carrying for William and Elizabeth Stern; William Stern was the genetic father through artificial insemination. Mr. Stern contracted with Mrs. Whitehead for her to be the surrogate mother for the Stern's child; in return, they promised to pay her $10,000 and to pay her medical expenses. Several days after the birth, she asked the Sterns to allow her to take the baby back for a week, and the Sterns agreed. The next day, Mrs. Whitehead left the state to visit her baby. Shortly thereafter, Mrs. Whitehead told the Sterns that she wanted to keep the baby, and she eluded a subsequent court order requiring her to return the baby to the Sterns. She ran away with the baby for almost three months. After numerous press conferences, suits and countersuits, the court awarded custody of the baby to the Sterns but gives Mrs. Whitehead visitation rights. However, the court did not uphold the enforceability of the surrogacy contract itself; rather, it a-wards custody on the basis of what it considers to be "the best interests of the child."

笔记

二维码 8-7　音频:Legally speaking(录音者:徐天媛)

二维码 8-7

【案例 8-6】　Legally speaking

Legally speaking, the Chinese law stipulates explicitly the banning of surrogates. But the American law does just the opposite, which has also sparked off disputes concerning two parties' interests.

The public reaction to the case of "Baby M" was both deep and widespread. Many sympathized with Mrs. Whitehead, and decried the action of the court as taking a child from her "real" mother. Others sympathized with the Sterns, who had placed their trust and hopes for a family with Mrs. Whitehead. They saw Mrs. Whitehead's promise to the Sterns as binding. Some sympathized with both sides, as well as with the baby, and denounced the situation itself; they often called for the banning of all surrogacy arrangements, precisely because they could lead to such Solomonic outcomes.

The case of Baby M was exceptional. Most surrogacy arrangements proceed without such difficulties. However, it focused attention on a number of moral issues about the practice of surrogacy that deserve attention. How should we deal with changes of heart on the part of surrogates? Is the relationship between the intending parents and the surrogate best understood in terms of family law or contract law? Does surrogacy involve buying and selling babies? Does surrogacy usually exploit women, especially poor women? Let's turn to some of these questions.

第三,倘若婴儿出生后发现有重大疾病,责任由谁来承担? 如果准父母此时拒绝抚养孩子,代母又该怎么办?

第四,假如代母在妊娠过程中出现严重并发症需要终止妊娠,是否可以得到相应的补偿? 或出现严重后遗症,影响其日后生活,是否可以向准父母索赔?

第五,如果准父母和代母之间有亲属关系,那代母和所生孩子的关系如何界定?

第六,孩子长大后,知道自己是代孕母亲所生,会不会有心理上的问题?

二维码 8-8　学生情景剧优秀视频《九点半——代孕》
　　　　　　　(临床医学专业吕青波团队)

二维码 8-8

学生情景剧优秀视频《九点半——代孕》(临床医学专业吕青波团队)
团队成员分工:
导演:吕青波　资料收集:王晓燕、巫建斌　PPT 制作:王智威
解说和拍摄:薛晓强　微电影编剧:杨勇　视频制作:高炳强
演员:黄杰斌、傅文婕、高享亭、楼宸　评论员:吕青波

笔记

观后感:

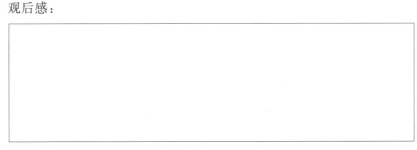

（4）能否利用胎儿的原始生殖细胞和尸体的生殖细胞进行体外受精？在生殖性克隆被严令禁止的国家，这个问题的答案应该也是否定的。

2. 如何确定人伦关系

生殖技术确实在某种程度上导致了人类伦理关系的混乱，爆发相应问题：供精人工授精、体外受精是否破坏婚姻和家庭和睦？供精人工授精和供精的、供卵的、供胚胎的体外受精-胚胎移植生育的孩子之真正父母的认定。有的患者在就诊时填写假姓名、假地址，接受人工授精后便溜之大吉，从此杳无音信，导致应该了解的情况也无从了解。更有的患者舍弃本地医院，不惜花费巨款，以旅游、探亲为借口，到遥远的地方寻找治疗医院。当不育夫妇使用供精生育后代时，多数父亲担心的是孩子长大后知道自己不是他们的亲生父亲而带来的情感危机，同样也担心孩子长大后知道自己是通过辅助生殖技术来到人间而面临周围环境的歧视，从而产生悲观和扭曲的心理，造成两代人因心理或精神障碍而影响正常生活，并可能破坏父亲与孩子间的信任关系。实际上医院很愿意为他们提供心理辅导，但是这部分人群更多地选择独自默默承受压力。与正常生育相比，人工授精方式使当事人心理仍存有缺憾。特别是当别人有意无意地说孩子不像自己时，内心更是痛苦。有些不育夫妇的一方可能在喜得贵子的兴奋平静之后，去探究"这个孩子是我的亲生骨肉吗"。

二维码 8-9　学生情景剧优秀作品视频《你们为什么生下我》
　　　　　　（全科医学专业陆明明团队）

二维码 8-9

学生情景剧优秀视频《你们为什么生下我》（全科医学专业陆明明团队）
　团队成员分工：
　导演：陆明明　编剧：楼凯文　拍摄：罗笠　后勤：诗梦琪、梁雁翎
　演员：陆明明——儿子　楼凯文——母亲　骆稼轩——父亲
　　　　潘霓——代孕妈妈　金高栋——亲戚

观后感:

3.是否违背自然法则

允许单身妇女进行供精人工授精会实现女性不接触男性而受孕,使性行为同生育联系断裂,甚至由此产生后续"定做孩子"的违背自然法则的现象,影响人类自然进化。关于"是否允许单身妇女进行供精人工授精"这个问题的答案是:我国法律规定,任何单位禁止给单身妇女实施人类辅助生育技术,这里的"单身妇女"包括未婚妇女、女同性恋、寡妇、离婚妇女,她们都不能采用异源人工授精生育,比如寡妇要求异源人工授精,无法取得丈夫知情同意,从这个角度而言,该行为在伦理上得不到支持。

【案例 8-7】 争取亡夫精子的"八年抗争"

杰克,24 岁,澳大利亚著名自行车运动员,与非常希望孕育下一代的新婚妻子杰西卡约定"在他运动生涯的巅峰时刻暂时先实施避孕",并成功将自己的精子储存在澳大利亚某精子库,以备需要时解冻使用。可是三年后的一次运动意外使杰克永远离开了这个世界,其妻极度悲伤,整日以泪洗面,非常后悔当时同意结婚后先避孕而没有他们爱情的结晶。她想到杰克储存在精子库里的精子,于是以杰克亡妻的身份要求精子库提供杰克的精子供她实施人工授精,然而精子库工作人员坚决反对,表示可以将杰克的精子提供给任何其他人但不能提供给她。于是,接下来长达八年的时间,杰西卡年年向法院提交要求获得自己亡夫杰克精子的诉讼请求,每次都被驳回,第八年的这一次,她提供了近期意外发现的亡夫生前所写日记,她让法官知道日记里的杰克也非常希望与她共同孕育一个他们的孩子,并对要求杰西卡配合他先避孕的请求感到万分歉意,同时她还让法官看到,自己作为单身女人工做出色,完全有能力将他们的爱情结晶抚养成人,同时,她也用她八年来一直保持单身来证明她确实非常爱杰克。这一次,法官终于破例了。

4.错用或滥用的可能

体外受精-胚胎移植后剩余的胚胎能否进行科学研究?单精子显微注射风险很高,是否应该提供这种技术?汉斯·穆塞于 1979 年在巴黎"人工授精与精液储存"专题国际讨论会上,运用群体遗传学理论和统计遗传学方法对这个问题进行论述,得出的结论是:人工授精血缘婚配的总体危险是微不足道的,即如果一个供精者供精生 10 个孩子,20年内才可能有一对同父异母的受精孩子结婚。当然,可能不是必然。婚姻是人类最无定数、最难以预测的事情。群体中的万分之一固然微不足道,但这个比例落到个体身上,就是 100%。

【案例 8-8】 AID 是福还是祸?

意大利有一对年轻夫妇,由于丈夫不能生育,夫妇双方商量决定用意大利精子银行的冷冻精子为妻子伊丽莎进行人工授精。他们如愿以偿,生下了一对双胞胎女儿。但是不久,精子银行证实,这次用于使伊丽莎怀孕的精子与 18 年前使她母亲怀孕生下伊丽莎的精子是同一个人捐献的。由于伊丽莎婚后用的是丈夫的姓,精子银

笔记

行的工作人员和计算机都未能发现这对母女的关系,这样伊丽莎生下的一对女儿实际上成了她的亲妹妹。

三、人类辅助生殖技术和人类精子库的伦理原则

1. 人类辅助生殖技术的伦理原则

(1)有利于患者原则

第一,综合考虑患者病理、生理、心理及社会因素,医务人员有义务告诉患者目前可供选择的治疗手段、利弊及其所承担的风险,在患者充分知情的情况下,提出有医学指征的选择和最有利于患者的治疗方案。比如,在使用促排卵药治疗时,医生需要很慎重,给患者用药前需要跟患者进行充分沟通,并签订"促排卵治疗知情同意书",清楚告知过度使用促排卵药物可能出现的副作用有发生下腹部痛、乳房肿痛、恶心、头晕、乏力、皮疹、视物模糊等;又如,存放在液氮中的胚胎可以解冻使用,但是也存在冻坏胚胎的风险。

第二,禁止以多胎和商业化供卵为目的的促排卵,原因在于身体健康的育龄女性过度使用促排卵药物容易造成月经不调、卵巢功能早衰、卵巢过度刺激综合征,出现胸腹水、栓塞、肾功能衰竭等不良反应;同时,使用促排卵药物将直接导致用药者多胎妊娠概率大大增加。多胎妊娠属于高危妊娠,会使准妈妈流产率比正常怀孕增加10%,早产率增加20%,胎儿死亡率也较高,并极易引起胎膜早破、妊娠高血压、贫血、产时大出血等并发症,使多胎宝宝发生脑性瘫痪、视网膜病变、听力障碍、肺发育不良、智力发育滞后等。

第三,不育夫妇对实施人类辅助生殖技术过程中获得的配子、胚胎拥有选择处理方式的权利,技术服务机构必须对此有详细的记录,并获得夫、妇或双方的书面知情同意。不育夫妇本人有权利处置他们实施人类辅助生殖技术孕育成功后剩余的配子和胚胎,他们可以选择销毁之,也可以选择将这些多余的保存在医院生殖中心,以后不育夫妇可在缴纳一定保管费后直接解冻配子和胚胎再次使用,但若患者需提取这些冷冻配子和胚胎,出国到允许代孕的国家实施代孕,则在伦理上不被允许,因为我国禁止任何形式的代孕,同时这在技术上虽然可以做到,但现实条件不允许,因为存放在液氮中处于冷冻状态的配子和胚胎属于危险品,不允许携带上飞机长途运输。

第四,患者的配子和胚胎在未征得其知情同意的情况下,不得进行任何处理,更不得进行买卖。买卖配子和胚胎属于严重违背伦理的行为。在中国,不允许单身女性接受人工生殖技术,死亡者可以将精子捐献给他人,供不孕不育的夫妻产生后代,但却不能给自己的妻子使用。

【案例 8-9】　一例使用亡夫的精子实施体外受精的特例

　　广东30岁女子王霞婚后多年不孕,2004年2月底,她和丈夫在医院做试管婴儿,有14个胚胎可供植入。第一次植入失败,王霞准备休息四个月再进行第二次植入。2005年5月,丈夫因车祸身亡。2005年6月,王霞要求植入胚胎,却遭医院拒绝。卫生部规定,每次做辅助生殖前,需要夫妻双方和医院三方知情签字,因为按照国家有关法规,任何单位禁止给单身妇女实施人类辅助生育技术。

笔记

问题:用亡夫冷冻精子受孕合不合法？你赞成该女子获取胚胎吗？原因是什么？

回答:

二维码 8-10

二维码 8-10　伦理分析

(2)知情同意原则

第一,人类辅助生殖技术必须在夫妇双方自愿同意并签署书面知情同意书后方可实施。

第二,医务人员对要求实施辅助生殖技术且符合适应证的夫妇,须让其了解实施该技术的必要性、程序、可能承受的风险以及为降低这些风险所采取的措施、该机构稳定的成功率、每周期大致的总费用及进口、国产药物选择等与患者做出合理选择相关的实质性信息以及接受随访的必要性等事宜,并签署知情同意书。

第三,接受人类辅助生殖技术的夫妇在任何时候都有权提出中止该技术的实施,并且不会影响对其今后的治疗。

第四,医务人员对捐赠精子、卵子、胚胎者,须告知其有关权利和义务,包括捐赠是无偿的、健康检查的必要性以及不能追问受者与出生后代的住处信息等情况,并签署知情同意书。其中有一条:"男方知道孩子是通过供精人工授精手术的产物,承认因此而孕育的儿童,不论其在幼年或成年后,享有亲生子女同等的法律权利。"

【案例 8-10】　"借精生子"案

张强,40 多岁,已结婚生子,和比他小 20 岁的小红同居已有 5 年。他们通过人工授精成功生下一女后翻脸,单身妈妈小红将孩子的父亲张强告上法庭,要求其承担孩子的抚养费,张强则辩称自己是被迫供精。

小红和张强开始"家庭生活"后,曾经 4 次流产,因无法正常怀孕,医生建议她试试人工授精。2005 年 6 月,两人用伪造的结婚证,在湖北省妇幼保健院人工授精成功。第二年 2 月,小红生下一女孩。她本来希望,用孩子"拴"住张强的心,但却适得其反。张强说人工授精"是被胁迫去做的":"她威胁我,要是不去做,就去我单位里闹,去找我老婆。她达不到目的就以自残相威胁。"张强和小红做过一番"恳谈",表示除了结婚证书什么都能给她。张强的态度令小红绝望,于是一纸诉状将他告上法院。2007 年 7 月 17 日上午,武汉市武昌区法院第二次开庭审理这个"借精生子"案。亲子鉴定报告书证明,张强与孩子是亲生父女关系。但张强不认同,"这个鉴定我不承认,我提供了精子,这个孩子肯定就会检查出跟我有血缘关系,但是不能因这个而认定我是孩子的父亲。孩子的父亲应该是小红的前夫。"在法庭上,张强对法官说自己跟原告(小红)只是同事关系,没有同居过。

笔记

问题：张强是否应该承担孩子的抚养义务？为什么？

回答：

二维码 8-11　伦理分析

二维码 8-11

（3）保护后代原则

第一，医务人员有义务告知受者通过人类辅助生殖技术出生的后代与自然受孕分娩的后代享有同样的法律权利和义务，包括后代的继承权、受教育权、赡养父母的义务、父母离异时对孩子监护权的裁定等。

【案例 8-11】　借精遗腹子的继承权

张小军于 2004 年 5 月因癌症去世。他在患病期间曾留下遗嘱，约定将房产返还给父母。遗嘱还称，儿子张盼盼是通过人工授精所生，不是他的精子，他坚决不要，剥夺了供精人工授精儿子和妻子的继承权。对这套房产，婆婆李桂芳认为应按照遗嘱处理，根据遗嘱，和儿子没有血缘关系的孙子和媳妇不应享有继承权。妻子于莉在借精生下遗腹子后，带着孩子将公婆告上法庭。

于莉、张小军婚后 6 年不孕，因张小军患有无精症，缺乏生育能力。于莉出具了有丈夫签名的"知情同意书"和"协议书"，证明儿子张盼盼虽是人工授精所生，但是他们夫妇俩共同签字同意的。

问题：张小军在遗嘱否定对孩子的监护权是否有法律效应？如果你是法官，将如何判这个案件？

回答：

二维码 8-12　伦理分析

二维码 8-12

第二，医务人员有义务告知接受人类辅助生殖技术治疗的夫妇，他们对通过该技术出生的孩子（包括有出生缺陷的孩子）负有伦理、道德和法律上的权利和义务。

第三，如果有证据表明实施人类辅助生殖技术将会对后代产生严重的生理、心理和社会损害，医务人员有义务停止该技术的实施。

笔记

第四,医务人员不得对近亲间及任何不符合伦理、道德原则的精子和卵子实施人类辅助生殖技术。

第五,医务人员不得实施代孕技术。

第六,医务人员不得实施胚胎赠送助孕技术。

第七,在尚未解决人卵胞浆移植和人卵核移植技术安全性问题之前,医务人员不得实施以治疗不育为目的的人卵胞浆移植和人卵核移植技术。

第八,同一供者的精子、卵子最多只能使 5 名妇女受孕。

第九,医务人员不得实施以生育为目的的嵌合体胚胎技术。

(4)社会公益原则

第一,医务人员必须严格贯彻国家人口和计划生育法律法规,不得对不符合国家人口和计划生育法规和条例规定的夫妇和单身妇女实施人类辅助生殖技术。

第二,根据《母婴保健法》,医务人员不得实施非医学需要的性别选择。

第三,医务人员不得实施生殖性克隆技术。

第四,医务人员不得将异种配子和胚胎用于人类辅助生殖技术。

第五,医务人员不得进行各种违反伦理、道德原则的配子和胚胎实验研究及临床工作。

【案例 8-12】 2006 年英国批准打造"半兽人"

英国人类受精与胚胎管理局(HFEA)于 2006 年 9 月 5 日宣布,英国批准打造"半兽人",也就是人类与动物细胞混合起来制造胚胎并用于医学研究的计划"在原则上"获得了批准,人类与动物细胞混合起来制造胚胎将用于研究一些无法治愈的疾病,像帕金森病、阿尔茨海默病、运动神经元病等。因此,英国实验室将有可能在数月内制造出首个人兽胚胎。很多人担心,也许在不久的将来,人类将"毁灭",好莱坞的人兽大战将在这世界真实演出,要么我们将异类关进动物园,然后呼吁保护动物,要么我们成为半兽人的宠物,每天他们会牵着我们在公园里遛,如果随便大小便就要罚款。那时,我们要为拥有纯真的人类血统而感到骄傲,因为,我们的另一半可能有着一条长长的尾巴,我们的孩子可能有着恐怖的獠牙。

问题:请问你能欣然接受自己的另一半有着一条长长的尾巴和孩子有着恐怖的獠牙的状况吗?

回答:

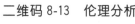 二维码 8-13 伦理分析

二维码 8-13

（5）保密原则

第一，互盲原则。凡使用供精实施的人类辅助生殖技术，供方与受方夫妇应保持互盲，供方与实施人类辅助生殖技术的医务人员应保持互盲，供方与后代应保持互盲。

根据《实施人类辅助生殖技术的伦理原则》，凡是利用捐赠的精子、卵子或胚胎实施的试管婴儿技术，捐赠者、受方夫妇、出生的后代必须保持"互盲"，参与操作的医务人员与捐赠者也必须保持"互盲"。只有这样才能避免可能出现的不利于夫妻感情、不利于孩子身心健康、不利于稳固家庭的因素。

第二，医疗机构和医务人员对使用人类辅助生殖技术的所有参与者（如卵子捐赠者和受者）有实行匿名和保密的义务。匿名是藏匿供体的身份；保密是藏匿受体参与配子捐赠的事实以及对受者有关信息的保密。

第三，医务人员有义务告知捐赠者不可查询受者及其后代的一切信息，并签署书面知情同意书。

二维码 8-14　　音频：Informed consent to IVF baby？

（录音者：徐天媛）

二维码 8-14

【案例 8-13】　**Informed consent to IVF baby？**

A lack of informed consent to IVF has been a constant and continuing problem with IVF from its earliest days when Lesley Brown，pregnant with the first IVF baby，Louise，was under the misapprehension that hundreds of such babies had already been born. She had no idea that she was in such an experimental program.

Question：If you are born from donated eggs or sperms，or were an adopted baby，do you think your parents should tell you who your genetic parents are?

回答：

二维码 8-15　　伦理分析

二维码 8-15

二维码 8-16　　清华张小年事件被误解的人类精子库背后：辅助生殖？
未婚冻卵？https://www.bilibili.com/video/BV1Zs4y1c79g/

二维码 8-16

笔记

观后感：

（6）严防商品化原则

第一，医疗机构和医务人员对要求实施人类辅助生殖技术的夫妇，要严格掌握适应证，不能受经济利益驱动而滥用人类辅助生殖技术。

第二，供精、供卵只能是以捐赠助人为目的，禁止买卖，但是可以给予捐赠者必要的误工费、交通费和医疗补偿。

【案例 8-14】 美国人工授精规定漏洞大

据美国《纽约时报》2011 年 9 月 6 日报道，美国华盛顿社工辛西娅·戴利 7 年前利用他人捐献的精子，通过人工授精的方式生育了一个可爱的儿子。为了弄清楚还有哪些女性从同一个捐赠者处获取了精子，戴利在网上开辟了一个专门登记处。截至 2011 年 9 月 8 日，登记者已超过 150 人。

问题：上述案例揭示了美国人工授精机构和精子库存在的什么问题？应如何解决？

回答：

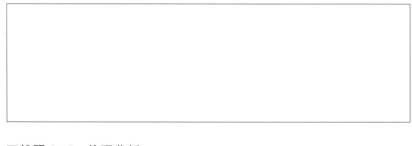

二维码 8-17　伦理分析

二维码 8-17

（7）伦理监督原则

第一，为确保以上原则的实施，实施人类辅助生殖技术的机构应建立生殖医学伦理委员会，并接受其指导和监督。

第二，生殖医学伦理委员会应由医学伦理学、心理学、社会学、法学、生殖医学、护理学专家和群众代表等组成。

第三，生殖医学伦理委员会应依据上述原则对人类辅助生殖技术的全过程和有关研究进行监督，开展生殖医学伦理宣传教育，并对实施中遇到的伦理问题进行审查，给予咨询、论证和建议。

笔记

【案例 8-15】　医院生殖伦理委员会会批准吗?

一对夫妇婚后 8 年不孕,经医生诊断为女性子宫内膜结核所致。因夫妇双方求子心切,而女方之妹(已婚,有一男孩)愿意用姐夫与姐姐的体外受精卵代替怀孕,于是三人到某医院妇产科提出试管婴儿代孕申请。接诊妇产科医生刘某将该申请提交至医院生殖伦理委员会。

问题:医院生殖伦理委员会会批准申请吗?

回答:

二维码 8-18　伦理分析

2. 人类精子库的伦理原则

二维码 8-19　网络资源:探访山西省人类精子库
https://weibo.com/tv/show/1034:4784249619021839

二维码 8-18

二维码 8-19

(1)有利于患者原则

人类精子库的使用应最大限度地体现有利于患者的原则。

人类精子库主要有四大功能:①为不能生育的丈夫提供有效治疗方法。②为某些特殊人群存储冷冻精子,提供生育保险。如因工作需要将长期接触放射线或其他有害物质、有可能对精子产生不良影响的,如即将接受放射治疗等特殊治疗的癌症病人,如丈夫长期在外工作,目前还未生育或不想生育的夫妇等,这些特殊人群均可取出精子,保存在精子库,待今后想生育时解冻使用。③优生优育,提高人口素质。利用精子库提供的合格精子使患有遗传性疾病的丈夫的妻子受孕,杜绝因父方所致的有害遗传。④提供人类生殖健康的相关科学研究。

【案例 8-16】　广东精子库捐精事项介绍

广东精子库于 2002 年起用指纹识别系统,注册留下姓名、指纹等重要识别信息,经过三次识别,确定没有捐过精子,可注册供精。供精者要求年龄在 22~45 岁、大专及以上学历、心理素质良好、身体健康,精液质量达到每毫升 6000 万个精子,精子活动率在 60% 以上。精子被提取后,先送到一台普通冰箱中"冷却"至 4℃,然后,再将其放到冷冻室中"降温"到零下 25℃,随后,又将精液急冻到零下 196℃的液氮罐里,

笔记

六个月后才可以使用。在零下196℃条件下,精液可储存10年或更长时间。英国已有储存21年的精子仍生育了正常小孩的报道。

捐精过程包括最初检查时间一个多月,三个月时间供精,再过六个月的窗口期,共约十个月时间,捐精最多要采集25～30管精液。采集完毕的精液,经过处理后,被贮存到液氮中,以最后一次采集时间为起点,半年以后,还要对捐献者再次进行血液检查,确认没有感染艾滋病病毒,该志愿者的精液将最后打上"合格"标签,进行冷冻保存。捐献精液完成后,精子库可以为捐精者提供为期五年的免费自精保存,使他将来的生育更有保障。

(2)知情同意原则

捐精者在捐精前必须签署知情同意书。在签订知情同意书后,精子库的专家需要和他们进行有针对性的交谈以判断捐精者是否有性格、心态上的缺陷。我国规定寡妇不能采用异源人工授精方式生育。

【案例8-17】 寡妇有权人工授精吗?

一对夫妇婚后7年不孕,经医生诊断为男性无精症。女方非常希望有个孩子,因此同丈夫商量采用人工授精,但丈夫坚决不同意。不久,男性在一次交通事故中不幸身亡,女方不想再婚,想有个孩子终身为伴,故到某医院申请人工授精。

问题:医生该如何处置此事?

回答:

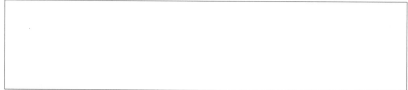

二维码8-20　伦理分析

二维码8-20

(3)保护后代原则

我国规定"未婚妇女、女同性恋、寡妇、离婚妇女不能采用异源人工授精生育",就是出于保护后代的伦理考虑。目前人类精子库都建立在大型综合性或者专科医院内,有很好的技术支持,必须经国家卫生健康委员会有关专家现场考察、评估、检查合格后才能获得批准并进行正常工作。人类精子库批准证书每2年校验1次,校验合格的,可以继续开展人类精子库工作,校验不合格的,收回人类精子库批准证书。

二维码8-21　网络资源:安徽人类精子库招募捐精志愿者
https://weibo.com/tv/show/1034:4527642016415759

二维码8-21

笔记

【案例 8-18】　精子库管理失范的后果

中国精子库管理不尽如人意,国家正规精子库获得合格精子较为困难,以营利为目的的地下精子库非常盛行,有些甚至严重误导患者,比如名人精子库、博士精子库、模特卵子库等。某些地下精子库采集精子的程序不规范,存在重复供精、捐精者重复捐精等情况。

如果一个人向很多人提供精子,就有可能造成近亲结婚、乱伦等重大隐患,可能产生非常可怕的后果。由同一个捐献者的精子所生的孩子有男有女,假如有一天拥有同一个血缘父亲的男孩和女孩相爱了,他们能否结婚? 如果结婚,算不算乱伦? 因为他们实际上是同父异母的兄妹。如果某一天捐精者血缘上的孩子爱上了捐精者本人,他们能不能结婚? 因为他们实际上是父女关系。

问题:如何避免上述情况的出现?

回答:

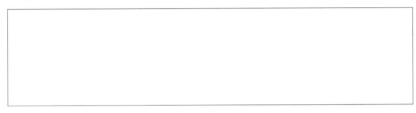

二维码 8-22　伦理分析

二维码 8-22

(4)社会公益原则

真正科学合格的精子库应该拥有先进的精密仪器操作台、数个超低温液氮罐、简洁温馨的取精室,还必须具备优良的医疗设备、技术素质较高的专业人员,以及严格的捐精、供精、授精和临床应用管理系统。设立全国统一的精子信息中心库,一方面可使近亲结婚的概率降到最低,避免艾滋病、肝炎等传染病、遗传病的延续,还能逐步取消一些医院不规范的辅助生殖,大大提高人口素质。

二维码 8-23　网络资源:《圆梦人》——浙江省人类精子库
https://www.bilibili.com/video/BV1wa41157md/

二维码 8-23

(5)保密原则

在精子库,捐精者的个人隐私和个人资料绝对保密。精子库所有的精液标本都以数字为代码,捐精者不会知道自己捐献的精子的去处,而授精者也不会知道精子的来源。精子库所记录的个人数据,将保留 70 年以上,只有精子库主任有资格查阅,数据库用于防止人工授精的后代近亲结婚,其中的数据绝对不被泄露。即使有一天有人知道了真相,到精子库查看自己的身世,也会被严词拒绝。

笔记

二维码 8-24　网络资源：捐精是一种怎样的体验？
https://haokan.baidu.com/v? pd＝wisenatural＆vid
＝3392637817660052263

二维码 8-24

（6）严防商品化原则

以前管理不严的时候，随时到工地上拉个人就供精了，找个熟人就供精了。但目前患者获得精子的唯一方式只能是从精子库中提取，不得使用新鲜精子，也不允许家族供精。

（7）伦理监督原则

相应生殖中心必须成立由医学伦理学、心理学、社会学、法学、生殖医学、护理学等专家和群众代表组成的生殖伦理委员会。

四、人的生殖性克隆技术的伦理争论

1. 支持人的生殖性克隆技术的观点

克隆人技术可以用于弥补不育缺陷、预防性优生，有利于疾病治疗或器官移植等。国际人类基因组织伦理学委员会在《关于克隆的声明》中就提出"人的克隆可按照克隆的目标再细分为生殖性克隆、基础性研究和治疗性克隆"，建议为了生长干细胞而创造胚胎是可以允许的，如果这样做，既能带来无可争辩的收益，又是唯一可得的行动方针。干细胞研究具有使医学治疗革命化的潜力，将治疗转向分子/基因组层次。

2. 反对人的生殖性克隆技术的观点

克隆人技术是对人权和人的尊严的挑战；违反生物进化的自然发展规律；克隆人的身份难以认定，有悖于人类现行的伦理法则；将使社会结构受到巨大的冲击；克隆人技术的不完善性和低成功率将直接威胁克隆人的生命质量和安全；克隆人本身将承受巨大的痛苦等。目前主流价值否定人的生殖性克隆技术。我国禁止进行生殖性克隆人的任何研究。

二维码 8-25　学生情景剧优秀视频：What is Repreductive Cloning
　　　　　　（临床医学班 Diego Volière 团队）

二维码 8-25

学生情景剧优秀视频：What is Repreductive Cloning（临床医学班 Diego Volière 团队）

团队成员分工：

Director：Diego Volière

Playwrights and Photographers：Diego Volière，Muhammad Shurayh Vorajee；

Actors/Actresses：Muhammad Shurayh Vorajee，Loveneet Kaur，Yeniv Rajiv Jaynath，Vartej Singh Thandi，Archibald Chinyanga，Elijah Frederick Mbawa，Mashonga Pedzisai Vincent Kuda，Supasin Wongpichedchai，Diego Volière；

笔记

观后感：

第二节　人体器官移植伦理

【案例 8-19】　6 岁女孩捐献器官救 5 人：谢谢你曾爱过我

6 岁女孩丹丹因为患了脑瘤不幸离世，孩子去世后父母决定将她的器官捐献给需要的人。丹丹的眼角膜让一对小姐妹重见光明，肝脏挽救了一个小男孩，一对肾脏挽救了两个家庭。而最让人感动的是，丹丹爸爸说，这是女儿生前的愿望。一个 6 岁的孩子，却懂得把爱分享给别人。她是降临在人间的天使，一生只为了给别人带来光明和快乐。

丹丹走后，她的父母经常以泪洗面。丹丹生前最爱蓝色，最想看一看大海，但没等这个心愿实现，她就匆匆离去，这也成了父母心里永远的遗憾。丹丹的心愿，还有可能实现吗？

北京卫视《生命缘》节目组经过多方寻访，找到了当初接受丹丹眼角膜移植的小女孩，把她带到了大海边。小女孩动情地说："我的右眼是因为丹丹才重见光明的，所以每次看到大海，我都会让右眼先看。"当丹丹的爸妈看到小女孩时，激动得以为女儿又回来了。爸爸更是喜极而泣：丹丹，你真的看到大海了！

丹丹帮助小女孩重见了光明，小女孩帮助丹丹看到了大海。有时候，人与人之间的羁绊就是这么奇妙。《诗经》有言：投我以木桃，报之以琼瑶。付出的人可以不求回报，受到帮助的人却不能不懂感恩。没有一份帮助是理所当然的，若你有幸得到，就请铭记珍惜。只有让每一份爱都得到回馈，让每一个付出的人都觉得心安，这份爱才能在人与人的传递中得到永生。

一、人体器官移植的概念和分类

1. 人体器官移植的概念

通过手术，用健康的器官代替患者体内已经损伤的失去功能的器官，来挽救生命、恢复生理功能或治疗严重疾病。这里所指的器官移植，不包括细胞、组织的移植和人工器官、异种器官的移植。

二维码 8-26　微课视频：
　　　　　　器官移植伦理（授课教师：叶少芳）

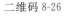

二维码 8-26

笔记

2.人体器官的分类

(1)活体供体器官移植。活体供体器官移植较尸体供体器官移植成功率更高,但引发的伦理问题也更为突出。活体器官移植一般选用人体成对器官中的一个(如肾脏),也有人体单个器官部分移植(如肝脏)。但选用活体器官必须有严格的医学标准和伦理学标准,如被选供体的成对器官必须经过医学检测均属健康;摘除其中一个,通过功能代偿,尚存的器官仍能维持供体的正常生理功能,不会影响供体的整体健康状况;接受器官移植人的获益必须大于器官提供者的损失等。

【案例 8-20】 国际移植学会捐献肾脏的准则

1.只有在找不到合适的尸体捐赠者,或有血缘关系的捐赠者时,才可接受无血缘关系者的捐赠。

2.接受者(受植者)及相关医师应确认捐赠者系出于利他的动机,而且应有一社会公正人士出面证明捐赠者的"知情同意"不是在压力下签字的。也应向捐赠者保证,若切除后发生任何问题,均会给予援助。

3.不能为了个人的利益而向没有血缘关系者恳求,或利诱其捐出肾脏。

4.捐赠者应已达法定年龄。

5.活体无血缘关系之捐赠者应与有血缘关系之捐赠者一样,都应符合伦理、医学与心理方面的捐肾标准。

6.接受者本人或家属,或支持捐赠的机构,不可付钱给捐赠者,以免误导器官是可以买卖的。不过,补偿捐赠者在手术与住院期间因无法工作所造成的损失,与其他有关捐赠的开支是可以的。

7.捐赠者与接受者的诊断和手术,必须在有经验的医院中施行,而且希望义务保护捐赠者的权益的公正人士,也是同一医院中的成员,但不是移植小组中的成员。

(2)尸体供体器官移植。尸体器官指从已经确认死亡的人体身上摘取的器官。但尸体可供移植用的每一种器官必须是从刚刚死亡的人体上摘除的新鲜器官,也称死体活器官。目前世界范围内尸体供体器官移植采用最多的就是这一类器官。使用这一类器官本身的伦理学争论不大,关键是按脑死亡标准科学确定死亡和通过合法途径与必要的程序获取这类器官。

我国目前每年约有 30 万患者需要器官移植,器官供体缺口仍很大。在没有固有衡量标准的情况下,不同人群从供体利益还是从受体利益出发存在认识上的根本分歧,使用活体供体恰当与否成为活体供体选择的首要伦理问题,医生、患者及家属、供者三方形成错综复杂的医患关系。

二、人体器官移植的伦理争议

1.人体器官移植的道德完满性质疑

(1)器官移植接受者人格是否具有完整性。一个人接受了别人的器官,他还是原来的人吗?他的个性或人格是否会受到影响?赫尔曼(H. Hellmen)在《未来世界中的生物学》(*Biology in the Future World*)一书的序言中曾描述一对夫妇到法院,要求更改丈夫

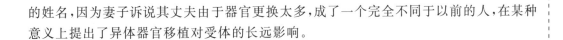

的姓名,因为妻子诉说其丈夫由于器官更换太多,成了一个完全不同于以前的人,在某种意义上提出了异体器官移植对受体的长远影响。

【案例 8-21】 世界首例换头术

2015 年,一名身患霍夫曼肌肉萎缩症的俄罗斯计算机科学家瓦雷里·斯皮尔多诺夫欲将自己的"头"交给一名意大利神经学临床医生赛吉尔·卡纳维罗,以移植一个健康的身体,进行世界上首起"换头术"。据称捐赠健康身体给他的人将是一位脑死亡的患者。

问题:换了头,瓦雷里·斯皮尔多诺夫究竟是谁?

回答:

二维码 8-27 伦理分析

二维码 8-27

"头颅移植"引发道德伦理上的极大争议。第一,"头颅移植"成功之后,新生命体的身份应该等同于原身体的部分还是原头颅的部分?《新科学家》杂志曾就此评论,先不谈"身首异处"后头部是否可能存活,"头部移植"手术势必引来极大的道德争议,比如说,如果患者康复后有了孩子,那孩子在生物上属于捐赠者,因为卵子或精子来自新的身体。第二,一具全新的身体也可能给患者带来庞大的心理压力。

二维码 8-28 学生情景剧优秀视频《无声的抉择》
(临床医学专业杨锦韬团队)

二维码 8-28

学生情景剧优秀视频《无声的抉择》(临床医学专业杨锦韬团队)

团队成员分工:

导演:杨锦韬 副导演:薛立港 编剧:薛立港 后期:薛立港、张金庭

摄影:薛立港 场地:杨锦韬 化妆:梁丹娜 道具:廖佳韬

演员:梁丹娜——妈妈 张金庭——爸爸 杨锦韬——金乘五(儿子)

医生——李华林 政府官员——陈声威 工作人员——戴轲函

播音员——廖佳韬

问题:一个科学家与一个普通人的价值孰轻孰重,对此你怎么看?换头后的这个人是科学家还是这个父亲?

笔记

回答：

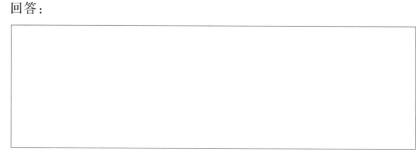

（2）总体而言，器官移植技术费用还是过于昂贵。目前，在我国不同地区的整体肾移植手术费用在 30 万元左右，心脏移植手术费用估计在 50 万元左右，肝移植手术费用估计在 60 万～70 万元。器官移植后，患者还需服用解决器官排异的药物，这也是一笔不小的负担。每年在 30 万需要移植器官的患者中，真正在医院等待的、能支付器官移植费用的只有 3 万人，这意味着，90%的患者因经济条件被拒绝在医院大门之外，这就势必带来医疗公平的伦理问题。

器官移植费用由患者病情轻重决定，所收的费用包括器官保存费用、运输费、化验费、手术费、手术后的抗排斥药物费等。具体费用包括检查诊断费和具体手术费，其中器官移植的检查诊断需要根据患者具体情况选择有差别的检查项目，费用自然不能一概而论，而具体手术费也并不固定，受多方面因素影响，比如器官移植患者患病的程度、就诊医院的选择、个人对疗法的敏感性等。

【案例 8-22】 世界首例换头术花费上亿元

据《新闻周刊》报道，世界首例换头手术大约要持续 36 小时，花费 1400 万英镑（约 1.3 亿元人民币），并且由包括外科医生、护士、动物脑移植手术医师以及虚拟现实技术工程师在内的 150 人参与。

（3）器官移植给患者带来多大好处

【案例 8-23】 世界首例换头术实施计划

据悉，俄罗斯计算机科学家瓦雷里·斯皮尔多诺夫从小罹患先天性肌肉萎缩症，每年身体情况都在恶化，现在更是只能依靠轮椅行动。因不堪忍受病痛的折磨，他同意接受意大利医生赛吉尔·卡纳维罗进行的头部移植手术，即将斯皮尔多诺夫的头部移植到捐赠者健康的身体上。卡纳维罗说他收到很多人发来的邮件和信件，希望参与手术，但他还是坚持把第一个手术机会让给肌肉萎缩症患者。他将这一计划命名为"天堂"（HEAVEN），是"头部接合手术"的缩写。

问题：世界首例换头术到底能给患者带来多大好处？你赞同这个阶段进行换头手术吗？

笔记

回答：

二维码 8-29

二维码 8-29　伦理分析

（4）移植器官供不应求导致的谁优先获取可供移植器官的伦理问题。稀有卫生资源分配中的社会价值应坚持公正、效用原则，综合考虑回顾性原则、前瞻性原则、家庭角色原则、科研价值原则和余年寿命原则，做出谁应优先获得器官移植的机会的决策。

【案例 8-24】　谁应先获得捐献心脏？

有三位严重心脏病患者正期待着心脏移植以挽救其生命：一位 17 岁，某市重点中学高二学生，市级三好学生；一位 38 岁，国家某机关处长；一位 55 岁，科研人员，过去对社会做出过较大贡献。某日，一车祸后被判定脑死亡的患者的家属愿捐出患者的心脏。

问题：在此情况下，你认为谁应先获得这一心脏？理由是什么？

回答：

二维码 8-30

二维码 8-30　伦理分析

（5）应用胎儿器官组织以及细胞等是否需要强调知情同意、出于医疗目的培养胎儿是否道德、胎儿器官组织以及细胞的产业化是否合乎道德等问题值得探究。虽然胎儿器官比成人器官具有更好的生长因素，但是我们一般不建议主动使用胎儿器官，因为这势必会导致成人对胎儿潜在的伤害与杀戮，违背人道主义精神。

【案例 8-25】　应用胎儿器官组织的两种观点

在一次学术讨论会上一位学者提出一建议：鉴于我国计划生育中有大月份引产的胎儿，与其让他（她）自然死亡，不如留作器官移植（特别是肾移植）的供体；与会其他学者指出，此举非常不人道，应持慎重态度。

问题：你对这两种截然不同的观点怎么看？

笔记

回答：

二维码 8-31

二维码 8-31　伦理分析

2.使用其他来源器官的伦理争论

(1)使用异种器官的伦理争论。第一,使用与生殖有关的器官(如睾丸、卵巢等)的移植,应严格禁止。第二,保护动物是人类道德和法律要求的。第三,异体移植的安全性问题。动物病毒可能带给人类意料不到的恶果。

(2)人工器官。使用人工器官在道德上没有多大问题。迄今为止还没有发明生产出符合人类需要的、可靠的人工器官。现在使用的人工器官,要么体积过大、操作复杂,要么技术标准不高,很难满足患者长期生存需要。目前人工器官使用价格昂贵、耗资巨大,势必给个人和医疗保险带来沉重负担,在使用上受到极大限制。

(3)克隆人体器官。使用克隆人体器官的器官移植能解决人体免疫排斥反应这一技术难题。克隆器官技术在世界各地的准入情况各不相同。

(4)死囚器官。从 2015 年起,我国已经全面停止使用死囚器官,公民去世后器官捐献成为器官移植供体的唯一来源。这是出于对死囚这一弱势群体的人权保护而做出的规定。

二维码 8-32　学生情景剧优秀视频《囚者的等待》
**　　　　　　　(临床医学专业谌靖豪团队)**

二维码 8-32

> **学生情景剧优秀视频《囚者的等待》(临床医学专业谌靖豪团队)**
> 　　团队成员分工:
> 　　导演、摄影:徐兮言　副导演:谌靖豪　理论总体把关:周如意
> 　　PPT 制作:桂再欢
> 　　伦理研讨会:周如意、徐兮言　道具:谌靖豪、董成吉、金志毅
> 　　编剧:徐兮言、周如意　后期制作:周如意、余琳倩
> 　　素材筹备:谌靖豪、董成吉、金志毅、桂再欢、余琳倩、张飘艳、徐佳佳
> 　　演员:金志毅——阿豪(犯人)　董成吉——监狱所长　谌靖豪——狱警
> 　　徐佳佳——母亲　余琳倩——医生　周如意——护士
> 　　张飘艳——护士　桂再欢——女儿　友情出演——隔壁组侯翰淞

观后感：

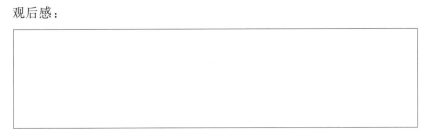

3.器官捐献的伦理论证

目前,我国器官移植最突出的问题是供体器官来源。在器官来源上,主要倡导器官捐献。所谓器官捐献,就是指当一个生命不幸离去时,根据本人和家属意愿,将其功能良好的器官捐献给因器官功能衰竭急需器官移植的患者,挽救他人生命,让生命得以延续,此行为值得在社会范围内给予赞许。

【案例 8-26】　器官捐献,生命传递

"丈夫遭遇车祸脑死亡,绵阳妻子含泪捐献器官救 4 人""这个天使般的女孩儿走了,把光明留给了人间""汶川地震时他捐出全部积蓄,这次他捐出了自己"……这些新闻标题揭示了器官捐献案例的不断增加。去世后愿意捐献自己器官的案例在增加,也拯救了很多人的生命。如果愿意在去世后捐献自己器官、用于救治生命的人越多,那么需要器官的人得到及时救治的可能性就越大。在缅怀逝者的时候,想到他的心脏还在跳动,生命在另一个人体内延续,该是多大的安慰！生命短暂,每个人都终将告别这个世界,爱的美好和生的希望却可以无限传递。

三、人体器官移植的伦理原则

1.患者健康利益至上原则

该原则要求从事器官移植的临床医生应对供者与受者都高度尊敬和负责,忠诚于双方的利益,实现医学行善。把恢复患者健康作为首要目的,把开展科学研究、推动医学发展或其他个人动机作为次要目的,绝不本末倒置,使受者冒移植失败的生命危险,担负昂贵医疗费用。同时慎重选择受者,使医疗人力、资金用得更加合理,禁止将未成年人、限制行为能力人及无行为能力人作为器官移植的供体。

在捐献器官的及时运送上,还需倡导开通器官转运绿色通道。我国年捐献器官数量已位于亚洲第一、世界第三,但转运过程所面临的诸多不确定因素将可能导致捐献器官无效。2015 年 3 月全国两会时,业内"中国肺移植第一人"、全国两会代表、无锡市第一人民医院副院长陈静瑜向全国两会提交建议,要求建立器官转运绿色通道机制,在民航、高铁、高速公路等部门开辟器官转运绿色通道,进一步扩大公民器官捐献利用率,推动器官移植事业与国际接轨。同年 7 月,陈静瑜代表收到民航局的书面回复,支持其建议。2016 年 5 月 6 日,国家六部门联合发布了《关于建立人体捐献器官专用绿色通道的通知》,意味着紧急情况下可以"特事特办"。国家六个部门联合建立的器官转运绿色通道

笔记

机制,明确了各个部门的职责,并设立 24 小时应急电话,使整个器官移植过程紧张而有序,环环相扣,无缝对接。

【案例 8-27】 一场争分夺秒"生死快递"

2017 年 3 月 2 日,北京中日友好医院内,因肺纤维化住院的 52 岁患者王某某突然病情恶化,若不能接受肺移植,他的生命随时可能结束。此时,无锡市第一人民医院副院长陈静瑜刚到北京准备参加全国两会,得知湖南浏阳有脑死亡患者愿意捐献器官,就迅速通知无锡团队赶往浏阳。3 月 3 日凌晨 5 点多,无锡团队开始获取器官。由于申请了器官转运绿色通道,机场和航空公司一路绿灯,快速安检、快速登机,8 点 25 分准时起飞。10 点半提前 10 多分钟到达北京首都机场。11 点 20 分,仅仅经过 5 个小时,供体器官已从湖南及时运送到中日友好医院手术室,下午 3 点 46 分,移植手术顺利完成,上演了一次争分夺秒的"生死快递"!

2.唯一选择原则

在针对受者的所有治疗方案中,当器官移植是唯一具有救治价值的方案时,医务人员才应该选择这种治疗方案,自从 20 世纪六七十年代器官移植术应用于临床以来,器官移植已成为挽救终末期患者的重要手段。

3.自愿、无偿与禁止商业化原则

任何人无权强迫、欺骗、诱使他人生前或死后捐赠器官或部分器官。任何组织或个人不得摘取未满 18 周岁公民的活体器官用于移植。

二维码 8-33 学生情景剧优秀视频《盗肾空间》
(麻醉学专业叶爱丽团队)

二维码 8-33

学生情景剧优秀视频《盗肾空间》(麻醉学专业叶爱丽团队)

团队成员分工:

导演:叶爱丽

演员:盛雯、潘迪丹、陈新瓯、潘媛媛、沈棋洪、骆珊、刘凡菲、石佳、方云飞

友情出演:票哥、燕斌等

观后感:

4.知情同意原则

医务人员对受者和供者都要尊重其知情权,采取书面形式取得其自主同意。

笔记

【案例 8-28】　器官捐献,生命传递

患者张××,女,35 岁;其夫王××,35 岁。夫妇之间感情甚好,无子女。患者患尿毒症三年,依靠肾透析维持生命,其夫表示愿意捐出一侧肾给妻子。经化验其夫组织配型适合,身体状况也符合供体条件,但妻子不忍心丈夫这样做,表示拒绝。

问题:<u>医生该如何抉择?</u>

回答:

二维码 8-34　伦理分析

二维码 8-34

5.尊重和保护供者原则

对死后器官捐赠者,医务人员要尊重其生前对死亡标准的选择权利,并且得到家属或监护人的认可。尊重器官捐赠者生前或死后家属(或监护人)对尸体处理的正当意愿,并保护摘取器官的尸体的外观形象和维护死者的尊严。

二维码 8-35　学生情景剧优秀视频《延续》
　　　　　　　(全科医学专业朱佰望、赵舒悦团队)

二维码 8-35

学生情景剧优秀视频《延续》(全科医学专业朱佰望、赵舒悦团队)

团队成员分工:

导演:朱佰望　　副导演:陈诗雨　　编剧、PPT 制作:俞诗敏　　摄影:张亚新

PPT 主讲、旁白:赵舒悦　音乐指导:毛云云　动作指导:张华栋

剧务:吴锦承　　友情客串:陈开放、陈宇炯、丁耀晨　　后期:朱佰望、陈诗雨

演员:张亚新——马豪　吴锦承——父亲　赵舒悦——母亲　毛云云——马豪同学

张华栋——医生　俞诗敏——姐姐　朱佰望——协议员

观后感:

6.保密原则

医务人员对器官捐赠者、接受者和申请人体器官移植的患者的个人信息和病情资料要保密,包括对捐赠者与接受者之间的保密,对接受者的雇主、保险公司以及医药厂商等不得随意泄露,除非事先征得他们的同意或出于法律需要。

笔记

【案例 8-29】 应该如何处置此事？

年满 16 周岁的林某突发肝衰竭，需紧急实施肝移植。父亲救子心切，积极主动地要求医生为他做肝组织配型。经查，医生发现林文的肝与林某不匹配，同时还发现林文与林某没有血缘关系。

问题：医生是否应告知林文真相？应该如何处置此事？

回答：

二维码 8-36　伦理分析

二维码 8-36

7. 公正原则

要严格根据制定的分配标准进行分配，其优先顺序不应受经济或其他考虑的影响。各省、自治区、直辖市应建立器官协调分配系统或网络，达到公正分配，并使所捐赠的器官尽可能得到最佳利用，而不浪费可供使用的器官。为了保证公正，对器官移植医生进行必要的约束是一种伦理规范之需，具体包括以下几条：①参加器官移植手术的医生不能参与死后捐赠器官患者的抢救、死亡判定；②器官移植医生不能从事有关人体器官移植的广告宣传；③器官移植医生不能接受提供应用于器官移植的器械、药品公司的馈赠；④器官移植医生可以参与捐赠器官的分配，运送摘取的捐赠器官，征得申请器官移植患者的知情同意，摘取活体或尸体捐赠器官。

【案例 8-30】 让不让患者肾移植？

某自负盈亏的集体所有制企业职工张××，男，34 岁。因患慢性肾炎、尿毒症需要接受肾移植，但住院押金要交 6 万元。患者家庭的生活条件比较困难。该企业累计亏损 100 万元，每月还需要支付职工 70% 的工资，根本难以支付 6 万元的押金。因此，让不让患者做肾移植，该企业负责人很为难。

问题：医务人员应如何决策？

回答：

二维码 8-37　伦理分析

二维码 8-37

8.伦理审查原则

该原则指医生开展人体器官移植手术必须接受本单位人体器官移植技术临床应用与伦理委员会的审查,并在伦理审查通过后方可实施。审查内容包括人体器官捐献者的捐献意图是否真实、有无买卖或变相买卖人体器官、人体器官的配型和接受人的适应证是否符合伦理原则,以及人体器官移植技术管理规范等。

第三节 人的胚胎干细胞研究伦理

一、人的胚胎干细胞研究的伦理争论

1.人的胚胎干细胞研究的伦理问题

所谓干细胞,是指最早期的未分化细胞,它在生命的生长发育中起主干作用,具有自我更新、无限增值扩容及多向分化的潜能。干细胞在医学上有着广泛的用途。从理论上讲,它可以分化成各种组织细胞,形成各种器官。干细胞研究的伦理问题主要集中在它的来源和用途。一般来说,干细胞可以从成人、脐带血、胎儿组织及胚胎组织中获取。目前,普遍一致的意见是,出于治疗的目的,胚胎是最好的干细胞来源。目前干细胞研究所用细胞也多取自人胚胎发育早期囊胚(受精后约5～7天)中未分化的细胞。

2.人的胚胎干细胞研究的伦理争议

目前存在的伦理争论如下:①为了干细胞的来源,胚胎或胎儿能否有意制造,能否有意地让他们存活至干细胞被获取时或使其成长为健康成人。②从脐带血、胎儿组织及胚胎组织中获取干细胞,会否使相关妇女处于特殊的压力和危险之中。为保证孕妇的自主性,孕妇决定捐献流产胎儿组织与结束妊娠应分开进行,流产的决定应先于捐献。③其他问题:赠者和受者之间的自由和知情同意,风险与收益评估责任,捐赠者的匿名问题,细胞库的保密和安全问题以及获取组织的信息机密性和隐私权,当然还有商业问题和参加者报酬问题。

二、人的胚胎干细胞研究的伦理规范

人的胚胎干细胞研究的伦理规范如下:

1.尊重

利用体外受精、体细胞核移植、单性复制技术或遗传修饰获得的囊胚,其体外培养期限自受精或核移植开始不得超过14天。不得将前款中获得的已用于研究的人囊胚植入人或任何其他动物的生殖系统。不得将人的生殖细胞与其他物种的生殖细胞结合。

2.知情同意

即认真贯彻知情同意与知情选择原则,签署知情同意书,保护研究参与者的隐私。

3.安全有效

从事人胚胎干细胞的研究单位应成立由生物学、医学、法律或社会等有关方面的研究和管理人员组成的伦理委员会,其职责是对人胚胎干细胞研究的伦理学及科学性进行综合审查、咨询与监督。

4.防止商品化

禁止买卖人类配子、受精卵、胚胎或胎儿组织。

二维码 8-38　微课视频：
　　　基因编辑伦理（授课教师：叶少芳）

二维码 8-38

第四节　基因研究与应用伦理

一、基因诊断的伦理问题

基因诊断，又称 DNA 诊断或分子诊断，就是指用目前人类对基因组的认识和分子遗传学数据，检查分子结构水平和表达水平，对普通遗传病或家族遗传病做出的诊断。基因诊断可分为基因直接诊断和基因间接诊断两类。理想的诊断方法是对患者基因或 DNA 本身直接进行分析。基因直接诊断通常使用基因本身或紧邻的 DNA 序列作为探针，或通过聚合酶链反应（polymerase chain reaction，PCR）扩增产物，以探查基因有无突变、缺失、退化等异常及其性质，直接检查致病基因本身的异常，适用于已知基因异常的疾病。基因间接诊断为有针对性地预防人类某些受精卵（种质）或母体受到环境或遗传因素等影响引起的下一代基因组发生的有害改变，医务人员需要通过实验室的基因诊断、基因分析确认是否存在基因组有害改变和疾病产生的相对概率。

【案例 8-31】　用基因诊断防癌的典型人物——安吉丽娜·朱莉

美国著名影星安吉丽娜·朱莉有家族性乳腺癌史和卵巢癌史，曾祖母、祖母和姨妈都是因乳腺癌去世，而她的基因检测显示其体内携带 BRCA1 突变基因，导致患乳腺癌和卵巢癌的风险高达 87% 和 50%，在此情形下，她与医生商量后毅然进行了预防性乳腺和卵巢切除，从而大大降低了患癌的风险（一般人当然不建议通过切除器官防癌），并通过医疗手段重塑了美丽双乳。

这就是一个运用基因诊断获知遗传基因问题而采取预防性医疗措施的实例。研究发现，当人有 BRCA1 基因突变时，患乳腺癌和卵巢癌的风险分别是 50%～85% 和 15%～45%。

21 世纪基因分析和诊断技术有革命性突破主要归功于 PCR 技术的发展和应用。应用 PCR 技术可以使特定的基因或 DNA 片段在短短的 2～3 小时内体外扩增数十万至百万倍。扩增的片段可以直接通过电泳观察，也可用于进一步分析。少量单拷贝基因不需通过同位素提高其敏感性来观察，通过扩增至百万倍后可直接观察到，原先需要一两周才能做出的诊断可以缩短至数小时。

美国癌症协会于 2017 年年初在权威期刊上发布了美国癌症统计数据，文章指出：过去 20 年，美国癌症发病率和死亡率持续下降，总体癌症死亡率下降了 25%，超过 210 万人躲过死神召唤，男性癌症发病率以每年 2% 的速度下降。肺癌、乳腺癌、结直肠癌、前列腺癌死亡率下降幅度达 38% 以上。该协会将癌症发病率和死亡率下降归因于吸烟人

笔记

口减少、癌症预防、早期癌症检测及治疗技术的进步等,其中,基因检测和基因诊断是重要功臣。基因检测和基因诊断技术在美国已相当普及,有 70% 的美国人知道基因检测和基因诊断,每年有几百万美国人在做基因检测和基因诊断。而日本也得益于基因检测和基因诊断等技术,该国癌症发病和死亡率大大下降,其中胃癌的发病率下降了 30%,死亡率下降了 70%。

癌症发生是由于人类基因发生重大变异,有些人先天携带了容易导致癌症发生的突变基因,通过基因检测和基因诊断,就可以帮助发现患癌风险。比如同样是吸烟人群,有些人吸到老也没得肺癌,有些人只是经常接触二手烟就得了肺癌,原因在于每个人基因不同。再比如,科研发现 57% 的肿瘤患者都有 $p53$ 基因突变,因此北京疾控中心已启动对普通百姓的 $p53$ 基因的大规模筛查。患癌风险高的人在体检时会更加有目的性,万一不幸真得了癌症,也会在早期及时发现。

目前科学界对于癌症基因的研究已非常深入,发现了上千个与癌症相关的基因位点。基因诊断的应用也日渐成熟,发展迅猛,但随之而来的是一系列的伦理问题,具体如下:

1.基因取舍问题

生殖细胞的基因治疗将改变性细胞中的 DNA 序列,并将这种改变传递给后代,但持续频繁地转入或剔除某些基因将会改变人类的遗传多样性,并有可能使后代成为某种疾病的易感者。长此以往,人类适应环境的能力将会大大下降。

2.基因隐私问题

遗传咨询与基因诊断涉及个人隐私问题,且由其产生的不利影响已超越咨询者本人。

3.基因歧视问题

任何一个被确诊患某种遗传病或者携带某种致病基因的人,如果其有关遗传资料被泄漏,则患者本人及其子女和亲属等在就业、婚配、升学、保险等诸多方面均有可能受到不公正的对待甚至歧视。正如美国宾夕法尼亚州立大学生物伦理学中心伊纳·罗伊指出:"如果我们有能力像借助指纹一样使用遗传材料去可靠地鉴定一个人的身份,那么我们同样有理由根据基因对某些人加以歧视。"除了个人的伤害,泄漏一个人的基因信息还可能给家庭、群体甚至未来世代带来伤害。

当前,基因检测的边界问题和抉择困扰已成为是否应推行产前基因检测的一大瓶颈。

关于产前基因诊断的伦理讨论内容包括:

第一,认知问题。科普产前基因检测的必要性和局限性。厘清需要人群的产前基因检测目的,不是保证通过检测出生"完美"婴儿,而是给予自我个体及胚胎在基因上某一范围的信息,为干预和抉择提供一定依据。

第二,理性问题。产前基因诊断是把双刃剑,检测结果的知与不知,对未知风险的高估和低估都将给被检测者带来抉择的两难困境。

第三,知情问题。如何做到既充分又精确的知情、既专业又通俗的知情,且有利于患者较为全面地了解信息,做好权衡和判断。

第四,受益问题。在检测费用、流程便捷、结果预期等方面都存在或隐或显的伦理合法性问题。

【案例 8-32】 是否该产前基因检测?

徐某(女)的大儿子一岁零四个月时,通过基因检测被确诊为 Dravet 综合征。这是一种罕见的严重儿童癫痫性脑病,发病率为 1/15700～1/40900,没有特效药物或者专门技术手段治疗。目前研究发现,这一罕见病与多个突变基因有关,其中 SCN1A 突变基因占比最高。该病一般在 1 岁内发病,在 1 岁到 5 岁之间情况恶化,常见持续癫痫状态。

大儿子确诊一年多后,徐某和老公决定要第二胎。在第二胎怀孕 17 周时,夫妻俩又去上海做了基因检测,检测结果让他们陷入困境:老二没有 Dravet 综合征的致病突变基因,但他的 17 号染色体在 q12 区域里出现一小段重复,这一染色体异常可能导致的病症包括房间隔缺损、肾脏发育异常、智力低下、特殊面容、小头畸形、共济失调。通过对夫妻俩的基因检测发现,这一异常染色体的来源是徐某,她的 17 号染色体 q12 区域也存在重复片段,但她一直身体健康。

在从上海返程的三个多小时高铁上,夫妻俩先是沉默,后来一直聊到下车:到底要不要这个孩子?基因检测看似把关于生命更隐秘的信息告诉了他们,但也把他们带入了不确定性的迷宫——他们缺乏对这个信息的判断能力。对此,夫妻俩陷入痛苦挣扎和抉择之中,通过各方专家咨询和查阅文献,发现给予的答案和建议不一,风险和未知参半。面对不确定性,夫妻俩说服家人决定放弃,但引产过程还是让徐某深陷自责。

从基因检测的费用上看,他们一家做过的基因检测费用都价格不菲。第一次的费用是 10080 元,包括大儿子和夫妻三人。老二的基因检测费用是 8020 元,包括比对、核型、芯片三种基因检测项目,夫妻俩抽血检测 17 号染色体的费用是 6400 元。

之后徐某又怀上了第三胎。在胎儿 18 周时做的基因检测,结果与第二胎一样:没有 Dravet 综合征的致病突变基因,但在相同的 17 号染色体 q12 区域里存在小片段重复。有了上一次的经历,虽然第三胎的基因检测结果和第二胎完全一样,这一次徐某把选择权交给命运。夫妻俩决定留下这个孩子,这个新生命来临时,母子平安。徐某本以为基因技术能帮家长抵抗未知的风险,但发现最后难免陷入保证能生一个"完美"婴儿的误区和痛苦。

【案例 8-33】 石蜡包埋的人体组织可否是有价值的数据库?

你是蓝丝带评估小组成员,为基因隐私立法向国会提供建议。大家正在讨论石蜡包埋的人体组织是否可作为有价值的数据库的问题。有些成员认为联邦法律允许使用这些材料,他们认为只要向研究人员提供的材料上没有识别标记(如病号名字和代码等),法律就允许在研究中使用这种临床材料。小组的另一些成员认为石蜡包埋的人体组织材料不可能是匿名的,因为 DNA 指纹可以准确地将捐献者与组织材料联系起来,他们认为即使这种识别技术是昂贵和烦琐的,还是有可能通过这种识别技术找到捐献者,所以不可能匿名。

问题:对于这样的困境,你的看法和态度是什么?

笔记

回答：

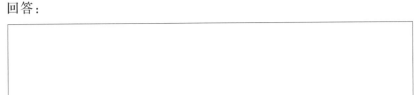

二维码 8-39　伦理分析

二维码 8-39

二、基因治疗的伦理问题

二维码 8-40　微课视频：

　　　　　　基因治疗伦理（授课教师：叶少芳）

二维码 8-40

　　基因治疗是目前基因工程领域中最热门和最具争议的应用技术之一，是通过基因转移技术将外源正常基因导入病变部位的靶细胞并令其有效表达，以纠正或补偿基因缺失或异常，从而起到治疗疾病的一种新型医疗方法。利用该技术可将人的正常基因或有治疗作用的基因通过一定方式导入人体靶细胞以纠正基因缺陷或者发挥治疗作用，从而达到治疗疾病的目的。

　　获得目的基因的方法主要有：用分子生物学技术分离与克隆；用限制性内切酶酶切；人工合成目的基因片段；采用逆转录法获得 cDNA 等。总原则是目的基因必须保留自身的编码区、调控区和连接有特殊启动子的增强子等元件，以保持其结构的完整性。

　　基因治疗是近十年来随着现代分子生物学技术的发展而诞生的一种新兴生物医学治疗技术，无疑会为人类战胜许多顽疾提供重大帮助。1989 年，美国的 NIH 和 FDA 正式批准 Roserberg 等进行了 5 例标志基因的人体转移试验并获得成功。1990 年，美国的 R. M. Blease 等人进行了世界上首次人体基因治疗的临床试验并取得重大突破。据统计，仅 1998 年底，全球已实施了 373 个临床方案，其中肿瘤方案 234 个，研究参与者达 2134 人。目前，基因治疗已被用于恶性肿瘤、心脏病、关节炎、风湿病等疑难病症。

【案例 8-34】　英国批准"三父母体外受精技术"防治遗传病

　　2015 年 2 月 3 日，利用"一父两母"3 人基因共同育子的新技术在英国议会下院获得支持，对胚胎学乃至整个人类历史而言，其意义将不亚于人类历史上第一位试管婴儿的诞生。

　　对于这项技术，英国宗教界表示强烈反对，政府持支持态度。英国首相戴维·卡梅伦的发言人说，卡梅伦在下院表决时投了赞成票，他认为这项技术并不是在"扮演上帝的角色"。这名发言人说，卡梅伦的长子因脑瘫和严重癫痫于 6 岁时夭折，因而他"特别同情"那些有先天疾病的孩子的父母。英国一些获诺贝尔奖的科学家和数十名来自 14 个国家的顶尖科学家表示，支持通过立法允许使用这一技术。

笔记

这项延伸自传统试管授精的技术有一个更科学的称呼——线粒体替代法,由英国研究人员于2010年首次公布。治疗基本原理是找到一位健康女性的卵子线粒体,替换掉有缺陷的母亲卵子线粒体。整个替换的过程并不复杂,就是利用试管授精技术,将来自父母的基因与一名女性捐赠者的健康线粒体相结合,避免缺陷线粒体影响下一代,同时将健康基因传递下去。这名女性捐赠者的基因占新生儿基因总体的0.1%。新生儿将拥有自己父亲、母亲的基因,同时携带卵子捐献者的少部分基因。也就是说,在基因层面,新生儿有两位母亲、一位父亲。

线粒体存在于人体每个细胞中,为细胞活动提供能量,被称为"细胞动力工厂",有人形容它为机体的"供电电池组"。这个"电池组"独立于细胞核之外,拥有自己的遗传基因组——线粒体DNA,一旦线粒体内存在基因突变等缺陷,就很有可能引发癫痫、卒中、耳聋等综合征。科学家们已经在线粒体中发现大约700种突变,已知有200多种疾病由线粒体DNA突变引起,受这些突变影响的主要是需要大量能量的器官,包括心脏、骨骼肌和大脑,综合征通常也首先表现在这些部位。糖尿病、癌症、帕金森病和早老性痴呆症也与线粒体DNA突变有关。线粒体疾病目前没有治愈方法。

1.疗效的不确定性问题

无论哪一种基因治疗方法目前都处于初期的临床试验阶段,均没有稳定的治疗效果和完全的安全性,这是当前基因治疗的研究现状。安全性问题是基因治疗引发伦理问题的主要因素之一,比如人类对自身基因的功能尚知之甚少,用于转移目的基因的载体还存在安全性争议,目的基因的插入是否会引起有害的基因突变等还有待证实。只有提高安全性和有效性才能减少关于基因治疗伦理问题的争论,技术与伦理相辅相成,相互促进,共同为基因治疗创造有利的条件。

【案例8-35】 线粒体替代法的安全争议

一位患有线粒体疾病的女性表面上看起来仍是健康的,其病情直到生育下一代时才被发现,其卵子中的线粒体基因缺陷导致的疾病也会传给下一代。尽管父亲的精子也含有线粒体,但其含量会在卵子受精后降低,因此线粒体疾病只能通过母体传递。为避免生育患有先天疾病的孩子,线粒体发生严重基因突变的女性只能领养小孩或依赖卵子捐赠者进行体外受精。不过也有一些人基于科学层面提出担忧,认为这项技术的生理安全性有待进一步验证。

英国人类受孕与胚胎学管理局于2014年6月发布的另一份报告指出,这种治疗线粒体疾病的方法在技术上仍然存在一些问题。比如,目前几乎所有科学家和研究人员得到的评审结果,都是基于在动物身上做的初步试验,有专家认为动物试验所获得的数据和结果并不足以支持将这项技术转向人体测试。

此外,在人体内更换线粒体势必会让线粒体基因一代代传下去,虽然目前的研究未发现线粒体基因与细胞核基因不相容的问题,但依然需要长达数十年的时间,才有可能知道到底会不会出现类似风险。对于这一点,英国人类受孕与胚胎学管理局的评审报告认为,在最终应用于临床前最好还是先进行几次试验,但这并不足以

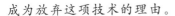

成为放弃这项技术的理由。

但是,英国人类受孕与胚胎学管理局的评审人员在报告中写道:"在所有评审中,评审人员已经达成一致,认为所观察到的证据不足以显示该项技术不够安全。"至于该技术可能带来的伦理和社会安全风险,戴维斯认为,改变细胞核基因的做法在国际上一直都是被法律禁止的,未来这条基本原则也不应该改变。而关注生物与医学技术进步过程中的伦理困境的英国纳菲尔德生物伦理学协会于 2012 年表示,其经过 8 个月的评估,认定这一技术"符合伦理"。

2.卫生资源分配公平性问题

有限的医疗资源应如何分配是基因治疗领域十分敏感的社会伦理学问题。目前基因治疗的费用是一般公众根本无法承受的,或许只有少数"权贵"能享受这种特权,这是否违背作为"仁术"的医学初衷呢?

3.基因设计问题

目前人们不仅能治疗自身的疾病,而且可以修饰后代的遗传组成,但随之可能产生的伦理学问题也令人担忧。例如,在修饰基因的过程中是否会产生人们尚未了解的新病原体,从而对人类造成危害;如此复杂的人体系统在修改某个基因后是否会使其他基因的结构和功能发生不利于人类遗传健康的改变;此外,非治疗性基因修饰,如改变身高、智商等是否会引起许多意想不到的社会伦理问题。

4.程序公正的问题

科学研究是否在道德框架下展开涉及社会安全和人类未来福祉。广泛的公共辩论、最大限度的共识是基因诊疗获得正当性的前提,依据国际准则,结合本国国情,积极的公开会议、问卷调查、向特定人群收集意见、对话访谈等形式收集公众的意见,为政府立法决策提供依据。同时,完善伦理审查机制,加强医学伦理审查的能力建设是程序公正的重要保障。

5.法律监管的问题

对基因诊疗,虽然中国法律法规体系整体上与国际法律法规体系在核心原则上没有本质区别,医学治疗的目的、生命至上的原则是一致的,但中国与西方的法律监管体系还是有所差异。国内国际如何协同,明晰监管的标准,侧重规范、预防性立法,让科技向善发展为人类造福。

【案例 8-36】 线粒体替代法可能导致的"定制婴儿"

按照英国人类受孕与胚胎学管理局的数据,全球每 200 名婴儿中就有一人会受到母亲线粒体基因的影响,每 6500 名婴儿中便有一名会因线粒体基因缺陷患上严重疾病。

线粒体替代技术引起的争议之一是,有机构担心会导致遗传基因被人为地修改,从而出现"设计婴儿"现象,即人为地选择孩子的身高、体重、外貌和智力。但通过大量的实验室研究,这种担忧在技术上被证明是多余的。英国政府部门首席医务官萨莉·戴维斯解释,这是因为线粒体基因中没有决定个体构成的基础基因。人类线粒体包含 37 个基因,而细胞核上有超过 2 万个基因。线粒体只与基本的、低级别的细胞功能有关。也就是说,婴儿的外貌、智力、人格等基本特征还是遗传自父母双方,加入第二个"母亲"的线粒体,只是用于换掉那块故障的"电池组",确保新生儿免于罹患线粒体疾病。

三、基因诊疗的伦理原则

1. 基因诊断的伦理原则

(1)不伤害原则。诊断过程安全无害,竭力减轻患者的痛苦和精神压力,力求降低诊断费用,最大限度保护患者和研究参与者(受试者)隐私等,并且要从思想上正确认识基因诊断的意义。要注重提高医务工作者的素质,提高诊断方法的科学性与权威性。

(2)尊重患者自主性原则。患者利益第一,无论携带何种基因都应受到尊重,同时是否选择基因诊断应充分尊重患者的自主权,无论普通患者也好,遗传病患者也好,都同样享有人格尊严和权利。医务工作者应当尊重患者的自主性、尊严和内在价值,对基因诊断的必要性进行客观评估,尽最大力量实现患者利益最大化。

(3)公正原则。医务人员应当不分国籍、性别、年龄、宗教、社会地位、经济状况等因素,一视同仁地平等对待每一个需要基因诊断的患者。坚持医学科学标准,按病情轻重缓急提供必要的医疗服务和基因诊断技术服务,使其享有平等的医疗保健权及基因技术使用权。在人类基因技术的研究方面,应当提倡信息共享,不应将发展中国家和社区当作 DNA 样本的廉价提供者,反对基因海盗行为和基因殖民主义,反对将基因用作武器,为霸权主义服务。因此,我们强调通过人类基因技术的研究及成果应用促进人人平等、民族和睦以及国际和平。

(4)保密原则。在基因诊断过程中,医疗机构需要配备法律和心理咨询人员,并对被检阳性者提供必要的法律保护,避免因工作失误而导致被检者个人基因隐私的泄露。1992 年,《美国人类遗传学》杂志报道的 41 位缺陷基因检测阳性者的遭遇就是一个典型的事例。这些被检者不能得到人寿和健康保险,因为被认为是"无症状的患者"而处于失业状态,一些人被告知不适宜生孩子,因而给被检者带来许多困惑。有人甚至担心,基因诊断可能导致新的种族歧视并最终使纳粹分子的人种改良企图死灰复燃。

(5)知情同意原则。在人类基因诊断中应始终坚持知情同意原则。在实施基因诊断、治疗前,医务人员必须向患者或其家属做出相应的解释,让其充分理解相关的主要问题,然后让患方做出是否接受基因诊断的决定,在知情同意的前提下实施基因诊断。医务人员必须确信并告知:其他疗法无效而基因治疗有效。医务人员要在动物实验的基础上,对运用于人体的疗效与危险做出评估,并且预期疗效大于危险;保证新基因正确插入靶细胞并保存足够长的时间,充分发挥作用,而且在细胞内有适当的表达水平。

2. 基因治疗的伦理原则

(1)坚持人类尊严与平等原则。安全性问题中,医务人员缺乏敬畏生命的意识与道德责任感都源于对人的不尊重,而以人为中心的人道主义恰巧能给这种种问题以一条解决途径。康德认为"人是目的,人在任何时候都要被看成是目的,永远不能只看成手段"。他把尊重人作为评价和判断道德行为的价值基石。基于医学职业的特殊性,

笔记

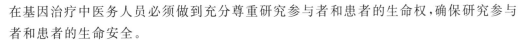

在基因治疗中医务人员必须做到充分尊重研究参与者和患者的生命权,确保研究参与者和患者的生命安全。

(2)坚持知情同意原则。知情同意是指一切实验都必须向研究参与者说明情况,包括所实施程序的依据、目的方法及其潜在的损伤、风险和不可预测的意外情况,然后在没有威胁利诱的情况下获得研究参与者主动的同意,或在可能的多种选择办法中做出自由的选择。

(3)坚持科学性原则。目前,需要做到的是科学有效地利用基因治疗为人类的健康发展提供更多的帮助,尽可能使其发展控制在有序的状态下,而不是仅仅对其说长道短。要实现这一目标,对基因治疗的研究与应用进行必要的调控是十分重要的。

(4)坚持优后原则。基因治疗同样是柄双刃剑,诸如影响人类遗传多样性、人口老龄化、基因插入所引起的基因突变,以及现在人们尚无法准确预测的其他负面效应,均使人们对基因治疗的前景产生许多伦理学方面的忧虑。为此,在选用时需要慎之又慎。

(5)坚持治病救人原则。安全问题始终困扰着基因治疗的实施与推广。这一问题的解决依赖于加大关于基因治疗生物安全性研究的投入,以及对基因治疗的应用规模进行有效的调控,即基因治疗及其生物安全性研究应该协调发展。

(6)坚持保密原则。保密原则是指相关人员对研究参与者遗传信息有保密及解密的义务,包括在什么范围内实施,以及研究参与者本人、家庭、社区、工作单位、保险公司等。保密是遗传研究中尤为重要的问题,个人的遗传信息往往与家族成员、社区人群甚至民族都有直接关系,因此,在基因治疗研究参与者保护问题上,血样、标本及其他可识别材料等的保密及解密应该更加受到关注。对于附带发现有益与大多数人健康的某些基因,如抗癌基因的缺失和突变,也要征得研究参与者的同意才可给予解密(专家意见),使这些有利基因造福于大众,但前提是对研究参与者本人的不伤害。

(7)坚持受益原则。受益原则指传统的行善和有利,医务人员及相关卫生保健人员有义务做到不伤害和使研究参与者获益,而且有义务去权衡好处和坏处,达到好处最大、坏处最小,最终对社会有益。任何人体试验,要求没有一点伤害或痛苦是不客观的,权衡利弊是试验实施者应该承担的伦理义务。目前,由于开展基因治疗的风险较大,因此权衡利弊显得尤为重要。

【案例 8-37】　该不该联系患者家人?

刘某,女,26 周岁,已行甲状旁腺腺瘤切除手术,术后病理检测发现她是 RET 原癌基因外显子 11 突变体的携带者。作为患者的主治医生,你第一时间告知她,这个检测结果意味着诊断出多发性内分泌肿瘤 II 型。因为这种疾病是常染色体显性遗传,她的 6 个兄弟姐妹以及他们的孩子都有患病的风险,应该来医院进行基因筛查检测。筛查检测结果为阳性的患者,救命的措施就是实施预防性甲状腺切除手术。然而,这位女士说她和家人的关系不好,拒绝将这些告诉家人。

问题:该不该联系患者家人,并要求他们来检测?

笔记

回答：

二维码 8-41　伦理分析

二维码 8-41

二维码 8-42　学生情景剧优秀视频：Genetics Group：Medical Ethics
Gone Wrong(临床医学专业 Mikahaeel Khaleck 团队)

二维码 8-42

学生情景剧优秀视频：Genetics Group：Medical Ethics Gone Wrong(临床医学专业 Mikahaeel Khaleck 团队)

团队成员分工：

Director：Mikahaeel Khaleck

Playwrights：Michael Khaleck, Mangani Tembo

Photographers：Mustafa Khamis, Ebrahim Mahfoodh, Michael Khaleck

Stage Organisation：Ali Altaweel

Actors：Ali Sheikh, Hussain Alekri, Ebrahim Mahfoodh, Anas Omar, Michaeel Khaleck

Actresses：Zahra Alsanadi, Yaqeen Sahwan, Noor Bader, Noor Hussain

观后感：

四、基因研究与人类遗传资源管理伦理

1. 基因研究

(1)人类基因组计划

基因是 DNA(脱氧核糖核酸)分子上具有遗传效应的特定核苷酸序列的总称，是具有遗传效应的 DNA 分子片段。基因位于染色体上，并在染色体上呈线性排列，可以通过复制把遗传信息传递给下一代，并表达出对应的遗传信息。而基因差异直接导致人种间头发、肤色、眼睛、鼻子等遗传信息的差异性。

人类只有 1 个基因组，大约 3 万个基因。基因研究，也称人类基因组计划，是关乎人

笔记

类的宏伟计划。它 1985 年提出、1990 年正式启动,美、英、法、德、日 5 个发达国家和唯一的发展中国家代表中国参与,旨在阐明人类基因组 30 亿个碱基对的序列,发现所有人类基因并搞清其在染色体上的位置,破译人类全部遗传信息,使人类第一次在分子水平上全面认识自我。1997 年 11 月,中国遗传学会青年遗传学家汪建、于军、顾军、贺福初、贺林、曾益新、顾东风、杨焕明等齐聚湖南张家界,坚定了一颗雄心:争取拿到 1% 的测序任务,赶上人类基因组计划的末班车,最终 6 国科学家共同努力完成壮举,并构建出"共有、共为、共享"的人类基因组精神,为后续基因科学的发展奠定了核心基石。

人类基因组计划的完成,使人类第一次得到了自身全基因组结构和序列的完整信息,使大量的基因研究有了"导航仪"。它和曼哈顿原子弹计划、阿波罗登月计划,并称为 20 世纪的三大科学工程,促进了物理和生命科学发展的范式转变,即从原来的以个人兴趣和假说为导向的小科学运作模式,转向了以大数据和平台为导向的大科学工程模式。

（2）基因编辑

基因编辑被认为是当代生物学领域最具影响力和最富有争议的新技术,其治理框架的建立有赖于医学、伦理学和法学等多个领域的交叉研究。

关于基因组编辑的伦理讨论包括以下:

第一,关于增强型基因组编辑是否可以获得正当性辩护的问题。对此,英国人类受精和胚胎学管理局首席执行官汤普森(Peter Thompson)持否定态度,认为当前即使是以治疗为目的的基因组编辑也存在合法性问题,考虑到治疗和增强的理论界分并不清晰,允许治疗型基因组编辑最终可能导致实践走向泛化。英国兰卡斯特大学艺术与社会科学学院生命伦理学教授威尔金森(Stephen Wilkinson)提出,可以用两种方式来理解增强型基因组编辑:一是非疾病规避,增强包括改善或提高运动能力、感官、外观、认知和记忆等的干预措施。二是超越正常状态,让人们拥有超越某种生物统计学正常范围的特质和属性。伦敦大学国王学院医学法律和伦理学讲师卡瓦列雷(Giulia Cavaliere)认为,与其他增强措施相比,基因组编辑并无特别之处。人们应当重点思考如何减少歧视的风险,如何建立并维护一个平等包容的社会环境。英国纳菲尔德生命伦理理事会助理主任米尔斯(Peter Mills)提出,既然基因增强可以分为不同的种类和场景,那么基因组编辑是否存在增强就并非一定要在公共卫生健康领域进行讨论,应当更关注使用基因组编辑技术的原因。伦敦大学国王学院临床遗传学教授弗林特(Frances Flinter)认为,基因组编辑技术的安全性和治疗性会在全球范围内形成越来越多的共识,考虑到不同国家会受到宗教和社会传统等因素的影响,在伦理问题上达成共识可能存在难度。中国社会科学院哲学研究所研究员邱仁宗认为,当一种新技术投入使用时,伦理的关注是独立于文化的。不同地区的文化传统可能会有所不同,但不同文化传统之下的人的身体对药物或者任何其他技术的反应却是相似的,而且,不同文化之间也具有一定的共同价值观。

第二,关于基因组编辑中的权利保护问题。对此,华中科技大学生命伦理学研究中心教授雷瑞鹏指出,经过基因组编辑的孩子将会是一个新的群体,所以应当采取措施为这些孩子提供特殊的保护。弗林特也认为,应当采取一切措施保护经过基因组编辑的孩子,但对于潜在的问题也需要进行有针对性的诊断,不能随意进行侵入性的调查,否则会对他们未来的生活造成影响。对于通常情况下不会检测的事项不能进行检测,应当等待他们成长之后自己决定是否接受这些检测。要避免这些孩子因基因组编辑而遭受污名化歧视。牛津大学纳菲尔德妇女与生殖健康系讲师格林菲尔德（Andy Greenfield）提到，基因组编辑产生的新个体会为包括个人、政府和父母等相关方带来责任，这些责任还与经过基因组编辑的孩子、父母的知情权、获得信息的权利相关联。英国伦敦大学生物医学工程系讲师希契科克（Julian Hitchcock）认为，英国的立场与《欧盟基本权利宪章》是一致的。虽然英国法律中并不存在"尊严权"的概念，但"尊严"事实上无处不在；对于权利的限制，一般需要考察这一限制在民主社会的必要性以及这一限制是否符合比例原则；针对个人开发或使用基因组编辑工具的规制可以延续现行英国针对人类受精和胚胎进行管理的路径。中国人民大学法学院教授石佳友特别提到如何平衡基因组编辑儿童的权利与公共利益保护的问题，认为不能以保护公共利益为名而牺牲基因组编辑儿童的个人权利。

第三，基因组编辑同时涉及社会安全和人类未来世代的利益，因此，广泛的公共辩论是相关活动获得正当性的前提。对此，米尔斯指出，《纳菲尔德基因组编辑报告》在制定的过程中以及颁布之后都非常重视社会公众的广泛参与和共同讨论，报告的一个重要价值也是促进进一步的对话和讨论。英国纳菲尔德生命伦理理事会主席艾查德（David Archard）认为，虽然英国政府没有与公众进行磋商的义务，但仍积极通过公开会议、问卷调查、对话访谈等形式收集公众的意见；纳菲尔德生命伦理理事会作为公众团体也可以与公众进行磋商，收集来自不同团体和个人的意见。汤普森指出，英国人类受精和胚胎学管理局收集公众意见的方式包括大规模的问卷调查、向特定人群收集意见、广泛的公众对话等，并在此基础上撰写调查报告提交给政府，作为国家进行后续立法决策的基础。在这一过程中，程序公正十分重要。他强调，科学研究应该在道德框架下展开是指，指导科学研究的原则应当是大多数人能够接受的原则，但这并不意味着公众参与得出的结论就能够给决策者提供最终答案。

目前基因组编辑已成为全球关注的议题，世界卫生组织、联合国教科文组织、欧洲理事会等多个国际机构发布了相关的指南或声明；毋庸置疑，实现基因组编辑领域的有效治理并非某个国家或者地区可以单独承担的任务。

2. 人类遗传资源管理伦理

人类遗传资源是指含有人体基因组、基因及其产物的器官、组织、细胞、核酸、核酸制品等遗传材料及其产物的信息资料。自 20 世纪 80 年代以来，基因编辑技术等医学科学技术浪潮不断带来伦理冲击，人类基因组计划取得突破性技术进展，我们更需要加强医学伦理审思。国内外都在推进对人类遗传资源管理的法律制度和伦理规范，以美国和中国为例，历程和进展大致如下：

在美国，人类遗传资源的宏观管理主要由美国卫生与人类服务部（Department of Health and Human Services，HHS）负责，其下设的人类研究保护办公室（Office of Human Research Protections，OHRP）主要对涉及人类研究参与者的有关法律法规进行解释、监督、认证、指导等。美国食品药品管理局（Food and Drug Administration，FDA）作为重要的监管机构，对获取人类遗传资源的基因检测研究和使用人类遗传资源开展的研究

笔记

活动进行监管；美国国立卫生研究院（National Institutes of Health，NIH）作为人类遗传资源重要的研究利用机构，主要负责制定相关的管理指南以及样本资源库/数据库的建设和管理等。不断完善的管理规定和指南对人类遗传资源管理中的实践操作制定了更细化和明确的规范和要求，主要的法律包括：1996 年，美国颁布《健康保险携带和责任法案》，2008 年美国总统签署《反基因歧视法》，另有《胚胎组织移植研究公法》《研究中使用编码的隐私信息或样本的指南》《研究中使用存贮数据或生物样本的指南》《涉及人胚胎干细胞的研究指南》《个人可识别健康信息的隐私标准》《研究人员和机构审查委员会反基因歧视执行指南》和《涉及重组或合成核酸分子的研究指南》等。

在中国，对人类遗传资源采集、收集、出口出境行为的审批流程进行了不断规范和完善，逐步强化全过程监管与服务。我国的人类遗传资源监管已有 20 多年历史，自 1998 年我国第一个全面管理人类遗传资源的规范性文件《人类遗传资源管理暂行办法》的出台、1999 年第一张人类遗传资源国际合作项目的审批单到 2015 年科技部发布《人类遗传资源采集、收集、买卖、出口、出境审批行政许可事项服务指南》、2019 年 7 月 1 日生效的《人类遗传资源管理条例》（简称《人遗条例》）、2021 年 4 月 15 日生效的作为上位法的《生物安全法》，我国开始逐步形成对人类遗传资源的全流程监管框架。2023 年 6 月 1 日我国科技部印发了《人类遗传资源管理条例实施细则》（简称《人遗细则》），于 2023 年 7 月 1 日起生效施行。这是在现行有效的《人遗条例》和科技部的系列服务指南与常见问题解答通知等基础上对适用范围、监管流程和口径的优化、细化和总结，也针对跨国药企、创新药研发企业关注的临床药物研发涉及的国际合作问题、中方/外方单位认定、国际多中心临床研究等问题予以回应，对我国创新药研发和临床试验的推进和国际化、细胞和基因治疗等行业发展产生深远影响。

这些管理制度和措施对加强中国人类遗传资源的管理和保护，推进我国人类遗传资源研究，保障国家生物安全与国防安全，促进平等互利的国际科技合作和交流发挥了积极作用。面对人类遗传资源的管理和使用，需要注意以下伦理原则：

（1）不伤害原则。虽然人类遗传资源的研究和使用，让人类在寻找难治愈疾病和罕见疾病的治疗方案时燃起了希望，为揭示人类群体多态性与人类疾病的关系提供了视角和可能，但作为研究人员和医者，首先要秉持对研究参与者和患者在行为上、技术上和经济上的不伤害。

（2）知情同意原则。必须让研究参与者对试验风险有充分、全面的知情，对使用带有遗传信息的人体生物样本和组织进行研究时获得组织捐赠者/研究参与者的知情同意标准。

（3）隐私保护原则。必须保护研究中的人体研究参与者，管理和保护个人遗传机密性等人类遗传资源。研究人员使用编码的个人隐私信息和生物样本必须做到全流程的隐私保护。

（4）研究参与者保护原则。无论是出于何种研究目的和用途，始终以保护研究参与者的利益为首要原则。

（5）数据存储和使用的安全保障原则。对人类遗传资源的数据存储和数据共享必须有可靠的保障。

笔记

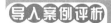

导入案例评析

(1)在Ⅰ期临床试验中如何真正贯彻知情同意原则？

要做好研究参与者的充分告知,要告知研究参与者参与的临床试验处于哪个阶段,动物试验情况,具体设计方案,研究参与者试验前、试验中、试验后需要配合完成的检查项目,试验过程的注意事项,试验的直接好处与间接好处,试验的风险与副作用,发生任何不适的求助方式,试验团队和伦理审查委员会的固定联系方式,研究参与者随时可以退出试验、涉及隐私的相关信息得到保密、受到试验相关的伤害可要求相应赔偿等试验权利,试验方已做出的交通、误工等补偿承诺,试验已通过医院伦理委员会审查同意的事实。知情同意书应视研究参与者行为能力差异分成人版本与儿童版本,采用语言通俗易懂的告知,确认对象已完全知情同意后要求对象履行签字手续。

(2)如何科学地看待医学新技术研究？

基因治疗之所以会产生安全性问题,它不仅包括我们通常所理解的基因技术不完善导致的治疗风险,也包括医生在临床试验中运用技术不当和缺乏敬畏生命的伦理观念的问题。基因治疗面临着技术难题,所以目前这种技术上的不成熟性是导致基因治疗不安全的一个重要方面。"基因治疗要有突破,基因导入系统、基因表达的可控性即发现和筛选更多更好的治疗基因等技术瓶颈必须突破"。基因治疗之所以会受到安全性的挑战,还与基因研究人员自身素质和道德责任感有关,Gelsinger之死就是个典型的案例。同时,有些研究人员,受经济利益的驱使,不尊重科学自身的发展规律,不尊重患者的生命,就把基因治疗用于临床,从而造成对患者的伤害。

医学新技术研究是一种科学的进步,需要充分看到技术的双刃剑作用。一方面要本着创新精神,积极探索,另一方面要本着伦理精神,保护生命。无论是人类辅助生殖技术、器官移植技术,还是胚胎干细胞研究、基因诊断技术、基因治疗技术等,这些技术会给人类更好地生存带来福音,但也可能在最初的时候给人类带来伤害,当对人类的伤害是必然存在的时候,这些医学新技术的使用就需要特别审慎,保护研究参与者的利益要高于科学与社会的利益,这是根本伦理原则。社会需要进步,但每一个人都需要得到尊重与关爱,没有任何人有权力去剥夺另一些人的健康与生命。

能力与知识拓展

1. 中国人体器官捐献志愿报名登记途径

(1)关注微信公众号"中国人体器官捐献",点击"志愿登记",表达器官捐献意愿,生成精美电子登记卡。

(2)登录中国人体器官捐献管理中心网站(www.codac.org.cn),点击"我要登记",表达器官捐献意愿,生成精美电子登记卡。

(3)到当地红十字会器官捐献管理机构,填写并递交《中国人体器官捐献志愿登记表》,报名登记器官捐献意愿,获得实体登记卡。

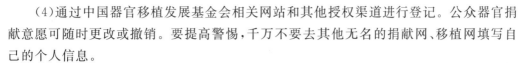

（4）通过中国器官移植发展基金会相关网站和其他授权渠道进行登记。公众器官捐献意愿可随时更改或撤销。要提高警惕，千万不要去其他无名的捐献网、移植网填写自己的个人信息。

2.阅读书目

（1）王延光.中西方遗传伦理的理论与实践[M].北京：中国社会科学出版社，2011.

（2）王延光.中国当代遗传伦理研究[M].北京：北京理工大学出版社，2003.

（3）王延光.中国遗传伦理的争鸣与探索[M].北京：科学出版社，2005.

（4）朱少君.我出租了我的子宫[M].北京：中国友谊出版公司，2010.

（5）格雷戈里·E.彭斯.医学伦理学经典案例：第 4 版[M].聂精保，胡林英，译.长沙：湖南科学技术出版社，2010.

（6）人体器官移植条例（2007 年 3 月 21 日国务院第 171 次常务会议通过，2007 年 5 月 1 日起施行）.

（7）刘学礼.生命伦理学的困惑[M].上海：上海科学技术出版社，2001.

3.关键概念

（1）人格生命（personality life）；

（2）人类辅助生殖技术（human assisted reproductive technology）；

（3）治疗性克隆（therapeutic cloning）；

（4）生殖性克隆（reproductive cloning）；

（5）人体器官移植（human organ transplantation）；

（6）肾脏配对捐赠（kidney matched donation）；

（7）中国人体器官分配与共享系统（distribution and sharing system of human organs in China）；

（8）器官捐献者（organ donor）。

实训与实践指导

第一节　人类生殖技术伦理

1.情景剧演绎

方案：任课教师在开学第一周培训各行政班的班长，对本班级参与讨论与情景剧演绎的同学进行团队分组，以 7～10 人自由组合为一组，明确分工，查阅相关书籍与课内外资料，在线下实际课堂上与一起上课的其他班级的相同命题的团队实施情景剧演绎比赛。本次命题为人类辅助生殖技术伦理，演绎形式可以是现场演绎展示，也可以是拍摄 DV 作品展示。

二维码 8-43　学生情景剧优秀视频《如果那天》
（临床医学专业撒沙威团队）

二维码 8-43

笔记

学生情景剧优秀视频《如果那天》(临床医学专业撒沙威团队)

团队成员分工:

导演:吕彬洋　副导演:撒沙威　理论把关:孙思朵　编剧:吕彬洋

伦理研讨会:毛慧宁、张高辉　摄影:马金璐　主讲人:朱春斌

后期制作:　张高辉、撒沙威

演员:储毓琪——琪琪　孙思朵——母亲　张高辉——父亲　金卢沈——中介

　　撒沙威——儿子　毛慧宁——女儿　孙佳蔚——护工　蔡书静——医生

2.阅读外文资料后用中文回答

二维码 8-44　音频:Become an Egg Donor(录音者:徐天媛)

二维码 8-44

【案例 8-37】　Become an Egg Donor

Fertility Futures is looking for exceptional women between the ages of 18 and 26 who are interested in becoming egg donors.

Our future parents are extremely diverse, and are looking for potential egg donors who in some way reflect themselves: successful, progressive, creative, goal-oriented, sophisticated and well educated. Egg donors are generously compensated for their services, beginning at MYM8,000.

Question:Do you think there should be restrictions on who can use donor insemination? What sorts of restrictions?

回答:

二维码 8-45　伦理分析

二维码 8-45

第二节　人体器官移植伦理

1.情景剧演绎

方案:任课教师在开学第一周培训各行政班的班长,对本班级参与讨论与情景剧演绎的同学进行团队分组,以 7～10 人自由组合为一组,明确分工,查阅相关书籍与课内外资料,在线下课堂上与一起上课的其他班级的相同命题的团队实施情景剧演绎比赛。本次命题为器官移植伦理,演绎形式可以是现场演绎展示,也可以是拍摄 DV 作品展示。

笔记

二维码 8-46　学生情景剧优秀视频《"好"爸爸》
（临床医学专业吴雨晴团队）

二维码 8-46

学生情景剧优秀视频《"好"爸爸》(临床医学专业吴雨晴团队)

团队成员分工：

导演：吴雨晴　编剧：吴雨晴、何安琪　摄影、后期：楼婧雯

演员：丁立——爷爷石荣华　顾高扬——爸爸石建国和儿子

　　　章梦蝶——妈妈章爱娟　高广金（友情出演）——石进财

　　　吴雨晴——何医生　端宁茜——路人李婶　何安琪——护士小楼

　　　彭修法——村民男 1　石宇博——村民男 2

观后感：

2. 参观人体科学馆，了解遗体捐献志愿者的故事，写出内心感悟

感悟：

3. 上网查询阅读《人体捐献器官获取与分配管理规定（试行）》

4. 聆听与阅读外文资料后用中文回答

二维码 8-47　音频：Baby Fae case（录音者：徐天媛）

二维码 8-47

【案例 8-38】　Baby Fae Case

Transplant of animal organs in human body. One of the most common cases in history is that of Baby Faye in 1984 who received a baboon's heart, surviving for 20 days. This type of transplant is still being experimented and is not performed.

Stephanie Fae Beauclair(October 14，1984—November 15，1984), better known as Baby Fae, was an American infant born in 1984 with hypoplastic left heart syndrome. She became the first infant subject of a xenotransplant procedure, receiving the

笔记

281

heart of a baboon. The procedure, performed by Leonard L. Bailey at Loma Linda University Medical Center, was successful, but Fae died 21 days later of heart failure due to rejection of the transplant. This was thought to be caused largely in part by a humoral response against the graft, due to Fae's type O blood creating antibodies against the type AB xenograft.

This was seen as unavoidable as less than 1% of baboons are type O and the donor baboon had to be chosen out of seven available young female baboons, all of which were type AB. The transplant was hoped to be replaced by an allograft at a later date, but unfortunately a suitable donor could not be found in time. The procedure was subject to a wide ethical and legal debate, but the attention that it generated is thought to have paved the way for Bailey to perform the first successful infant allograft heart transplant a year later.

The Baby Fae case, and Bailey's role in it, has been a popular case study in the realm of medical ethics. Bailey did not look for a human heart for Baby Fae. There were questions as to whether parents should be allowed to volunteer children for experimental medical procedures, and whether the parents themselves were properly informed by Bailey. However, because Fae's mother had no medical insurance, she could not afford to pay for the heart transplant procedure. The xenograft, on the other hand, was offered for free. When asked why he had picked a baboon over a primate more closely related to humans in evolution, he replied "Er, I find that difficult to answer. You see, I don't believe in evolution".

Charles Krauthammer, writing in Time, said the Baby Fae case was totally within the realm of experimentation and was "an adventure in medical ethics". Ultimately, the American Medical Association and top medical journals criticized Bailey, concluding that xenografts should be undertaken only as part of a systematic research program with controls in randomized clinical trials.

Although Fae's full name was not made public at the time of the procedure, her mother chose to reveal herself in 1997.

Question: What is your opinion about Baby Fae? Do the parents have the right to volunteer their child for experimental medical procedure? Even with the parents' consent, can a doctor try such a surgery on an infant?

回答：

二维码 8-48　伦理分析

二维码 8-48

5.阅读案例与网络链接资料,发表你的看法

【案例 8-39】　世界首例遗体头颅移植手术成功实施

据英国《每日邮报》2017 年 11 月 17 日报道,意大利都灵高级神经调节小组的神经外科专家塞尔吉·卡纳瓦罗(Sergio Canavero)宣布世界第一例人类头部移植手术已在一具遗体上成功实施,实施手术的地点在中国,来自中国哈尔滨医科大学的任小平教授参与指导了这次手术的进行。参与此次手术的专家小组表示,目前他们可能已经成功找到了头颅移植手术中重新连接脊椎、神经、血管的方式,这次手术共花费了 18 小时。而卡纳瓦罗教授也宣称他们很快将在申请参加实验的患者身上进行类似的手术尝试。

问题:对任小平教授的观点,你怎么看?

回答:

二维码 8-49　伦理分析

二维码 8-49

第三节　人的胚胎干细胞研究伦理

1.情景剧演绎

方案:任课教师在开学第一周培训各行政班的班长,对本班级参与讨论与情景剧演绎的同学进行团队分组,以 7~10 人自由组合为一组,明确分工,查阅相关书籍与课内外资料,在线下实际课堂上与一起上课的其他班级的相同命题的团队实施情景剧演绎比赛。本次命题为人的胚胎干细胞与生殖性克隆伦理,演绎形式可以是现场演绎展示,也可以是拍摄 DV 作品展示。

二维码 8-50　学生情景剧优秀视频《Introjection"真心"为你》
　　　　　　　(临床医学专业杨娜团队)

二维码 8-50

学生情景剧优秀视频《Introjection"真心"为你》(临床医学专业杨娜团队)

　　团队成员分工:

　　导演:杨娜　　副导演:何若琦　　素材筹备:杨娜　　道具:虞相博

　　技术指导:陈安澜

　　理论总体把关、伦理研讨、摄影、编剧:杨娜、何若琦　　后期制作:何若琦、杨娜

　　演员:杨智虎——郑先生　　杨智虎——克隆人Z1　　刘娅妮——妻子

　　黄筱薇——孩子　　何若琦——医生1　　杨娜——小琪　　杨娜——克隆人Q2

　　虞相博——虞医生　　何若琦——哥哥　　何若琦——小C　　何若琦——克隆人C3

观后感:

　　　　　　　　　　　　　　　　　　　　　　　　　　　　　　　　　　　　

2.课后观赏《第六日》,写观后感。

观后感:

　　　　　　　　　　　　　　　　　　　　　　　　　　　　　　　　　　　　

第四节　基因研究与应用伦理

1.案例互动讨论

【案例8-40】　基因检测与终止妊娠

　　孕妇甲的母亲及祖母都死于乳腺癌。通过基因检测,医生发现她携带乳腺癌 $BRCA1$ 基因突变体。因此,孕妇甲要求做羊膜腔穿刺术以确定胎儿的性别以及是否携带 $BRCA1$ 基因突变体。若胎儿是女孩并且是突变体携带者,她将考虑终止妊娠。

　　问题:你将如何处理该案例,给她提供什么建议?

　　回答:

笔记

二维码 8-51 伦理分析

二维码 8-51

2.情景剧演绎

方案:任课教师在开学第一周培训各行政班的班长,对本班级参与讨论与情景剧演绎的同学进行团队分组,以 7～10 人自由组合为一组,明确分工,查阅相关书籍与课内外资料,在线下实际课堂上与一起上课的其他班级的相同命题的团队实施情景剧演绎比赛。本次命题为基因诊断与基因治疗伦理,演绎形式可以是现场演绎展示,也可以是拍摄 DV 作品展示。

二维码 8-52 学生情景剧优秀视频《暗箱》
(临床医学专业郑迪锋团队)

二维码 8-52

学生情景剧优秀视频《暗箱》(临床医学专业郑迪锋团队)

团队成员分工:

导演、制片、技术指导、美术指导、动画特技、灯光字幕:郑迪锋 监制:林苗苗

副导演、编剧:林苗苗、林国梁、刘丰、黄磊 摄影:林苗苗、郑迪锋

医学顾问:黄磊

演员:刘丰——刘医生 林国梁——小梁 郑迪锋——患者小迪

黄磊——黄医生 林苗苗——推销员(神秘) 郑迪锋——推销员甲(哎呦)

林国梁——推销员乙(胆囊炎) 刘丰——推销员丙(阑尾炎)

观后感:

3.阅读案例与网络链接资料,发表你的看法

案例 8-41 首例抵抗艾滋病的"定制宝宝"诞生

2018 年 11 月 26 日,深圳科学家贺建奎宣布,一对名为露露和娜娜的基因编辑婴儿于 11 月在中国健康诞生。这对双胞胎的一个基因经过修改,使她们出生后即能天然抵抗艾滋病。这是世界首例免疫艾滋病的基因编辑婴儿。

然而,多名科学家站出来指责了他的论断:已有多项科研成果交叉证明,被敲除

笔记

的 *CCR5* 基因是人体免疫部队的主力成员,一旦缺失,将提升很多病毒的易感性,比如更容易感染西尼罗病毒、抗黄病毒(由蜱虫引发的传染性脑炎),患流感的死亡率更高,还可能导致心血管异常。更令人难以接受的是,这个实验的目的——让婴儿天生免疫艾滋病,更像是噱头而非事实。多位科学家解释,艾滋病病毒分为很多种不同的毒株,被编辑去除这个基因后,两个婴儿只能对其中一种毒株免疫(而且不是中国主要流行的那一种),并非从此就不会感染艾滋病。

目前,已有122位科学家共同签署声明,对此项研究表示坚决反对和强烈谴责!国家卫生健康委员会也要求广东省卫生健康委认真调查核实,本着对人民健康高度负责和科学原则,依法依规处理,并及时向社会公开结果。

(摘自 https://mp.weixin.qq.com/s/K4pu1UcAZ0k72M7B3uTMBQ 浙江在线健康网 2018-11-27)

问题:贺建奎"基因编辑婴儿试验"违背了哪些基因诊疗伦理?

回答:

二维码 8-53　伦理分析

二维码 8-53

形成性评价

第一节　人类生殖技术伦理

【经典例题】

例1.符合"人类辅助生殖技术的伦理原则"的是　　　　　　　　　　(　　)

A. 为无子宫妇女实施代孕技术

B. 实施医学需要的性别选择

C. 给单身妇女实施人工授精

D. 告知接受人工授精妇女捐精者的姓名

E. 一名捐精者的精子提供给5名以上的妇女受孕

(2～4题共用相同的题干)

一对夫妇婚后8年不孕,经医生诊断为女性子宫内膜结核所致。因夫妇双方盼子心切,而女方之妹(已婚,有一男孩)愿意用姐夫与姐姐的体外受精卵代替怀孕,于是到某医院妇产科提出申请。

笔记

例 2. 此时妇产科医生**不恰当**的做法是 （ ）

A. 应反对一切商业性代孕

B. 应向医院伦理委员会或法律部门咨询

C. 若要实施代孕,应对该夫妇与其妹实施充分知情告知

D. 若要实施代孕,需通过医院伦理委员会的伦理审查

E. 若要实施代孕,应告知需事先约定好未来孩子的归属

例 3. 下列关于本案例的分析正确的是 （ ）

A. 该医患关系模式应采用主动-被动模式

B. 该医生应尊重患者这一方的诉求,尽可能给予满足

C. 该医生应遵循知情同意和保护后代原则

D. 我国对不孕症夫妇允许抱养孩子,因此代孕合理合法

E. 夫妻双方一方和代孕母亲同意代孕,便可实施代孕

例 4. 采用人类辅助生殖技术时,妇产科医生应遵循的伦理原则**不包括** （ ）

A. 保护后代原则 B. 医学目的原则

C. 知情同意原则 D. 伦理监督原则

E. 社会公益原则

【实战训练】

1. 在人类辅助生殖技术中,医务人员可以实施 （ ）

A. 非医学需要的性别选择 B. 代孕技术

C. 以生育为目的的嵌合体胚胎技术 D. 卵胞浆内单精子注射技术

E. 克隆人技术

2. 在我国,通过供精、供卵进行辅助生殖而获得的后代,**不具有**的权利和义务是

（ ）

A. 继承权 B. 受教育权

C. 赡养进行辅助生殖父母的义务 D. 知悉遗传父母姓名的权利

E. 在父母离异时孩子的被抚养权

3. 因女性不孕而实施的体外受精-胚胎移植技术,可能产生的伦理问题**不包括**

（ ）

A. 卵子商品化 B. 妇女的"贞操"

C. 用剩余胚胎进行干细胞研究 D. 代孕母亲

E. 对胚胎进行非医学目的的性别鉴定

4. 我国卫生行政部门规定,一名供精者的精子最多只能提供给 （ ）

A. 8 名妇女受孕 B. 6 名妇女受孕

C. 15 名妇女受孕 D. 5 名妇女受孕

E. 10 名妇女受孕

笔记

5.某辅助生殖技术机构在没有通知某当事人甲的情况下,将其冷冻保存精子用于为患者乙提供人工授精技术,生育出一对双胞胎。该机构**违背**哪项伦理原则
（   ）

A.有利于供受者的原则　　　　　　B.知情同意原则

C.社会公益原则　　　　　　　　　D.保密原则

E.保护后代的原则

第二节　人体器官移植伦理

【经典例题】

例1.参加器官移植的医生**不能**参与
（   ）

A.征得申请器官移植患者的知情同意

B.捐赠器官患者的抢救和死亡判定

C.摘取活体或尸体捐赠的器官

D.运送摘取的捐赠器官

E.对捐赠的器官进行分配

例2.对于利用胎儿器官,人们的主要担忧在于
（   ）

A.免疫排斥反应　　　　　　　　　B.来源稀少

C.对胎儿造成伤害　　　　　　　　D.造成资源浪费

E.伤害胎儿父母的感情

例3.北京某医院患者王某需要肺移植治疗,该院医疗团队得知湖南浏阳有脑死亡患者愿意捐献器官,即迅速联系,并申请了器官转运绿色通道。当日凌晨5点多开始获取器官,机场和航空公司快速安检、快速登机,8点25分准时起飞,10点半到达北京,11点20分供体器官及时送达医院手术室,下午3点46分移植手术顺利完成。关于上述案例的分析,**错误**的是
（   ）

A.因情况紧急,受体与供体方均可不签署知情同意书

B.器官移植是生命的另一种延续

C.器官转运绿色通道体现了对生命的珍爱与尊重

D.开通绿色通道能保证器官移植的顺利进行

E.器官移植的开展是在与生命赛跑

【实战训练】

1.最没有道德争议的、最为理想的器官来源是
（   ）

A.克隆器官　　　　　B.人造器官　　　　　C.胎儿器官

D.自愿捐献器官　　　E.动物器官

2.1986年国际移植学会发布的"分配尸体器官的准则"**不包括**的内容是 （   ）

A.将所收集的捐赠器官给予最佳利用

笔记

B. 依据医学标准将器官给予最适合移植的患者

C. 必须经由国家或地区的器官分配网分配器官

D. 参与移植医生不应从事该类宣传

E. 不可付钱给捐赠者,但补偿其因手术和住院等所付出的开支和损失

3. 患者甲,16周岁,急性肾衰,需肾移植治疗。现有17周岁的健康中学生、25周岁的乙肝患者、35周岁的严重智力低下患者同意捐肾,医院伦理审查没有同意实施配型、摘肾与捐肾手术。下列关于医院伦理审查不同意的依据**错误**的是　　　（　　）

A. 捐赠者应达法定年龄

B. 患者甲对社会几乎没有贡献

C. 活体无血缘关系之捐赠者应符合伦理方面的捐肾标准

D. 活体无血缘关系之捐赠者应符合医学方面的捐肾标准

E. 只有在找不到合适的尸体捐赠者,或有血缘关系的捐赠者时,才可接受无血缘关系者的捐赠

第三节　人的胚胎干细胞研究伦理

【经典例题】

例1. 我国允许治疗性或研究性克隆,只限于使用胚胎或胎儿的孕天或孕周是　（　　）

A. 孕14天　　　　　　　　　　　　B. 孕14天后至孕4周内

C. 孕4周以上至孕8周内　　　　　　D. 孕8周以上至孕12周内

E. 孕12周以上至孕25周内

【实战训练】

1. 下列选项**不属于**人的胚胎干细胞研究与应用的伦理规范的是　　（　　）

A. 充分告知的原则　　　　　　　　B. 禁止胚胎买卖原则

C. 捐献者自主决定原则　　　　　　D. 允许预先设计获取胚胎的原则

E. 以最少量的胚胎用于最重要研究的原则

第四节　基因研究与应用伦理

【经典例题】

例1. 基因治疗的伦理原则应该包括　　　　　　　　　　　　　　（　　）

A. 经济效益最大化原则　　　　　　B. 科学利益最大化原则

C. 优先选择、优先采用原则　　　　D. 以治疗为目的的原则

E. 允许基因信息买卖原则

【实战训练】

1. 在人类基因组研究国际合作中应**避免**的做法是　　　　　　　（　　）

A. 自由交流生物学、遗传学和医学领域的科学知识与信息

笔记

B. 坚持人类基因组是人类共同遗产的一部分

C. 基于平等合作、利益共享的原则开展广泛的国际合作

D. 加强对基因组原始序列数据的专利保护

E. 允许一定范围内的基因信息商品化

2. 以下关于人类基因组的说法,**错误**的是 （ ）

A. 人类基因组的解读为隔离缺陷基因携带者提供了科学依据

B. 人类基因组意味着人类家庭所有成员在根本上是统一的

C. 任何人都不应该因为基因特征而受到歧视

D. 人类基因组的研究及其成果的应用应努力促进民族和睦和世界和平

E. 要加强对基因组原始序列数据的专利保护

二维码 8-54　形成性评价:参考答案

二维码 8-54

（陈鳃、叶少芳）

笔记

第九章

医务人员医学伦理素质的养成

◇ 知识目标:了解医学道德教育的概念,医学道德修养、医学道德评价的概念和意义;熟悉医学道德教育的过程,医学道德修养的目标和境界,医学道德评价的标准、依据、方式和方法;掌握医学道德教育和医学道德修养的途径和方法。

◇ 能力目标:具备医学道德和修养的实践能力,具备独立分析和评价医德的能力。

◇ 情感目标:培养明辨是非善恶、自觉规范行为作风的意志以及高尚的医德追求和情感。

◇ 课程思政目标:培养有道术、仁术、学术、技术、艺术等"五术"的医学人才,以大公无私的道德境界为价值目标,追求大医风范。

导入案例

【案例 9-1】 大医胡大一

胡大一出身名医之家,是著名心血管内科专家,在国内率先开展心律失常射频消融治疗,并推广普及到全国 150 多家医院,并积极推进心内、外科一体,兼顾儿科建设,创立先进科学模式,更好为患者服务,促进学科发展,在我国心血管领域独树一帜。此外,他还发起了"爱心工程"志愿服务。10 余年来,他在全国 30 个省、120 余家合作医院中,开展爱心义诊和讲座 410 余场次,义诊筛查近 40 万人次,指导和减免费用救治 6800 例,累计募集捐赠和资助减免费用近 3000 万元,培训基层医生 3 万余名,被评为"感动中国 2013 年度人物"。

问题:(1)何为大医?

(2)大医道德境界是什么?

回答:

主要知识点

医学的道德修养和评价不仅是医学伦理学体系的重要组成部分,也是医学道德实践的具体内容。医学道德修养是指医务人员在医学道德方面所进行的自我教育、自我锻炼和自我陶冶以及在此基础上达到的医德境界。医学道德评价建立在对医学道德理论、原则和规范的深刻认识的基础上，必须深刻认识和严格践行，具体体现在医务人员从业规范中。

第一节　医学道德修养

一、医学道德修养的概念和意义

1.医学道德修养的概念

医学道德修养是指医务工作者在医学道德方面所进行的自我锻炼、自我教育、自我磨炼和自我陶冶的过程及经过努力所达到的道德境界。

2.医学道德修养的意义

（1）医学道德修养有助于医学道德教育的深化。医学道德修养是医学道德教育的基础，也是医学道德教育深化的条件。

（2）医学道德修养有助于形成良好的医德医风。医务人员自觉进行医学道德修养，有利于提高医疗服务质量与水平，是形成良好医德风尚的关键。

（3）医学道德修养有助于医务人员养成良好的医德品质。医学道德修养是医务人员形成良好医德品质的内在依据，在医务人员良好医德品质的培养中发挥着极其重要的作用。

（4）医学道德修养是促进医患关系和谐和推动社会文明的重要力量。医院是行业窗口，医务人员的道德水准高低会影响医患关系的和谐和社会文明的进步。

二、医学道德修养的目标和境界

1.医学道德修养的目标

（1）成才目标。医学生的成才目标是德、智、体、美、劳全面发展。"医乃仁术，贵存医德。"医学历来就不是一门纯粹的自然科学，它离不开人文精神的孕育。"健康所系、性命相托。"不仅是患者、社会对医者的厚重期望，更是医者以救死扶伤为己任的神圣使命和职责。作为新时代一名优秀的医学人才，要成为道术、仁术、学术、技术、艺术的"五术"复合型人才，既要有丰富的医学专业知识和素养，更要具备良好的职业道德和操守。医学道德修养对促进医学生成才具有根本性的作用。

（2）大医风范。大医风范是一种崇高的医学道德人格。无论是古代还是现代的"大医"都具有精诚的特质。医生应当医德高尚、医术精湛和艺术服务。也就是说，医生不但要有责任心、同情心和爱心，还要有渊博的知识、丰富的经验、敏锐的眼光和果断的决心，同时还要有丰厚的人文知识、良好的语言艺术，以患者为中心的服务意识，忠于医学事业。

二维码 9-1　吴阶平生平介绍

二维码 9-1

【案例 9-2】　我国泌尿外科学鼻祖吴阶平

吴阶平(1917 年 1 月 22 日—2011 年 3 月 2 日),出生于江苏常州,医学科学家、医学教育家、泌尿外科专家和社会活动家,1980 年当选为中国科学院学部委员(院士),1994 年当选为中国工程院院士。

吴阶平是新中国泌尿外科学的奠基人之一,他认为医生除了专业知识外,还要懂得心理学、社会学、经济学。医生要以高尚的医德、精湛的医术为基础,还要有服务的艺术,要善于发挥患者的积极性,取得家属的合作,以便很好地提高治疗效果,利于患者康复。"好医生,首先要有崇高的医德,这是基础。其次要有精湛的医术,这才能更好地为患者服务。但有这两条还不够,还有重要的一条就是要有服务艺术。"这是吴阶平对好医生下的定义。一生众多耀眼的头衔,吴阶平最为珍惜的就是"医生"的身份。1933 年,当 16 岁的吴阶平跨进北平燕京大学医预科的门,并于 1937 年进入北平协和医学院学习后,他的一生就再没有与医学分开过,并为之奋斗一生。吴阶平追求真理的一生,是爱国奋斗、无私奉献的一生。他积极推动我国医疗健康和医学教育事业的发展,受到世人的广泛赞誉和由衷尊敬。

二维码 9-2　学生情景剧优秀视频《医? 德?》
　　　　　　(临床医学专业许芳沈团队)

二维码 9-2

学生情景剧优秀视频《医? 德?》(临床医学专业许芳沈团队)
团队成员分工:
导演:许芳沈　编剧:许芳沈、李昀昊　后期:许芳沈
配乐:许芳沈、周晓亮　后勤:魏宁瑜、周晓亮
演员:王千懿、吴承浩、吴方汇、朱履锴　友情出演:陈胜男

问题:你认为这位医生在艰难抉择中的最终选择对吗? 他的医学道德修养属于哪一类境界?

回答:

二维码 9-3

二维码 9-3　伦理分析

2.医学道德修养的境界

(1)自私自利的医学道德境界。具有自私自利的人把谋取个人私利作为一切医疗行为的动机和目的,坚持个人利益为上,唯利是图。他们首先想到的是个人利益的得失,甚至为了个人的一己私利,不惜牺牲患者、同事、单位、集体的正当利益和社会利益。虽然这类人是极少数的,但影响十分恶劣,社会负面作用极大。

(2)公私兼顾的医学道德境界。具有这种觉悟水平的医务工作者,能把个人私利与患者利益、集体利益和社会利益一并考虑,在追求个人正当利益的同时,也能积极考虑他人、集体和社会的利益。但当个人利益与患者利益、集体利益和社会利益发生冲突时,他们又往往把个人利益放在首位,甚至损害其他利益满足个人利益。

(3)先公后私的医学道德境界。先公后私属于医学道德品质体系的基本境界。具有这种医学道德境界的医务人员能以患者健康利益为重,为卫生事业忘我地工作。虽然他们也关心自身利益,但当个人利益和患者、集体、社会利益发生矛盾时,能以大局为重,能牺牲个人利益。当前我国绝大多数医务人员处于这种境界。

(4)大公无私的医学道德境界。大公无私是医学道德品质体系的最高境界。具有这种医学道德境界的医务人员具有全心全意为人民健康服务的思想,不计个人得失,自觉地把人民的健康利益摆在首位。他们对工作高度负责,对患者高度热忱,以无私奉献为人生的最大快乐和幸福,能把卫生事业当作自身毕生奋斗的事业。这种崇高的医学道德境界是广大医务工作者医学道德修养的努力方向和终极追求。

二维码 9-4　感动中国 2006 年度人物——华益慰

二维码 9-4

【案例 9-3】 "白求恩奖章获得者"华益慰

"我愿以我父母曾经的方式做身后的安排:不发讣告;不作遗体告别;不保留骨灰;自愿作遗体解剖⋯⋯"这是他立下的遗嘱。

"不要再使用那些昂贵的药品了,只要能让我稍稍减轻痛苦就好。"这是他最后的请求。

"我这一辈子,没有做过一件对不起患者的事。"这是他的肺腑之言。

晚期胃癌,三次手术。一名 73 岁的老人,告别了一生眷恋的手术台,在病床上与病魔顽强抗争。

他,就是北京军区总医院原外一科主任华益慰。

"做一台手术,留一个精品;治一名患者,交一个朋友。"这是华益慰一生的写照。在 56 年的从医生涯中,他用仁心仁术解除了无数患者的痛苦,被百姓称为"值得托付生命的人",是个大公无私的人。

三、提高医学道德修养的途径和方法

1. 坚持在医学实践活动中加强医学道德修养

医学道德是在医学实践活动中形成和发展的,又是服务于医学实践工作的。离开了医学实践,医学道德则成了无源之水、无本之木,既没有了产生的基础,也失去了存在的

笔记

价值。只有在医学实践中,医务人员身体力行、亲身实践,才能真正认识医学道德理论、原则和规范的正确性,才会将这些理论、原则和规范的要求逐步转化为自己的主体意识,才能对自己的医学道德行为做出评判,督促自己积极改正,尽力克服不符合医学道德要求的思想和行为。只有在医学实践中,才能提高医学道德水平。

【案例 9-4】　用爱熏陶学生,当个好医生

温州医科大学可溯源至创办于 1912 年的浙江医学专门学校。在百年的发展历程中,学校始终不忘"医乃仁术"的育人使命和救死扶伤的社会担当,尤其是近年来利用自身的学科特色和医疗资源,持续开展医疗慈善公益服务活动,逐渐形成了四大医疗慈善品牌——"特奥"志愿服务、"生命相'髓'"活动、"明眸工程"和"幸福微笑联盟",走出了服务大众的特色医疗慈善公益之路。

在医患关系越来越被社会所关注的今天,医学教育应承担起怎样的使命,培养既有精湛医术,又有人文精神的医务工作者?

课堂内,学校以课程为依托,全面推开医德教育。学校开设了认识和呵护生命、医学伦理学等十多门医学人文课程。在开放式体验教育课程中,学生通过扮演患者、患者的家属、医务人员等多种角色,模拟医患沟通情境,理解医学的意义和医务工作者应有的道德表现,培养职业精神。

课堂外,学校以各类医疗慈善活动和志愿服务为载体强化实践育人。"特奥"志愿服务中,穿着和运动员同色 T 恤的志愿者们,在与智障儿童沟通中"处处都留个心眼";"幸福微笑"志愿服务中,志愿者们通过语言交流与心理辅导,用耐心和爱心帮助孩子们展露出自信的微笑……

温州医科大学医疗慈善品牌的持续开展,使志愿文化渗透到学校的各个方面。2012 年建立浙江省首个"人人储备、人人可用"的"血液银行",2013 年启动救助贫困地区贫困家庭心脏病患者的"心心工程",一批新的医疗慈善、志愿品牌正在形成和壮大。

(摘自李琦《光明日报》:《用爱熏陶学生,当个好医生——记温州医科大学医疗慈善公益行动》)

二维码 9-5　光明日报:用爱熏陶学生,当个好医生——记温州医科大学医疗慈善公益行动　http://news.wmu.edu.cn/show/44/13191.html

二维码 9-5

2. 接受医学道德教育,自觉提升医学道德修养

医学发展赋予医学道德新的内容,必然要求医务人员掌握和实践医学道德的新内涵。实践表明:医学道德教育对于医务人员良好道德素质的形成至关重要,可以帮助医学生、医务人员自觉增进对医德的认识,培养医德情感,锻炼医德意志,树立医德信念,增强医德智慧,为培养良好的医学道德行为习惯、提升自身的医学道德修养奠定必要的理论与知识基础。

笔记

【案例 9-5】 "生命相随"吹响爱心集结号

"太亮了,我看到了儿子的脸了,谢谢温州的好心人……"当来自四川大凉山的彝族老大妈吉尔古罗双眼上的纱布,被温州医科大学附属眼视光医院医生徐栩轻轻打开时,她激动地喊了起来。双眼失明已经两三年的她,现在又重见了光明。这是温州医科大学"明眸工程"继贵州、青海、广西等地的第 14 次远行,也是该校"生命相随"医疗公益行动的又一次爱心之旅。这次走进的是四川大凉山和湖南娄底,筹集资金86.6 万元,先后为两地 1000 名眼病患者实施免费复明手术。

在特奥会志愿服务中,温州医科大学的志愿者们处处都"留个心眼儿"。他们用"心"做符号,为特奥运动员"量身定做"视力表。在这张视力表上,运动员看见的符号不是常见的"E",而是温馨的图形:每一行都有心形、小房子、圆圈和正方形 4 种图形。简单的视力表,给了运动员浅显的理解方式。每当运动员前来检查时,志愿者们总会热情地伸出双手,与运动员击掌鼓励;当运动员完成一项检查任务时,志愿者还会为他们送上一份小小的礼物……每一个细节,都向这些特殊的运动员传递着温暖和尊重。

"杏林爱心社"成为温州医科大学最具号召力、成员最多的志愿服务队。他们开展各类医疗公益服务项目,并于 2012 年 4 月发起成立浙江省首家"血液银行"——一个"人人储备、人人可用"的志愿献血信息库。信息库建立了一个流动的献血平台,统一管理献血志愿者信息,在血液紧缺时,通过网页、微博、微信、QQ 群等发布用血需求,有针对性地招募志愿者,保障应急血液的需求。毕业季,温州市中心血站的流动献血车开进了温州医科大学,毕业生们用无偿献血的方式为校园生活画上一个完美的句号,并开启救死扶伤的医者生涯。

"生命相随"医疗公益行动之"幸福微笑联盟"就是温州人"抱团行善"的成果,该项目已完成了 1500 例唇腭裂手术,惠及 1300 余名患儿。医疗队修补的不仅是孩子生理上的缺陷,更是孩子心里的缺憾。

从一个人捐献骨髓到几千人参加"血液银行",从给失明者带来光明到让唇腭裂孩子绽放幸福微笑,从温州到全国,到走向世界,从校园文化培育到引领社会风尚……温州医科大学"生命相随"医疗公益行动,成为医务人员和大学生提高素质培养高尚医德的大平台。如今,践行医者大爱的校园文化在温州医科大学蔚然成风,学校 14 个志愿者服务社、192 支志愿者服务队、5000 余名注册志愿者已累计志愿服务超过 6 万个小时,一批"公益达人"脱颖而出。

二维码 9-6 中国教育报头版:"生命相随"吹响爱心集结号——温州医科大学开展医疗公益行动纪实 http://news.wmu.edu.cn/show/44/14316.html

二维码 9-6

3.在医学道德修养中努力做到"内省"和"慎独"

"内省"和"慎独"是古今中国自我修养中的精华。"内省"即对自我内心的省视,是一种"自律"心理,也是一种自觉地自我反省精神。医务人员通过内省反思自己的言行举止、待人接物等方面的表现,进行自我评价、自我批评、自我调控、自我升华,达到自我完善。"慎独"是一种修养方法,也是道德修养所要达到的一种崇高境界。"慎独"强调道德主体内心信念的作用,是一种理性自律,是道德主体的自我立法和自觉自愿地自我监督与自我育德。正如汉代郑玄注解的《中庸》所言,君子慎其独也,则为"慎其闲居之所为",即独自一人,只有天道在上之时,人更应莫见乎隐,莫显乎微,谨慎大义,心怀敬畏,从而内省之道亦修德。"慎独"作为提升医学道德修养的途径和方法是指一个人在独立活动、无人监督下仍然能坚信自己的道德信念,遵守医学道德原则和规范,通过"内省"做到"慎独",持之以恒,达到崇高的医学道德境界。

【案例 9-6】　"健康守门人"朱兰

朱兰,上海徐汇区斜土街道社区卫生服务中心家庭医生兼团队长。

从医十多年来,朱兰以爱心、真心和关心温暖患者心灵,以精心、细心和责任心提升服务水平。她是社区居民身边的健康"120",是居民眼中晒不黑的"兰姑娘"。作为一名全科医生,她治小病、管慢性病、防大病,将患者的需要看作自己的价值所在,视患者为亲人;她让居民少费神、少操心,不耽误时间,少跑冤枉路;她取得居民信任,让他们没有焦虑和后顾之忧;她尽量满足居民的心愿和要求,让居民满意、心情舒畅、精神愉悦。2011年,上海试点家庭医生制服务,朱兰成了首批家庭医生,开创性建立成本低、易推广、患者依从性高的慢性病群组干预管理新模式,制定了适合社区居民的健康评价体系,通过60余个细化指标,以户为单位展开健康评估,这一评估方案已在徐汇区全面推广。

作为徐汇区学科带头人,她十分重视科研工作和学科建设。面对社区慢性病井喷的现状,她把慢性病的有效防控作为研究重点,积极探索慢性病群组干预管理新模式,使得千余名高血压患者的血压得到了有效控制,提高了患者的生活质量,降低了社会和家庭的经济负担,获得专家和同行的认可。

医者,仁也,济世为民,造福于众。朱兰就是这样一个甘于待在社区,一个心里永远装着社区百姓、永远挂念居民健康的家庭医生,一个在全科医学道路上勇于拼搏的战士,一个淡泊名利、勇于坚守的白衣天使,一个信念坚定、勇于付出的医务人员。

二维码 9-7　关于印发《中共中央　国务院关于促进中医药传承创新发展的意见》重点任务分工方案的通知

二维码 9-8　学生情景剧优秀视频《初心·抉择》
　　　　　　（临床医学专业胡佳宁团队）

二维码 9-7

二维码 9-8

笔记

学生情景剧优秀视频《初心·抉择》(临床医学专业胡佳宁团队)

> 团队成员分工:
>
> 导演:胡佳宁　副导演:李孟轩　伦理研讨会:秦铖璠、章舒艳、徐迪芸
>
> 编剧:秦铖璠、章舒艳、徐迪芸　道具筹备:蒋瑜、蔡杨珂
>
> 摄影:李孟轩　后期制作:丁剑锋
>
> 演员:胡佳宁——主任医生　钟鑫杨——小杨医生　张瑞音——小楼医生
>
> 蒋瑜——护士　蔡杨珂——母亲　丁剑锋——监控

观后感:

二维码 9-9　微课视频:

　　　　医学道德修养(授课教师:杨根东)

二维码 9-9

第二节　医学道德评价

二维码 9-10　微课视频:

　　　　医学道德评价(授课教师:杨根东)

二维码 9-10

一、医学道德评价的概念和意义

1.医学道德评价的概念

医学道德评价是指社会及医务人员依据道德评价标准对医疗行为做出善恶判断,确定其道德价值,从而起到扬善抑恶、弘扬社会正气的效果,是表明褒贬态度的一种医德活动。医学道德评价主要包括两种类型:①社会评价是指除当事人外的组织或个人对医疗行为做出道德价值判断。②自我评价是医务人员对自身的医疗行为进行道德价值判断。因此,医学道德评价既有社会对医务人员的外在道德评价,也有医务人员对自身行为的内在道德评价。这两种评价相互联系,相互影响,共同作用。相对来说,自我评价比社会评价更为深刻、更为彻底。

2.医学道德评价的意义

医学道德评价主要包括以下三方面意义:

(1)医学道德评价对医务人员的意识和行为起着价值导引作用,使医务人员能够明辨是非善恶,从而自觉地规范和约束自身的行为。第一,医学道德评价是医务人员进行教育与自我教育的重要手段,是医务人员成长的动力机制,它能够不断地对医务人员的行为进行评判,有利于提升道德品质,完善道德人格,完善道德自我,促进个人成长。第

二,医学道德评价能促使医务人员的内在道德评价与社会的外在道德评价相一致,给个人深深打上社会化的烙印,促使医务人员把社会的道德期望转化成内在的自觉自愿追求,转化成内在的道德品质,以全力提高医务人员的道德认知水平。第三,医学道德评价能促使医务人员以自身的道德实践,推动医学道德观念的革新。

(2)医学道德评价能够在医疗机构营造积极向上、健康和谐的氛围,推动医疗机构规范管理与发展,真正成为人民群众生命健康的守护神。医学伦理评价为医疗机构优化医疗管理提供了重要保证,成为优化医疗管理的持久内驱力。

(3)医学道德评价有利于促进医学事业健康发展。医学技术发展与道德发展总是存在一定的不同步性,道德发展有相对滞后性,但并不意味着其会限制医学科学的发展,道德评价给医学科学发展指明方向。通过医学道德评价营造良好的道德舆论氛围,对医务人员形成外在的道德压力,使其做出正确的道德评价及认识,从而促进医学事业健康发展,为人民的生命健康保驾护航。

【案例 9-7】 2005 年度国家最高科学技术奖获得者——吴孟超

吴孟超(1922—2021),福建闽清人,是我国肝胆外科的开拓者和主要创始人之一。1991 年当选为中国科学院院士。吴孟超在 20 世纪 60 年代首创简便安全的肝脏外科手术新疗法——间歇肝门阻断切肝法,并突破肝脏禁区,成功施行中肝叶切除术。吴孟超是 2005 年度国家最高科学技术奖获得者,被誉为"中国肝胆外科之父"。2011 年 5 月,我国将 17606 号小行星命名为"吴孟超星"。2012 年 2 月,吴孟超被评为"感动中国 2011 年度人物"。

吴孟超院士热爱祖国,热爱医学事业。他医术精湛,医德高尚,在国际肝胆外科界享有较高威望。他教书育人,培养出大批肝胆外科专家。他年逾八十,仍然奋斗在医疗、教学、科研一线,为发展肝胆外科事业、更多地解除患者病痛而辛勤工作。

二、医学道德评价的标准

医学道德评价标准是指在衡量评价主体对评价对象所运用的参照系统或价值尺度。道德评价以善恶为标准。在医疗实践中,医学道德评价的标准主要有以下三条:

(1)疗效标准。现代医学的目的包括:预防疾病和损伤,促进和维护健康;解除由疾病引起的疼痛和疾苦;照料和治愈有病的人,照料那些不能治愈的人;避免早死,追求安详死亡。追求疗效,促进健康成为医患双方的共同目标。患者对医生的评价往往来自疗效,希望医生使自己尽快康复,希望治疗的效果最佳、耗费最少、损伤最小。疗效标准不断激励着医务人员提高业务能力,刻苦钻研医学,致力于提高自身的诊疗技术,孜孜不倦,精益求精,勇攀医学高峰,勇克医学难题。医疗机构要树立患者利益至上、以质量求生存的服务理念,狠抓质量管理,提高治疗水平,解除患者痛苦,促进健康。当然,对于疗效的追求不能只着眼于眼前,更应该考虑到长远,不能出现小病大治的情况,应切实维护患者的健康。

(2)经济标准。医疗行业的特殊性在于,它是社会保障政策所涉及的重要领域之一,

笔记

是一个涉及公益性的行业。在目前的医疗环境下,医疗机构和医务人员备受功利主义、人道主义和公益性的困扰。政府对医疗机构的投入有限,更多地要靠医院自我发展和自身盈利。医疗产业化诱导利益最大化,医院对科室,甚至医生个体都有创收的强制性规定,这是不符合医疗卫生公益性的导向的,是不符合患者利益的。以创收为导向会出现各种各样的医疗乱象,如大处方、过度医疗、多开检查、收红包和药品回扣等。过度医疗不仅浪费医疗资源,还违背患者利益最大化原则和医疗公益性。医生通过自身的医疗服务获取合理的报酬。医疗机构在给患者提供医疗服务中收取适当费用,促进医院积极引进新的医疗设备,完善硬件建设。

(3)社会标准。医疗行为在治疗患者疾病、增进其健康的同时,也可能给患者和社会带来负面的效应。在医疗行为中要考虑到技术适宜性、国民的风俗习惯、心理承受能力、宗教信仰等。不合时宜地采用某些技术,反倒会适得其反,达不到预期的效果,甚至会引发民众的逆反心理。要注重评估治疗所引发的社会后果,判断其是否有利于人类生存环境的保护和改善,是否有利于人类的健康和长远利益,是否有利于卫生事业健康有序发展。

疗效标准是医疗行为的内在基础和前提;经济标准是医疗行为的外在功利性特征;社会标准是医疗行为的社会适应性特点。这三个标准有时不完全一致。在医学道德评价中,往往只重视疗效标准、经济标准,而轻视乃至忽视社会标准的问题。医学道德评价中要追求评价的平衡,协调好医学伦理评价中的疗效标准、经济标准及社会标准的关系,促进三者之间的有机统一。这有利于对医疗行为做出客观公允的评价。

【案例9-8】 感动中国2004年度人物——桂希恩

桂希恩,1937年生于湖北武汉,武汉大学医学部传染病学教授、武汉大学中南医院感染科医生、中国艾滋病防治专家指导组成员、中国艾滋病高发区的最早发现者。因其在艾滋病教育、预防、关怀等方面的卓越成就,成为贝利马丁基金会颁发的2003年度贝利马丁奖唯一得主,感动中国2004年度人物。

2001年,他将5名艾滋病病毒感染者带到武汉大学中南医院做全面检查,却引发一些周围人群的恐慌。为了证明艾滋病不会通过普通接触传染,打消人群的顾虑,他将这5名患者带到家里同吃同住。被媒体报道后,桂希恩广受赞誉,此后致力于艾滋病的预防工作。桂希恩教授是中国战斗在艾滋病防治与控制工作战线上的杰出代表,从他身上可以看到我国预防和控制艾滋病所取得的成就。

他清贫而充实,温和而坚定。仁者的责任让他知难而上。他让温暖传递,他让爱心汇聚,直到更多的人向弱者张开双臂,直到角落里的人们看到春天。他不惧怕死亡,因为他对生命有博大的爱。(感动中国2004年度人物颁奖词)

三、医学道德评价的依据

在医学实践中,医务人员的行为都是由一定的动机或目的产生的,并在相应手段下进行,产生一定的行为效果。无论是行为的动机还是效果,目的还是手段,都可以使用不同的标准进行衡量。换句话说,评价标准渗透于评价依据中。有了科学的评价标准,还

笔记

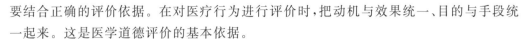

要结合正确的评价依据。在对医疗行为进行评价时,把动机与效果统一、目的与手段统一起来。这是医学道德评价的基本依据。

1.动机与效果

动机是指人们的行为趋向一定目的的主观愿望和意向。效果是指人们的行为所造成的客观后果。任何行为都是行为者在一定的动机支配下实施并产生某种效果的过程。在行为中,行为者把内在的动机外显为外在的效果。从伦理学的发展历史来看,其存在两大派系之争,即唯动机论和唯效果论。唯动机论认为,只要动机好,行为就是善的。行为的善恶完全可以根据动机的好坏来判断。医生给患者治疗,既可能是出于体现自身人生价值的意图,出于减轻患者痛苦的意向,或者出于谋取私利的考虑,也可能是出于成名成家的考虑。唯效果论认为,只要效果好,行为就是善的,行为是否善完全可以根据效果的好坏来判断。医疗中出现的技术性伤害,并不完全是医务人员责任心不强,动机不纯造成的,也可能是技术本身的缺陷所带来的。

在通常情况下,动机与效果是统一的。好的动机会产生好的效果,坏的动机会产生坏的效果,但动机与效果之间并不完全呈现一一对应的关系,有可能出现坏动机与好效果、好动机与坏效果的情况。无论是唯动机论还是唯效果论,都是评价不全面甚至错误的,它们都只是抓住行为的某一方面,以偏概全,把复杂问题简单化,不能形成科学的评价结论,不能科学地引导行为。唯动机论式的医学道德评价因为缺少了客观效果而使评价表现出主观臆断性;唯效果论式的医学道德评价因为缺少了主观动机而使评价表现出机械性。动机中可能好坏并存,效果中也可能好坏并存,需要具体情况具体分析,把动机与效果辩证统一到行为过程中去评价。

2.目的与手段

目的是指个体经过自己的努力后所期望达到的目标。手段是指达到这目标所采取的各种措施、途径和方法。实践是主体对客体改造的对象性活动,拥有某种目的的主体借助一定的手段对客体进行改造。目的和手段的选择不是随心所欲的,而是受制于客观的社会历史条件。

任何行为都是行为者为了一定的目的而采取某种手段的过程。目的与手段相互联系,密不可分,互相转化,对立统一。人们总是从一定的目的出发创造性地使用手段,手段是实现目的的途径。离开了手段,目的就会缥缈不定。任何一个行为都会蕴含一定的目的,要正确解读出隐藏在行为背后的目的。使用一定的手段是为了实现一定的目的,同时,实现了的目的又可能成为另一个目的的手段。目的制约手段,制约了可供选择的手段的范围。人们不能随心所欲地选择手段,手段的选择必须有利于目的的实现。医务人员所选择的医疗手段应该有利于实现维护患者生命健康权益的目的。目的能否实现,以及实现到何种程度,都受到手段的影响。选择手段要在国家法律法规和社会伦理道德所允许的范围内进行。手段合适与否影响到目的能否实现。

在目的和手段的关系问题上,必须坚决反对唯意志论和实用主义。唯意志论和实用主义把目的看作是纯主观意志和内部心灵的产物。为了这种主观目的来摆布和创造现实,又根据实用主义的方便性原则来采取手段,即为了目的而不择手段。我们要反对"只问目的,不择手段"的原则,认为如果要求的手段是不正当的,目的也就不是正当的,手段

笔记

的卑鄙正好证明了目的的卑鄙。不能以手段证明目的,也不能以目的证明手段。目的论与手段论把目的与手段割裂开来,各有偏颇。

总之,在评价医疗行为的目的与手段的道德是非时,要坚持目的和手段的辩证统一,采用的医疗手段应完全符合为患者和社会利益服务的目的。在医学道德评价中既要看其是否选择正确的目的,又要看其是否选择适合的手段,只有这样才能做出科学的评价。

【案例9-9】 魂归雪域,用生命诠释"医者仁心"

赵炬,安徽滁州市中西医结合医院的一名口腔科医生,1975年出生于滁州全椒县农民家庭,毕业于安徽医科大学口腔专业,2000年回到家乡医院,一直从事口腔临床一线工作。

2016年7月,安徽省组建第六批组团式援藏医疗工作队,早有援藏意愿的赵炬主动报名参加。从医十多年,他勤勉尽职,用高尚的医德、优质的服务,赢得患者、同事的交口称赞;省里组织援藏医疗队,他主动请缨,志愿将精湛的医术送去边疆;在生命的最后,他又捐献全身可用器官,及时救助需要的患者,让别人的疾病得到治疗,让自己生命的火炬在他人身上延续。医者仁心,赵炬用一生诠释"救死扶伤"的神圣使命。

二维码9-11　网络资源:援藏医生赵炬:让生命延续

https://tv.cctv.com/2016/09/29/VIDELOOTSeyRbWMtSvMHNE7t
160929.shtml

二维码9-11

观后感:

四、医学道德评价的方式

道德评价是依据一定社会或阶级的道德标准对他人和自己的行为进行善恶、荣辱、正当或不正当等道德价值的评论和断定。通过赞扬、褒奖或批评、谴责,激励人们扬善弃恶。医学道德评价是医疗实践的重要内容。

医学道德评价方式与一般道德评价方式是相同的,主要包括社会舆论、传统习俗、内心信念。前两者是来自社会的客观评价,后者是来自自我的主观评价。如果社会舆论、传统习俗体现了道德他律,那么内心信念则体现了道德自律。如果说前者是外在的道德法庭,那么后者则是内在的道德法庭。医学道德评价要把社会舆论、传统习俗和内心信念结合起来,形成内外并举的道德评价机制。道德评价利用人们赏怀畏罚的心理,促使行为主体有则改之,无则加勉。通过道德评价,激励先进,鼓励后进,共同成长。因此,三者相互补充、相辅相成,在医学道德评价中缺一不可。

1.社会舆论

社会舆论是指社会群体对某些人或事的整体性的评价意见或评价态度。社会现象、公众和意见是社会舆论三要素。社会舆论是大众意见的集合,支撑意见的是蕴含于其中的价值标准和价值选择,价值向度是社会舆论引导的魂之所在。社会舆论将价值观传播置于舆论引领的核心地位,引导社会的是非观、善恶观、荣辱观等。通过社会舆论促使个体明辨是非,知荣明耻,对个体的行为进行道德评价,形成一定的舆论和行为导向,从而达到止恶扬善,弘扬社会正气的效果。社会舆论通过这样的机制,不断地监督、调整和纠正医务人员的行为,形成良好的医德医风。社会舆论具有外在的道德审判作用,医务人员无时无刻不置身于社会舆论的道德审视之下,受到外在的道德评价和内在的良心监督。社会舆论反映人心的向背,影响着人们的意见和行为,在形成社会风气方面具有不可估量的影响。

2.传统习俗

传统习俗是在社会生活中形成的、历史积淀而成的一种稳定的心理和行为倾向。传统习俗是历史遗留的,一旦形成,就会起到约定俗成的作用。人们对善恶的评价深受传统习俗的影响。传统习俗具有两重性,存在着新与旧、进步与落后、积极与消极相对立的两面,具有历史性的传统习俗呈现良莠不齐、好坏并存的特点,如"身体发肤,受之父母"的传统观念不利于器官移植的开展。医务人员要顺应形势所需,吸收优良成分,去除不利因素,继承和发扬优良传统习俗。加强医学伦理建设,要结合传统习俗,在吸收合理养分的前提下,抛弃陈风陋俗,推陈出新,使传统习俗在发扬中永葆青春与活力。只有这样,才能发挥出传统习俗在医学道德评价中的作用。

3.内心信念

内心信念是人们依照一定的道德原则、规范和准则形成的道德信念对自己的行为进行自觉的肯定或否定,是发自内心的对道德义务的信仰和强烈责任感,是对自己行为进行评价的内在精神力量。道德能否发挥作用,源于人的道德内省机制。缺少了内在的道德良知法庭和敬畏之心,人的行为将变得无所顾忌。人不但要对他人负责,而且要对自己负责,对得住自己的道德良知。内心信念能把道德他律内化成道德自律并转化成一种无意识的行为,无论有没有外在监督,人们都会自觉自愿地履行。如果一名医务人员将维护患者利益、治病救人内化成内心信念,那么一旦患者没有救好,就会产生强烈的内疚感。内心信念是对外在规范的内在认同,表现了个体的道德自觉,不随波逐流,不迷失自我,而是坚守道德情操,坚守精神家园,不断地完善道德自我。

【案例9-10】 感动中国2013年度人物——胡佩兰

胡佩兰,女,解放军3519职工医院和郑州市建中街社区卫生服务中心坐诊医生。1944年,胡佩兰毕业于河南大学医学部,70岁时才从郑州铁路中心医院妇产科主任的位置上退休。退休后,她一直坚持坐诊。胡佩兰生活节俭,舍不得在自己身上多花一分钱,但她经常大方地给患者垫付医药费。她还拿出微薄的坐诊收入和退休金,捐建了50多个"希望书屋"。

笔记

感动中国 2013 年度人物颁奖词：技不在高，而在德；术不在巧，而在仁。医者，看的是病，救的是心，开的是药，给的是情。扈江离与辟芷兮，纫秋兰以为佩。你是仁医，是济世良药。

二维码 9-12　网络资源：感动中国 2013 年度人物：仁医胡佩兰
https://tv.cctv.com/2014/02/12/VIDE1392179484610160.shtml

二维码 9-12

五、医学道德评价的方法

1.自我评价法

自我评价是指医务人员根据一定的道德评价标准、原则和规范等评价体系，对自己进行的一种自我认识、自我判断、自我评价。自我评价是医务人员对自身的道德进行评价，在这个过程中医务人员既是评价的主体，又是被评价的客体。医务人员的自我评价的内在动力是他们的内心信念。内心信念是医务人员对自己的行为进行判断的主导力量，是医务人员个人精神生活的道德向导，对医务人员个人从事医疗卫生事业工作具有巨大的推动作用和调节作用。

医务人员职业道德的自我评价是提高医务人员职业水平不可缺少的重要环节。医务人员在运用自我评价法时，需要不断提高自我评价能力：一方面是形成强烈的内心信念；另一方面是要求医务人员在思想上重视，提高认识，认真对待评价工作。

2.患者评价法

患者评价是指在医疗活动中，患者依据一定的道德评价标准、原则和规范等评价体系对医务人员的行为予以判断的一种道德评价方式。患者评价实际上也是一种社会评价，但它是一种特殊的社会评价，这是由医务人员与患者的特殊关系所决定的。患者评价会受到个人喜好、需求、就医体验和医务人员服务态度、看病流程以及疗效标准、经济标准、社会标准等多方面的影响，这种评价具有很强的主观性。

二维码 9-13　学生情景剧优秀视频《交易进行时》
（临床医学专业胡颖颖团队）

二维码 9-13

学生情景剧优秀视频《交易进行时》（临床医学专业胡颖颖团队）

团队成员分工：

导演、编剧、剪辑：胡颖颖

摄影组：王涛、余佳陈　道具组：楼源远、王睿、王轲瑜

配乐组：郑子悦、严吉、金瑜

演员：胡颖颖——抢救医生　金瑜——胡医生同事

陈智涛——移植医生　王涛——陈医生同事

楼源远——移植科主任　严吉——院长

余佳陈、王轲瑜——警察　郑子悦、王睿——患者家属

笔记

观后感：

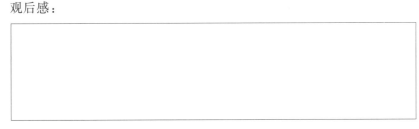

3.社会评价法

社会评价法是指行为当事人之外的个人或组织根据医务人员职业道德规范,对医务人员的道德状况做出评价的一种方法。社会评价法主要是通过社会舆论对医务人员的道德进行评判。社会舆论评价的内容多样,如政治舆论、经济舆论、道德舆论等。运用社会舆论的方法对医务人员职业道德进行评价是必需的;一方面,我们每一个人都生活在一定的社会当中,每个人的思想和行为都受到社会舆论的监督,医务人员也不例外;另一方面,通过社会舆论的评价,可以使医疗机构和医务人员及时获得来自各方面的信息,为医疗机构和医务人员认清自己的优缺点,提供可靠的依据。同时,在运用社会舆论的方法对医务人员职业道德进行评价的过程中,首先要广泛收集来自各方面的舆论,充分占有大量的信息;其次要正确地分析、处理和评价这些社会舆论;最后要重视有组织的、自觉的社会舆论对医务人员职业道德的评价。

【案例 9-11】　梁益建——推诚结仁爱

梁益建是成都市第三人民医院医生,国内首屈一指的极重度脊柱畸形矫正专家。他不仅为患者治病,还处处为患者省费用,更常为贫困患者捐钱,四处化缘募捐。2014 年他的团队开始与公益基金合作,推动社会人群参与公益活动,已帮助近 200 名患者。他用两根支架矫正患者的脊柱,一根是妙手,一根是仁心。

感动中国 2016 年度人物颁奖词:梁益建,推诚结仁爱。自谦小医生,却站上医学的巅峰,四处奔走募集善良,打开那些被折叠的人生;你用两根支架矫正患者的脊柱,一根是妙手,一根是仁心。

第三节　医学道德教育

一、医学道德教育的概念和特点

医学道德教育,是指医学教育机构、医疗卫生机构依据医学伦理学的基础理论和医学职业道德原则、规范等,对医学生或医务工作者有目的、有组织、有计划、有步骤地进行系统的医学道德影响的实践活动。医学道德教育是医学伦理实践的重要形式之一,是医务人员提高职业道德素养和伦理决策能力的关键性途径。通过医学道德教育,医务人员可将外在医学道德规范转化为内在需求,自觉践行良好职业道德行为。

医学道德教育的特点包括理论性与实践性的统一、长期性与渐进性的统一、同时性

笔记

与层次性的统一。

1.理论性与实践性的统一

任何一个学科都有自身理论内容,只有充分掌握其理论内涵,才能更好地指导实践。医学道德教育要让受教育者掌握和理解医学道德理论、原则和规范等,在学习和实践中不断提升医学道德的理论素养,用医学道德理论去分析和解决临床实践中的伦理问题。同时,实践是理论的基础,是理论的出发点和归宿点,对理论起到决定性作用。临床实践中伦理问题甚至难题,需要用医学道德理论去分析、判断和决策,并进行指导解决,如患者的隐私权和知情同意问题、辅助生殖技术应用伦理问题、基因编辑婴儿事件等。因此,医学道德教育具有理论性与实践性相统一的特点。

2.长期性与渐进性的统一

人是道德和情感的存在体。医学道德教育不仅是道德理论知识的传授,更是道德情感内化和良好行为习惯的培养。医务人员道德信念和道德行为习惯的养成绝不是短时间就能实现的,会受到自身、社会环境的不间断影响,需要医务人员在医学实践中反复认识和检验。医学道德教育有自身的规律和特点,分医学生在校和毕业后临床实践阶段,不同阶段可以用不同形式进行医学道德教育,不断深化对医学道德知识的认识,锤炼道德意志,坚定道德信念。同时,由于个体道德素养差异和外界环境影响不同,需要在长期的医学实践中不断明辨是非和善恶,循序渐进进行医学道德教育,培养医者精神,把医学道德教育长期性和渐进性统一起来。

3.同时性与层次性的统一

理论上讲,医学道德教育的各个环节有前后顺序。由于个体差异,实践中可能并不能严格按顺序进行,更多可能同时进行。通过医学道德教育,提高受教育者医学道德认识的同时也可伴随深化医学道德情感,坚定医学道德意志,确立医学道德信念,形成良好行为习惯。良好医德行为的养成反过来可以促进加深对医学道德的认识,内化情感,克服困难和诱惑,形成坚定的医学道德理想信念。医学道德教育诸环节是相互联系、相互影响的。开展医学道德教育不能仅仅从某个方面着手,而应该从多方面、分层次入手,因人、因时、因地进行针对性施教,如医学道德知识匮乏者,要加强医学道德认知教育;对医学道德意志薄弱者,要增强医学道德意志锻炼等。医学道德教育要坚持同时性和层次性相统一。

二、医学道德教育的过程

1.提高医学道德认识水平

正确的医学道德认识对医学实践起着积极的促进作用,反之会起到阻碍作用。通过医学道德教育,让受教育者掌握医学道德理论、原则和规范等,提升自身的道德素质。没有正确的医学道德认识,就无法形成良好的医学道德行为和习惯,严重影响个人道德修养和医学伦理决策能力。

2.培养医学道德情感

医学道德情感是医务人员对卫生事业和服务对象所持的态度和内心体验,形成的一种爱憎分明、善恶分明的强烈道德感情,主要包括同情感、责任感和事业感。培养医务人

笔记

员道德情感,具有同理心,能设身处地为患者着想,关心体贴患者,在紧急情况下,不计个人得失,勇担责任,敢冒风险,救死扶伤,为患者谋利益,为我国卫生事业发展奋斗终身。医学道德情感形成对医学道德行为起到调节和推动作用。

3.坚定医学道德意志

人类对疾病的认识是有限的,医务人员履行道德义务时,总会遇到各种困难与障碍。在困难和障碍面前,需要有克服各种困难和排除障碍的坚强毅力和坚持决心。医学道德意志的培养,要在长期的医学实践中自觉修养、刻苦磨炼。一个有顽强的医学道德意志的人,在任何困难条件下,都能抵制外部的腐蚀、引诱和压迫,坚持道德原则,保持高尚的道德和节操;而道德意志薄弱的人,则往往违背良心,做出不道德行为。

4.确立医学道德信念

医学道德信念是一种发自内心对卫生事业的真挚信仰和强烈责任感,它在医学道德品质形成中居主导地位。医学道德信念的形成不是自发的,而要经过长期、自觉修养和锻炼形成的。一旦正确的医学道德信念形成,就会有稳定性与一贯性的医学道德行为,就能正确履行职责,坚持生命至上、救死扶伤的理念,引导医务人员确立以患者为中心和为卫生健康事业服务的信念。

5.养成医学道德行为习惯

医学道德教育的最终目标和归宿是养成医学道德行为习惯,而这种道德行为习惯是不受任何意志约束和监督自然表现出来的稳定行为。医学道德行为习惯是在长期的医学实践中形成的,特别是面对高新技术广泛应用于临床,医学道德的内涵不断延伸,需要医务人员及时掌握医学道德新内涵,用来指导医学实践,转化为稳定的医学道德行为习惯。

医学道德教育主要包括提高医学道德认识、培养医学道德情感、坚定医学道德意志、确立医学道德信念和养成医学道德行为习惯五个方面,提高医学道德认识是基础,培养医学道德情感是条件、坚定医学道德意志是历练、确立医学道德信念是保证、养成医学道德行为习惯是目的,这些方面相互联系、相互促进、相互制约,共同构成医学道德教育的全过程。

三、医学道德教育的方法

1.理论与实践相结合

理论与实践相结合是医学道德教育的基本要求和推进方向。通过医学道德教育,让受教育者掌握道德理论、原则和规范等,增强道德判断能力,能分清是非、辨明善恶,形成正确的道德观。医学道德教育不是纯粹理论教育,也需要在医学实践中培养受教育者的道德观,检验道德观是否正确。医学道德理论如果脱离医学实践,就像无根之树和无水之井,是没有生命力的。通过医学实践中的真实案例和场景,让受教育者在实践中体验医学道德情感,构建崇高的医学道德人格,激发受教育者的责任感和使命感,践行医者精神。

2.榜样示范与舆论扬抑相结合

榜样的力量是无穷的。通过榜样典型示范作用,推动全社会形成见贤思齐、崇尚先进、争做典型的良好氛围。正面典型能引人向上,起示范作用;反面典型则敲响警钟,要坚决打击。

【案例 9-12】 记全国抗击新冠肺炎疫情先进个人林群英

莆田学院附属医院的林群英主任医师是全国知名的肺科专家,是享受国务院政府特殊津贴人员,担任莆田市疫情防控医疗救治组首席专家。2020 年,新冠疫情暴发,林群英带领医护团队,成功治好福建省第一例新冠肺炎患者。2020 年 9 月 8 日,在全国抗击新冠肺炎疫情表彰大会上,林群英荣获"全国抗击新冠肺炎疫情先进个人"称号。在莆田三次抗击新冠肺炎疫情工作中,林群英把如山的责任扛在肩头,用自己的奉献和大爱,守护着人民群众的生命安全和身体健康。她义无反顾,毅然决然坚守在抗疫最前线,勇担使命,用大爱真情诠释医者精神,用实际行动践行着共产党员的初心使命。

问题:本案例中医生的做法给你什么启示?

回答:

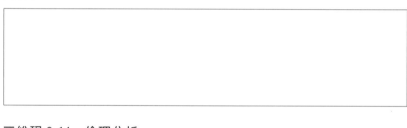

二维码 9-14

二维码 9-14 伦理分析

3.个人表率与集体影响相结合

"师者为师亦为范,学高为师,德高为范"。这是对教师提出要求,教师自身不仅要德高,而且要垂范他人,使他人之德,得以形成。教师的言传身教是最有说服力的教学方法,他们的言行举止、个人表率作用对医学生和医务人员的德行会产生直接的影响,特别可以帮助年轻学生扣好人生的第一粒扣子,成为他们的好朋友和引路人。

在医德教育过程中,还要充分考虑集体对其个体成员的影响作用。个体是集体的一部分,集体中成员互相依赖和支持,集体会影响个体的行为方式和习惯,医德风气良好的集体对个体的影响是正向的、积极的,能树立以患者为中心理念,把患者利益放在首位,不断提升个体的职业素养,更好为健康中国服务;反之,可能出现各种自私自利、损公肥私等损害患者的行为,甚至违法犯罪行为。

导入案例评析

(1)何为大医?

所谓"大医"应有高尚的医德、精湛的医术、服务的艺术、同理的关怀,要善于发挥患者的积极性,取得家属的合作,能提高治疗效果,有利于患者康复,道德修养达到一种崇高境界的医者。

(2)**大医道德境界是什么?**

大公无私是医学道德品质体系的最高境界。具有这种医学道德境界的医务人

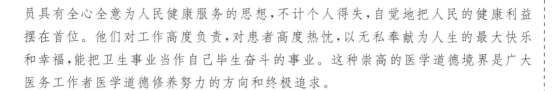

员具有全心全意为人民健康服务的思想,不计个人得失,自觉地把人民的健康利益摆在首位。他们对工作高度负责,对患者高度热忱,以无私奉献为人生的最大快乐和幸福,能把卫生事业当作自己毕生奋斗的事业。这种崇高的医学道德境界是广大医务工作者医学道德修养努力的方向和终极追求。

能力与知识拓展

1.通过各种渠道,如感动中国(http://news.cctv.com/special/gdzg2016/)、寻找最美医生(http://tv.cctv.com/yxg/tbjm/xzzmys/index.shtml)等下载相关材料,了解医务人员的大爱,宣传社会正能量。

2.阅读书目

(1)阿图·葛文德.医生的精进:从仁心仁术到追求卓越[M].李璐,译.杭州:浙江人民出版社,2015.

(2)丘祥兴.医学伦理学[M].2版.北京:人民卫生出版社,2003.

(3)丁维光,肖健.医学伦理学[M].北京:科学技术文献出版社,2018.

(4)孙慕义,边林.医学伦理学[M].4版.北京:高等教育出版社,2022.

(5)赵秉昊,杨淑玲.医学生思想道德修养[M].北京:科学出版社,2000.

3.关键概念

(1)道德修养(moral cultivation);

(2)道德评价(moral evaluation);

(3)道德教育(moral education)。

实训与实践指导

1.鉴赏《医魂传承》视频,书写观后感

二维码 9-15　高校"医魂传承"主题微电影

观后感:

二维码 9-15

2.撰写文章书信

发给社会组织、媒体和个人,用文字宣传和歌颂医务人员的先进典型,在社会上传播正能量,展现医疗卫生工作人员爱岗敬业、无私奉献、德技双馨、服务人民的良好形象,大力弘扬"敬佑生命、救死扶伤、甘于奉献、大爱无疆"的医疗行业职业道德。

3. 阅读外文资料，书写读后感

二维码 9-16　音频：The Blackwell Guide to Medical Ethics
（录音者：徐天媛）

二维码 9-16

【案例 9-13】　The Blackwell Guide to Medical Ethics

Seeing medical ethics from the perspective of a commitment made to society to guide medical practice by profession-wide standards of care has two important consequences.

First，it implies that clinician decisions must be informed by professional judgment，not personal judgment. Although peer judgment is largely irrelevant in personal morality，peer judgment is crucial in medical ethics. Patients and society rely upon physicians to provide treatment according to that standard and，for the most part，they cannot know enough about their doctors'personal values to choose them on any other basis. Thus，when a patient with decisional capacity requests，for instance，that a life-sustaining ventilator be disconnected，or desires a surgical procedure that an individual physician finds too disfiguring，or asks for birth control or pregnancy termination，the doctor is required to set aside personal values and refer to the Ethical Standard of Care in deciding how to proceed.

The second implication is that becoming a doctor is a moral commitment to give priority to the Ethical Standard of Care over personal values. Becoming a doctor is，therefore，also ceding authority to professional judgment over personal preference. Someone who is not prepared to make that commitment and practice medicine according to the professional standard should choose another livelihood in which such conflicts will not arise. Appropriately，the conscientious objector who takes seriously both her personal values and the obligations of medicine would be willing to pay the price of her commitments rather than ask others to bear the weight of her convictions.

读后感：

笔记

形成性评价

第一节　医学道德修养

【经典例题】

例 1.**不属于**医学道德修养内容的是　　　　　　　　　　（　　）

A. 树立正确的医德认识,在实践中进行医德品质的培养

B. 认真学习医学伦理学知识,提高医德理论修养

C. 在医疗实践中以医德原则和规范要求自己,提高认知修养

D. 学习国家医疗体制改革文件,提高卫生政策修养

E. 以正确的医德思想克服旧的道德观念的影响,提高医德信念修养

【实战训练】

1. 提高自身道德素质的途径是　　　　　　　　　　　　　（　　）

A. 通过内心信念　　　　　　　B. 通过自我道德教育

C. 通过自我道德修养　　　　　D. 通过自我道德评价

E. 以上都是

2. 内心信念是　　　　　　　　　　　　　　　　　　　　（　　）

A. 人生下来就有的

B. 自己"反思"的结果

C. 一种"绝对精神"在个人身上的显现

D. 发自内心的对事业、对人生的深刻认识和坚定信念

E. 内心认识的变化,是看不见、摸不着的

(3～5题共用答案)

A. 社会舆论　　　　B. 法律法规　　　　C. 医疗标准

D. 成才　　　　　　E. 大公无私

3. 在上述各项中,属于医德修养境界的是　　　　　　　　（　　）

4. 在上述各项中,属于医德修养目标的是　　　　　　　　（　　）

5. 在上述各项中,属于医德评价标准的是　　　　　　　　（　　）

第二节　医学道德评价

【经典例题】

例 1. 医学道德评价的方式有　　　　　　　　　　　　　（　　）

A. 内心信念　　　　B. 社会舆论　　　　C. 传统习俗

D. 以上都是　　　　E. 以上都不是

笔记

【实战训练】

1. 医学道德评价的方法有　　　　　　　　　　　　　　　　　　（　　）

A. 患者评价法　　　　B. 社会评价法　　　　C. 自我评价法

D. 以上都是　　　　　E. 以上都不是

2. 正确把握医德评价依据的观点是　　　　　　　　　　　　　　（　　）

A. 动机论　　　　　　B. 效果论　　　　　　C. 目的论

D. 手段论　　　　　　E. 动机与效果、目的与手段统一论

3. 某大医院眼科医生第二天要为一位患者做角膜移植手术,当天晚上发现准备的角膜不见了,若患者第二天做不了手术,将有完全失明的危险,于是该医生到医院太平间偷偷摘取了一位刚刚死亡的患者的角膜。第二天,手术很成功。但不久,死亡患者的家属发现角膜不见了,状告了该医生。关于这起案件,下列哪些医学道德评价是正确的　　　　　　　　　　　　　　　　　　　　　　　　（　　）

A. 该医生的行为无可厚非,道德评价值得肯定

B. 该医生为了抢救患者才摘走角膜,他的临床伦理决策没有错误,值得提倡

C. 该医生的行为符合道德评价标准

D. 该医生的行为有利于患者,但必须征得死者家属同意,实现行为手段和目的的一致性

E. 该医生的行为是被器官供不应求的残酷现实所逼,要怪只能怪社会

第三节　医学道德教育

【经典例题】

例1. 医学道德教育包括哪些要素　　　　　　　　　　　　　　　（　　）

A. 认识、情感、意志、信念、行为习惯　　　B. 认识、情绪、意志、信念、行为习惯

C. 认识、情感、情绪、信念、行为习惯　　　D. 认识、情感、能力、信念、行为习惯

E. 认识、情感、意志、能力、行为习惯

【实战训练】

1. 2020年9月,国家表彰在抗击新冠肺炎疫情中做出突出贡献的个人和单位,并进行大力宣传,号召全社会学习,所根据的医学道德教育方法是　　　　（　　）

A. 理论与实践相结合　　　　　B. 榜样示范与舆论扬抑相结合

C. 个人表率与集体影响相结合　D. 长期性与渐进性相结合

E. 同时性与层次性相结合

二维码9-17　形成性评价:参考答案

二维码9-17
（郑金林）

第十章

卫生经济与医院管理伦理

学习目标

◇ 知识目标:了解卫生经济伦理的概念和医疗改革现状,熟悉卫生经济的伦理依据、医院管理伦理的含义、人工智能的概念,掌握卫生经济伦理、医院管理伦理原则、医学人工智能应用的利弊分析。

◇ 能力目标:具备理论联系实际、独立思考和分析问题能力。

◇ 情感目标:关注医改,认识医疗卫生的道德属性,培养社会责任感,增强医疗人文精神。

◇ 课程思政目标:用联系和发展的眼光看问题,加强学法、尊法、守法意识,遵守社会主义核心价值观。

导入案例

【案例 10-1】 "伦理查房"

上海曙光医院医学伦理委员会于 2003 年在全国首推"伦理查房",多年来坚持执行并不断完善,以主动介入的方式预防和处理不规范的医疗行为,从伦理学角度保证患者的权利,并对医疗实践活动中医务人员的伦理学考量起到监督、约束和指导作用。通过"伦理查房",医院弘扬了医学伦理道德,"伦理查房"逐渐成为医院文化的一个特色品牌。2004 年中央电视台一套《焦点访谈》节目播出了关于"伦理查房"的专题采访,此后"伦理查房"先后获得了上海市卫生系统精神文明创新奖、上海市社科学会特色活动奖、全国医学人文管理荣誉奖和全国卫生系统医院文化建设创新奖等荣誉。

(http://www.jkb.com.cn/localnews/shanghai/2012/0308/298423.html)

问题:推行"伦理查房"对医院伦理管理有何作用?

回答:

主要知识点

第一节　卫生经济伦理

一、卫生经济伦理概述

1.卫生经济伦理的概念

卫生经济伦理,简单说来就是研究和解决卫生经济活动与道德之间的关系。它以生命伦理学理论为基础,以卫生经济活动为研究对象,运用经济伦理学理论、方法和知识,对卫生经济行为进行审视和评价,并通过相关学科的研究,指明维护和增进人类健康的卫生经济行为的基本价值定向和伦理选择。它以患者和公众享有医疗、保健、健康权利为核心,从伦理学角度去评价所有卫生经济学领域的决策的道德价值。效率与公平、卫生资源配置、药品供应、经济效益与社会责任等问题是卫生经济伦理必须涉及的问题。

2.卫生经济的伦理依据

(1)人道主义。人道主义是医学的优良传统和根本原则,反映了医学的根本性质和宗旨。恢复和促进健康、解除痛苦、提高生命质量是医学永恒的目标和根本任务,这是由医学的性质决定的,是医学的根本方向,任何其他的目标都必须服从这一根本目标。

(2)公正论与公益论。公正的内涵是公平和正义。社会公正体现了对所有社会成员的人格和权利的平等尊重。公益论着眼于社会和人类的整体利益,强调维护每一个社会成员的当前利益和长远利益。

(3)义务论与功利论。义务论强调责任,强调行为的动机应依据一定的原则。卫生经济政策的制定要坚持人道主义的义务观,始终把为人民的身心健康服务,增进人类的健康作为自己的根本责任和行为的起点。功利论强调行为的结果,并依据行为结果的利与弊来确定行为的正当性。制定卫生经济政策既要坚持医学人道主义的义务论,也要考虑医学行为的功利结果。

二、卫生经济伦理原则

1.公益性原则

卫生事业是一项社会公益性福利事业,选择和制定卫生经济政策,必须首先坚持公益性原则,这是合理配置卫生资源最基本的道德要求,也是衡量一种卫生经济政策的道德尺度。公益性原则,就是从社会和人类的利益出发,公正合理地配置卫生资源及公正合理地解决医疗实践中出现的各种利益矛盾。它不仅要求有利于当代人的健康利益,使人人得以享受医疗卫生保健,还要求有利于人类及其后代,有利于生存环境的改善,有利于医学的发展。

2.公正原则

卫生经济政策涉及社会成员各方的关系,涉及他们的眼前利益与长远利益、局部利益与整体利益之间的关系,涉及国家、集体、服务提供者、服务享受者之间的权利与义务。

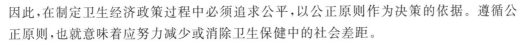

因此,在制定卫生经济政策过程中必须追求公平,以公正原则作为决策的依据。遵循公正原则,也就意味着应努力减少或消除卫生保健中的社会差距。

3.效益合理性原则

效益合理性原则就是坚持最有效地、最合理地利用卫生资源,减少或杜绝资源浪费,这既是卫生改革的经济要求,又是卫生改革的道德要求。目前,各国均感受到了卫生资源的紧缺,但同时普遍存在卫生资源的浪费。要克服这种卫生资源的浪费现象,迫切需要解决四个方面的问题:①增强卫生保健提供者和享受者合理有效地运用卫生资源的意识;②改进卫生费用支付的方式,使卫生费用的支付成为合理运用卫生资源的关卡;③采取切实可行的措施控制高新技术的不合理应用;④强化生命质量价值意识。

第二节　医院管理伦理与医疗改革

【案例 10-2】　烫伤孩子的艰难送医路

刘某夫妇带着被开水烫伤的孩子赶到某市第一医院急诊,因未带 2 万元现金,医院拒绝接诊。随后夫妇俩从朋友处借得 5000 元赶到了市建工医院,建工医院以没有烧伤科为由推荐他们去省人民医院。在省人民医院,刘某得到的答复是医院没有床位,可对患儿做简单包扎,但到别的医院还得拆开,建议另找医院。随后刘某等赶到距省人民医院 10 多公里的某医科大学附属医院,依然没有床位。值班医生开了个条子,让他们到某军区总医院。奔波几十公里,跑过 4 家坐落在某市不同方位的医院后,孩子烫伤已 4 个多小时,抵达军区总医院时,已奄奄一息,最终于凌晨 4 时 50 分因严重脱水、休克而亡。

问题:上述医院是否应该承担患儿死亡的医疗责任? 试从医院管理伦理角度进行分析。

回答:

二维码 10-1　伦理分析

二维码 10-1

一、医院管理伦理

1.医院管理伦理的概念

医院管理是遵照医院工作的客观规律,运用现代科学管理理论和方法,对医院系统内的各项相关要素进行计划、组织、指挥、控制和协调,以保证完成医院的各项工作任务。

医院管理伦理是依据医学伦理原则,研究医院管理活动中的道德现象。研究的目的是通过对医院管理伦理内涵的分析,从而确定医院管理伦理的原则,使医院管理在价值标准、管理目标、管理方式等各方面体现医学的道德精神。

2.医院管理伦理原则

(1)以患者为中心。患者是医院服务对象的主体,在医院管理过程中,医院要以患者为中心,坚持患者利益至上。在医院管理过程中,要把满足患者合理医疗保健需求和其他生活需求作为医院管理工作的着眼点。在医疗服务中,要充分考虑到患者的各种利益,处理好患者自身各种利益之间的关系,努力促进医患双方利益的平衡和协调。

(2)公平和效率相统一。公平是指医院管理中所涉及的个体都得到其应当得到的权利平等、机会平等、利益分配平等。效率是指医院应有效运转,能提供快速、高质量的医疗服务。公平和效率都是医院管理追求的目标。有了效率,才能使医院不断实现自身的发展,才能为更多的患者提供更加优质的医疗服务。只有个体之间的利益实现了公平的分配,才能保证医院整体运转的平衡和稳定。公平作为一种价值判断,反映了人们对利益的追求,直接影响着效率。

(3)以人为本。在医院管理过程中,以人为本要充分体现对服务对象和被管理对象的人格尊重,努力使其实现自身价值,也就是要能够最大限度地满足患者和医务人员的人性需求。对患者而言,以人为本要求在医院管理过程中把患者放在生物-心理-社会层面上多角度对其进行人性化关怀,在医疗服务中融入对患者的关心和尊重,在各个方面尽可能满足患者的各项需求,维护患者的利益。对医务人员而言,管理者的尊重是实施人性化管理的重要标准,是对他们自身价值实现的重要肯定。

(4)责、权、利相统一。医院管理中的任何一个主体要素在医疗实践中都有其责任和权利。如医生有为患者提供优质医疗服务的责任,有依法执业的权利,并通过医疗活动获得经济和其他利益。患者有配合医生治疗的义务,有获得优质医疗服务和医疗自主的权利,并获得健康、生命及经济等利益。在医院管理过程中要实现各方责、权、利的统一,不能只强调义务而忽视权利,或者强调权利而忽视义务。

二、人工智能伦理

随着医院信息化、智能化程度的日益提高,智慧医院管理正逐步从信息化向智能化方向发展,这有赖于信息技术和人工智能技术的快速发展。在科技信息蓬勃发展的新时代,人工智能技术将对我们实实在在的生命起到什么样的作用?应该如何看待人工智能机器人的存在?

1.人工智能的概念

二维码 10-2　微课视频:
　　人工智能概述(上)(授课教师:陈勰)

二维码 10-2

人工智能(artificial intelligence,AI)是研究、开发用于模拟、延伸和扩展人的智能的理论、方法、技术及应用系统的一门学科。人工智能就是把人的部分智能活动机器化,让机器具有完成某种复杂任务的能力,实质上是对人脑组织结构与思维运行机制的模仿,是人类智能的物化。人工智能可对人的意识、思维的信息加工过程进行模拟,它不是人的智能,但能像人那样思考,也可能超过人的智能。

人工智能是计算机科学的一个分支,它企图了解智能的实质,并生产出一种新的能以人类智能相似的方式做出反应的智能机器。该领域的研究包括机器人、语音识别、图像识别、自然语言处理和专家系统等。

2. 人工智能的应用

人工智能从诞生以来,理论和技术日益成熟,应用领域也不断扩大,可以设想,未来人工智能带来的科技产品将会是人类智慧的"容器"。

(1)生活工作领域的人工智能

该领域的人工智能包括保安、打扫卫生、煮菜等家用机器人,NASA 太空探测微型机器人、深蓝(DeepBlue)计算机等。相关统计数据显示,互联网,特别是人工智能,为我国数千万听力障碍人士、视觉障碍人士打开了了解外界的一个通道,让他们的生活拥有了更多可能,使人工智能的红利覆盖更多人群。

(2)医学领域的人工智能

人工智能技术与医疗健康领域的融合不断加深,随着人工智能领域语音交互、计算机视觉和认知计算等技术的逐渐成熟,人工智能的应用场景越发丰富,人工智能技术也逐渐成为影响医疗行业发展、提升医疗服务水平的重要因素。其应用技术主要包括语音录入病历、医疗影像辅助诊断、药物研发、医疗机器人、个人健康大数据的智能分析等。该领域的人工智能运用日益广泛,包括以下几点:

第一,诊断疾病。医学面临的最大挑战是疾病的正确诊断和鉴别,这正是人工智能发展任务的重中之重,使用人工智能可使癌症识别更加准确。

第二,定制个性化药物。使用机器学习和预测分析来定制个体的特定治疗策略可以优化诊断和治疗选择。

第三,开发药物。人工智能在新药研发中扮演重要角色。

第四,临床试验。人工智能可使用高级预测技术分析大量数据,更快确定临床试验候选人,也可通过计算理想样本量、促进患者招募、使用医疗记录等方法简化任务和减少数据错误,提高临床试验的效率,缩短临床试验研究历程。

第五,放射治疗和放射学。未来放射科医师将更像机器人一样,每分钟监控数千个影像数据。人工智能将以通过区分健康组织和癌症组织来提高放射治疗计划的准确性。

二维码 10-3 微课视频:
人工智能概述(下)(授课教师:陈勰)

二维码 10-3

3. 人工智能的发展历程

1950 年,人工智能之父英国人阿兰·图灵一篇里程碑式的论文《机器能思考吗?》为人类带来了一门新学科——人工智能。人工智能的发展历程包括六个阶段。

(1)起步发展期:1956 年—20 世纪 60 年代初。1956 年夏,学界首次提出了"人工智能"这一术语,标志着"人工智能"这门新兴学科的正式诞生。人工智能概念提出后,相继取得了如机器定理证明、跳棋程序等一批令人瞩目的研究成果,掀起了人工智能发展的第一个高潮。

(2)反思发展期:20世纪60年代—70年代初。人工智能发展初期的突破性进展大大提升了人们对人工智能的期望,开始尝试更具挑战性的任务,并提出一些不切实际的研发目标,但接二连三的失败和预期目标的落空,人工智能发展陷入低谷。

(3)应用发展期:20世纪70年代初—80年代中。20世纪70年代出现的专家系统模拟人类专家的知识和经验解决特定领域的问题,实现了人工智能从理论研究走向实际应用、从一般推理策略探讨转向运用专门知识的重大突破。1978年,北京中医医院研发了"关幼波肝病诊疗程序",专家系统在医疗、化学、地质等领域取得成功,推动人工智能掀起应用发展新高潮。

(4)低迷发展期:20世纪80年代中—90年代中。随着人工智能的应用规模不断扩大,专家系统存在的应用领域狭窄、缺乏常识性知识、知识获取困难、推理方法单一、缺乏分布式功能、难以与现有数据库兼容等问题逐渐暴露。

(5)稳步发展期:20世纪90年代中—2010年。网络技术,特别是互联网技术的发展加速了人工智能的创新研究,促使人工智能技术进一步走向实用化。1997年,国际商业机器公司(简称IBM)深蓝超级计算机战胜了国际象棋世界冠军卡斯帕罗夫,2008年IBM提出"智慧地球"概念。以上都是这一时期的标志性事件。

(6)蓬勃发展期:2011年至今。随着大数据、云计算、互联网、物联网等信息技术的发展,泛在感知数据和图形处理器等计算平台推动着以深度神经网络为代表的人工智能技术飞速发展,大幅跨越了科学与应用之间的"技术鸿沟",诸如图像分类、语音识别、知识问答、人机对弈、无人驾驶等人工智能技术实现了从"不能用、不好用"到"可以用"的技术突破,迎来爆发式增长的新高潮。2016年3月,谷歌阿尔法狗以4:1的成绩击败韩国围棋冠军李世石,引发人工智能进入又一波高潮。2016年10月,中国百度发布"百度医疗大脑",对标谷歌和IBM的同类产品。2017年7月,中国阿里健康发布医疗人工智能系统"Doctor You系统"。2017年11月,"腾讯觅影"入选中国首批人工智能开放创新平台。

4.医学人工智能应用的利弊分析

二维码10-4　微课视频:
　　医学人工智能应用的利弊分析(授课教师:陈颿)

二维码10-4

(1)医学人工智能应用的现实利益

在人工智能医疗广阔前景的吸引下,以百度、阿里巴巴、腾讯(简称BAT)为首的互联网企业纷纷对医疗行业展开布局,其中阿里巴巴创立了阿里健康和"医疗云"服务;腾讯、丁香园、众安保险三方合作打造的互联网医疗生态链已现雏形;诸多大型企业通过并购,整合医疗资源,布局人工智能医疗产业链。

（2）医学人工智能应用的可能弊端

第一，机器人是冷冰冰的，不能提供人性化的关怀照护。医疗是有爱的科学和有温度的艺术，人工智能无法代替医者。

第二，医学人工智能是一个连接医学、制药、数据科学和工程的不断发展的领域。数据量的爆炸性增长和更加准确的模型能够帮助医学工作者更加直接、高效、精准地了解疾病进程，加速药物的开发过程。不过，医学人工智能技术的实践应用还有很长的一段路要走。

第三，人工智能算法往往依赖大量数据进行训练和测试，需要共享数据资源，如何在大学、研究所、公司、国家的科学研究中保障患者隐私是亟待规范的问题。

第四，人工智能技术临床应用的安全性问题。医学人工智能的结论来源于数据模型，如何在临床上安全验证模型的预测稳定性，如何在临床上评估模型的有效性和异常值，如何综合人工智能的诊断结果和临床证据，这些值得深思。

5. 人工智能的伦理困境

二维码 10-5 微课视频：
人工智能的伦理困境（授课教师：陈勰）

二维码 10-5

（1）机器人能否成为道德主体？

既然要办事，那就要为自己可能出现的错误承担责任。但机器人是否能够独立承担自身责任成为道德主体呢？

人类道德在机器人领域是否有一定的适用性？道德规范在我们的日常生活中普遍存在，也存在于有组织的社会活动中。在马克思看来，道德是对特定经济基础反映的上层建筑，但由于人工智能科学日新月异，以及自主机器人广泛存在与被应用，自主机器人早已参与了我们缤纷多彩世界中的生活，世界无论怎样都已不得不讨论自主机器人的道德地位了。

温德尔·瓦拉赫与科林·艾伦教授合著的《道德机器：如何让机器人明辨是非》一书中对于机器人是否应当或者能够担负起道德责任提出了解决方案：一种是自上而下式的理论进路，是指通过将机器人所要掌握的知识与能力转化为一系列算法规则，把这些规则植入机器人的"大脑"，从而获得"认知"；另一种是自下而上式的发展进路，则是通过模拟孩童的成长过程，让机器人在不同环境的相互作用中习得复杂行为与认知的能力与知识。

（2）机器人公务员真的能够毫无偏见吗？

在还未到达"超人工智能"的当下，机器人难以形成自身思想之前，算法偏见，似乎一直都是难以克服并为人诟病之处。所谓的算法偏见，是指在看似没有恶意的程序设计中，却不自觉地带有设计人员或开发者的偏见，或者在编制程序的过程中采用的数据是具有一定偏见性的。算法偏见造成最棘手的问题之一是，从事程序设计的工程师，即便本身没有种族、性别、年龄歧视等倾向，但也有可能造成偏见。人工智能本质上就是为了自行学习而设计，有时它的确会出错。

笔记

（3）服务类公务员机器人，你敢安心让它上岗吗？

从目前来看，随着世界数据化程度的不断加深，与个人相关的数字类信息可由机器人逐步替代，通过生物识别确认人员身份等类型的工作均可由机器人充当，如社保处理、出国签证、纳税等；但人工智能也未必能达到完美的程度，比如许多开发者经常会把他们的偏见写入人工智能项目。

6.人工智能的解困之道

目前关于人工智能的描述，还没有一个公认的定义。我们需要就人工智能的定义及其最恰当的用法达成全球共识，开展国际合作，建立一个全球性的人工智能监管机构。不同国家和地区对此也有不同的看法。欧盟提出了目前可能是最严格的提议，根据其影响对人工智能产品进行分级，例如，相比于癌症检测工具或面部识别工具，对垃圾电子邮件过滤器实施更宽松的监管。英国将人工智能监管纳入现有政府监管机构的职责范围，例如，认为受到技术歧视时，可以向平等委员会寻求帮助。美国仅仅制定了自愿规则，但在最近的人工智能委员会听证会上，立法者们承认他们担心自己能否胜任这项立法工作。中国已经提出了安全、合法、公平、正义的人工智能伦理原则。

（1）安全。我们需要建立能与人工智能技术发展相匹配的道德规范。

（2）合法。需要依法管理相关企业主体，要求他们严格遵守相关法律法规。

（3）公平。当前，人工智能还在发展中，我们可以预见它在未来会得到更大的发展。学者、科技工作者和社会已经有基本共识，当我们越来越依赖于机器人代替我们作出决策时，我们应当在这个决策过程中嵌入伦理思考，而不是等待决策结果已经给我们带来负面影响之后再去纠正。

（4）正义。我们要以开放、客观的态度观察、思考和把握人工智能的未来发展及其对社会的影响。在充分利用人工智能带来的便利的同时，注意加强人工智能不当应用的风险研判和防范，引导和规范人工智能向更有利于人类生存和发展的方向发展。

【案例 10-3】 北京门头沟区医院的公立医院改革试点

北京门头沟区医院作为北京首家引入社会资本的公立医院，采用 PPP 模式（public-private partnership，即政府和社会资本合作）中的 ROT 模式（renovate-operate-transfer，即"重构—运行—移交"）将公立医院改革纳入社会的集团化运营中。

门头沟区医院是北京市第一家公立医院改革试点。2010 年，北京市探索引进民营企业凤凰医疗集团进行 ROT 改革试点，核心是"引制、引资、引智"。2012 年，在前期改革的基础上，整合区内医疗资源，组建了全市首个公立医院集团。改革后，2013 年门急诊人次比 2009 年增长 92.54%，出院人次增长 72.97%，平均住院日缩短了 3.44 天，转院率下降了 54.01%，患者满意度和员工满意度大幅提升。医院的服务能力、服务水平和服务质量大幅度提升，区域医疗资源得到了有效整合，政府职能实现了转变，医院实现了跨越式发展。

笔记 问题：如何评价北京公立医院的改革？对公立医院改革有何想法和建议？

回答:

二维码 10-6　伦理分析

二维码 10-6

三、医疗改革

1.医疗改革现状

2009 年,《中共中央国务院关于深化医药卫生体制改革的意见》正式发布,中国开启新一轮医药改革之旅。根据意见,此次改革的长远目标为:到 2020 年基本建立覆盖城乡居民的基本医疗卫生制度,实现人人享有基本医疗卫生服务。

"十二五"期间,医改围绕构建全民医保体系、巩固完善基本药物制度和基层医疗卫生机构运行新机制、推进公立医院综合改革等重点工作任务,统筹推进相关领域改革,深化医改由试点探索、单项突破逐步转向系统配套、全面推进。医改在重点领域和关键环节取得重大进展和明显成效:全民医疗体系更加健全,公立医院改革取得阶段性进展,药品供应保障机制不断健全,基层医疗卫生机构运行新机制不断完善,医疗卫生领域供给侧改革取得积极进展,社会办医取得新成效,健康水平持续改善。

2016 年是"十三五"开局之年,国务院先后印发《"健康中国 2030"规划纲要》《"十三五"深化医药卫生体制改革规划》和《"十三五"卫生与健康规划》,强化医改顶层设计,深化医改和"健康中国"建设的路径更加明晰;紧紧围绕分级诊疗、现代医院管理制度、药品供应保障体系等医疗服务端发力,推进供给侧结构性改革,不断增强群众的获得感;不断总结提炼推广地方改革经验,成功举办第九届全球健康促进大会,向世界传播中国医改经验。

实施新一轮医改以来,中国医改取得了突破性进展和明显成效。随着医改的不断深化,影响医改进程的新老问题叠加:群众医疗服务需求日益增长,对供给侧改革提出了新的要求;卫生资源总量不足、结构不合理等问题仍比较突出;"医疗、医保、医药"三医联动改革的推进机制仍需进一步完善,改革的整体性、系统性和协同性需要进一步加强;医药卫生法律体系亟须健全,监管法制化和规范化亟须加强,综合监管的手段和能力需要进一步提升。

2.医疗改革的道德选择

(1)坚持公共医疗卫生的公益性质。医疗卫生服务有些是公益性的,有些是营利性的,但面向全体居民的基本医疗卫生是公益性的,是政府应当承担的责任。公共医疗卫生的公益性,不仅体现在公共卫生服务方面,如重大疾病防控、重大公共卫生事件处置等,还体现在群众的基本医疗方面,如群众常见病、多发病的诊疗。

(2)坚持以人为本,把维护人民健康权益放在第一位。坚持医药卫生事业为人民健康服务的宗旨,以保障人民健康为中心,以人人享有基本医疗卫生服务为根本出发点和落脚点,从改革方案设计、卫生制度建立到服务体系建设都要遵循公益性的原则,把基本

笔记

医疗卫生制度作为公共产品向全民提供,着力解决群众反映强烈的突出问题,努力实现全体人民病有所医。

(3)坚持公平与效率统一,政府主导与发挥市场机制作用相结合。我国医疗改革应坚持医疗卫生事业的公益性质,建立基本医疗卫生制度,为群众提供安全、有效、方便、廉价的基本医疗卫生服务,让人人享有基本医疗卫生服务。公益、公平、公正是卫生改革应恪守的基本原则,必须强化政府在基本医疗卫生制度中的责任,加强政府在制度、规划、筹资、服务、监管等方面的职责,维护公共医疗卫生的公益性,促进公平公正。同时,注重发挥市场机制作用,动员社会力量参与,促进有序竞争机制的形成,提高医疗卫生运行效率、服务水平和质量,满足人民群众多层次、多样化的医疗卫生需求。

3.医疗改革的责任伦理

(1)政府的责任。政府要通过管理和经济调控对医疗改革进行干预,充分发挥政府在医疗改革中的主导作用。政府干预卫生的具体措施是制定各项政策、立法与监督、确定改革程序与时间表、组织各方力量、协调各种关系、确立各项评估标准、对集体和个人的责任进行总体的激励与控制、负责对外交流以及公众教育。政府还应为穷人和应该被援助的人提供基本医疗卫生服务。改革应由政府确立方向,把卫生保健的所有权及责任由政府机构转向集体、公司和私有机构各部门。引入市场机制,在不损害人民利益和公平的前提下,给卫生服务一定的自由。

(2)集体的责任。以诊治疾病、照护患者为主要目的的医疗机构是医疗改革的前沿,担负着医疗、教育、科研、预防和康复五大任务。医院以医疗工作为主,负有全民诊疗疾病的责任,同时还需要承担医学教育、医学科学研究的责任。预防疾病,恢复健康,实现初级卫生保健是各级医院更是社区医院的中心工作。医生集团和医疗集团在提升医疗人才价值的同时,也要担负起改革创新医药事业,促进医疗服务下沉,夯实基层服务根基,提高人民健康水平的责任。

(3)个人的责任。实现医疗卫生共建共享,需要每个人的参与。对于医疗卫生服务对象来讲,个人是医疗保健责任的最重要主体,在健康方面有充分的自主权,但是个人又必须对自己的生命和生存状态负责。个人有责任在众多健康计划及特定医疗项目中选择、支持国家与地区的卫生保健政策,个人是自身健康最重要的保护者,也是最大的受益者,个人对健康承担最初和最终的决断。对于医疗卫生工作者来说,要顺应社会发展和人民健康需求,积极响应贯彻医药卫生改革政策。医疗卫生工作者不只是医改的受益者,还要肩负着不断提高自身的医疗水平和医疗质量的责任。

导入案例评析

推行"伦理查房"对医院伦理管理有何作用?

"伦理查房"主要从患者的知情同意权、隐私权保护,医务人员的敬业守职、钻研求新、平等待患、廉洁守纪,员工之间相互尊重及文明用语等方面进行综合评价和检查。通过旁听病房医师查房、观察医护人员治疗、检查等医疗行为和病区的医疗环境、分组进行访谈和查看病历资料等方式,由伦理委员会进行综合评价,并向医务人员提出适当的建议。"伦理查房"还针对问题,深入医院各部门的实际工作中,在医

笔记

院医疗运行过程中,从伦理学角度,来保护患者的权益、改善医患关系、提高医务人员职业道德。"'伦理查房'并不是直接针对医患纠纷,而是对医务人员有更多提醒,在临床上强调从患者的角度考虑问题,预防和避免一些可能埋下隐患、激化矛盾的事情发生。""伦理查房"是医院管理坚持以患者为中心、以人为本的医学伦理精神,关注并维护患者权益的有效措施。

"伦理查房"有利于医院在管理过程中形成一种全体医护人员认同的主导性群体道德意识,这种道德意识是医院管理伦理基本原则的体现,并有助于医院管理功能的实现。

能力与知识拓展

1.通过网络学习,了解中国医改、医疗发展动态,展望"三医联动"前景。

(1)http://www.cn-healthcare.com/健康界,或下载健康界APP。

(2)关注"健康中国"和"看医界"公众号。

2.阅读书目

(1)熊宁宁,李昱,王思成,等.伦理委员会制度与操作规程[M].3版.北京:科学出版社,2012.

(2)陈文玲.透视中国:中国医药卫生体制改革报告:上、下[M].北京:中国经济出版社,2015.

(3)罗布·巴戈特.解析医疗卫生政策[M].赵万里,等译.上海:格致出版社,上海人民出版社,2012.

(4)黄开斌.健康中国:国民健康研究[M].杭州:红旗出版社,2012.

3.关键概念

(1)卫生经济伦理(health economic ethics);

(2)医院管理伦理(hospital management ethics);

(3)医学伦理委员会(medical ethics committee);

(4)医疗改革(health care reform);

(5)人工智能伦理(artificial intelligence ethics)。

实训与实践指导

1.案例分析

【案例10-4】 神木医改

2008年,在我国新医改方案争论不休时,陕西省神木县的县委、县政府提出了一个大胆的设想:在县域内推行"全民免费医疗"制度。继实施12年免费教育工程后,神木领导者把目光投向了医改。2009年3月1日,神木县酝酿已久的"全民免费医疗"制度正式启动。这个近似于免费医疗的医改方案在全国引起了巨大反响。神木县作为全民免费医疗"第一个吃螃蟹的人",自然被推到舆论的风口浪尖。

问题：谈谈神木医改的经验及局限性。

回答：

二维码 10-7

二维码 10-7　伦理分析

2.观看网络视频资源，书写观后感

观看网络资源《世卫组织主席：中国医疗改革的速度质量令人震惊》，书写观后感。

观后感：

二维码 10-8

二维码 10-8　伦理分析

3.聆听与阅读外文资料，回答问题

二维码 10-9　A Foreign journal article in 2014：China's current health-care system and the latest government policies

（录音者：徐天媛）

二维码 10-9

【案例 10-5】　Main reform initiatives and achievements of the past decade

The 'Opinions on Deepening the Health Care System Reform' that were promulgated by the Central Committee of the Communist Party of China (CPC) and the State Council marked the start of China's new healthcare reform. The comprehensive reform plan can be summarised as 'one goal, four beams, and eight columns'. Under the goal of achieving universal health coverage (UHC), China concentrated on establishing the four systems: public health service system, medical service system, health insurance system, and drug supply and security system.

Health insurance system

Basic health insurance in China, including the Urban Employee Basic Medical Insurance, the New Rural Cooperative Medical Scheme (NRCMS) and the Urban Resident Basic Medical Insurance (URBMI), laid the foundation for universal insurance

笔记

coverage. Priority was given to expanding the scope and health service package of the basic insurance coverage, improving provider payment mechanisms, as well as increasing the financing level, fiscal subsidies and reimbursement rates. To improve equity in access to healthcare between rural and urban areas and efficiency in operation of the schemes. the Chinese government consolidated the fragmented health insurance schemes by merging NRCMS and URBMI into the Urban and Rural Resident Medical Insurance in 2016, and then established the National Healthcare Security Administration in 2018 to implement unified management for these insurance schemes. In addition, the government launched Medical Financial Assistance in 2003 and Catastrophic Medical Insurance in 2012 as supplementary medical insurance to provide funds for patients with poverty and catastrophic illness. The moves, parts of 'Health Poverty Alleviation(HPA)', are significant steps towards 'Healthy China' and universal health coverage(UHC), protecting people with low incomes from impoverishment due to exorbitant healthcare costs, and breaking the cycle of poverty and illness. The payment reform is being implemented to modify the behaviour of providers and to control the unreasonable growth of medical expenses—replacing fee-for-service payment with comprehensive payment methods based on disease category.

Drug supply and security system

As the base of drug supply and security system, the national essential medicines system reform is comprehensive and includes but is not limited to the following: the selection, production and distribution of essential medicines; quality assurance; reasonable pricing; tendering and procurement; a zero mark-up policy on sales; rational use and reimbursement; and monitoring and evaluation. The government issued a revision of the National Essential Medicines List(NEML)in 2009 including a list of 307 essential medicines, expanding the list to 520 medicines in 2012 and 685 medicines in 2018, and constantly expands the list to fully meet the needs of basic healthcare. These on-list medicines should be available at all primary care institutions. To improve access to medicines, China boosted the research and development of generic drugs, and required the evaluation of generics to prove they are equivalent to the originator products in terms of quality and efficacy. As of 28 August 2019, 313 product specifications have passed the generic drug consistency evaluation. A 'two invoice policy' tendering system was developed to avoid higher mark-up and reduce circulation during the process of distribution. All medicines in the NEML are included in health insurance reimbursement lists, which are reimbursed at higher rates compared with non-essential medicines.

Medical service system

Establishing a strong primary care delivery system is an ongoing priority in Chi-

笔记

na. The government has increased investment in primary care, with initiatives that include strengthening the infrastructure of primary healthcare (PHC) facilities, expanding human resources for primary care through incentives and supporting projects, establishing a general practitioner system and improving the capacity of PHC personnel through training and education. Government subsidies to PHC institutions have increased substantially: from 2009 to 2017, subsidies as a proportion of total PHC income increased from 12.3% to 32.5%. Public hospital reforms focus on removing drug mark-ups as a source of financing, and rationalising medical service pricing. Additionally, the priority task is establishing a tiered healthcare delivery system by developing healthcare alliances to improve intersectoral coordination and integration and providing family practitioners contracted services. The development of private hospitals is encouraged to increase the supply of healthcare resources. Further, telemedicine is promoted to improve the delivery of services to people living in remote and poverty areas. More than 13000 medical institutions implemented telemedicine services, which have covered all national poverty counties.

Public health service system

The 'equalization of basic public health services (BPHS)' policy implemented the national BPHS programme and the crucial public health service (CPHS) programme. It aims to reduce major health risk factors, prevent and control major communicable diseases and chronic diseases and improve response to public health emergencies. This policy seeks to achieve universal availability and promote a more equitable provision of basic health services to all urban and rural citizens. The BPHS set out the minimum services for all citizens, including health management and monitoring. The service package can be expanded by local governments according to local public health issues and financial affordability. CPHS seeks to fight important infectious diseases(eg, prevention and control of tuberculosis, AIDS and bilharziasis) and meet the needs of vulnerable groups(eg, breast and cervical cancer screening for rural women, cataract surgery for low-income patients). With a focus on public health and prevention, the State Council announced a series of 15 recommended actions to achieve 'Healthy China 2030' on 15 July 2019, which include 'intervening in health influencing factors, protecting full-life-cycle health, and preventing and controlling major diseases'. (*Tao W, et al. Towards universal health coverage: lessons from 10 years of healthcare reform in China. BMJ Global Health, 2020 Mar 19; 5(3): e002086. doi: 10.1136/bmjgh-2019-002086. eCollection 2020.*)

Question: Please share with us the experience or lessons of China's healthcare reform.

回答：

二维码 10-10　伦理分析(英文)

二维码 10-10

形成性评价

第一节　卫生经济伦理

【经典例题】

例 1.在具体的卫生资源分配过程中依据不同情况按照需要来处理:相同的人予以相同对待、相同的需要予以相同对待、不同的需要予以不同的对待,既要综合平衡,又要保证重点。以上体现的卫生经济伦理原则是　　　　　　　　　　(　　)

A.尊重原则　　　　　　B.公正原则　　　　　　C.公益原则

D.效益合理性原则　　　E.有利原则

【实战训练】

1.分配基本医疗卫生资源依据的伦理原则是　　　　　　　　　　(　　)

A.尊重原则　　　　　　B.公正原则　　　　　　C.公益原则

D.不伤害原则　　　　　E.有利原则

第二节　医院管理伦理与医疗改革

【经典例题】

例 1.下列有关医学伦理委员会性质和功能的表述中**不正确**的是　　(　　)

A.医学伦理委员会是属于政府、医学科研单位和医疗卫生机构的一种特设的咨询机构,业务上受所在机构的行政领导

B.其发挥作用的方式在于通过委员会成员民主协商,对医学科研和医疗实践中的伦理问题做出肯定、否定或建议

C.如果伦理委员会的业务范围是经过法律授权的,则具有一定的强制性

D.伦理委员会具有政策研究功能、审查批准功能、咨询服务功能、教育培训功能

E.伦理审批是经授权所拥有的一种决定性权力和监督执行功能

【实战训练】

1.2009 年 1 月神木县出台了"全民免费医疗"方案。从当年 3 月 1 日起,拥有神木户籍的党政机关、企事业单位职工和城乡居民,凡是参加城乡居民合作医疗和职工基本医疗保险的神木人,在定点医疗机构进行医疗的,每人每年可获得 100

笔记

元的门诊补贴。如果住院,乡镇医院住院报销起付线为每人次200元,县级医院为每人次400元,县以外医院为每人次3000元。起付线以下(含起付线)的住院医疗费用由患者自付,起付线以上的费用按规定由县财政埋单,每人每年报销上限为30万元。此外,安装人工器官、器官移植等特殊检查费、治疗费和材料费,以及用于特殊病治疗的营养液和血液制品,也被列为报销范围。针对神木医改,下列说法**不正确**的是 （ ）

  A. 充分体现了医改以人为本的理念

  B. 神木医改打破了城乡二元结构,缩小了城乡差别

  C. 体现了医改的公平原则

  D. 体现了效益合理性原则

  E. 免费医疗不能保证医疗质量和医疗安全

  2. "促进科技活动与科技伦理协调发展、良性互动,实现负责任的创新"体现哪一科技治理伦理要求 （ ）

  A. 伦理先行   B. 依法依规   C. 敏捷治理

  D. 立足国情   E. 开放合作

  3. 下列表述**错误**的是 （ ）

  A. 患者信息的采集应征得患者的知情同意

  B. 应对患者的敏感信息进行去标识化处理

  C. 要对数据进行强加密处理,加强信息的安全性

  D. 在危害社会公共安全的前提下,患者有权决定是否提供信息

  E. 应该对算法的研发人员及其相关人员进行伦理培训

  4. 下列有关"算法歧视"的表述**错误**的是 （ ）

  A. 只有采取有效措施才能消除数字鸿沟和"信息贫富差距"的不平等

  B. 为了防止算法歧视,应尽量选择不同国家和地区代表性医院的数据,样本量越大,越容易避免歧视

  C. 在算法分类设计中应刻意回避患者的性别、种族、宗教信仰等敏感信息

  D. 为了避免算法歧视,应该在算法做出决策后进行监督和审计

  E. 应该对算法的研发人员及其相关人员进行伦理培训,使算法的设计者不把个人的价值偏见带入算法的设计中

  二维码 10-11 形成性评价:参考答案

二维码 10-11

(黄尊华、陈勰)

参考文献

[1] Tao W，Zeng Z，Dang H，et al. Towards universal health coverage：lessons from 10 years of healthcare reform in China. BMJ Global Health，2020，5(3)：e002086.

[2] 白丽萍.卫生政策伦理研究[M].北京：中国广播电视出版社，2009.

[3] 柏格森.形而上学导言[M].刘放桐，译.北京：商务印书馆，1963.

[4] 常春.健康教育与健康促进伦理学问题的思考[J].医学与哲学，2015，36(10A)：6-9.

[5] 陈晓阳，曹永福.医学伦理学[M].北京：人民卫生出版社，2010.

[6] 陈颙，董俊梅.医学伦理学[M].南京：江苏科学技术出版社，2013.

[7] 程卯生.医药伦理学[M].2版.北京：中国医药科技出版社，2008.

[8] 翟晓梅，邱仁宗.公共卫生伦理学[M].北京：中国社会科学出版社，2016.

[9] 翟晓梅，邱仁宗.生命伦理学导论[M].北京：清华大学出版社，2005.

[10] 丁维光，肖健.医学伦理学[M].北京：科学技术文献出版社，2018.

[11] 杜治政，许志伟.医学伦理学辞典[M].郑州：郑州大学出版社，2003.

[12] 樊民胜，张金钟.医学伦理学[M].北京：中国中医药出版社，2009.

[13] 冯泽永，董俊梅，姚慧卿.医学伦理学[M].沈阳：辽宁大学出版社，2005.

[14] 弗兰克·梯利.伦理学概论[M].何意，译.北京：中国人民大学出版社，1987.

[15] 格雷戈里·E.彭斯.医学伦理学经典案例：第4版[M].聂精保，胡林英，译.长沙：湖南科学技术出版社，2010.

[16] 宫福清.医学伦理学[M].北京：科学出版社，2013.

[17] 郭楠，刘艳英.医学伦理学[M].北京：人民军医出版社，2013.

[18] 季羡林，李国豪，张维，等.旅德追忆：二十世纪几代中国留德学者回忆录[M].北京：商务印书馆，2000.

[19] 李本富，李传俊，丛亚丽.医学伦理学[M].北京：北京医科大学、中国协和医科大学联合出版社，1996.

[20] 李本富.医学伦理学[M].2版.北京：北京大学医学出版社，2010.

[21] 李恩昌，翁攀峰.健康伦理学的中国成果及意义[J].道德与文明，2018(5)：112-116.

[22] 李恩昌，张乃正，陈明华.医学伦理学[M].西安：陕西人民出版社，2005.

[23] 李小萍.当前职业病防治中的伦理与法律问题[J].医学与哲学，2011，32(7)：34-36.

[24] 李振良.身心之间：医学人道主义思想研究[M].北京：人民出版社，2015.

[25] 刘俊荣.医患冲突的沟通与解决[M].广州：广东高等教育出版社，2004.

[26] 刘志敏，吴晓球.医师人文与艺术[M].北京：人民卫生出版社，2010.

[27] 罗国杰，马博宣，余进.伦理学教程[M].北京：中国人民大学出版社，1985.

[28] 罗纳德·蒙森.干预与反思:医学伦理学基本问题[M].林侠,译.北京:首都师范大学出版社,2010.

[29] 孟宪武.临终关怀[M].天津:天津科学技术出版社,2002.

[30] 丘祥兴,孙福川.医学伦理学[M].3版.北京:人民卫生出版社,2008.

[31] 丘祥兴.医学伦理学[M].2版.北京:人民卫生出版社,2003.

[32] 孙福川,王明旭.医学伦理学[M].4版.北京:人民卫生出版社,2013.

[33] 孙慕义.医学伦理学[M].4版.北京:高等教育出版社,2022.

[34] 汤姆·比彻姆,詹姆士·邱卓思.生命医学伦理原则:第5版[M].李伦,等译.北京:北京大学出版社,2014.

[35] 王晨光.健康权理论与实践的拓展[J].人权,2021(4):27-40.

[36] 王明旭,赵明杰.医学伦理学[M].5版.北京:人民卫生出版社,2018.

[37] 王明旭.医学伦理学[M].北京:人民卫生出版社,2010.

[38] 王延光.中国当代遗传伦理研究[M].北京:北京理工大学出版社,2003.

[39] 王占魁."公平"抑或"美善"——道德教育哲学基础的再思考[J].教育研究,2011(3):55.

[40] 伍天章.医学伦理学[M].北京:高等教育出版社,2015.

[41] 伍香平,李华中.论柏格森的直觉体验教育哲学观[J].湖南师范大学教育科学学报,2002,1(3):55.

[42] 肖锦铖.凝聚人民健康的社会共识[N].学习时报,2016-08-25(A5).

[43] 杨放.医学伦理学[M].上海:第二军医大学出版社,2001.

[44] 杨小丽.医学伦理学[M].北京:科学出版社,2020.

[45] 袁俊平,景汇泉.医学伦理学[M].2版.北京:科学出版社,2012.

[46] 约翰·罗尔斯.正义论[M].何怀宏,何包钢,廖申白,译.北京:中国社会科学出版社,1988.

[47] 曾光,黄建始.中国公共卫生:理论卷[M].北京:中国协和医科大学出版社,2013.

[48] 张海洪,江震,郭岩.传染病防治相关的伦理问题研究[J].医学与哲学,2015,36(10A):10-13.

[49] 张金钟,王晓燕.医学伦理学[M].3版.北京:北京大学医学出版社,2013.

[50] 张树峰,李怀珍.医学伦理学[M].北京:人民军医出版社,2010.

[51] 张树峰.医学伦理学[M].北京:人民军医出版社,2007.

[52] 中国医学科学院《中国医改发展报告》编写委员会.中国医改发展报告(2016)[M].北京:中国协和医科大学出版社,2017.

[53] 朱贻庭.伦理学大辞典[M].上海:上海辞书出版社,2002.

笔记

附录一 临床执业医师资格考试大纲(2023版)
——医学伦理学

一、伦理学与医学伦理学

1.伦理学

(1)伦理学的含义和类型；

(2)伦理学的研究对象；

(3)伦理学的基本理论。

2.医学伦理学

(1)医学伦理学的含义；

(2)医学伦理思想的历史发展；

(3)医学伦理学的研究对象和内容；

(4)医学伦理学的基本观点；

(5)学习医学伦理学的意义和方法。

二、医学伦理的原则与规范

1.医学伦理的指导原则

(1)防病治病,救死扶伤；

(2)实行社会主义人道主义；

(3)全心全意为人民身心健康服务。

2.医学伦理的基本原则

(1)尊重原则；

(2)有利原则；

(3)不伤害原则；

(4)公正原则。

3.医学伦理的基本规范

(1)医学伦理基本规范的含义和本质；

(2)医学伦理基本规范的形式和内容。

三、医疗人际关系伦理

1.医患关系伦理

(1)医患关系的伦理含义和特点；

(2)医患关系的伦理属性；

(3)医患关系的伦理模式；

(4)医患双方的道德权利与道德义务；

(5)构建和谐医患关系的伦理要求。

2.医务人员之间关系伦理

(1)医务人员之间关系的含义和特点；

(2)处理好医务人员之间关系的意义；

(3)协调医务人员之间关系的伦理要求。

四、临床诊疗伦理

1.临床诊疗的伦理原则

(1)患者至上原则；

(2)最优化原则；

(3)知情同意原则；

(4)保密守信原则。

2.临床诊断的伦理要求

(1)询问病史的伦理要求；

(2)体格检查的伦理要求；

(3)辅助检查的伦理要求。

3.临床治疗的伦理要求

(1)药物治疗的伦理要求；

(2)手术治疗的伦理要求；

(3)其他治疗的伦理要求。

4.临床急救的伦理要求

(1)临床急救工作的特点；

(2)临床急救的伦理要求。

5.临床治疗的伦理决策

(1)临床治疗的伦理难题；

(2)临床治疗的伦理决策。

五、安宁疗护与死亡伦理

1.安宁疗护伦理

(1)安宁疗护的含义和特点；

(2)安宁疗护的伦理意义

(3)安宁疗护的伦理要求。

2.安乐死伦理

(1)安乐死的含义和类型；

(2)安乐死的伦理争议;

(3)安乐死的历史和现状。

3.死亡伦理

(1)死亡的含义;

(2)死亡标准的历史和现状;

(3)确立脑死亡标准的伦理目的和意义。

六、公共卫生伦理与健康伦理

1.公共卫生伦理的含义和理论基础

(1)公共卫生伦理的含义;

(2)公共卫生伦理的理论基础。

2.公共卫生伦理原则

(1)全社会参与原则;

(2)社会公益原则;

(3)社会公正原则;

(4)互助协同原则;

(5)信息公开原则。

3.公共卫生工作伦理要求

(1)疾病防控的伦理要求;

(2)职业性损害防控的伦理要求;

(3)健康教育和健康促进的伦理要求;

(4)应对突发公共卫生事件的伦理要求。

4.健康伦理

(1)健康伦理的含义;

(2)健康道德的原则;

(3)健康权利;

(4)健康责任。

七、医学科研伦理

1.医学科研伦理的含义和要求

(1)医学科研伦理的含义;

(2)医学科研伦理的要求;

(3)学术不端的主要情形。

2.涉及人的生命科学与医学研究伦理

(1)涉及人的生命科学与医学研究的含义和类型;

(2)涉及人的生命科学与医学研究的意义和伦理困境;

(3)涉及人的生命科学与医学研究的伦理原则。

3.动物实验伦理

(1)动物实验伦理的含义;

(2)动物实验的伦理要求。

4.医学伦理委员会及医学伦理审查

(1)医学伦理委员会的含义;

(2)医学伦理委员会的职能;

(3)涉及人的生命科学与医学研究的伦理审查。

八、医学新技术研究与应用伦理

1.人类生殖技术伦理

(1)人类辅助生殖技术的含义和分类;

(2)人类辅助生殖技术的伦理争论;

(3)人类辅助生殖技术和人类精子库的伦理原则;

(4)人的生殖性克隆技术的伦理争论。

2.人体器官移植伦理

(1)人体器官移植的含义和分类;

(2)人体器官移植的伦理争议;

(3)人体器官移植的伦理原则。

3.人的胚胎干细胞研究伦理

(1)人的胚胎干细胞研究的伦理争论;

(2)人的胚胎干细胞研究的伦理规范。

4.基因研究与应用伦理

(1)基因诊断的伦理问题;

(2)基因治疗的伦理问题;

(3)基因诊疗的伦理原则;

(4)基因研究与人类遗传资源管理伦理。

九、医务人员医学伦理素质的养成

1.医学道德教育

(1)医学道德教育的含义;

(2)医学道德教育的过程;

(3)医学道德教育的方法。

2.医学道德修养

(1)医学道德修养的含义和意义;

(2)医学道德修养的目标和境界;

(3)提高医学道德修养的途径和方法。

3.医学道德评价

(1)医学道德评价的含义和意义;

(2)医学道德评价的标准;

(3)医学道德评价的依据;

(4)医学道德评价的方式;

(5)医学道德评价的方法。

笔记

附录二 2020年中医、中西医结合执业医师资格考试大纲
——医学伦理学

一、医学伦理学与医学目的、医学模式

1.医学伦理学

(1)伦理学、医学伦理学、医学道德；

(2)医学伦理学的研究对象、研究内容。

2.医学目的、医学模式

(1)医学目的的内涵；

(2)医学模式的类型。

二、中国医学的道德传统

1.中国古代医学家的道德境界

2.中国现代医学家的道德境界

3.中国当代医学家的道德境界

三、医学伦理学的理论基础

1.生命论

(1)生命神圣论；

(2)生命质量论；

(3)生命价值论。

2.人道论

(1)医学人道主义的含义；

(2)医学人道主义的核心内容。

3.美德论

(1)美德论；

(2)医德品质。

4.功利论

(1)功利论的含义；

(2)医德功利的特征。

5.道义论

(1)道义论的含义；

(2)医学道义论。

四、医学道德规范体系

1.医学道德原则

(1)尊重；

(2)无伤；

(3)公正。

2.医学道德规范

(1)医学道德规范的含义；

(2)医学道德规范的内容。

3.医学道德范畴

(1)权利与义务；

(2)情感与良心；

(3)审慎与保密；

(4)荣誉与幸福。

五、处理与患者关系的道德要求

1.医患关系的特点

(1)医患关系；

(2)医患关系的模式；

(3)影响医患关系的主要因素；

(4)处理与患者关系的道德原则。

2.与患者沟通的道德要求

(1)与患者沟通的原则、方法；

(2)医患冲突的防范。

六、处理医务人员之间关系的道德要求

1.正确处理医务人员之间关系的意义

(1)有利于提高医疗服务水平；

(2)有利于医务人员成才。

2.正确处理医务人员之间关系的道德原则

(1)互相尊重；

(3)互相支持；

(3)互相监督；

(4)互相学习。

七、临床诊疗的道德要求

1.临床诊疗的道德原则

(1)临床诊疗的道德内涵；

(2)临床诊疗的道德原则。

2.临床诊断的道德要求

(1)中医四诊的道德要求;

(2)体格检查的道德要求;

(3)辅助检查的道德要求。

3.临床治疗的道德要求

(1)诊治急症病人的道德要求;

(2)中医治疗的道德要求;

(3)药物治疗的道德要求;

(4)手术治疗的道德要求;

(5)心理治疗的道德要求;

(6)康复治疗的道德要求;

(7)临终关怀的道德要求。

4.新技术临床应用的道德要求

(1)实施人类辅助生殖技术的伦理原则;

(2)人体器官移植的伦理原则;

(3)人类胚胎干细胞研究和应用的伦理原则;

(4)基因诊断和基因治疗的伦理原则。

八、医学研究的道德要求

1.医学研究的基本道德要求

2.人体试验的道德要求

(1)人体试验;

(2)人体试验的道德原则。

九、医学道德评价与良好医德的养成

1.医学道德评价

(1)医学道德评价的标准;

(2)医学道德评价的方式。

2.医学道德教育

(1)医学道德教育的意义;

(2)医学道德教育的方法。

3.医学道德修养

(1)医学道德修养的意义;

(2)医学道德修养的途径。

十、医学伦理学文献

1.国外文献

(1)赫尔辛基宣言(涉及人类受试者医学研究的伦理准则)(2000年修订);

(2)生命伦理学吉汉宣言(2000年);

(3)国际性研究中的伦理与政策问题:发展中国家的临床试验(2001年);

(4)国际人类基因组组织(HUGO)伦理委员会关于人类基因组数据库的声明(2002年);

(5)国际医学科学组织委员会《人体生物医学研究国际道德指南》(2002年8月修订)。

2.国内文献

(1)《突发公共卫生事件应急条例》(2003年5月9日国务院375号令);

(2)中华人民共和国卫生部《人类辅助生殖技术和人类精子库伦理原则》(2003年);

(3)中华人民共和国科技部、卫生部《人胚胎干细胞研究伦理指导原则》(2003年);

(4)中华人民共和国国家中医药管理局《中医药临床研究伦理审查管理规范》(2010年);

(5)中华人民共和国卫生与计划生育委员会《涉及人的生物医学研究伦理审查办法》(2016年)。

附录三 形成性评价参考答案

绪 论

第一节 学习和研究医学伦理学的背景、意义和方法

【经典例题】

例1.C [提示]人文医学的基本要素要求以人文医学的目的为原则,而不将人作为医学发现或满足科学好奇心的手段,故此题选C。

【实战训练】

1.E

第一章 伦理学与医学伦理学

第一节 伦理学

【经典例题】

例1.C [提示]伦理学又称道德哲学,是以道德现象作为研究客体的科学,它研究道德的起源、本质、作用及其发展规律,故此题选C。

【实战训练】

1.C 2.C 3.D

第二节 医学伦理学

【经典例题】

例1.B [提示]本题考查学生对目前我国医学伦理学主要研究方向的理解。对此问题的正确解答,首先要能区别伦理学与医学伦理学。答案中的A和C是伦理学的研究任务和方向,而非医学伦理学的任务和方向。其次,要能区别医学与医学伦理学。虽然医学伦理学也是医学的有机组成部分,但它主要研究医学实践中的道德问题,因此E是医学的任务,而非医学伦理学的研究任务和方向。最后,要能理解医学伦理学与生命伦理学的关系。生命伦理学是在医学伦理学基础上发展起来的,它的研究范围已超出医学实践中的伦理问题。我国医学伦理学逐渐对生命伦理学中的问题开展研究,并且也是一个方向,但是,目前还不能说是我国医学伦理学的主要研究方向,故D也不是最佳选择。从上述分析看出,B是本试题的正确答案。

例2.B [提示]生物医学的发展、医学高新技术研究与应用使医务人员拥有广阔的舞台和巨大的影响力,但其同时也是一把双刃剑。医学如何在给病患和社会带来更多福

335

利的同时减少伤害是一个重要的伦理问题,如问题不能很好地解决,则不仅会影响医学的进步与发展,甚至会导致人类灾难。所以,不是所有医务人员有能力做的就应该去做。

【实战训练】

1.D　2.B　3.C　4.D　5.C　6.E　7.D　8.C　9.D

第二章　医学伦理的原则与规范

第一节　医学伦理的指导原则

【经典例题】

例1.C　[提示]此题考核的是医学伦理的指导原则。医学人道主义要求医务人员尊重患者的生命,这里"尊重"的是每一个体的生命。案例中的F,虽然智力低下,但也是一个鲜活的生命,不能牺牲他的生命去挽救其他5个人的生命,否则是不人道的。

【实战训练】

1.B　2.E

第二节　医学伦理的基本原则

一、尊重自主原则

【经典例题】

例1.D　[提示]本题考查学生对医学伦理基本原则的记忆和理解。目前,国内外公认的医学伦理的基本原则有尊重自主原则、不伤害原则、有利原则、公正原则,所有在医学和生命科学实践中遇到的伦理问题都要经受这四条原则的检验,四原则务必牢记。克己原则不属于医学伦理基本原则,而是医师的美德。

例2.E　[提示]尊重原则是指不仅尊重患者的人格尊严,而且还应尊重患者的自主权。但患者的自主权不是绝对的,它以不违背法律、法规、政策和社会公益、社会公德为前提。如果患者的自主权与上述前提发生矛盾,那么患者的选择是不合理的选择,不在尊重原则范围之列,医务人员有权拒绝。

例3.E　[提示]可以从康德主义的积极自由的角度来理解尊重自主,每个人都是有尊严的存在者,每个人都有决定自身道德命运的能力。也可以从密尔主义的消极自由的角度来理解尊重自主,每个人都拥有自身不可让渡的自由权利,每个人的自由权利都是不容侵犯的。"每个人都应该首先考虑他人或社会的效益"是利他主义和功利主义的思想,与题干不符,故答案选E。

【实战训练】

1.B　2.A　3.C　4.A　5.E　6.B

二、不伤害原则

【经典例题】

例1.B　[提示]不伤害指在诊治、护理过程中不使患者的心身等受到伤害。一般来说,凡是医疗、护理上必需的或者属于适应证范围,则所实施的诊治、护理手段是符合不伤害原则的;相反,如果诊治手段对患者是无益的、不必要的或者禁忌的,是有意或无意的强迫实施,使患者受到伤害,就违背了不伤害原则。在本例中,挽救母亲的生命是直接的、有益的效应,而胎儿死亡是间接的、可预见的效应,故符合不伤害原则。

例2.E　[提示]不伤害原则的临床道德要求包括不滥用药物、不滥施辅助检查、不滥施手术、选择最优化方案,"关心患者福祉"是有利原则的要求,不是"不伤害原则"的题中之意,故答案选E。

【实战训练】

1.A　2.E　3.D

三、有利原则

【经典例题】

例1.D　[提示]有利原则要求医务人员的行为以患者有益、保护患者利益、促进患者健康、增加患者幸福为目的,故答案是D。

【实战训练】

1.B　2.D

四、公正原则

【经典例题】

例1.A　[提示]公正即公平或正义的意思。公正有程序性公正、报偿性公正和分配性公正等。医学道德的公正主要指分配性公正,它是指收益和负担的合理分配,包括形式上的公正和实质上的公正。

【实战训练】

1.B　2.C　3.C　4.C

第三节　医学伦理的基本规范

【经典例题】

例1.B　[提示]医学伦理的规范是指在医学伦理的基本原则指导下协调医务人员人际关系及医务人员、医疗卫生保健机构与社会关系的行为准则或具体要求,它强调医务人员应履行的义务,以"应该做什么、不应该做什么以及如何做"的形式出现,所以也是培养医务人员医学道德品质的具体标准。

【实战训练】

1.A　2.A　3.A　4.C

第四节　医疗机构从业人员行为规范

【经典例题】

例1.C　[提示]严格遵循临床诊疗和技术规范,使用适宜诊疗技术和药物,因病施治,合理医疗,增强责任安全意识,不隐瞒、误导或夸大病情,不过度医疗,积极救治,尽职尽责为患者服务都是医师行医规范要求的。只有选项C里的"必要夸大病情"不是医师行为规范要求的。故正确答案选C。

【实战训练】

1.C

笔记

第三章　医疗人际关系伦理

第一节　医患关系概述

一、医患关系的伦理概念和特点

【经典例题】

例1. A　[提示]医患交往可以在技术和非技术两个方面发生。在技术方面,医务人员凭借自己的技术性医学知识,为患者做出诊断。

【实战训练】

1. E

二、医患关系的伦理属性

【经典例题】

例1. C　[提示]从法律上说,医患关系是一种医疗契约性关系。医患关系具有契约性,但并不是一种严格的契约关系。从伦理上说,医患关系是一种信托关系。这种关系不同于商品关系或陌生人之间的关系。因此,医患关系是以诚信为基础的具有契约性质的信托关系。

【实战训练】

1. A　2. A　3. E

三、医患关系的伦理模式

【经典例题】

例1. C　[提示]医患关系模式是医学模式在人际关系中的具体体现。根据萨斯和何伦德的观点(1956),医患关系可以分为三种基本模式。①主动-被动型。这种模式反映患者处于被动地位,而医生处于主动的主导地位。这种模式常用于手术、麻醉、抗感染治疗等技术。对休克、昏迷、某些精神疾病、智力严重低下等疾病,这种模式是适合的。在这种模式之下,医生为患者做某事,患者就好像是不能自助的婴幼儿,医生则形同他们的父母。②指导-合作型。这是一种一方指导、另一方配合的有限合作模式。按照这种模式,在临床实践活动中,医生的作用占优势,医生告诉患者做什么,同时又有限度地调动患者的主动性,也就是说,在这种模式中,医生是主角,患者是配角,很像父母与儿童的关系。目前临床上的医患关系多属于此种模式。③共同参与型。这是一种以平等关系为基础的医患关系模式,双方有近似的同等权利,从事于双方都满意的活动,在临床实践中强调医生和患者处于平等的地位,医生帮助患者自助,是一种同志或朋友式的相互依存、相互需要和相互作用的民主关系,具有治好疾病的共同愿望和要求,很像成人与成人的关系。在大多数慢性病的治疗中可以见到这种关系。长期慢性病患者宜采取的医患关系模式是共同参与型。

【实战训练】

1. C　2. C

第二节　医患关系伦理

【经典例题】

例1.E　［提示］患者的道德权利就是在医疗活动中,患者在道德上享有的正当权利。这里只有 E 的提法正确,其余选项都不够准确。

例2.E　［提示］生物-心理-社会医学模式的确立是医学道德进步的重要标志。医学模式是人们关于健康和疾病的基本观点,医学临床实践活动和医学科学研究的指导思想和理论框架,医学模式来源于医学实践,是对医学实践的反映和理论概括。故选 E。

【实战训练】

1.D　2.A　3.C　4.E　5.B

第三节　医务人员之间关系伦理

【经典例题】

例1.C　［提示］A、D 选项中"彼此独立"的表达不妥当,医务人员在彼此独立的同时还要互相支持,因此,这两个选项不正确。B、E 选项中"彼此平等"的表达正确但与本题要求不符,因此也是错误选项。本题的正确选项是 C。

【实战训练】

1.A　2.D　3.C　4.A

第四章　临床诊疗伦理

第一节　临床诊疗的伦理原则

【经典例题】

例1.E　［提示］医疗最优化原则要求医务人员认真仔细地选择使患者受益与代价比例适当的诊疗措施。它是行善原则、不伤害原则在临床工作中的具体应用。它是指在临床实践中,诊疗方案的选择和实施追求以最小的代价获取最大效果的决策,也叫最佳方案原则。其中,疗效最佳指诊疗效果在当时医学发展水平上或在当地医院的技术条件下,是最好的、最显著的。损伤最小是指在疗效相当的情况下,临床工作者应以安全度最高、副作用最小、风险最低、伤害性最少作为选择诊疗方法的标准。痛苦最轻是指在确保治疗效果的前提下精心选择给患者带来痛苦最小的治疗手段。耗费最少是指应当在保证诊疗效果的前提下,选择卫生资源耗费最少,社会、集体、患者及家属经济负担最轻的诊疗措施。因此,上述选项都属于最优化原则的内容之一。因此,本题正确答案是 E。

例2.E　［提示］在临床诊疗中,患者的病情以及与此相关的个人信息应属于保密范围。但当保密义务与其他义务发生冲突时,若后一义务更为重要则有时保密义务要让位给其他义务,尤其是不伤害他人的义务。以下为三种例外情况:①当为患者保密会给患者带来不利或伤害时;②当为患者保密会给他人带来不利或伤害时;③当为患者保密会给社会带来不利或伤害时。本题中 A、B、C、D 四个选项属于患者心理或家庭生活隐私范畴,患者有权要求医生为其保密。E 选项中患者查出艾滋病病情,如果医生为其保密有可能会给他人或社会带来不利或伤害,因此医生可放弃保密义务。

笔记

【实战训练】

1. D 2. B 3. A 4. E

第二节 临床诊断的伦理要求

【经典例题】

例1. B [提示]医生在询问病史时,应该做到不要轻易打断患者的陈述或流露不耐烦的表情,要耐心地倾听患者的主诉,并善于综合分析。如果患者的主诉离题太远或患者不善于表达自己的病情,医生应巧妙地引导患者转移到关于疾病的陈述上来,或针对患者的关键问题进行深入询问,避免机械地听记。要避免有意识地暗示或诱导患者提供其希望出现的资料,避免问诊走向歧途,以致造成漏诊或误诊。本题的正确答案是选项B。

【实战训练】

1. E 2. B

第三节 临床治疗的伦理要求

【经典例题】

例1. D [提示]手术治疗确实是有一定风险与后遗症的,医生要尽量全方位地为患者利益考虑,既要为患者考虑眼前疗效,又要考虑远期疗效,尽量尊重患者及其家属的意见,在征得患者及其家属同意的基础上打破常规,采用治疗效果不甚肯定的术式是可取的,不可以强求患者做不同意做的手术,当然,患者也应该在医师指导下对治疗做出负责的决定并与医师合作执行。A、B、C、E选项都是正确的做法与观点,D选项才是错误的做法,因此正确答案是D选项。

【实战训练】

1. C 2. D

第四节 临床急救的伦理要求

【经典例题】

例1. C [提示]临床急救的伦理要求包括争分夺秒地抢救,力争使患者转危为安;勇担风险,团结协作;满腔热情,重视心理治疗;全面考虑,维护社会公益。因此,A、B、D、E选项都是正确的做法。本题要求选择否定的选项,因此正确答案是C。

【实战训练】

1. C 2. E

第五节 临床治疗的伦理决策

【经典例题】

例1. D [提示]此题是关于"临床治疗的伦理决策"的试题,主要考核点是"临床治疗的伦理决策"的概念、特征、产生原因等内容的记忆掌握程度。临床诊疗伦理决策以事实为基础,包括患者的病情、意愿、医疗保障条件及其经济状况、医院及医生的设备和技术条件等。D选项只包括患者方面的事实,不包括医生与医院方面的事实。

【实战训练】

1. A

笔记

第五章　安宁疗护与死亡伦理

第一节　安宁疗护伦理

【经典例题】

例 1. B　［提示］安宁疗护从生命伦理学角度使患者认识到生命的价值,体会到在濒死之际受到了社会和亲人的关注,它体现生命神圣、质量和价值的统一。故此题选 B。

【实战训练】

1. C　2. C　3. D

第二节　安乐死伦理

【经典例题】

例 1. E　［提示］此题是典型的关于安乐死争论的试题。目前主动安乐死的争论很激烈,争议很大,不过目前世界上仅荷兰、比利时、日本等少数国家以及瑞士苏黎世政府下属的部分养老院已将主动安乐死合法化,因此 A、C、D 是明显错误的。而 B 选项认为该医师所作所为完全错误,医师实行安乐死与杀人无异也是过于偏激,完全否定了安乐死的伦理价值。因此,最正确的答案是 E 选项。

【实战训练】

1. D　2. E　3. C

第三节　死亡伦理

【经典例题】

例 1. A　［提示］此题五个选项都是以脑死亡标准取代心脏停止跳动作为死亡标准的伦理意义和效果,但是只有 A 选项才是直接的伦理意义和效果,其他选项都是衍生的伦理意义和效果。A 选项容易被误读为陷阱而被忽略。

【实战训练】

1. C　2. A　3. D

第六章　公共卫生伦理与健康伦理

第一节　公共卫生伦理的概念和理论基础

【经典例题】

例 1. D　［提示］公共卫生伦理的理论基础包括自由主义、社群主义、功利主义,其余两项明显是错误选项。"趋乐避苦是人类的本性,追求快乐是人类行为的动机。有助于产生快乐的事物或行为就是好的;反之,就是坏的"属于功利主义观点,故答案是 D。

【实战训练】

1. C　2. D

第二节　公共卫生伦理原则

【经典例题】

例 1. B　［提示］公共卫生伦理原则包括全社会参与原则、社会公益原则、社会公正原则、互助协同原则、信息公开原则。选项 A、C、D、E 为医学伦理学的基本原则或临床诊疗伦理原则,故答案为 B。

【实战训练】

1. C 2. A

第三节　公共卫生工作伦理要求

【经典例题】

例 1. B [提示]传染病防治的伦理要求:第一,坚持预防为主的工作方针,积极开展传染病的防控,切实保护广大群众的健康;第二,遵守国家法律规定,认真做好传染病的监测和报告,积极履行道德和法律责任;第三,尊重科学,具有奉献精神;第四,尊重传染病患者的人格和权利;第五,严格执行隔离消毒措施和各项操作规程。选项 A、C、D、E 为传染病防控工作伦理要求,故答案为 B。

【实战训练】

1. C 2. D

第四节　健康伦理

【经典例题】

例 1. E [提示]此题是关于健康伦理的试题,主要考核点是健康伦理的含义。前四个选项都合理表述了健康伦理的内容、重心、意义等,E 选项之所以错误,原因在于对健康伦理问题主题认知错误。健康伦理问题都是围绕着"权利与善"这一主题展开的,即在涉及健康的矛盾和冲突时究竟是权利优先还是善优先。

【实战训练】

1. D

第七章　医学科研伦理

第一节　医学科研伦理的概念和要求

【经典例题】

例 1. B [提示]在该案例中,黄禹锡之所以造假是受不良动机的支配,违背了医学科研道德中"动机纯正"的要求,而选项 A、C、D、E 虽也属于医学科研道德的具体要求,但与本案例关系不大,故应选 B。

【实战训练】

1. C

第二节　涉及人的生命科学和医学研究伦理

【经典例题】

例 1. D [提示]人体试验的道德原则包括选项 A、B、C、E,而不包括选项 D,即选项 D 是正确答案。人体试验虽以实验室研究和动物实验作为基础,但由于实验室研究和动物实验与真正的人体试验是有差别的,如人的体外研究和动物实验产生的副作用很小,但用到人身上副作用就有可能较大。因此,虽然人体试验强调维护研究参与者的利益,但并不能保障其绝对安全。选项 D 之所以不能作为人体试验道德原则,原因在于虽然

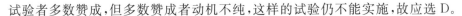

试验者多数赞成,但多数赞成者动机不纯,这样的试验仍不能实施,故应选D。

【实战训练】

1.B 2.D 3.E 4.C

第三节 医学伦理委员会及医学伦理审查

【经典例题】

例1.D 〔提示〕此题是关于医院伦理委员会与医学伦理审查的试题,主要考核点是研究参与者的知情同意要求全面,随时可以退出试验,不需任何人批准。D选项错在研究参与者需要申请获准方可退出试验。

【实战训练】

1.A 2.B 3.A 4.D

第四节 动物实验伦理

【经典例题】

例1.E 〔提示〕动物实验保护的"3R"原则是指以减少(reduction)、替代(replacement)和优化(refinement)为核心的动物实验原则,要求动物实验应遵循尽可能用没有知觉的实验材料代替活体动物、尽可能使用最少量的动物获取同样多的试验数据、尽量减少非人道程序对动物的影响范围和程度等。选项E不符合"3R"原则要求,故而选E。

【实战训练】

1.E

第八章 医学新技术研究与应用伦理

第一节 人类生殖技术伦理

【经典例题】

例1.B 〔提示〕本题选项A、C违背了维护社会公德的原则,医务人员不得对单身妇女实施辅助生殖技术,医务人员不得实施代孕技术。选项D违背了保密原则,选项E违背了严防商品化的原则。正确答案应该是选项B,医务人员不得实施非医学需要的性别选择,但可以实施医学需要的性别选择。

例2.E 〔提示〕本题所考知识点是是否同意代理母亲的问题。正确答案是E。对此各国意见不一,一般都反对商业性的代理母亲。该案例虽不属商业性,但鉴于我国尚未立法,妇产科医生应向医院伦理委员会或法律部门咨询。作者认为,我国对不孕症夫妇既然允许抱养孩子,对此也是可以同意的。如果同意代理怀孕,医生应向其讲清后果,未来新生儿父母应以养育即该案例中提供精子和卵子的父母为法律父母为宜,未来孩子的归属不是可以商量的,而是法律规定养育者为孩子的法律意义上的父母。

例3.C 〔提示〕本题考查人类辅助生殖技术伦理原则、医患关系模式、代孕非法、患者权利保护等知识点。正确答案是C。

例4.B 〔提示〕本题所考知识点是人类辅助生殖技术伦理原则。正确答案是B。医学目的原则是医学科研伦理原则,不是人类辅助生殖技术伦理原则。

【实战训练】

1.D 2.D 3.B 4.D 5.B

第二节　人体器官移植伦理

【经典例题】

例1.B　〔提示〕本题考查人体器官移植相关伦理准则中的公平原则。参加器官移植的医生不能参与捐赠器官患者的抢救和死亡判定,否则将使当事医生陷入积极抢救捐赠器官患者与为获得移植器官而消极抢救捐赠器官患者的两难处境。正确答案是选项B。

例2.C　〔提示〕利用胎儿器官最令人担忧的是对胎儿本身是否带来伤害,虽然胎儿无法做出任何表达,但是从伦理角度讲,这是我们需要为胎儿考虑的重要内容。正确答案是选项C。

例3.A　〔提示〕本题考查器官移植伦理原则,正确答案是A。即使情况紧急,受体与供体方均需要签署知情同意书。

【实战训练】

1.D　2.E　3.B

第三节　人的胚胎干细胞研究伦理

【经典例题】

例1.A　〔提示〕本题考查治疗性或研究性克隆伦理要求,正确答案是A。胚胎或胎儿的孕天或孕周最长界限是孕14天。

【实战训练】

1.D

第四节　基因研究与应用伦理

【经典例题】

例1.D　〔提示〕基因治疗伦理原则包括坚持人类尊严与平等原则、坚持知情同意原则、坚持科学性原则、坚持优后原则、坚持治病救人原则。本题选项A、B、E违背了坚持优后原则、坚持治病救人原则,选项C违背坚持人类尊严与平等原则。因此,正确答案是选项D。

【实战训练】

1.E　2.A

第九章　医务人员医学伦理素质的养成

第一节　医学道德修养

【经典例题】

例1.D　〔提示〕医德修养是医学生和医务工作者为培养医德品质而进行勤奋学习、自我教育和自我陶冶的过程以及经过长期医疗实践的磨炼所达到的医德境界,其中包括在医疗实践中所形成的情操、举止、礼貌、品行等。医德修养的途径和方法包括:①与医疗实践相结合是医德修养的根本途径;②"慎独"是医德修养的重要途径;③自律与他律是医德品质的养成方式。故选D。

【实战训练】

笔记

1.E　2.D　3.E　4.D　5.C

第二节　医学道德评价

【经典例题】

例1. D　[提示]医德评价的方式:①社会舆论。在医疗实践中,公众的评价能形成强大的舆论和精神力量。如果医务人员的医疗行为是高尚的,就会受到社会舆论的赞扬;反之,不良的医疗行为就会受到舆论的谴责。②内心信念是医德评价的一种重要的内在方式。③传统习俗是人们在社会生活中长期形成的一种稳定的、约定俗成的行为倾向。故选D。

【实战训练】

1. D　2. E　3. D

第三节　医学道德教育

【经典例题】

例1. A　[提示]此题涉及医学道德教育考点,医学道德教育包括五个要素:医学道德认识、情感、意志、信念、行为习惯。

【实战训练】

1. B

第十章　卫生经济与医院管理伦理

第一节　卫生经济伦理

【经典例题】

例1. B　[提示]卫生经济伦理原则有公正原则、公益原则、效益合理性原则。公益原则,就是从社会和人类的利益出发,公正合理地配置卫生资源及公正合理地解决医疗实践中出现的各种利益矛盾。它不仅要求有利于当代人的健康利益,使人人享受医疗卫生保健,还要求有利于后代,有利于生存环境的改善,有利于医学科学的发展。公正原则,一方面体现在各种可利用的卫生资源的公正分配上,对具有相同卫生保健需要的人群提供相同的卫生服务,对所处状态不同的个体,则予以不同的处理;另一方面,体现在健康的公平、公正上,旨在所有社会成员均有机会获得尽可能高的健康水平,每个社会成员均应有公平的机会达到其最佳健康状态。效益合理性原则,就是坚持最有效地、最合理地利用卫生资源,减少或杜绝资源浪费。故正确答案选B。

【实战训练】

1. B

第二节　医院管理伦理与医疗改革

【经典例题】

例1. A　[提示]医学伦理委员会是属于政府、医学科研单位和医疗卫生机构的一种特设的咨询机构,不是权力和法律部门,不受所在机构的行政领导。故正确答案选A。

【实战训练】

1. E　2. D　3. D　4. C

附录四　案例伦理分析参考答案

绪　论

【二维码 0-3　伦理分析】

医生非常委屈和愤怒，认为患者不仅不知感谢，还找他麻烦，简直就是恩将仇报。对医生而言，他是治病的，解决了疾病就足够了，为什么要拿那些无关紧要的事情来烦人。但是对于患者的生活状况，医生真的可以毫不在乎吗？事实上，这位患者将他告上法庭并不是真的因为他的手术和治疗出现了问题，而是医生在她寻求帮助和指导的时候所表现出来的自负和忽视。当医生用冰冷的语言告诉她，你的病我已经治好了，这个副作用是一件无关紧要的小事的时候，他仅仅把这位患者看作了疾病的载体，而不是一个活生生的人，所以认为病灶切除了就好了，其他的都可以忽略。

正是这种隐藏着专业主义的傲慢和对患者作为一个完整的人的诉求的贬低，激怒了患者并导致其提起了诉讼。从纯粹医学技术的角度来说，这名医生的确没有犯错，在剧中最后患者还是撤销了诉讼，但从医学帮助患者的目标上来说，我们必须承认这名医生做得远远还不够好。

第一章　伦理学与医学伦理学

【二维码 1-9　伦理分析】

该医生没有对参与试验的患者家属讲清楚其中的好处与风险，只将签字当成形式，没有尊重患者的知情权，显然违背医生的职业道德与医学道德要求。

【二维码 1-12　外文翻译】

生命伦理学可以定义为与使用活的生物有关的伦理问题和决策的研究。生命伦理包括医学伦理和环境伦理。生命伦理学涉及如何平衡不同的利益、风险和责任。生命伦理学的概念在历史上贯穿在文学、艺术、音乐、文化、哲学和宗教中。每一种文化都发展了生命伦理学，本书中有由不同作者用跨文化的眼光创作的一系列教学资料。

为了有一个可持续的未来，我们需要促进生命伦理的成熟。一个社会的生命伦理的成熟度可以被看作是能够平衡生物或医疗技术应用的利益和风险。这也体现在将公众意见纳入决策的程度，同时尊重社会责任，确保个人的知情选择。应该保持关注和风险的意识，并进行辩论，因为这可能会减少滥用这些技术的可能性。生命伦理的其他重要理念，如尊重自主和公正，在平衡利益和风险时需要得到保护和涵盖。

生命伦理学并不认为我们总能找到正确的解决伦理问题的方法。道德原则和道德问题需要相互平衡。很多人已经无意识地试图这么做了。比起不同的文化之间，一种文化内部的两个人之间的平衡差异更大。一个成熟的社会就是已经发展出了一些社会和行为工具来平衡这些生命伦理原则，并将其应用到技术发展带来的新形势中。

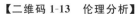

【二维码 1-13　伦理分析】

（1）关于生命质量的争论

原则上支持安乐死与实践中操作安乐死之间有一个重大的问题必须解决，那就是对生命质量的确认。一种观点认为，应该抛弃有关生命质量的道德或价值判断，仅仅依靠医学指标来做出治疗方面的决定。另一种观点认为，所谓客观的医学因素，例如，用于决定是否治疗的医学指征，不但不能提供Paul Ramsay 所需要的客观性，反而削弱了医学和道德或价值评价之间的基本区别。

（2）关于新生婴儿安乐死的争论

①权利？

反方：每个人都有活着的权利，包括那些重度残疾的新生婴儿和遭受巨大痛苦拯救无望的无知情同意能力的人。

正方：不具备个体特征的新生胎儿无生命权（辛格）。

②谁的利益？

正方：杀死有严重残疾的婴儿或听任死亡是否合乎道德可以从功利主义论证，这样做是为了避免进一步的痛苦。

反方：代理同意安乐死或许不只是患者利益，还有家庭的负担和社会的负担等。对缺陷新生儿生命质量的认定，是从正常人的生命质量和思维来判定的，对于生下来就有缺陷或者痛苦的儿童来说就是常态，他们未必觉得痛苦，我们也就不能替代他们做出不值得活的决定。

③代理行为的正当性？（资格问题）

反方：监护人未必能代理无行为能力者做出死亡的决定。

正方：在一般治疗中，人们广泛采用代理同意是因为人们相信患者的代理人通常会做出有利于患者的选择。

（3）患者的利益是个多元化概念。一般来说，生存是患者最大、最重要的利益。凡是威胁患者生存的医疗行为都是对患者有害的行为。除了生存这种利益之外，患者还有快乐、没有痛苦、健康、经济、隐私、名誉等重要利益。但这些利益都没有生存来的重要。但这只是就一般意义而言。当情境发生变化时，患者对上述利益的排序就可能发生变化。因为对患者来说，生存永远不可能是全部利益所在。事实上，生存常常只具有工具价值。生存是为了能够享受其他价值，当患者无法从生存中感受快乐，甚至只能体验痛苦或者极其严重的痛苦时，这种生存就是没有价值的，帮助患者生存反而成为对患者的伤害。

（4）产科医生需评估新生儿疾病状况，针对是否可舍弃新生儿给家属提供建议，最终决定是否舍弃的权利落在家属手中。比如，新生儿是否脑瘫的临床诊断短时间内无法确诊，因此在现实情况下，产妇仍需将新生儿带回家，不然产妇的做法将构成遗弃罪。

【二维码 1-15　伦理分析】

周国平认为正是延误处置的高烧与大剂量的 X 线照射导致了视网膜母细胞瘤的出现。虽然到目前为止，没有任何证据可以证明这两个因素是肿瘤出现的元凶，但急诊科女医生蛮横拒绝初诊的态度，医学博士不顾科学常识把雨儿作为科学实验品反复拉去照射 X 线的做法明显侵犯了患者的权益，雨儿的遭遇让人愤慨。

第二章　医学伦理的原则与规范

【二维码 2-3　伦理分析】

《中华人民共和国执业医师法》第 26 条规定：医师应当如实向患者或者家属介绍病情，但应注意避免对患者产生不利后果。在我国当前医疗实践中,多数医生都是首先告知家属癌症诊断或濒死预后信息,再由家属决定是否告知患者本人。这种做法尽管目前在我国非常流行,但与今天的医学伦理和世界潮流有冲突。以美国为例,1961年,在接受调查的医生中,88%的人表示会努力避免向患者告知癌症诊断;但到了1979年之后,98%的医生表示有告知癌症患者病情的政策。发生这种变化的原因有:①癌症治疗方法改进与存活率提高;②对待癌症的社会态度改变了,人们不再对癌症像先前那么恐惧;③更加关注患者的权利,不直接告知患者病情被视为侵权行为,在伦理上没有尊重患者的自主性;④美国是个法治国家,患者的知情权受到法律保护,不直接告知患者病情的医生可能会面临诉讼;⑤医生越来越认同沟通是增进患者理解和配合的有效手段。上述美国医生态度转变的原因应该说在一定程度上也同样适用于中国。

总体来看,告知患者坏消息在未来中国可能是一种趋势。

【二维码2-6 伦理分析】

[案例2-4、案例2-5伦理分析]患者的利益是个多元化概念。一般来说,生存是患者最大、最重要的利益。凡是威胁患者生存的医疗行为都是对患者有害的行为。除了生存这种利益之外,患者还有快乐、没有痛苦、健康、经济、隐私、名誉等重要利益。但这些利益都没有生存重要。但这只是就一般意义而言。当情境发生变化时,患者对上述利益的排序就可能发生变化。因为对患者来说,生存永远不可能是全部利益所在。事实上,生存常常只具有工具价值。生存是为了能够享受其他价值,当患者无法从生存中感受快乐,甚至只能体验痛苦或者极其严重的痛苦时,这种生存就是没有价值的,帮助患者生存反而成为对患者的伤害。

对于本案例中的两个婴儿来说,虽然父母几乎做出了同样的选择,但是医疗机构和医生却做了相反的事情。这表明人们对于什么是对患者有利,即使在同一文化传统中也会有完全不同的看法。在第二个案例中,医生以为对患者做了有利的事情,但是却造成了小女孩痛苦的生活状况,以及她的父母的狼狈的生活。这验证了生存只具有工具性价值的理论。因此,医学不能只追求帮助患者生存,还要帮助患者追求高质量的生存。对于那些患有严重先天性缺陷的新生儿,尊重父母的愿望,放弃他们的生命,未必不是"对患者有利"的行为。

在这两个案例中,根据西方文化传统,"患者"范畴并不包括患者的家庭,但是根据中国文化传统,患者的家庭是包括在"患者"范畴之中的。因此,医生帮助患者的行动不应该给患者的家庭带来危害或者不利的影响。这种因文化传统不同而导致的"患者"范畴的变化会影响对"什么是对患者有利"的看法,又凸显了多元价值观下这一问题的复杂性。

【二维码2-9 伦理分析】

[实训与实践指导1(1)题分析]肿瘤专家平均每月给癌症患者带去35个坏消息,告诉患者"患癌"、"复发"、"治疗失败"或者"无能为力"。但是目前专家们仍未对如何传达类似的坏消息达成共识。如果患者不问,或者应患者家属的要求不告诉患者,超过40%的肿瘤专家会对患者隐瞒预后状况。近同等数量的医生会用委婉说法避开病情真相。目前,多数欧洲医生和中国医生通常不会告诉癌症患者去日无多。直到近期,许多医生也很少告诉患者他们已无计可施。常规做法是不让患者知道自己在世时间不长了,以免徒增苦恼。著名医生威廉·奥斯勒爵士(Sir William Osler)在20世纪末撰写了一本影响深远的教科书《医学的原则与实践基础》(*The Principles and Practice of Medicine*),强调让患者保持乐观心态的重要性,适当地隐瞒病情对患者的治疗和恢复更加有利,符合有利原则。而美国医生在告知患者癌症消息方面更为坦率。1969年,美国的伊丽莎白·库伯勒-罗斯(Elisabeth Kübler-Ross)的《论死亡与临终》(*On Death and Dying*)一书,使得死亡首次成为医患之间可以讨论的话题。这本书随后也成了畅销书。20世纪六七十年代以后,随着平权运动的高涨,美国的文化以及政治都发生了一些变化。这些变化带来了一种观念,认为患者有权知道医生所知道的一切信息。如果病情不被告知,患者可以起诉医生侵犯了他的

知情同意权,医生面临诉讼的风险。因此,美国流行的做法更加符合尊重自主原则。

【二维码2-10　伦理分析】

[实训与实践指导1(2)题分析]总体上来说,应该尊重患者的知情同意权。家庭成员的意愿常常对临床医生关于是否告诉患者坏消息的决定产生不利的影响。尽管家人的参考意见很重要,比如让医生知道患者是否具有自主能力、是否有能力接受有关重大风险。但是,这里回避了一个重要的哲学问题:未经患者同意,医生有什么权利把病情告知家属?所以,这是一个权利问题,涉及侵权行为。最好的办法是从一开始以及在病情的发展过程中都征求患者意见,了解患者在多大程度上愿意他人介入。

在是否告知患者癌症及濒死预后信息的问题上,作者建议谨慎告知。

第一,因人而异。对于那些缺乏理解癌症诊断能力的患者,不鼓励坦率告知预后信息。而对于那些理性的患者,则鼓励告知其预后信息。此外,有些濒死患者不想知道病情的真相,这点也和文化有关。据调查,美国大多数患者确实想知道真相。所以,美国告知患者坏消息的概率非常大,但是意大利却不是这样,如果患者不要求告知,就免除了医生告知的义务。

第二,逐步告知。现在西方一些国家的医生大多实行逐步告知而不是立刻告知坏消息。逐步告知可以避免所谓的"真相大白"和"终极坦率"。逐步告知试图在有利原则、不伤害原则和尊重患者自主原则限定的范围内实现诚实。

第三,告知有利的参照信息。医生还可以引用其他病情类似的患者的数据,乐观地向患者告知信息,如谁谁术后又活了20年。希望和信心对于病情的康复同样十分重要。当我们热衷于患者的自主和知情权时,不该忘了点燃希望的重要性。

第三章　医疗人际关系伦理

【二维码3-1　伦理分析】

该案例中医生在技术处理上存在问题,但是医患间形成的良好非技术关系却掩盖了技术问题,因为医患关系是互动关系,在这种互动中,相比技术性内容,医务人员的服务态度和工作作风等非技术性内容往往更多地被患者所直接感受。

【二维码3-2　伦理分析】

该案例中,王女士是一位具有主观能动性的患者,且积极就医,但是在就医过程中,医生的沉默乃至冷漠"无语"导致患者处于完全被动的地位,患者通过就医不但没有解开疑惑,反倒因"多出个更年期的病"更为困惑焦虑,也会进一步影响患者执行医嘱,甚至还可能导致误诊、漏诊,可见主动-被动型模式在该就医场景中并不适用。

【二维码3-3　伦理分析】

该案例中,患者小张是一位主治医师,具有一定的医学专业知识和技能,有能力且主动提出参与诊治活动,当他了解了病情和治疗方案后,向李医师提出建议,但是建议非但没有得到李医师的关注,反而引起了李医师的不满,这使得小张感到自己的意见未得到关注和尊重,故而要求出院找别的医生诊治。该案例中矛盾产生的关键在于李医师选择了一种不适当的医患关系模式,考虑到小张有能力且主动参与诊治活动的背景,如若采用共同参与模式,对良好医患关系的建立更为有利。

【二维码3-7　伦理分析】

女患者与实习生之间无医患关系,有拒绝实习生检查的权利。女患者的不妥之处主要表现在到教学医院来检查事先没有想到会有实习生进行检查和诊治的可能性,她的拒绝使医学生错过了学习的机会。带教老师的不妥之处主要表现在向患者解释时对患者不尊重,态度生硬,同时没有意识到患者享有隐私权,若患者坚持不让学生检查,只能尊重患者隐私权,按患者意见办,强制检查不可取。

【二维码 3-12 伦理分析】

本例患者死亡的重要原因之一是医生之间沟通不充分,没有进行有效协作。一是医生手术后未按规定及时书写手术记录,致使患者手术后的病情状况无法通过记录让其他医生知晓;二是手术医生在交接班时,没有详细地向值班医生交代患者的病情,只是告诉值班医生要关注患者;三是值班医生在患者病情加重时,没有及时与手术医生进行沟通,只是做了局部处理,丧失了处理的机会。

【二维码 3-13 伦理分析】

在医患共同努力下,几乎没有生还可能的邱财康竟神奇地痊愈了。余教授和烧伤科医护小组挑战医学极限的精神值得钦佩。现在看来,这段救治故事依然让人惊心动魄、肃然起敬。邱财康成为世界烧伤医学史上的一个奇迹,也成为中国医学史上的一个重要标记。在 100 个日夜里,医患并肩作战,最终患者获得了生命,医生获得了胜利。在疾病面前,医生与患者是亲密战友。

第四章 临床诊疗伦理

【二维码 4-4 伦理分析】

此案中,产科医生在施行剖宫产手术过程中,未经患者家属同意就擅自切除患者阑尾,做法欠妥。作为医生,未经患者及其家属同意是不能擅自做主的,否则后果自负。有时即使是出于好心,但也要按规定的程序来办事,这样既可以保护自己,也可以避免给患者带来不必要的伤害。因此,医生应当在切除阑尾前告知产妇家属当前手术情况,征求家属是否同意在手术操作过程中为产妇切除体内易发生病变的阑尾,告知家属利害原因,并在同意书上签字。如果家属不同意,告知其利害原因和以后可能的一切并发症状,并让家属签字。

【二维码 4-6 伦理分析】

上述外文资料主要介绍了在英国的医疗卫生服务体系环境下,医疗机构如何考虑患者利益、尊重患者知情同意权以及鼓励患者参与共同决策。如果患者的年龄在 16 周岁以下,那么可以由他们的家庭成员或照顾者代替他们进行合理决策。如果精神病患者缺乏做出决定的能力,那么医疗卫生专业人士及社会照顾工作者可以参照相应的管理规则协助其做出选择。

【二维码 4-8 伦理分析】

人们普遍希望优生,这是可以理解的。但是,目前新生儿的先天性缺陷还是难以完全避免的。因此,本案例提出了一个先天缺陷新生儿能否舍弃的伦理问题。该案例中新生儿并非严重的先天性缺陷,是可以矫治的,而且矫治后对孩子的未来智能和体能没有影响,容貌也是可以矫治的,因此医生不同意家属的意见是正当和合理的。此时,医生本着最优化的原则,出于对新生儿生命权利的尊重,既不能见死不救,也不能让家属接回家听凭家属处置,而应取得有关部门的支持,即使家属最后仍不履行签字手续,也应从救治患儿的角度进行肛门手术。

【二维码 4-9 伦理分析】

此案中患者已进入极度衰竭状态,多次提出放弃治疗的意愿,医务人员经与家属协商后停止对患者的抢救,帮其解脱痛苦,体现了临床诊疗中善待生命、善待患者、善待社会等最优化原则的内涵。

【二维码 4-10 伦理分析】

医务人员应该首先判断钱某的"拒绝"是否有效,即钱某是否具有自主选择的能力。①如果钱某在八周岁以下,那么视为发育期自主选择力丧失,其拒绝无效。②如果钱某在十八周岁以上,那么在排除其无病理性选择力丧失的情况下,其拒绝有效。③如果钱某在八周岁以上十八周岁以下,那么医生应根据其病情等实际情况,灵活掌握。④如果钱某出现认知、记忆、情感、思维、行为等方面的障碍,即精神症状和神经体征时,那么可判定其病理性自主选择力丧失(必要时可请有关医生会诊),其拒绝无效。

为此,此案例医务人员可采取的对策有:①如果钱某丧失自主选择力,那么其拒绝无效。医生应该同钱某的家人、单位、监护人进行联系,由他们对入院治疗与否进行选择并按照他们的要求给予相应的治疗。②如果钱某的自主选择力正常,那么其拒绝有效。这时医务人员应设法弄清楚患者拒绝的真实理由,从而为患者提供对治疗措施更为充分的解释,并帮助其克服接受治疗措施的困难。如果这些努力都失败,那应尊重患者的意愿,同时做好详细和完整的病案记录。

【二维码 4-12　伦理分析】

手术前医师应向患者或家属交代清楚术中或术后可能发生的危险,并列出一份可能发生危险的文书,让患者或家属签字同意,然后才能施行手术。手术知情同意书是现代医疗制度中医患之间的重要法律文书。肖志军作为丈夫,对其妻子手术与否有决定签字的权利。丈夫拒绝签字导致孕妻身亡,这是一个不可避免的结局吗? 如果医生遵守法律,就只能看着患者死亡。手术知情同意书有效地保障了患者的知情同意权,但同时是否也部分限制了医生治病救人的权利? 家属比医生拥有更多手术决定权的法律语境会使得医生对患者即使有明确诊断,也不敢贸然违背家属的意愿而给患者施行手术。医务人员的义务包含了为患者治疗疾病,消除病痛的义务,而患者有接受医生治疗的义务。在此案例中,这些义务都没有得到充分的体现。这在某种程度上显示了临床诊疗伦理道德的缺失。

一方面,医院在尽了告知义务的情况下,患者没有在手术同意单上签字,救治工作不能开始的依据为:患者享有治疗权,因此医生施行手术必须征得患者同意,并应当取得其家属或者关系人同意并签字;同时,医患的知情同意书是一种医疗服务合同,假如患者意识清醒而不同意接受相应治疗,医院是不可能强制治疗的,否则将违反《合同法》,且对方如果不同意,这个医疗服务合同本身就不成立。另外,《医疗救助管理条例》规定,应当对危重病患者进行抢救。这个医疗事故实际上是两个条款发生冲突的结果。医疗机构对危重病患者应当立即抢救,但是,医务人员被要求在实施医疗行为之前必须取得患者方面的同意。实施紧急救治,则侵害了患者的知情同意权;不实施紧急救治,则侵害了患者的紧急救治权。"生命权和健康权高于一切,只有职业医生才能判断患者在危急时刻是否需要抢救。我们需要规范相关医疗条款,防止悲剧再次发生。"

【二维码 4-14　伦理分析】

鉴于该案例患者的自主性强,获知真相愿望明确,且保密守信的实施必须以不伤害患者的自身健康与生命利益为前提,该患者不接受治疗进行环球旅行将直接加速其生存期缩短,可能会在环球旅行中死亡。因此,依据患者至上原则与知情同意原则要求,作为医生应该将实情告诉患者,由患者本人决定是后续要接受治疗还是正常安排完成余生未了心愿。但是,若是患者家属要求保密,在中国文化背景下与社会现实中,也很有可能发生对患者保密至死的情况,这其实是对该患者知情同意权的无情剥夺。

【二维码 4-15　伦理分析】

患者保密的意愿和要求并不压倒一切。医疗保密的应用是有例外,也是有条件的。本案例中对患者保密利益的维护会带来绝大多数无辜第三者利益受损,因此不能保密,要建议患者自己告诉他们单位,必要时应借助法律手段维护其自身的劳动者权益,而非带病上岗。

【二维码 4-16　伦理分析】

一般而言,在不知该患者底细的前提下,基于《希波克拉底誓言》的保密要求,患者的病例资料原本就不应该随意公开,况且他还承诺为此多付出医疗费用,医生答应患者要求没有问题。但是当清楚不告知警方实情将意味着患者将因此逍遥法外,鉴于保密守信原则的实施必须不损害社会利益、不能与现行的法律法规相冲突的考虑,可以将信息公开。患者保密的意愿和要求并不压倒一切。

【二维码 4-18　伦理分析】

本案例涉及如何向患者告知负面消息,这涉及以下伦理问题:

（1）患者及其家长有无了解化验结果的权利？

患者及其家长当然有权利了解化验结果，这是患者的基本权利，无论从尊重患者的权利还是疾病治疗的需要，医生告知患者和家长有关疾病的信息无可非议。

（2）医生是否应告诉患者和家长上述情况？

当遇到不良信息时，是否对患者讲真话，这是一个值得重视的问题。由于引起白细胞减少和出现未成熟细胞的情况有很多原因，白血病是其中一种，本案例患者的情况还不能确定是白血病，另外该患者是高三学生，学习压力巨大，此时不宜告知患者上述情况。但若确诊是白血病，就要开始让患者与家长提前担心，逐步告知病情真相。

（3）医生应该怎样做才是道德的选择？上述案例中医生的回答有无不妥？医生该如何回答患者家长的询问？

此案中医生的言行后果来看，将有关化验结果以简单直接的方式透露给患者及家长，致使他们惊恐不安、精神上受到刺激，医生的做法显然是欠妥的。正确的做法是先不要告知患者本人，可以将患白血病的可能性主动告知家长，嘱咐家长正确对待，并鼓励其积极配合医生诊治。

【二维码4-20 伦理分析】

医生在临床进行体格检查时，应做到认真负责、细致严谨、全面客观、不留疑点。此案中医生存在不负责任、检查不细致等不合伦理规范的行为，仅凭经验将"输卵管宫外孕"诊断为"急性肠炎"，这些为患者死亡埋下了隐患。

【二维码4-21 伦理分析】

本案例中的医学事实是患者需要进行妇科检查；伦理学事实是患者不让实习生检查，老师拒绝为患者提供检查，导致患者无法得到进一步的治疗，其中关系相对复杂：一是医患关系（包括实习生与患者的关系），二是师生关系。带教老师应劝说患者，并提出几种解决途径，可以考虑采取以下方式：①先征求患者同意，然后由实习生检查，老师在一旁指导。②若患者不同意，应做出进一步解释，保证对患者不构成伤害；若患者仍不同意，则由老师检查。③若患者同意让实习生检查但不同意让男学生检查，可让男学生在旁见习甚至回避。

【二维码4-23 伦理分析】

本案例的医务人员没有履行尽可能使患者得到及时的、正确的和全面有效的治疗的义务。放射科医师的失职，是造成这一差错的第一个环节。该差错的第二个环节在经治医生身上，经治医生犯的首要错误便是过分相信辅助检查的结论，忽视了与患者的直接接触，没有询问患者以及做必要的检查，单凭一张X光片报告书就贸然行事。

【二维码4-24 伦理分析】

李某因颈部疾患到某医院就医，该院误将李某所患甲状腺乳头状癌诊断为双侧甲状腺乳头状腺瘤，进而导致手术方式选择不当，仅施行双侧甲状腺次全切除术，采取这种手术方式有导致癌症不能彻底清除的可能，增加甲状腺乳头状癌复发和转移的概率，同时也误导李某在相当长的时间内未能足够重视自己的病情并及时采取有效的治疗措施。

【二维码4-27 伦理分析】

患者使用泼尼松的结果是：

（1）负效应：身体形象改变，并发高血压和高血糖。

（2）正效应：肾移植术后必须进行免疫抑制及抗排异反应治疗，糖皮质激素是必不可少的药物。

上述事实说明：医务人员应充分认识到药物治疗的双重性，尽量减少或避免药物的毒副作用及其并发症。坚持有利原则，这也是临床治疗应遵循的伦理道德内容之一。

【二维码4-28 伦理分析】

临床药物滥用通常是由经济利益驱使，从而导致诱导患者产生消费需求的现象。医生在药物治疗

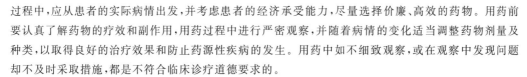

过程中,应从患者的实际病情出发,并考虑患者的经济承受能力,尽量选择价廉、高效的药物。用药前要认了解药物的疗效和副作用,用药过程中进行严密观察,并随着病情的变化适当调整药物剂量及种类,以取得良好的治疗效果和防止药源性疾病的发生。用药中如不细致观察,或在观察中发现问题却不及时采取措施,都是不符合临床诊疗道德要求的。

【二维码4-30 伦理分析】

术前准备过程中,医护人员应进行严格的查对工作,严防将患者病情弄错的意外情况发生。此案例中,术前已经存在严重错误,但在开始手术时,主刀医生发现该患儿胸廓正常,此时本来还有补救的机会,即提醒医务人员进行再次核对,但他们却未予以重视,导致一错再错。

【二维码4-31 伦理分析】

总住院医师的行为存在如下问题:①对门诊收入病房的患者未能仔细地询问病史和详细体检就肯定了阑尾炎的诊断;②实习医生对阑尾炎的诊断提出相应的质疑时,他未进行复查仅凭经验就否定了学生的意见;③术中发现胃穿孔仅予以缝合,留下复发的后患;④术后在事实面前不得不承认胃穿孔的诊断,但仍坚持强调自己起初对急性阑尾炎的诊断是正确的。

从上述问题可以看出,总住院医师对患者缺乏认真负责的精神,加之盲目自信造成误诊,不但给患者增加了躯体痛苦和经济负担,而且留下了隐患。术后,由于其虚荣心而没有对该事件进行认真总结教训,也是医德欠缺的表现。

【二维码4-32 伦理分析】

在此案例中,两位同住一间病房的患者先后受到细菌感染,此为医学事实,也即医学问题。在事实面前,患者郑某认为是医疗事故,理由是主管医生给王某换药后不洗手便检查郑某的手术切口造成的;主管医生认为不属于医疗事故,理由是手术切口感染是临床上的常见并发症,并且术前向家属做了交代。于是,双方发生了医疗纠纷,这属于伦理问题,提出了根据医学事实该不该行动和如何行动的理由。

医务科在进行调查调解时,对郑某的手术切口感染进行了细菌培养,证实两位患者同为金黄色葡萄球菌感染,但未做细菌的基因分型,因此从流行病学上看既不能认定是交叉感染,又不能完全排除其可能性,这也是医学事实,也即医学问题。基于此,医务科既没有认定为医疗事故,又没有简单地视为并发症,以此来维护医患双方的利益,从而平息了这场纠纷,这种处理也属于伦理问题。

从伦理角度来分析此次医疗纠纷,主管医生应负主要责任,因为他没有严格地遵守消毒隔离制度,而且简单地将交叉感染视为医学问题,并有推诿责任之嫌。患者郑某从维护自身的权益出发,虽开始认定是医疗事故,但后来也服从了医务科的裁决,因此是无可指责的。

【二维码4-33 伦理分析】

在此案例中,对于急诊患儿,手术是抢救其唯一可行的方案。杨大夫不考虑患儿父母的拒绝,坚持进行手术,因而挽救了患儿生命。杨大夫此举虽然有违患儿父母的意愿,但遵循了救死扶伤的医学人道主义精神,因此是符合伦理道德要求的。

【二维码4-35 伦理分析】

在此案例中,如果心理医生事先告诉患者,则既不利于患者的治疗,也不利于资料的准确性;如果心理医生不告诉患者,那么将侵犯患者的知情同意权。因此,心理医生的最佳选择是,在不告诉患者的情况下先录像,并将录像中患者的面貌进行遮盖处理,然后再告诉患者。如果患者同意,可以把录像带作为科研和教学资料;如果患者不同意,则须当着患者的面把录像带销毁。如果不能保证此录像带只作为科研和教学资料而被安全地使用,那么就应在录像之前征求患者的意见。

【二维码4-37 伦理分析】

在此案例中,医生不顾家属反对,为孕妇施行剖宫产手术,体现的是对患者利益和生命健康权的尊重。虽然不符合术前知情同意的操作规范,但临床诊疗中面对急危重症患者的抢救,既要尊重患方的

笔记

自主性,又要以新的生命观为指导。建议在紧急情况下,可由手术团队医生联合签字,为患者赢得最佳抢救时间,提高其生还机会。

【二维码 4-38　伦理分析】

本案例中患者白细胞的明显增加,暗示患者有急性化脓性脑膜炎的可能,医生未给予及时的病情分析及对症处理,是有悖于临床急救的伦理要求的。面对急危重症患者,医生应争分夺秒地抢救,力争使患者转危为安。

【二维码 4-39　伦理分析】

选择方案一的理由:甲身患癌症,身体抵抗力差,病情更为严重和紧急,因此,要考虑重症者优先。但是,选择方案一也存在明显的劣势,即甲身患绝症,住院时间较长,占用的医疗资源较多。

选择方案二的理由:乙没有基础病、身体相对健壮且免疫力较好,尽早入院、尽早治疗并恢复健康出院,可以腾出宝贵的 ICU 病房让新的重症肺炎患者得到救助。如果参照战场救治伤员原则,则是优先救护生存概率高又出院快的年轻人,以便用同样的医疗资源来救治更多的人。

参照上述两难推理形式,可以得出如下结论:

如果选择先救甲,则乙及与乙类似情形的重症患者就无法得到及时救助;如果选择先救乙,则甲无法得到及时救助。因此,无论先救甲,还是先救乙,均会让另一位患者因无法得到及时救治而处于高风险之中。

摆脱上述道德困境的最佳方案是增加医疗资源供给,让甲和乙均有平等的机会尽早入院并得到专业化的医疗服务。医疗卫生机构还应遵循同等情形、同等对待的原则,让具备重症医学收治条件的医院收治重症患者,让方舱医院收治轻症患者。

【二维码 4-40　伦理分析】

在上述案例中,患者的儿子坚持希望其母亲要接受积极抢救措施的理由主要是:其一,母亲活着本身就是最大的生命价值;其二,抢救治疗注定伴随着需要忍受的痛苦。然而,张奶奶经历了数次 ICU 抢救后,不愿再次承受那份痛苦,认为即使抢救过来自己也无法多活几天。在如此特定的生死抉择过程中,显然儿子并没有真正理解或不愿意接受母亲的真实想法,这反映了患者和家属对患病体验的差异性认知。患者该不该、能不能忍受救治过程中的疼痛和痛苦,成为患者和家属之间进一步作出合理判断和采取适宜行为的关键考量。

【二维码 4-41　伦理分析】

首先,医生要综合考虑患者的年龄、智力及精神状况,确定患者本人是否具有自主决策能力。

其次,医生在进行临床决策时,要综合考虑患者本人及其家属的意愿。在患者本人具备自主决策能力时,应以尊重患者的意愿为主。只有在患者不具备自主决策能力时,才考虑将临床治疗的决策权移交其家属。

另外,医生要弄清楚患者家属拒绝治疗的真实理由,进行针对性的解释,以取得其配合和支持。要尽量确保患者所做的决定是在其情绪处于稳定状态,且经过深思熟虑并和家属进行商讨后的结果。

【二维码 4-42　伦理分析】

在本案例中,患者在意识清醒时立下的字据,具有法律意义,应该受到尊重。但是,患者家属希望采取各种抢救措施以尽量延长患者的生命,他们的心情是可以理解的。此时,医生应当向家属解释清楚,针对患者当前的病情,抢救治疗已无实际意义,同时告知家属患者本人的真实意愿,必要时可以出示患者曾经立下的字据。

考虑到医疗卫生资源的匮乏,且患者已到癌症晚期,使用高技术抢救、治疗,只是延长其痛苦,不进行无效的抢救和治疗,对患者、他人均是有益的。如果放弃过多的抢救,也是体现对患者自主性的尊重。

【二维码4-44 中文翻译】

知情同意案例：2011年11月1日，杨某被某医院初步诊断为胃内基底肌瘤，无其他病症。医院于5日后对杨某实施肝和肺叶肌瘤切除手术。手术结束后，医生告知肖某的家属：患者的脾已被切除。家属询问原因，主刀医师告知是因为肝肌瘤与脾紧密粘连在一起，分离手术十分困难，强行分离可能损伤脾门处的动脉、静脉血管；切除脾比可能发生的大出血且危及患者生命的后果要轻得多，为了达到手术目的而不得已采取了切除措施。杨某及其家属认为，医院在没有告知和征得他们同意的情况下，擅自摘除了脾，导致肖某失去部分胃体和脾，并且手术后杨某身体免疫力明显降低，频发感冒、头痛，丧失了劳动能力，故向法院提起民事诉讼请求赔偿。

问题：医生在手术过程中遇到对患者治疗的最佳方案的选择时，是选择最佳方案还是根据患者及患者家属选择的方案？如果两者不一致，作为医生该如何选择？

【二维码4-45 伦理分析】

医生在手术过程中，应本着患者利益至上的原则，选择最有利于患者病情的方案，尽量避免对患者造成不必要的伤害。当最佳方案与患者及其家属选择的方案不一致时，应进行充分的告知和详细的解释说明，以征得其同意并配合有效的治疗。

【二维码4-47 伦理分析】

门诊医生的两次病情告知符合临床诊疗的伦理原则中的患者至上原则、知情同意原则、保密守信原则。

第一，从患者至上原则看：首先，医生充分理解家属的焦急心情，在询问病史时做到细致入微，告知语言温和，循序渐进。其次，由于患者各项指标紊乱，鼻子止血愈发困难，该医生及时建议患者家属安排患者入院观察，这是对患者有利的医疗建议。

第二，从知情同意原则看：在患者家属表现出担心孩子是否患白血病的时候，她进行了及时到位的告知，告知的话语有明确的病情告知，也有安慰的人文关怀，表现出较强的同理心。对于患者家属欲言又止的状况，没有追问，这是对患者家属的一种尊重。

第三，从保密守信原则看：医生选择了一个相对私密的环境与患者及其家属进行医患告知，充分尊重患者保密需求。

【二维码4-48 伦理分析】

基因编辑医生违背临床诊疗与生命科研中都应当遵循的知情同意原则、患者至上原则、伦理审查原则等，严重违反《纽伦堡法典》和《赫尔辛基宣言》的有关规定。

第一，违背知情同意原则：

1）该医生未告知研究参与者该项目尚属于试验阶段，混淆了研究知情同意与治疗知情同意，签署的保密协议仅仅是对研究者的有效保护。

2）该医生告知时有严重诱导患者参与的倾向，夸大参与的好处，项目只有在该研究所才可以参与，但却严重缺乏对该项目弊端的充分告知，患者家属是在多年后事发时才获知项目的弊端，最终面临家破人亡的悲惨结局。

第二，违背患者至上原则：该医生违背研究前的承诺，并不能做到负责到底。对研究参与者的期待与研究参与者后代的生命健康严重不负责任。科研目的不纯正，完全只为科研，根本没有为研究参与者着想。

第三，违背伦理审查原则：该研究是秘密进行的，患者对自己参与研究不知情，从某种角度可以倒推该研究缺乏伦理审查。

总之，我们务必通过伦理与法律治理对该医生的行为进行必要的有效的监控，避免这种人间悲剧再度上演。

第五章　安宁疗护与死亡伦理

【二维码 5-3　伦理分析】

大约只有 6～12 个月的生存期、化疗对疾病诊治没有什么疗效的 Mr. G 是临终关怀可以实施的对象,本人不赞同像本案例那样对 Mr. G 完全隐瞒其疾病真实状况,他已表现出紧张与焦急,说明已对个人疾病有疑惑,处在求证中。正如第四章所说,不告知真相,无形中将剥夺 Mr. G 的知情同意权。对临终患者告知真相,才能让患者在接受坏消息之后,合理地有尊严地安排自己生命的最后几个月,做好一切离世的准备,而不是不明不白地离世。当然,若是患者承受能力很差,可以考虑完全隐瞒病情真相,采取保护性措施。

【二维码 5-5　伦理分析】

A Case of Terminal Cancer

Recently, cancer has been the leading cause of death in many developed countries. In cases of terminal cancer, both family and health professionals are faced with the problem of whether or not to tell the truth about the gravity of the situation to the patient. In clinical practice, the question goes beyond "whether" but also includes "when", "how" and "how much" to tell patients about their diagnosis, treatment choices and possible prognosis. These questions have troubled doctors especially when they try to apply the principle of "doing good" to their patients.

Most people agree that terminal patients have a right to be well informed about their situation. Moreover, most agree that these patients have the autonomy to make decisions for themselves about medical treatment and other issues involving the end-of-life. Nevertheless, a value commitment toward openness has not been achieved in the general population. The most common reason for not telling the truth is the intention to protect dying persons from being harmed by knowing. But in order to address the real interests of terminally-ill cancer patients, we need to clarify various issues and to find a balance between "doing good" and "doing no harm".

【二维码 5-6　伦理分析】

琼瑶阿姨用这封公开信的方式表达了她对自己未来临终生命的态度,这个态度包括两个层次内涵:第一,这个公开信表达了琼瑶阿姨期望得到没有痛苦的自然死亡,拒绝任何急救措施,这其实就是消极安乐死。第二,从某种角度而言,这个公开信还表达了一个正常人对临终生命尊严受尊重的需求,而这是临终关怀能做到的,临终关怀特别注重患者的生命尊严与生命质量和生命价值,强调个体化治疗、心理治疗和综合性、人性化的护理,琼瑶阿姨应该更需要得到临终关怀。

死亡也许只是一个短暂的瞬间,但与疾病共存则是一个长期的过程。尊重患者的生命自主权,并不是鼓励放弃治疗,而是要让临终者体面而有尊严地离开人世。为了清醒地、有尊严地离开这个世界,人们最好在身体尚佳、头脑清醒时,立下书面的生前遗嘱,清楚表达自己在特定情况下面对死亡的意愿。这样在病痛不可逆转地来临时,不至于受客观条件的影响,或一时冲动,被迫做出违心的选择。

【二维码 5-10　伦理分析】

这名护士的行为并不是安乐死,而是打着"人道主义"的旗号的非法谋杀,最根本目的在于减轻他自己和同事们超负荷的工作,先注射过量药剂,然后用塑料袋或毛巾套头把患者闷死的方式也并非安乐,而是残忍。在 27 名老年患者死亡之后,他的做法是否"出于人道主义"已死无对证,没有人可以确认这些患者是否主动要求安乐死,但由该男护士一人决定是否对这些患者实施安乐死存在执行程序上的问题。2000 年 10 月 26 日,瑞士苏黎世市政府通过决定,自 2001 年 1 月 1 日起允许为养老院中选择

笔记

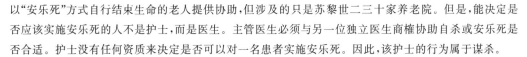

以"安乐死"方式自行结束生命的老人提供协助,但涉及的只是苏黎世二三十家养老院。但是,能决定是否应该实施安乐死的人不是护士,而是医生。主管医生必须与另一位独立医生商榷协助自杀或安乐死是否合适。护士没有任何资质来决定是否可以对一名患者实施安乐死。因此,该护士的行为属于谋杀。

【二维码 5-14　伦理分析】

赞同与不赞同的观点应该各有一部分。不赞同这位医生做法的同学会认为这位医生最终还是剥夺了蔡老的生命,没有人可以去决定另一个人的生死。赞同这位医生的做法的同学会认为医生这样锒铛入狱非常委屈和可怕。

【二维码 5-16　伦理分析】

我国目前还没有非常充分的条件可以将安乐死合法化。

(1)从医学角度上看:第一,实行安乐死必须以现代医学为基础,临床治疗水平的高低是决定我国能否推行安乐死的基本条件之一。我国目前临床误诊率在 30% 以上,疑难病的误诊率达 40% 以上,所以实行安乐死的临床基础脆弱。第二,实行安乐死,要有医生高尚的医德作保证,但目前医疗卫生行业的医德水平不高,且医疗卫生行业的发展缺乏规范,行政部门整顿不力,游医、庸医、假医、巫医大量存在。第三,卫生资源配置与人口的分布和卫生需求不成比例,占人口 80% 的农村只占有 20% 的医疗卫生资源,如此巨大的反差无法使安乐死的法律在不同的地区按照同一个标准执行。

(2)从社会大环境上看:第一,目前医疗保险覆盖面很小,缺乏公开、公正的医疗监督体系,不宜出台"安乐死法";第二,国民的人文素质不高,包括文化水平、科技水平、伦理道德水平都不高;第三,与安乐死密切相关的"脑死亡法""器官捐献法""器官移植法"等相应法律法规尚未出台。

【二维码 5-19　伦理分析】

(1)医护人员履行了治病救人的职责,毫不懈怠地为这位高龄患者抢救了三天两夜,已尽到了救治责任。至于患者的病情未见好转反而加重,表明在现有医疗条件下,该病的病情难以逆转。

(2)1968 年,哈佛大学医学院特设委员会提出了脑死亡标准,即患者自主呼吸停止,无感受性和反应性,诱导反射消失,脑电波平坦,进入不可逆转的深度昏迷状态,并在 24 小时内反复测试结果无变化者,即可宣布死亡。这位患者基本符合上述标准。因此,医护人员如实告诉患者家属不能再改善其生命质量,取得家属及其代理人的知情同意,仅采取支持疗法或撤销救护措施而放弃对患者的抢救,是符合生命伦理学观点的,因而也是符合临床诊疗道德要求的。但医务人员在谈话过程中应注意采取适宜的沟通方式,切忌语言简单、生硬,应尽力取得家属的理解与配合。

【二维码 5-21　伦理分析】

It is possible that telling the truth will destroy hope and lead to irreversible depression. After being told the truth, Mr. G may experience "shock", "denial", "anger", "bargaining" or "depression". He may probably need a lot of guidance, support and companionship before he can reach the stage of "acceptance". He might have serious issues with the fact that his family insisted on not taking the risks of telling the truth at the beginning if told mid-way through the disease.

第六章　公共卫生伦理与健康伦理

【二维码 6-2　伦理分析】

艾滋病检测实名制可以得到伦理学辩护。首先,医学伦理学基本原则中的公正原则告诉我们,每个人的生命健康权都应得到有力的保障,但是如果我们为了维护艾滋病患者的隐私权而不实施实名制,就可能有部分艾滋病患者的配偶的生命健康权遭到侵害。其次,临床诊疗的伦理原则中确实有保密守信原则,但是这个保密守信原则并不是绝对无条件的,当侵害到无辜第三方利益和社会利益时,可以考虑不保

笔记

密。但是,医疗检测机构必须做到不向任何无关人员泄露艾滋病患者的个人信息与疾病情况。

【二维码 6-4 伦理分析】

地震后的公共卫生救援应遵循全社会参与原则、社会公益原则、信息公开原则等伦理原则。在处理社会与个人利益关系时,应坚持社会公益原则,将社会公共利益置于优先考虑,并兼顾个人权利与健康福利。公共卫生政策和措施要把各种取向、各方利益整合起来,以最能促进自然和社会环境的改善、实现公众健康的方式来实施。

【二维码 6-10 伦理分析】

公共卫生问题是指关系到一国或一个地区人民健康的公共事业,包括对重大疾病尤其是传染病(如结核病、艾滋病、SARS 等)的预防、监控和医治,对食品、药品、公共环境卫生的监督管制以及相关的卫生宣传、健康教育、免疫接种等方面存在的问题。世界卫生组织针对西非埃博拉疫情的决议遵循了信息公开原则,在发生严重公共卫生事件并有可能导致危机时,必须将发生事件的时间、地点、严重程度以及采取的对策等信息及时通报,向公众公开,具有充分的合理性。

【二维码 6-17 伦理分析】

"扶人有风险,劝人须谨慎"应该说是人们对社会道德下滑的一种灰心反馈,我们确实需要反思这样的社会现实。法院一审判决所引起的社会负面效应令人始料未及,它可能会给大家造成一种不良的暗示:以后不要多管闲事,即使是制止违背社会公益的事情也不要做,否则有可能承担本不应该承担的责任。可以说,判决的负面影响远远大于平复家属情绪的微弱作用。

更重要的是,法院判决劝阻吸烟者赔钱的做法,不仅与创建无烟城市、无烟中国的精神背道而驰,更将伤害公众维护公众场所禁烟的信心,甚至我们多年来呼吁控烟立法的努力有可能付之于流水,不利于社会健康教育与健康促进的整体有效推进。我们应该呼吁法院在二审时考虑判决结果对公共场所禁烟可能造成的不利影响,要从法律上鼓励大家积极同公共场所吸烟行为抗争,确保人人享有健康的无烟环境。

根据《郑州市公共场所禁止吸烟条例》第十条规定:公民有权制止在禁止吸烟的公共场所吸烟。杨君在自己所处的环境遭到污染后积极行使了自己作为公民的监督权利,这种行为并不会造成死亡的结果,反倒是老人在明知自己有心脏病的情况下,任情绪激动,将本来是一件利人利己的好事酿成了悲剧。

【二维码 6-24 伦理分析】

疾病防控中最重要的伦理原则是要坚持社会公正原则,要求政策、措施、规划等公共卫生信息的透明性,并制定公共卫生行动的决策程序,以确保利益攸关者和公众的参与,这既是对公众的尊重,也是使他们自觉自愿合作的有效措施。公共卫生政策的制定、资金的筹措、资源的分配以及公共卫生相关信息的公开都要坚持社会公正原则。如果社会不公正,会影响甚至阻碍社会群体健康水平的提高,公共卫生举措就不能达到保护群体健康、预防疾病或伤害的目的。

第七章　医学科研伦理

【二维码 7-6 伦理分析】

我们要对敢于对医学课题研究中的各种假说怀有批判精神的人表示赞赏,敢于持怀疑态度并积极进行验证是医学发展的动力。尽管从逻辑上说,上述验证并不能证明 NgAgo 方法存在错误,更加不能简单推导出韩教授团队存在学术不端,但在五个月的时间内都没有学术同行能够顺利重复其结果,韩教授本人和相关方就需要采取行动,进一步确认其真实性,为维护学术共同体的生存和信用做出自己的努力。

【二维码 7-7 伦理分析】

A 世界必然是不好的,人体试验是医学的起点和发展手段,是医学基础理论研究和动物实验之后,

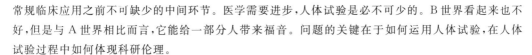

常规临床应用之前不可缺少的中间环节。医学需要进步,人体试验是必不可少的。B世界看起来也不好,但是与A世界相比而言,它能给一部分人带来福音。问题的关键在于如何运用人体试验,在人体试验过程中如何体现科研伦理。

【二维码7-8　伦理分析】

日本"731部队"所进行的人体试验惨绝人寰,以战争需要为主要目的。"731部队"及其他细菌部队进行的一系列冻伤试验的最终目的是完成其侵略蒙古及苏联的北进计划。

【二维码7-12　伦理分析】

实习医生未征得死者家属同意擅自解剖死者尸体以求获得死者死亡真实原因的行为违背了知情同意原则,但她们的出发点是善的,且她们最终获得的死者死于一种罕见遗传性疾病的解剖结果在某种程度上达到了挽救死者女儿生命的效果,对死者女儿有利,这样死者家属更容易接受医院事后请她们补签知情同意书,但对医生、医院而言,该行为会导致较多麻烦,是容易滋生医患矛盾与冲突的高风险行为。若是出于医学探索精神,尸体解剖有利于探索疾病发病机制,但若是出于医学伦理精神,尸体解剖还是要征得死者家属同意才好。

【二维码7-15　伦理分析】

这则英国医院新药临床事件违背了人体试验的伦理原则。人体试验的意义重大,没有人体试验就不会有后一阶段的试验成功。但是人体试验之所以存在如此多争议,就在于有些研究者在进行人体试验过程中没有遵循一定的伦理要求。人体试验必须以维护研究参与者利益为前提和出发点,这是人体试验最基本的伦理原则。第一,人体试验必须以动物实验为基础。本案例中动物实验没有成功,而直接在人身上做试验是绝对不符合伦理要求的。第二,人体试验必须坚持安全第一的原则。在存在伤害、致残和死亡风险的情况下,研究者必须做好停止研究的准备;风险的程度不能够超过要解决问题的重要性。本案例中新药研究实验会造成对研究参与者严重的伤害,就不应该进行。第三,人体试验必须在有关专家和具有丰富医学研究及临床经验的医生参与或指导下进行。第四,绝对需要研究参与者的自愿同意。在本案例中没有做到真正的知情同意,没有告诉研究参与者动物实验的结果、危害性程度等。第五,必须经过伦理委员会审查通过。

【二维码7-16　伦理分析】

如果使用安慰剂会延误疾病治疗就不能使用安慰剂对照,因此只有当使用安慰剂对照不会延误疾病治疗时,才是适合的对照选择。在本案例中,显然用安慰剂对照研究使得孕妇病情加重,由于美国专家没有向所有参加试验的非洲孕妇提供具有抑制艾滋病病毒母婴传播的药物,致使大约1000名新生儿感染上了艾滋病。这次医学研究是非常不道德的实验。

【二维码7-17　伦理分析】

伦理委员会是由医学专业人员、法律专家及非医务人员组成的独立组织,其作用为核查临床试验方案及附件是否合乎道德,并为之提供公众保证,确保研究参与者的安全、健康和权益受到保护。该委员会的组成和一切活动不应受临床试验组织和实施者的干扰或影响。

相比发达国家,我国的生命伦理学科起步较晚,临床研究伦理审查能力和水平与发达国家存在一定的差距,主要表现在以下几个方面:伦理委员会难以保证独立性、伦理委员会难以保证公正性、科学性审查能力薄弱、无规范性文件导致审查缺乏统一性。对我国目前伦理委员会的现状进行适当改革,建立符合我国临床研究发展要求的伦理委员会刻不容缓。建议如下:①强化伦理培训,伦理委员会委员的伦理知识储备及审查水平是保证临床研究伦理审查质量的关键。②聘用独立顾问或建立独立顾问库。③选聘医院或学校各专业科室的专家作为独立顾问专家库成员,为伦理审查提供专业技术咨询,以保证伦理审查工作的质量。④结合我国国情建立区域性的伦理委员会。⑤参加国际伦理认证。

【二维码7-34　翻译】

BY是一位46岁的绝经后精神障碍妇女,患有乳腺小叶原位癌,具有为她做出医疗保健决定权的

笔记

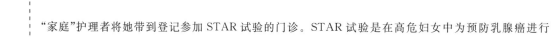

"家庭"护理者将她带到登记参加 STAR 试验的门诊。STAR 试验是在高危妇女中为预防乳腺癌进行的三苯氧胺、雷洛昔芬随机试验。她符合所有的入选标准,但是不能表示同意。

【二维码 7-35　伦理分析】

No. 1：Stress informed consent—BY cannot consent. There are many eligible participants in the STAR trial. BY is not necessary to the trial. Enroll patients who can consent.

No. 2：Stress risk-benefit ratio and social value—Informed consent is not an absolute requirement. The risk-benefit ratio is positive. She is at least as well off in the trial as in clinical care and will be contributing to scientific knowledge. As long as mentally disabled patients are not being unfairly targeted, enroll BY.

No. 3：Stress fair subject selection—To deny BY access to the STAR trail would be unjust. She meets eligibility criteria and has a similar risk-benefit ratio to other potential participants. The only reason for excluding her is unrelated to science but related to mental condition. This is discrimination.

第八章　医学新技术研究与应用伦理

【二维码 8-5　伦理分析】

(1)代孕母亲若是被支付报酬,代孕就等同于交易,有违伦理。但由于代孕母亲为了代孕承担了巨大的身体与精神上的付出,应该给予必要的误工费、营养费等补偿。(2)从某种角度而言,未婚女子代孕对其自身生理功能恢复有无法挽回的损失,对养育母家庭可能会提高破坏和谐的概率,万一发生类似孕育过程中的严重不良后果,比如丧失子宫、造成不育等,将增加对未婚女子自身的伤害。

【二维码 8-10　伦理分析】

这样的案例各国的法律规定都是不一样的。在中国,不允许单身女性接受人工生殖技术。中国规定,死亡者可以将精子捐献给他人,供不孕不育的夫妻产生后代,但是不能给自己的妻子使用。这主要是考虑到对出生的孩子负责。孩子即将成长于一个单亲的家庭,对他的健康成长是不利的。王霞仍执着地四处奔走。2005 年 10 月 28 日,卫生部特批了她的请求。卫生部的批复并未突破现有法律规定,王霞的情况其实是很多偶然因素集中在一起而具有特殊性,不能由此举一反三。从某种意义上说,我们在某些方面已经为大多数人所认可,而且在对社会和他人没有造成损害的伦理问题上,应该贯彻"宽容原则"。

【二维码 8-11　伦理分析】

法律专业人士认为,医院依据伪造的结婚证件(做人工辅助生殖必须身份证、结婚证、生育证三证俱全),在未加核实的情况下,实质上是为单身女性做了供精人工授精手术,而这恰恰是卫生行政部门严令禁止的。虽然张强不是小红的丈夫,但是张强和小红显然是经过协商、一致同意采用张强的精子的,应当视为同源人工授精。在此情况下,张强不仅是孩子生物学上的父亲,也是其法律上的生父,因此张强应该承担孩子的抚养义务。

【二维码 8-12　伦理分析】

最终张盼盼母子遗产继承权获得法院支持,借精生下的张盼盼对张小军的遗产享有法定继承权。对于这个案例,我们需要根据辅助生殖技术维护供受双方和后代利益的伦理原则进行思考,遵照我国抚养教育原则,受方夫妇作为孩子的父母,承担孩子的抚养和教育。既然张小军已经签了"知情同意书"和"协议书",就应该抚养孩子。通过辅助生殖技术出生的孩子享有与正常出生的孩子同样的权利和义务。如果父母离婚,在裁定对孩子的监护权时不受影响。张小军患癌症去世,他在遗嘱上否定对孩子的监护权没有法律效力。所以,通过借精生下的张盼盼,对张小军的遗产享有法定继承权。复杂的人

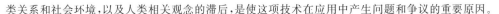

类关系和社会环境,以及人类相关观念的滞后,是使这项技术在应用中产生问题和争议的重要原因。

【二维码 8-13 伦理分析】

作者不能欣然接受我们的另一半可能有着一条长长的尾巴,我们的孩子有着恐怖的獠牙。医务人员不得将异种配子和胚胎用于人类辅助生殖技术。

【二维码 8-15 伦理分析】

若我是一个试管婴儿,我非常希望获知我生物学意义上的生父母是谁,但目前的伦理规范没有给予我这样的权利。鉴于维护家庭和谐的考虑,我的父母被要求不得向我告知这些信息,因此,我认为他们并不应该告诉我一切。但是,目前国际上存在长大了的试管婴儿们通过在网络上登记信息,借助个人相貌特征等信息实施数据排列组合等方式初步获知其生物学意义上的姐妹关系等,从而筛查出其生物学意义上的父母信息。因此,人类辅助生殖技术中强调的对供受双方隐私保护的双盲保密原则存在着潜在冲击。

【二维码 8-17 伦理分析】

实施人工授精的机构和精子库在丰厚利润的诱惑下,没有对捐献者的捐献次数做出规定,允许同一个人的精子多次被客户选用,这将无形中增加人类遗传病代际传播等概率,应给予该人工授精机构与精子库严肃处理,必要时应要求停业整顿。

【二维码 8-18 伦理分析】

对此各国意见不一,一般都反对商业性代孕。该案例虽不属商业性,但鉴于我国尚未立法,妇产科医生应向医院伦理委员会或法律部门咨询,并通过医院伦理委员会的伦理审查,决定是否可以帮助实施代孕。

【二维码 8-20 伦理分析】

关于异源人工授精生育,目前各国法律不一致,法国、瑞典不允许,英国、美国允许。我国规定"未婚妇女、女同性恋、寡妇、离婚妇女不能采用异源人工授精生育"。寡妇要求异源人工授精,与法律规定不符,且该行为无法取得丈夫知情同意,违背人类辅助生殖需要遵循的知情同意原则,在伦理上得不到支持。寡妇强烈要求异源人工授精,并不只是她的个人私事,这关系到后代利益,因此,医院不能简单地给予支持意见,医生应将本案例提交医院伦理委员会审查,向有关法律部门咨询如何操作。

【二维码 8-22 伦理分析】

捐精者在全国范围内只能在一个地方捐献精子,且他捐献的这一份精子只能给五个家庭使用,使用完后进行统一销毁。对人类精子库进行严格的伦理审查与法律监管,进行必要的精子捐献流程与限制使用范围的原因等内容的宣传,以便加强捐精者对于遵循规约的依从。

【二维码 8-27 伦理分析】

如果换头手术得以开展,随之而来的伦理问题不可回避。在国内外,伦理问题都是换头手术最具争议性的问题,这关系到术后的这个人究竟是谁。A 的脑子与 B 的躯体相结合,作为一个社会人,传统观点认为意识由脑产生,躯体提供了支撑平台。但在近二十年中,医学研究发现,躯体分泌的激素同样会影响人的表达、情感等意识内容,我们究竟该怎样界定接受换头手术的患者,如何建立伦理学上的秩序,这是很有挑战的。

【二维码 8-29 伦理分析】

(1)器官移植到底能给患者带来多大好处?换头手术与组织配型类似,血型、白细胞抗原相似度高,存活率相对就高,如果两者匹配度不高,手术成功率也会受影响,换头术的失败率比较高。从技术层面看,换头术仍面临几个技术难题,骨骼、血管及肌肉的连接目前不存在技术问题,关键在于脊髓的连接,现在能够部分实现,即结合后可能会丧失某些功能,借助干细胞、电刺激、生物活性因子等手段,中枢神经有再生的可能,但目前还没有取得最终的突破。这些都将影响患者术后的生活质量。

（2）你赞同这个阶段进行换头手术吗？卡纳维罗能够去挑战现代医学的"终极挑战"勇气可嘉，若能做成人脑移植的第一例，意味着现代医学的重大突破。但是这个阶段实施换头手术还不可取，这是因为虽然这项手术在理论上可以实现，但因缺乏客观的实验室数据，还是存在很大的风险。脑部移植到目前为止也只有小鼠实验，即使是他们所做的小鼠实验，也只进行了短期的观察，没有长期的观察，而到现在为止，也尚未有做猪、猴等更高级动物的实验。对于换头手术究竟是否可行的探讨与其他器官不同，人脑相对特殊，开展换头手术主要面临中枢神经再生、免疫排斥反应、伦理学等挑战。目前这一手术在技术层面基本是可行的。一方面，现在其他器官移植开展较多，这也为脑部移植积累了很多"经验"，有些器官移植手术已经比较成熟，如肝移植、肺移植、心肺联合移植等，国内外都开展了很多，手术面临的排异情况与脑部移植是类似的；另一方面，免疫抑制类药物安全性和有效性的提升也为脑部移植的开展提供了保障。但是作为一个特殊的复合组织，人脑包含中枢神经，现有免疫方案能否控制脑部排异反应，还需要进一步研究。

头部依然是全身最特殊的地方，头部移植的最大两个挑战，除了因复合组织而产生的免疫系统排斥反应之外，另一个就是中枢神经系统的连接。人脑与脊髓连接，组成人体的中枢神经系统，是整个神经系统的控制中心。与人体其他一些神经不同，中枢神经一旦被切断，将不会生长，其功能得不到恢复。

在技术还不完全成熟的时候，贸然开始换头手术，在伦理上得不到支持。

【二维码 8-30　伦理分析】

本案例涉及稀有卫生资源分配中的社会价值如何坚持公正、效用原则，参照回顾性原则、前瞻性原则、家庭角色原则、科研价值原则和余年寿命原则，综合考虑，做出谁应优先获得心脏移植的机会的抉择。

【二维码 8-31　伦理分析】

两种态度都有其理由：前者是从解决供体来源角度出发，缓解供体紧张以挽救人的生命，如让其自然死亡也是一种浪费，未必就是人道的；后者从维护人的尊严和人道主义出发，一旦允许实施，可能会引发器官商品化和其他社会问题。在一定法规约束下采取前者做法在伦理上也是可以接受的，但要严防后者问题的出现。

【二维码 8-34　伦理分析】

医生面对上述情况，首先应向患者其夫讲清捐献器官的利弊关系，一般说来，以一侧肾为代偿维持肾功能是没有问题的，但也不能完全排除意外情况的发生。其次，也要向患者讲明在供体有限的条件下，其夫献肾作供体而移植有助于尿毒症的康复，且成功的可能性较大，一般也不会对其夫健康带来很大危害。当做好双方工作以后，方能进行肾移植。如经过上述工作仍达不到一致意见，医生只有寻求另外的供体，否则难以进行移植。

【二维码 8-36　伦理分析】

此案例分析主要用以检验学生是否有清楚正确的处置方法。此时医生的首要任务是帮助患者寻找到匹配的肝脏，而不是挑起这个家庭的纷争，因此，此时医生应选择告知父亲他的肝脏不匹配，不告知这个孩子与他没有血缘关系这个家庭隐私，而是要马上与孩子的母亲面谈，试图让她找到孩子的亲生父亲与其家属前来进行脏器匹配检验，以求最快速度找到匹配的肝脏，为孩子恢复健康寻找机会。同时医生不能因为这个具体情况而用语言方式和眼神、手势、体态等非语言方式对孩子的母亲进行羞辱、歧视或嘲讽等，这是孩子母亲的隐私，应最大限度地保护患者母亲的隐私，但要提醒她最好在必要的时候自行告诉孩子的养父实情。

【二维码 8-37　伦理分析】

该案例是一个伦理难题，给不给患者做肾移植均有理由。第一，从义务论的角度分析，应该给患者进行肾移植，况且患者尚年轻、为工厂和社会做出过贡献，肾移植是治疗尿毒症的理想手术且成功率较高等。第二，从公益论的角度分析，不做肾移植也是有理由的，这是因为肾移植属于高技术，费用昂贵，并不是每个公民都能享用，即使在发达国家也如此，这不能说不公正。况且，该案例中工厂和患者家庭

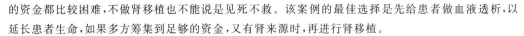

的资金都比较困难,不做肾移植也不能说是见死不救。该案例的最佳选择是先给患者做血液透析,以延长患者生命,如果多方筹集到足够的资金,又有肾来源时,再进行肾移植。

【二维码 8-39　伦理分析】

这个困境确实都有一定道理,后者揭示了基因诊疗可能存在的隐私泄露问题。"折中方案"的建议,就是事先取得组织材料提供人的同意。

【二维码 8-41　伦理分析】

本着坚持优后原则和治病救人原则,医务人员应该及时联系其家人,以便控制该家属基因疾病的传播进程,造福这个家庭,令社会受益。

【二维码 8-45　伦理分析】

对捐献者进行严格限制是非常有必要的,从保护后代考虑,捐献者的精子质量应该进行严格限制。

【二维码 8-48　伦理分析】

Baby Fae 是人体器官移植研究的一个重要历史见证,但同时也是一种令人心痛的牺牲。其实,父母并没有先赋权力可以决定他们的孩子是否可以参加类似的人体试验,试验的安全性并没有太多保证。但是,目前在孩子不能表达个人意愿的时候,我们通常默认父母是有权力决定这一切的,但事实是,在这个决定权的合伦理性上是存在较大争议的。而在获得父母同意之后,医生进行类似的试验在伦理上是可以得到支持的,只是,医生需要和父母做好充分的术前告知,告知试验利弊与可能的危害后果。当然,若单纯从人体试验伦理来看,若试验在成人身上还没得到充分论证,是不能直接在孩子那里进行论证的,一般一期药物和二期疫苗都不能用于婴儿,这是出于对婴儿利益的保护。因此,从这个角度而言,这个案例中的医生的做法并不符合伦理。

【二维码 8-49　伦理分析】

"头颅移植"引发道德伦理上的极大争议。第一,头颅移植成功之后,新生命体的身份应该等同于原身体的部分还是原头颅的部分?《新科学家》杂志曾就此评论,先不谈"身首异处"后头部是否可能存活,"头部移植"手术势必引来极大的道德争议,比如说,如果患者康复后有了孩子,那孩子在生物上属于捐赠者,因为卵子或精子来自新的身体。第二,一具全新的身体也可能给患者带来巨大的心理压力。

【二维码 8-51　伦理分析】

总体上讲,我们应对患者考虑到当胎儿是女孩同时还是突变体携带者时要终止妊娠的想法表示充分的理解和支持,这种行为属于医学需要的性别选择。但是,由于乳腺癌与其他血友病等遗传学疾病不太一样,这个疾病的危害后果并不是短时间内就会出现的,且医学在不断进步,基因治疗的进展惊人,还是需要给这个孩子以生存的权利,作为母亲其实也没有权利决定孩子的生死。

【二维码 8-53　伦理分析】

贺建奎基因编辑婴儿试验明显违背了以下伦理原则:第一,坚持人类尊严与平等原则。他无视可能存在改变人类基因库的风险,侵犯着以人为中心的人道主义要求。第二,坚持知情同意原则。他所谓的"知情同意"是不完整的,是欠缺的,或者可以说有"夸大其词、部分隐瞒"的嫌疑。第三,坚持科学性原则。他未必能实现为人类健康发展提供更多帮助。第四,坚持优后原则。这两个婴儿仅仅是他的试验品,他根本无视她们正常生存的权利和后续权益。

第九章　医务人员医学伦理素质的养成

【二维码 9-3　伦理分析】

这位医生在艰难抉择中的最终选择是正确的,这是医生先公后私的医学道德修养境界的体现,当个人利益和患者、集体、社会利益发生矛盾时,能以大局为重,能牺牲个人利益。确实,医生也是人,也有正常的家庭需要去维系与爱护,但是在没有征得器官移植供体家属的同意,医务人员绝对不能擅自

笔记

摘取供体器官。

【二维码 9-14　伦理分析】

我们树立典型,宣传典型人物和先进事迹,褒奖高尚行为,在全社会形成示范作用,并形成社会舆论,就可以在医学道德教育中发挥巨大作用。

新冠肺炎疫情发生后,无数医务人员不畏艰险、舍生忘死、冲锋在前,投身抗疫一线,用实际行动践行医者的初心使命。林群英是重要典型代表之一,起到很好的示范作用。像林群英主任这样活生生的例子就发生在我们身边,起到很好的教育作用,使人受到感染和激励,很多人争先效仿,投身抗疫。我们需要在全社会筑牢医德信仰之基,让医务人员真正成为人民群众健康维护者。

第十章　卫生经济与医院管理伦理

【二维码 10-1　伦理分析】

这些医院应当承担责任。上述医院因为出于经济利益的考虑拒绝接诊急诊患者是违法的。《医院急诊科的规范设置和管理规定》中提出,遵循"一切以患者为中心"的服务理念,使到医院急诊科就诊的急诊患者能得到及时、方便、有效、安全、连续的服务,使急危重症患者能得到及时有效的救治而转危为安,使患者满意、家属满意、政府满意。医院急诊科是社会急救体系的重要组成部分,也是院内急症救治的首诊场所。急诊科负责 24 小时为来院的急诊患者进行抢救生命、稳定病情和缓解病痛的处置,为患者及时获得后续的专科诊疗提供支持和保障。急诊实行首诊负责制,不得以任何理由拒绝或推诿急诊患者。

上述医院出于经济利益的考虑拒绝接诊急诊患者也是违背医学伦理的,这是医疗市场化的负面表现。治病救人是医方的天职,对于紧急特殊情况,医方依然不退让地坚持"先交钱,后看病"是不人道的,是把医疗行为纯粹当作了生意在做。正确的做法应该是"先救人,后补交费用"。对于治疗后依然无法缴费的特殊困难群众应该呼吁社会帮助。

【二维码 10-6　伦理分析】

北京门头沟区医院积极引入社会资本办医是一次大胆的创新改革,改革后医院的服务能力、服务水平和服务质量都得到了大幅度提升,从结果来看改革是成功的。

对于公立医院改革建议如下:①回归公立医院的公益性价值取向。社会利益最大化而非机构利益最大化。公立医院曾经的逐利机制给患者造成了沉重的负担。加大政府投入,"硬件投入靠政府、运行管理靠医院"。②增加医务人员的待遇。医务人员有体面的待遇是激发工作积极性的关键,这种待遇既包括硬性的方面,也包括软性的方面。需要形成正确的激励机制。③强化卫生部门对医院和医院院长进行管理的力度。④统一医保管理。⑤进一步深化药改,采取标本兼治的方式挤掉药费水分。

【二维码 10-7　伦理分析】

"神木医改"的经验:①以参加医保为准入条件,全民医保,打破了城乡之间的界限,也打破了职工、居民之间的身份界限,相比现有体系迈出了一大步;②"有管理的市场化"医疗服务体系走向市场竞争,其中政府以购买者(通过医保机构)、监督者和推动者的角色参与医疗服务的市场之中;③部分地解决了跨地区就医报销问题,扩大了报销范围。神木县把全民免费医疗的门槛降得很低,不但设立了 7 所县级定点医院、5 所省级定点医院,此外还将北京的 6 所知名医院也列入了定点医院的名单。另外,在报销项目上,神木县还将许多其他医院不提供报销的医疗项目也纳入了报销之列,比如安装人工器官、器官移植等特殊检查费、治疗费和材料费等。

"神木医改"的局限性:①政府兜底下存在诱导患者消费,医院过度治疗等浪费医疗资源的情况,长久下去会导致医疗资源的配置不均衡;②缺少一个医疗费用的控制机制和约束机制,比如可以采取单病种设限等方式；③可持续性有待验证，全民免费医疗的资金来源包括政府财政投入、医疗保险、合作医疗的费用，还有社会的捐助，这四个方面的收入是否持续大于全民的医疗支出直接决定了该政策是否具有可持续性，所以资金的增值与管理也十分重要。

【二维码 10-8　伦理分析】

自 2009 年以来，新医改取得了很大的成就，亮点颇多。

第一个亮点是在定位上回归到健康本位，将健康作为民生发展的重要组成部分。从过去的主要为解决看病问题，到现在为保障人民健康。党的十九大报告中提出的实施健康中国战略，是新时代健康卫生工作的纲领，这应该是一个非常大的战略转型。

第二个亮点是强调"公益性"，无论是改革方案的设计，还是卫生制度的建立和服务体系的建立，都要以维护公益性作为一个出发点。同时这一轮的改革，正视政府的责任，强调政府主导，旨在实现人人享有基本医疗保健，促进社会公平正义。

第三个亮点是立足国情，"双管齐下"建立基本医疗卫生制度。

第四个亮点是强调改革方案的综合配套，强调制度的建设，并不是某一个单项的政策。这一次的改革俗称"一个目标、四梁八柱"。

【二维码 10-10　伦理分析】

During the past 10 years since the latest round of healthcare reform, China made steady progress in achieving the reform goals and universal health coverage (UHC). China adopted the general strategies recommended by WHO, and also developed a pathway with Chinese characteristics through healthcare reform. The experience from China may provide invaluable lessons for other countries.

First, continued political support is the most important enabling condition for achieving UHC. China's commitment to UHC remains unchanged since the healthcare reform in 2009, and progress through three phases step by step focusing on the overall goal. CPC and governments at all levels have shown clear political willingness to reach the goal by 2030, making UHC achievement a more country-led process.

Second, increasing health financing is necessary, and the investment from both government and private sectors is considered. After years of exploration during the reform process, it was realised that China should strike a proper balance between the government and the market—play the government's leading role in providing basic health services, and at the same time, introduce appropriate competition mechanisms to energise the market in non-basic health services, encouraging the private sector to provide multilevel and diversified medical services.

Third, a strong PHC system should be regarded as a core component in realising UHC. Along with the new Declaration of Astana, PHC for health as a global priority is the pathway to reach the SDGs and UHC.

In addition to these, there are also some reform experiences with Chinese characteristics: (1) China's health reforms are usually piloted and then rolled out nationwide, such as the public hospital reform; or the reform started from the grass level and then refined for the nation, such as the Sanming model. (2) In the latest phase of reform, China is paying more attention to the systemic and linkage reform (ie, TSR). This innovative strategy can help promote the dynamic balance among medical care, medical insurance and medicine, and construct a coordinating healthcare system to achieve UHC.

附录五　文献汇编

1.《希波克拉底誓言》（邱仁宗译）

2.《希波克拉底誓言》（第八版）

3.《日内瓦宣言》

4.《医学生誓言》

5.《丹麦医学生毕业誓词》

6.《医道纲领》

7.《中国医师宣言》

8.《迈蒙尼提斯祷文》

9.《医德十二篇》

10.《东京宣言》

11.《夏威夷宣言》

12.《悉尼宣言》

13.《关于医生与患者的建议》

14.《纽伦堡法典》

15.《赫尔辛基宣言》

16.《药物临床试验质量管理规范》

17.《涉及人的生物医学研究伦理审查办法》

18.《医院医学伦理学委员会章程》

19.《人类辅助生殖技术管理办法》

20.《人类精子库管理办法》

21.《人体器官移植条例》

22.《中华人民共和国科技部和卫生部
人胚胎干细胞研究伦理指导原则》

23.《"健康中国 2030"规划纲要》

24.《实验动物福利伦理审查指南》

25.《中华人民共和国医师法》

26.《中华人民共和国人类遗传资源
管理条例》

ZHEJIANG UNIVERSITY PRESS 浙江大学出版社

互联网+教育+出版

立方书

教育信息化趋势下，课堂教学的创新催生教材的创新，互联网+教育的融合创新，教材呈现全新的表现形式——教材即课堂。

 轻松备课　 分享资源　 发送通知　 作业评测　 互动讨论

"一本书"带走"一个课堂"　教学改革从"扫一扫"开始

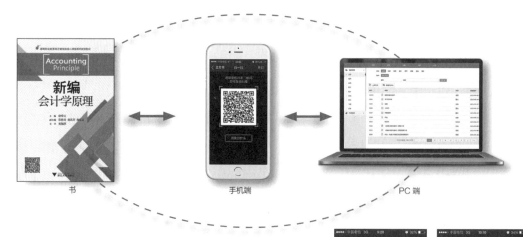

书　　　　　　　　　手机端　　　　　　　　　PC端

打造中国大学课堂新模式

【创新的教学体验】

开课教师可免费申请"立方书"开课，利用本书配套的资源及自己上传的资源进行教学。

【方便的班级管理】

教师可以轻松创建、管理自己的课堂，后台控制简便，可视化操作，一体化管理。

【完善的教学功能】

课程模块、资源内容随心排列，备课、开课，管理学生、发送通知、分享资源、布置和批改作业、组织讨论答疑、开展教学互动。

扫一扫 下载APP

教师开课流程

➡ 在APP内扫描封面二维码，申请资源

➡ 开通教师权限，登录网站

➡ 创建课堂，生成课堂二维码

➡ 学生扫码加入课堂，轻松上课

网站地址：www.lifangshu.com
技术支持：lifangshu2015@126.com；电话：0571-88273329